U0189175

Image-Guided Neurosurgery

影像引导
神经外科手术学

原著　[美] Alexandra J. Golby　　主译　赵国光

中国科学技术出版社
·北 京·

图书在版编目（CIP）数据

影像引导神经外科手术学 /（美）亚历山德拉·J. 戈尔比 (Alexandra J. Golby) 原著；赵国光主译 . —
北京：中国科学技术出版社，2023.8

书名原文：Image-Guided Neurosurgery

ISBN 978-7-5236-0022-1

Ⅰ.①影… Ⅱ.①亚… ②赵… Ⅲ.①神经外科手术 Ⅳ.①R651

中国国家版本馆 CIP 数据核字（2023）第 121095 号

著作权合同登记号：01-2022-6438

策划编辑　孙　超　焦健姿
责任编辑　孙　超
文字编辑　张　龙　魏旭辉
装帧设计　佳木水轩
责任印制　李晓霖

出　　版　中国科学技术出版社
发　　行　中国科学技术出版社有限公司发行部
地　　址　北京市海淀区中关村南大街 16 号
邮　　编　100081
发行电话　010-62173865
传　　真　010-62179148
网　　址　http://www.cspbooks.com.cn

开　　本　889mm×1194mm　1/16
字　　数　521 千字
印　　张　21
版　　次　2023 年 8 月第 1 版
印　　次　2023 年 8 月第 1 次印刷
印　　刷　北京盛通印刷股份有限公司
书　　号　ISBN 978-7-5236-0022-1/R·3114
定　　价　278.00 元

（凡购买本社图书，如有缺页、倒页、脱页者，本社发行部负责调换）

Image-Guided Neurosurgery

Alexandra J. Golby

ISBN: 978–0–12–800870–6

Copyright © 2015 Elsevier Inc. All rights reserved.

Authorized Chinese translation published by China Science and Technology Press.

《影像引导神经外科手术学》（赵国光，译）

ISBN: 978–7–5236–0022–1

Copyright © Elsevier Inc. and China Science and Technology Press. All rights reserved.

No part of this publication may be reproduced or transmitted in any form or by any means, electronic or mechanical, including photocopying, recording, or any information storage and retrieval system, without permission in writing from Elsevier Inc. Details on how to seek permission, further information about the Elsevier's permissions policies and arrangements with organizations such as the Copyright Clearance Center and the Copyright Licensing Agency, can be found at our website: www.elsevier.com/permissions.

This book and the individual contributions contained in it are protected under copyright by Elsevier Inc. and China Science and Technology Press (other than as may be noted herein).

This edition of *Image-Guided Neurosurgery* is published by China Science and Technology Press under arrangement with ELSEVIER INC.

This edition is authorized for sale in China only, excluding Hong Kong, Macau and Taiwan. Unauthorized export of this edition is a violation of the Copyright Act. Violation of this Law is subject to Civil and Criminal Penalties.

本版由 ELSEVIER INC. 授权中国科学技术出版社在中国大陆地区（不包括香港、澳门以及台湾地区）出版发行。

本版仅限在中国大陆地区（不包括香港、澳门以及台湾地区）出版及标价销售。未经许可之出口，视为违反著作权法，将受民事及刑事法律之制裁。

本书封底贴有 Elsevier 防伪标签，无标签者不得销售。

注　意

本书涉及领域的知识和实践标准在不断变化。新的研究和经验拓展我们的理解，因此须对研究方法、专业实践或医疗方法作出调整。从业者和研究人员必须始终依靠自身经验和知识来评估和使用本书中提到的所有信息、方法、化合物或本书中描述的实验。在使用这些信息或方法时，他们应注意自身和他人的安全，包括注意他们负有专业责任的当事人的安全。在法律允许的最大范围内，爱思唯尔、译文的原文作者、原文编辑及原文内容提供者均不对因产品责任、疏忽或其他人身或财产伤害及／或损失承担责任，亦不对由于使用或操作文中提到的方法、产品、说明或思想而导致的人身或财产伤害及／或损失承担责任。

译者名单

主　　译　赵国光

副 主 译　单永治　魏鹏虎

学术秘书　汤　劼　樊晓彤

译 校 者　（以姓氏笔画为序）

马永杰　王　莹　王开亮　王晶晶　王逸鹤

卢　超　刘小海　闫　峰　汤　劼　李　晔

杨彦枫　张华强　陈思畅　欧斯奇　单永治

赵国光　曹　航　程　也　程　磊　樊晓彤

魏鹏虎

内容提要

本书引进自 Elsevier 出版社，由美国哈佛大学医学院神经外科与放射学专家 Alexandra J. Golby 教授领衔编写。著者全面介绍了神经成像相关知识及影像引导技术在神经外科领域的应用，详细阐释了影像引导神经外科手术在神经功能障碍、颅脑肿瘤、血管病变及脊柱疾病等不同疾病临床治疗中的应用价值。书中所述不仅涵盖影像引导下垂体手术、脑血管手术、癫痫的外科治疗及影像引导神经外科机器人技术等多种实用治疗方式，还涉及治疗相关解剖学基础等丰富内容，有助于读者更好地学习、掌握、应用影像引导神经外科手术。本书内容翔实，图文并茂，非常适合神经外科学及医学影像学等相关专业医生、医学生阅读参考。

主译简介

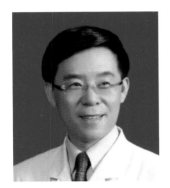

赵国光

主任医师，教授，博士研究生导师，首都医科大学宣武医院院长，国家神经疾病医学中心主任，享受国务院政府特殊津贴。中国医师协会神经外科分会副会长，国家神经外科手术机器人专家指导委员会主任委员，中国抗癫痫协会立体定向脑电图与脑定位学专业委员会主任委员。在基础与临床研究方面获得"科技创新2030——'脑科学与类脑研究'重大项目"研究资助，并主持其他的国家级重点攻关计划4项。曾获得我国医学领域唯一的中国质量奖，并以第一完成人身份获得北京市科技进步奖一等奖等多种奖项。以第一作者及通讯作者身份在 *The Lancet Public Health*、*Alzheimer's & Dementia*、*Sci Bull* 等国际知名 SCI 期刊发表学术论文 50 余篇，其中单篇最高影响因子 21.65。

原著编著者名单

原 著

Alexandra J. Golby
Associate Professor of Neurosurgery and Radiology Harvard Medical School
Associate Surgeon
Director of Image-guided Neurosurgery
Clinical Co-Director AMIGO
Co-Director Clinical Functional MRI Brigham and
Women's Hospital Department of Neurosurgery
Boston, MA, USA

. . . .

参编者

John R. Adler, Jr.
Varian Medical Systems, Inc., Palo Alto, CA, USA; Department of
  Neurosurgery, Stanford University, Stanford, CA, USA

Nathalie Y. Agar
Department of Neurosurgery and Department of Radiology, Harvard
  Medical School, Brigham and Women's Hospital, Boston, MA, USA

Costas D. Arvanitis
Department of Radiology, Brigham and Women's Hospital, Harvard
  Medical School, Boston, MA, USA

Wael Asaad
Department of Neurosurgery, Alpert Medical School of Brown
  University and Department of Neurosurgery, Brigham and
  Women's Hospital, Harvard Medical School, Boston, MA, USA

Wenya Linda Bi
Department of Neurosurgery, Brigham and Women's Hospital,
  Harvard Medical School, Boston, MA, USA

Nicole M. Petrovich Brennan
Functional MRI Laboratory, Department of Radiology, Memorial
  Sloan Kettering Cancer Center, New York, NY, USA

David Calligaris
Department of Neurosurgery and Department of Radiology,
  Harvard Medical School, Brigham and Women's Hospital,
  Boston, MA, USA

Barbara Carl
Department of Neurosurgery, University Marburg, Marburg, Germany

Xiaolei Chen
Department of Neurosurgery, Chinese PLA General Hospital,
  Beijing, China

Tyler Cole
Stanford University School of Medicine, Stanford, CA, USA

G. Rees Cosgrove
Department of Neurosurgery, Alpert Medical School of Brown
  University and Department of Neurosurgery, Brigham and
  Women's Hospital, Harvard Medical School, Boston, MA, USA

Rose Du
Department of Neurosurgery, Brigham and Women's Hospital,
  Harvard Medical School, Boston, MA, USA

Ian F. Dunn
Department of Neurosurgery, Brigham and Women's Hospital,
  Harvard Medical School, Boston, MA, USA

Nabgha Farhat
Surgical Planning Lab, Department of Radiology, Brigham and
  Women's Hospital, Harvard Medical School, Boston, MA, USA

Robert L. Galloway, Jr.
Center for Technology-Guided Surgery, Vanderbilt University,
  Nashville, TN, USA

Yakov Gologorsky
Department of Neurosurgery, Mount Sinai School of Medicine, New
  York, NY, USA

Bradley A. Gross
Department of Neurosurgery, Brigham and Women's Hospital,
  Harvard Medical School, Boston, MA, USA

Robert E. Gross
Department of Neurosurgery, Emory University School of Medicine,
  Atlanta, GA, USA; Department of Neurology, Emory University
  School of Medicine, Atlanta, GA, USA; Interventional MRI

Program, Emory University Hospital, Atlanta, GA, USA; Coulter Department of Biomedical Engineering, Georgia Institute of Technology, Atlanta, GA, USA

Nathan C. Himes
Department of Radiology, Brigham and Women's Hospital, Harvard Medical School, Boston, MA, USA

Andrei I. Holodny
Functional MRI Laboratory, Department of Radiology, Memorial Sloan Kettering Cancer Center, New York, NY, USA

Ferenc A. Jolesz
Department of Neurosurgery and Department of Radiology, Harvard Medical School, Brigham and Women's Hospital, Boston, MA, USA

Tina Kapur
Surgical Planning Lab, Department of Radiology, Brigham and Women's Hospital, Harvard Medical School, Boston, MA, USA

Rajiv Khajuria
Department of Neurosurgery, Brigham and Women's Hospital, Harvard Medical School, Boston, MA, USA

Ron Kikinis
Surgical Planning Lab, Department of Radiology, Brigham and Women's Hospital, Harvard Medical School, Boston, MA, USA

Sanju Lama
Department of Clinical Neurosciences and Hotchkiss Brain Institute, University of Calgary, Calgary, Alberta, Canada

Edward R. Laws, Jr.
Department of Neurosurgery, Brigham and Women's Hospital, Harvard Medical School, Boston, MA, USA

Fa-Ke Lu
Department of Neurosurgery and Department of Radiology, Harvard Medical School, Brigham and Women's Hospital, Boston, MA, USA

Yi Lu
Department of Neurosurgery, Brigham and Women's Hospital, Boston, MA, USA

Nathan McDannold
Department of Radiology, Brigham and Women's Hospital, Harvard Medical School, Boston, MA, USA

Ziev Moses
Department of Neurosurgery, Brigham and Women's Hospital, Boston, MA, USA

Christopher Nimsky
Department of Neurosurgery, University of Marburg, Marburg, Germany

Olutayo I. Olubiyi
Department of Neurosurgery and Department of Radiology, Harvard Medical School, Brigham and Women's Hospital, Boston, MA, USA

Kyung K. Peck
Functional MRI Laboratory, Department of Radiology, Memorial Sloan Kettering Cancer Center, New York, NY, USA

Sonia Pujol
Department of Radiology, Brigham and Women's Hospital, Harvard Medical School, Boston, MA, USA

Ashley Ralston
Section of Neurosurgery, The University of Chicago, Chicago, IL, USA

R. Mark Richardson
Epilepsy and Movement Disorders Surgery, University of Pittsburgh, Pittsburgh, PA, USA

David W. Roberts
Geisel School of Medicine at Dartmouth, Section of Neurosurgery, Dartmouth-Hitchcock Medical Center, Lebanon, NH, USA

Agam Sharda
Varian Medical Systems, Inc., Palo Alto, CA, USA

Nina Shevzov-Zebrun
Functional MRI Laboratory, Department of Radiology, Memorial Sloan Kettering Cancer Center, New York, NY, USA

Garnette R. Sutherland
Department of Clinical Neurosciences and Hotchkiss Brain Institute, University of Calgary, Calgary, Alberta, Canada

Jack K. Tung
Coulter Department of Biomedical Engineering, Georgia Institute of Technology, Atlanta, GA, USA

Viren Vasudeva
Department of Neurosurgery, Brigham and Women's Hospital, Boston, MA, USA

Peter C. Warnke
Section of Neurosurgery, The University of Chicago, Chicago, IL, USA

Jon T. Willie
Department of Neurology, Emory University School of Medicine, Atlanta, GA, USA; Department of Neurosurgery, Emory University School of Medicine, Atlanta, GA, USA; Interventional MRI Program, Emory University Hospital, Atlanta, GA, USA

Geoffrey Young
Department of Radiology, Brigham and Women's Hospital, Harvard Medical School, Boston, MA, USA

中文版序

本书由赵国光教授担任主译，是一部现代神经成像技术与神经外科手术相结合的实用参考书，有助于读者了解神经外科相关影像引导技术的原理与应用，并为新型影像引导技术的开发和转化提供了广阔的思路。

20世纪末，神经外科学进入微创神经外科时代。微创神经外科包括微骨窗入路、神经导航、神经内镜、血管内介入、立体定向放射治疗及分子神经外科。微创神经外科手术趋向个体化、精准化，力求最大限度地保留甚至改善患者的神经功能。与常规手术方法相比，神经影像引导手术具有更精确的靶向性及更低的侵入性，可更好地改善患者预后。

20世纪80年代末，无框架立体定向神经导航技术开始应用于临床。1990年，哈佛大学医学院附属Brigham妇女医院神经外科参与研制了世界首台术中磁共振成像（iMRI）设备，丰富了神经外科的手术治疗模式。影像引导技术为神经外科手术提供了一种更好的思路和方法，指导和控制组织活检、脑肿瘤切除、磁共振成像（MRI）引导的热消融等神经外科疾病的治疗过程。以胶质瘤切除手术为例，在寻求最大限度切除肿瘤的同时，如何避免术后神经功能缺损，是神经外科医师面临的挑战，而精确判定病变的范围是其关键所在，但仅凭肉眼观察来区分肿瘤组织与正常脑组织非常困难。此外，脑内肿瘤与大脑皮质功能区、白质纤维束和深部灰质之间可能同样难以区分。大多数原发性脑肿瘤会浸润正常组织，即使肉眼观察发现异常的区域，也可能保有正常脑功能，这将阻碍术者安全切除肿瘤。不仅如此，脑组织会在手术切除脑肿瘤过程中发生"脑漂移"，导致病变位置发生变化，这将限制手术前影像对手术的指导效用。随着图像引导技术的不断发展，以上这些问题逐渐得以改进，胶质瘤的切除率不断提高，这对提升胶质瘤综合治疗效果起到了很大的促进作用。

目前，多模态导航和高场强iMRI已成为国内多家大型神经外科中心的"标配"。同时，MRI引导的间质激光手术和聚焦超声消融为脑肿瘤、血管疾病、脊髓脊柱疾病和功能性神经疾病提供了新的手术范式。影像引导设备和工具的研发和转化，在神经内镜（尤其是柔性神经内镜）、血管内导管及手术机器人等领域进展顺利。这些设备的影像跟踪和基于MRI的控制，将会在神经外科的发展中起到重要作用。

本书可供神经外科、介入放射科和医学影像科医生、医学生及生物医学工程领域的技术人员参考学习，使该项技术在国内得到更好的普及，造福于患者。

中国科学院院士

国家神经系统疾病临床研究中心主任　　　赵继宗

原书序

本书是近 10 年来影像引导神经外科这一领域的首部专著，书中整合了这一涉及广泛且快速创新领域中的各个方面，并探讨了其未来趋势。在神经外科和其他外科领域，影像引导技术逐渐普及，新技术也随之不断发展。本书有助于读者理解各类影像引导技术在神经外科领域中的优势及前沿，并熟悉其各种技术的临床应用。

自 20 世纪 90 年代初术中磁共振成像（iMRI）问世以来，现代神经外科实现了根本性的突破。MRI 作为主要的诊断性神经影像检查方法的理念被广泛接受，而 iMRI 便是其产物。iMRI 跟随 MRI 技术一同发展进步并逐渐形成其独特优势。iMRI 被引入神经外科之前，一直是通过术前 MRI 图像来引导活检和热消融等诊疗。MRI 非诊断应用能力的拓展就是从 iMRI 开始的。通用电气医疗系统公司与哈佛大学医学院附属 Brigham 妇女医院合作研发的世界上第一台真正意义上几乎完全用于神经外科的 iMRI，其最初动力就来自于 MRI 引导间质激光手术的探索及其治疗脑肿瘤的潜力。

在这台新型 iMRI 设备出现前，基于术前 MRI 的计算机导航工具在神经外科中就已十分常见，但在存在显著"脑漂移"和变形的情况下，这种方法定位准确性欠佳的问题始终未能解决。人们很早就认识到，iMRI 可为术前 MRI 定位的问题提供一种可行的解决方案。颅脑手术期间的连续成像可提供解剖校正。第一台 iMRI 设备将导航与连续多斜图像平面选择相结合，同时应用对温度敏感的 MRI 对热消融进行监测和调控。除颅脑手术外，活检、微创激光手术和内镜检查均可在 iMRI 引导下进行，在不移动患者的情况下神经外科医生仍有充分的入颅通路。这一新技术对于神经外科临床治疗具有较高价值，但其高昂的费用和相对较低的图像质量又阻碍了其广泛应用。

在 iMRI 发展的第一个 10 年中，多个厂家曾测试过将数种具有不同场强的磁体设置用于神经外科 iMRI。最终，具有更高磁场强度的闭合磁体成为大多数研究型神经外科中心的选择。之所以选择这种磁体，是因为先进的高场强 MRI 可显著提高图像质量，目前高场强 MRI 已在神经影像诊断中占据主导地位。术前诊断图像可以显示更多细节，例如在手术中使用与之相比质量明显偏低的图像则不利于对比分析，因此高分辨率成像对术中引导尤为重要，尤其是对复杂结构的可视化。这种对更好的图像质量和更高分辨率的追求，同样也付出了代价，高场强闭孔磁体因其具有更好的成像质量成为了神经外科的主要选择，但其代价是需要相对苛刻的环境条件及复杂的操作流程，这大大增加了术中完成的难度。由于是闭孔磁体设计，成像时要求将患者移动到磁体的深处，或者将磁体移动到手术台上的患者身上以获取图像。更重要的是，使用这种方法，还必须放弃 iMRI 的主要优势之一，即通过连续成像来补偿"脑漂移"对成像的影响。这种妥协的结果是只在手术结束时才根据需要（例如识别肿瘤切除残余）来进行 1 次成像，而这种妥协已成为常规 iMRI 的"标准特征"而被普遍接受，即在大多数情况下 iMRI 只包括 2 次成像，即手术开始和结束时，而不是最初的连续成像。实时成像导航和由此产生的术中持续成像准确性成了改善图像质量和分辨率的牺牲品。

iMRI 的另一个设计思路是使用温度敏感的 MRI 来监测和控制脑肿瘤及其他疾病的热消融治疗。这种微创方法已成为现代神经外科的一个新的主要方向。在其问世 20 年后，iMRI 引导下的间质激光手术已经在良恶性脑肿瘤和癫痫等非肿瘤性疾病的治疗中取得了一些令人瞩目的成绩。MRI 引导高强度聚焦超声（FUS）消融治疗是一种无创消融方法，其潜力不仅可能改变脑肿瘤外科和功能神经外科，而且可能改变临床神经科学的其他相关领域。FUS 消融无电离辐射，可重复操作、实时监测。基于 FUS 的神经调控在神经病学和精神病学中也有多种应用。通过 FUS 开放血脑屏障完成靶向药物递送这一方法可能是化疗和神经药理学的一次真正变革。这些新发现和探索都是 iMRI 深入应用于神经外科领域的结果。

研究表明，iMRI 可提高胶质瘤切除完整性，并有助于在不造成新发神经功能障碍的情况下进行更广泛的肿瘤切除。起初，iMRI 引导下的手术在低级别肿瘤患者中被证实可有效延长生存期；后续研究发现，高级别肿瘤患者同样可从中获益。从那时起，大量研究结果不断涌现，结果证实 iMRI 引导下的肿瘤全切对于低级别和高级别胶质瘤患者的总体生存率和无复发生存率都有明显的改善。这些发现有力地推动了该领域的进一步发展。研究结果还表明，在一些良性肿瘤手术（如垂体腺瘤手术）中，iMRI 可提供重要的影像线索，使手术干预更完整、成功、安全。iMRI 同时也被引入内镜下鼻窦手术及颅底手术。

在过去的 10 年中，发生了很多重大变革。功能磁共振成像（fMRI）和弥散张量成像（DTI）等先进的 MRI 技术被应用于功能解剖成像，这些技术也受到了神经外科医生的青睐。通过综合影像技术可以整合解剖和功能信息，并将这些信息与肿瘤的实际位置联系起来，为神经外科医生提供既往无法获取且不可想象的丰富信息。这种术前和术中影像数据的结合，可为术前手术设计和术中引导提供重要依据。外科医生依靠先进的神经成像，通过仔细的术前准备和术中执行，能够更加精准地切除肿瘤，并降低并发症风险。MRI 的多种图像后处理技术（如非刚性图像配准与融合）和更先进的导航技术（如纤维束追踪法），使手术过程变得更加顺利。此外，医学影像检查还可结合术中电生理检测。

术中决策需要了解肿瘤的范围时，可通过提示肿瘤实时生物标记物的方法来增强成像效果。目前正在研究的领域包括质谱、拉曼光谱和肿瘤检测放射性分子探针。这些方法可能比常规 MRI 更敏感、更特异，且能被定位并配准到 MRI 中。通过集合术前功能解剖数据，将这些数据应用于制订手术计划，充分利用术中成像和导航，有可能在现有结果的基础上进一步改善恶性颅脑肿瘤切除手术的效果。

有效改善恶性颅脑肿瘤的临床疗效，是十分具有挑战性的。恶性脑肿瘤全切几乎是一个不可能达成的目标，因为在大多数情况下，肿瘤可浸润正常的大脑组织，在不造成新的神经功能障碍的情况下全切肿瘤几乎是不可能的。在不同病例中，肿瘤侵袭程度和位置与关键功能区的关系是不同的。此外，目前还没有一种最佳的特异性 MRI 方法来区分肿瘤浸润和水肿，而且目前 MRI 的敏感性也不足以提供准确的肿瘤范围。与神经外科治疗效果和预后最相关的就是需要在防止新的神经功能缺陷出现的同时最大限度地切除肿瘤，因为这既会影响到患者的生存质量，也会影响到患者的生存期。有研究表明，iMRI 对非功能区肿瘤切除的影响范围最大。结合肿瘤影像和正确配准的 fMRI-DTI 数据，有助于获得最佳的手术方案，而这个方案只有在手术过程中通过 iMRI 实时更新解剖图像才能成功执行。成功的治疗和良好的预后不仅是指在没有出现新的神经功能缺陷的情况下最大限度切除肿瘤，而且需要综合考虑患者的生存期与生存质量，以及身体的耐受程度。

iMRI 的出现改变了胶质瘤手术，但其更令人兴奋的应用则是在除神经外科之外的其他领域。iMRI 也被应用于血管、脊柱和颅底治疗。这些较新的应用大多数都需要 3.0T 的 MRI 平台，以便进行更快速、更灵活的图像采集。只有依托于先进的 MRI 设备与成像手段，iMRI 的潜力才能被充分发挥出来。对于血管介入手术而言，X 线检查和血管造影术是不可或缺的。对于脊柱手术，MRI 具有非常重要的作用，颅底手术可能同时需要 MRI 和 CT 引导。分子成像的潜在优势只有在手术中有 PET/CT 或光学成像的情况下才能充分发挥出来。超声可作为一种重要的"脑漂移"实时监测手段，在一定程度上替代术中多序列 MRI 的作用。为解决"脑漂移"这一神经外科成像中的难题，十分有必要开发一种基于超声和 MRI 相结合的综合导航系统，但这个在临床角度看来十分合理的解决方案还需要进一步改进多模态非线性配准方法。

哈佛大学医学院附属 Brigham 妇女医院先进的多模式图像引导手术室（AMIGO）是将这种多模态影像理念首次付诸实践。MRI 作为主要的术中成像模态，可与其他多种成像方法相互补充。AMIGO 将是神经外科新型技术与其他外科及介入技术联合应用的"试验基地"。iMRI 在神经外科的成功促进了其他领域对影像引导和综合导航技术引导下手术的应用。立体定向手术、无框架导航和 iMRI 在神经外科领域的应用，启发了其他医学专业尝试在属于自己的特定领域采用现代先进的影像引导外科技术。AMIGO 是多学科合作的成果，神经外科必须和其他专业领域进行良好的互动和交叉融合，才能促进影像引导治疗整体的进一步发展。

iMRI 的进步源于成像技术的发展，以及 MRI 设备及成像方法的迭代更新。此外，内镜（特别是柔性神经内镜）、血管内导管和介入器械的应用，以及手术机器人技术，对于 iMRI 在未来的神经外科领域的重要地位具有积极的辅助作用。自 iMRI 问世以来，人们就期待着 iMRI 技术的进一步发展及其在神经外科手术中发挥更重要的作用，而进一步创新将取决于与 MRI 兼容诊疗设备的开发，如内镜、导管、电极和机器人与 MRI 及各种治疗设备的结合，通过这些设备和技术可改变手术方法和操作，将开放式神经外科手术转变为微创手术，从而为肿瘤、血管病变和其他脑和脊柱疾病的治疗带来新的思路。

在过去的 20 年中，iMRI 始终在进步和完善，已被常规应用于神经外科，并已扩展到其他外科专业领域。尽管如此，iMRI 仍是一项尚未发展成熟的技术，还有很大的发展空间，但可以预见的是，在与其他先进的医学成像、图像处理和术中导航技术结合后，其实用性和有效性将得到进一步验证。本书的出版正是朝着这一方向迈进的重要一步。

Ferenc A. Jolesz, MD
B. Leonard Holman Professor of Radiology
Director, Division of MRI and National Center for Image Guided Therapy
Department of Radiology
Brigham and Women's Hospital
Harvard Medical School
Boston, MA, USA

译者前言

几年前，当我第一次翻阅 Alexandra J. Golby 教授编写的这部 *Image-Guided Neurosurgery* 时，就被书中精彩的内容深深吸引了。这是国际上第一部有关影像引导神经外科手术的著作，当时我就萌生了将这部书译成中文的想法，我相信这本书的内容能够让国内神经外科医生了解这些新进展并学以致用，从而使更多患者获益。我们的团队经过了 1 年多的努力，终于完成了这部学术著作的翻译和审校工作，希望中译本对国内同仁有所启迪。

20 世纪后半叶是医学影像学蓬勃发展的时期。1967 年，英国工程师 Hounsfield 发明了计算机断层扫描（CT），这项技术于 20 世纪 70 年代开始应用于临床。1973 年，MRI 扫描仪在荷兰问世，并在 1980 年获得第一幅人类头部的 MRI 图像。随着颅脑成像技术的飞速进展，神经外科很多重要的概念和技术（如 stereotaxy 即"立体定向术"，image-guided 即"影像引导"等）也应运而生。

立体定向术是利用颅骨的稳定结构和立体定向框架来构建笛卡尔坐标系，然后结合脑组织的某些影像结果，从而确定靶点位置，并使用导向弓等装置辅助将电极或活检针精准置入靶点。

影像引导则更加灵活，将 CT、MR 图像和头部坐标系融合配准后，实时利用这些图像来引导手术的操作。术中导航、术中磁共振成像（iMRI）、超声、手术机器人等先进的设备，都是影像引导的应用范畴。

首都医科大学宣武医院神经外科是我国神经外科的发源地之一，有着悠久的历史传承。自中国国际神经科学研究所（China-INI）投入使用以来，我们也在理念、技术和设备上全面与国际接轨，现已配备了 iMRI、神经导航、先进多模态影像引导手术系统（AMIGO）等前沿技术设备。笔者所在的专业组——神经外科立体定向与功能性疾病中心进行的手术就大量采用"影像引导"作为辅助。神经外科的手术目标已不仅仅是安全性、有效性，现在我们更强调的是微侵袭下的精准性。我们手术的目标，无论是血管病、肿瘤抑或是癫痫灶，总要通过各种方法去判定病变的范围并保留正常的脑结构。神经影像是神经外科手术最重要的参考信息，但将影像参考转为实际手术过程中的助力，需要术者大量的经验和丰富的想象力，就像看地图去一个陌生的城市，新司机很可能走弯路、错路，而术中"影像引导"技术的出现，使得神经外科手术更像是依据导航去探索一个新的城市，为广大神经外科医生提供了更加安全便捷的路径。

本书不仅讲解了影像引导技术的新进展，还讲述了这些进展诞生的过程和背后的故事，可使读者增长见识，同时又可拓展其思路。我们处在一个脑科学"大发展"的时代，脑科学的进展将有可能引起整个科学领域的重构，甚至在我们重新认识人脑的同时也会重新认识整个宇宙。人类对脑功能的认知起源于神经外科，也必将促进神经外科发展，在这一认识过程中，离不开各种各样的手术技术对大脑的探索，影像引导神经外科就是这种探索的"指挥棒"。期待在可以预见的将来，我们能与诸位同道一起，利用影像引导神经外科的各种技术，更加精准地探索大脑。

首都医科大学宣武医院　赵国光

献　词

　　谨以此书献给我的导师、同事及朋友 Ferenc A. Jolesz。在 iMRI 首次问世时，Ferenc 教授邀请我来到哈佛大学医学院附属 Brigham 妇女医院工作和学习。彼时，我才真正开始了我的医学事业，是他给予了我可以开展创新神经外科方法学的优渥环境。

　　Ferenc 教授预见了影像引导治疗的极广阔前景。他曾是一名优秀的神经外科医生，而后又成为卓越的神经影像学医生。他一直对利用影像学革新神经外科技术情有独钟，这也使我们成为了"战友"，开始了共同探索脑宇宙的旅程。多年来，他的研究涉及多个领域，如 MRT 及其后续 AMIGO 系统、高强度聚焦超声、影像生物标志物开发、神经外科机器人、脑功能及结构图谱等。我与 Ferenc 教授几乎就本书的每个章节都进行了讨论，许多章节的作者也是由他推荐的，他还为本书作序，同时从许多干扰中找回状态，并坚持了 20 多年，他永无耗竭的动力带动着科技的创新，引领团队不断拓展对整个影像引导治疗范畴的兴趣。Ferenc 教授将会名留青史，成为神经外科及其他介入医学专业的"引路人"。本书汇聚了 Ferenc 教授的心血与智慧。Ferenc 教授曾说，他的愿望是有朝一日看到他的这些想法和思路在世界范围内广泛传播。我也衷心希望这些宝贵的经验能够成为更多医学同道的重要参考。

目　录

第 1 章　图像引导外科的介绍及历史发展
Introduction and Historical Perspectives on Image-Guided Surgery

Robert L. Galloway, Jr. 著

陈思畅 译　汤 劼 校

尽管业界对于引导神经外科（image-guided neurosurgery，IGN）的兴起有一些枯燥无味的评论，其中包括我自己曾提出的那些评论[1-4]，但我发现了一个有关 IGN 为何会有些不足的讨论。当我们将大脑作为手术目标时，它是唯一一个完全被骨头包裹的器官，缺乏冗余的空间，也就是说，这个部位的组织功能不会在其他部位被替代（与肝脏或肾脏不同）。此外，脑的每个部分的功能都很重要且各不相同。脑组织中的高价值部分称为"功能区"，它们可因为患者左右利手、年龄和现有疾病而有所不同。因此 IGN 的出现，使得我们必须同时考虑手术目标（肿瘤、血管畸形或癫痫灶）及入路。手术时如果盲目寻找病灶，可能导致原先功能健全的组织出现严重的附加损伤。在标准手术方法的思想中所体现的粗略准则，试图把集合智慧带入手术路径的选择中，而这些方法隐含着这样的想法，"如果你这么做，就会减少坏事发生"，或者"如果你使用这种方法，总体上来说对人们解剖结构上的伤害更小"。

正是这种对解剖学的概括，启发了 Victor Horsley 和 Robert Clarke 研发出第一个立体框架[5]，但也一定程度上限制了它的价值。Horsley 和 Clark 对绘制大脑功能图很感兴趣，他们（正确地）认为，一个物种（如狗、猫或猴子）大脑某个区域的功能，在同一物种的其他个体中也会反映在相似的位置。他们开发了一种玻片形式的网格定位系统，将同一物种的新鲜实验动物脑组织切片放置玻片上，并利用这些位置提供活体脑内的坐标。其中一根"电解"针被用来制造微小病损，记录受试者的预计病变位置和观察到的反应。此外，Clarke 还开发了一种显微薄片切片机，用于切割脑标本；Horsley 制作了厚 1～2mm 的横截面、矢状面和冠状面的切片相册，这预示着现代断层摄影技术 70 年的发展。他们还提出了一种可置于颅骨外部的设备概念，这个设备可以用于引导手术工具进入颅骨内部。

Horsley 和 Clarke 的工作的根本局限性是假设所有大小相似、物种相同的受试者都有相应的内部和外部解剖结构。虽然在 Horsley 和 Clarke 的工作中，他们能制造损伤，并有时得到相似的效果，但他们结果变异性的表明，受试者的外在并不能正确地预测内在。他们在医学和科学领域的地位极高，以至于即使考虑到在动物身上的实验结果和人类存在不同，也有人建议将他们的框架用于人类大脑[6]。

由于脑的外部结构无法预测其内部结构，立体定向不得不等待颅内结构认知的发展。第一个选择是 X 线，但简单的头部 X 线结果是头骨图像，而没有软组织结构对比。Dandy 在脑室造影[7]（后来称为气脑造影）方面的工作，使人们能够直观的判断肿瘤或硬脑膜下血肿等占位性病变的位置。Moniz[8] 等在 20 世纪 30 年代发明了

脑血管造影术，使得颅内另一个重要结构（脑血管及其畸形）可以在射线照片上看到。

一、立体定向框架

到 20 世纪 40 年代，X 线已经发展到了虽然我们不能直接看到脑结构，但大多数脑结构也能间接显示的程度。加上第二次世界大战中造成的大量（颅脑）损伤，启发 Spiegel 和 Wycis[9] 回到了立体定向概念。他们开发了一个框架，用石膏固定在患者的头上，并使用气脑造影成像。然而，在大多数情况下，它们的目标不是计算肿瘤或血管体积，而通常是和电生理性质相关。

这种仪器正被用于精神外科。在与 H. Freed 合作研究报道的一系列患者中，手术组毁损了丘脑内侧核区域（内侧丘脑切开术），以减少情绪反应，这种方法比额叶切除术要温和得多。到目前为止取得的结果是有希望的。立体定向技术的前瞻应用正在研究中。例如，在某些类型的疼痛或幻肢痛中阻断脊髓丘脑束，在无意识运动障碍患者中毁损苍白球，在三叉神经痛患者中行半月神经节电凝，以及从病理性空洞和囊性肿瘤中抽取液体等。

所以他们以图像为导向的目标定位并不需要特别精细。他们的目的是毁损有问题的部位，可以使用放置的电极来明确他们的位置。

无论是受到 Spiegel 和 Wycis 的启发，还是受到同样问题和机遇的驱使，20 世纪 40 年代末和 50 年代初见证了立体定向系统和技术的大爆发。这些系统包括 Leksell[10]、Talairach[11]、Reichert[12] 等。这些技术大多是针对电生理过程，使用电生理监测来精确定位。Gildenberg[13] 记录了立体定向手术的兴起（以及随后的衰落）（图 1-1）。

由于大多数立体定向治疗病例最终在本质上是电生理相关的，抗震颤药物（如左旋多巴）的

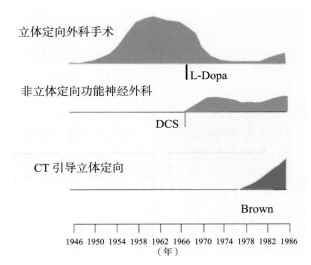

▲ 图 1-1　立体定向手术病例的增长和减少
L-Dopa. 左旋多巴；DCS. 直接皮质刺激。改编自 Gildenberg[13]

发展使得帕金森病等疾病无须手术即可治疗，因此，立体定向手术病例迅速减少。但一种新型成像技术的发展和商业化改变了立体定向技术。

二、体层成像技术的问世

虽然很难确定到底是谁"发明"了计算机断层扫描（computed tomography，CT），但几乎可以肯定的是，第一个商业应用的系统在很大程度上是由 Godfrey Hounsfield 发明的，并于 1972 年由 EMI（Electric and Music Industries）开发。随着这一技术的发展，原本基于 X 线体层成像的患者头部的平面厚度和宽度，分别上升到了毫米级和厘米级水平。对比剂仍然有价值，但三维可视化的改善更加关键。

立体定向技术并没有忽视三维数据的可用性，但缺陷在于如何有效地利用它。Russell Brown[14] 开发了简单却优雅的"N 定位系统"，解决了这个问题。该系统如图 1-2 所示。

因为任何目标的 x 和 y 位置都可以可视化，并且可以计算出其在基环之上的高度，所以每张图像都包含目标坐标。通过有两个横向和一个 N

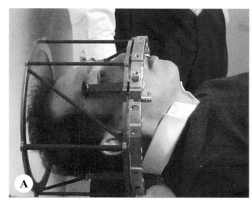 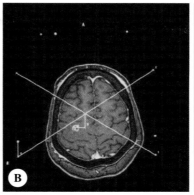 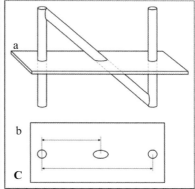

▲ 图 1-2 **A.** 立体定向框架安装在患者身上；**B. MRI** 上显示 N 框的图像；**C.** 十字交叉的高度可由斜杆与垂直杆的相对位置计算

框上的 AP 值，也可以从任何层析成像图像中确定图像平面的方向，其中 N 框是可见的。

没过多久，立体定向手术的革新者就接受了这项新技术。Leksell[15] 和 Mundinger[16] 都发表了关于这种新技术的论文。Gildenberg[17] 甚至开发了一种从 CT 生成准 AP 和横向图像的技术，这样使用旧算法的外科医生就可以使用这些图像。但只有两位具备优异计算科学功底的外科医生，注意到了立体定向的真正价值。通过使用 N 框定位，可以确定 CT 薄片的方向和间距。这让他们认为这种体积测量特性的扫描，不仅可以用于神经电调控，也可以用于切除。当时这项工作主要由 Shelden[18, 19] 和 Kelly[20, 21] 牵头。

20 世纪 80 年代初，磁共振成像设备的发展和商业化使得神经外科医生可以在临床上应用磁共振成像（magnetic resonance imaging，MRI）。MRI 由于其较高的软组织分辨率而引起神经外科医生的极大兴趣。特别是它可以清楚地分辨灰质 / 白质交界处，使病变边缘可视化，但代价是较低的分辨率和潜在的几何畸变[22]。所以，N 框可以量化这种畸变。

1985—1990 年，几个因素结合在一起促进了从立体定向到图像引导的转变。CT 和 MRI 的出现降低了颅内手术中的空间不确定性。CT 和 MRI 可以对分辨组织体积的特性，使得立体定向技术从单纯的电生理手术，扩展应用到肿瘤和异常血管结构的体积测量切除[24]。IBM 公司生产的 AT 个人计算机（personal computer，PC）于 1984 年面世，提供了管理医学影像所需的磁盘存储空间并保证能够任意的调用。PC 的开放式架构促进其插件的发展，这使得机械臂之类的设备能够与 PC 端进行交互。在一篇常被忽略的文章中，Columbo 等[25] 证实，基于断层扫描的基本属性，只需要 3 个参考点就可以定位空间中的任何目标点。1986 年和 1987 年有了新的算法[26-28]，以封闭形式确定 2 个三维表示中同源点之间的旋转。这些方法减少了寻找旋转方面的最小二乘解的时间不确定性，这是将物理空间映射到图像空间所必需的。

三、图像引导

立体定位是在图像中找到一个点的过程，或者通过断层扫描和 N 框在图像中找到一个点，并对外部机械结构进行物理调整，以引导外科医生到达目标点。在所有先行者的共同努力下，类似的技术在世界范围内快速推广。立体定向过程是否可逆？是否有可能在三维空间中追踪一个机械装置，并在空间图像中显示其位置？有 4 个研究团队（2 个在美国，1 个在日本，1 个在德国）都独立实现了这一飞跃。Dartmouth 实验室在 1986 年成为第一个使用超声追踪手术显微镜完成这一目的的团队[29]（图 1-3）。

显微镜上可见的"外伸支架"装有闪光间隙声源。它们将按顺序发射闪光，被固定在房间里的探测器接收。通过测量闪光与接收信号之间的时间，闪光与探测器之间的距离可以通过飞行时间测量得到。由于显微镜是刚性的，如果可以检测到 3 个或更多的闪光间隙，就可以对显微镜进行定位和追踪。

1987 年，第二个发表导航成果的团队来自东京警察医院（Tokyo Police Hospital）改造的一种工业机械臂，以创建"神经导航仪"[30]（图 1-4）。

其中一类的机械臂是"转动"臂，它的连杆长度固定，可以自动测算角度。在那里，最尖端的位置可以在它的参考系中计算出来。神经导航仪不是纯粹的转动装置。最后的连接长度可以扩展到几个标准长度之一，并通过球缩进保持在该位置。

我们在 Vanderbilt 大学的研究小组发表了后续的研究[31, 32]。Vanderbilt Mark Ⅰ是一个旋转关节臂，这是为手术任务而定制设计的（图 1-5）。

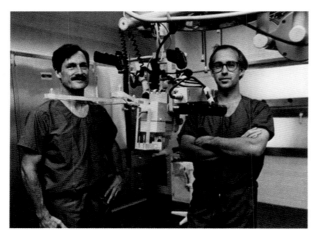

▲ 图 1-3　John Strobehn（左）和 David Roberts（右）使用 Dartmouth 超声追踪显微镜
图片由 Dr. David Roberts 提供

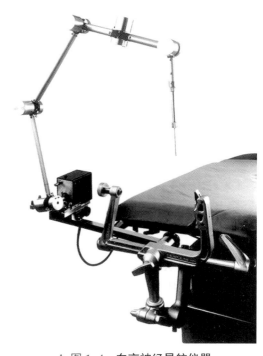

▲ 图 1-4　东京神经导航仪器
图片由 Dr. Eiju Watanabe 提供

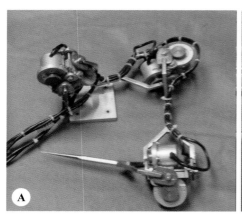
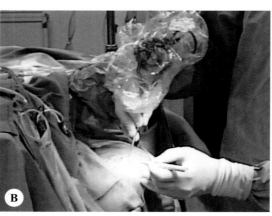

◀ 图 1-5　Vanderbilt Mark Ⅰ关节臂

与 Vanderbilt 系统几乎一致的是，Aachen 大学的一个研究小组展示了一种机械臂系统[33, 34]。手臂是纯转动式的，但通过一种新型的助力系统，可以让外科医生仅用很小的力量就可以操控该机械臂。原始的机械臂如图 1-6 所示。

除了具有转动臂，2 个研究小组都使用了 2×2 的图像显示模式，这已成为图像引导的标准（图 1-7）。

值得一提的是，这些系统均来自于外科医生 / 工程师团队：Roberts 与 Strobehn 团队，Watanabe 与 Kosugi 团队，Maciunas、Galloway 与 Schlöndroff 团队，以及 Mösges 与 Meyer-Ebrecht 团队等。在这 4 个团队之外，全球还有其他的研究团队在导航系统领域开拓。这些技术包括磁定位技术[35]、视觉定位系统[36]、声学定位技术[37] 等。

商业产品不久后就开始生产了。首先是来自加拿大的一家医学影像公司，叫 ISG（ISG Technologies, Inc.），利用 Faro 的产品化机械臂开发了一种叫作 Viewing Wand[38, 39] 的产品。同为 ISG 系统，紧随其后的是 Smith 等[40] 开发出来了一个系统，也是目前导航工作站的鼻祖。

随着图像引导成为神经外科的工具之一，几乎所有形式的颅内手术都得到了迅速发展，其中包括癫痫病手术[41]、血管畸形手术[42]、垂体手术[43] 和脑室手术[44]。由于存在多种多样的手术需求，机械臂的活动范围和角度也需要更大。Aachen 首创的助力系统及内部平衡和弹簧可以让操纵者用很小的力量控制机械臂的移动，但并不减轻机械臂的重量。机械臂有惯性，需要一个推动力使它朝外科医生想要的方向移动，并需要一个主动的制动力使它在想要的目标处停止。这时三角测量系统就被用到物理空间定位中。

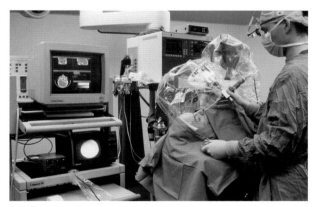

▲ 图 1-6　Aachen 大学手术导引臂
图片由 Dr. Ralph Mösges 提供

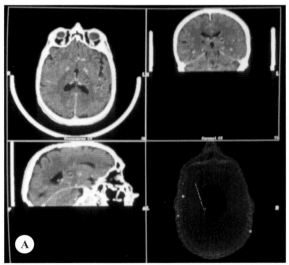
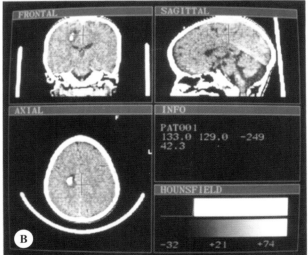

▲ 图 1-7　A. Vanderbilt 2×2 显示；B. Aachen 2×2 显示
B 图由 Dr. Ralph Mösges 提供

四、视觉定位

有两种主要的三角测量方法：声学法和光学法。Dartmouth 的声学系统是图像引导外科手术的先驱[37]，而早期的商业系统之一 Picker 开发的 ViStar 系统[45]也是使用声学系统。但声学系统面临着一个问题，它们主要是靠测量时间来获得距离。虽然发出和接收之间的时间可以精确地测量，但手术室里的声速不是恒定的。这导致了时间转换为距离的不准确性。此外，声速意味着每个声源的定位需要几十毫秒，在定位之间必须有一个延迟，才能使杂乱的混响消失。在神经外科手术中，即使是慢动作，也很难产生过量定位，导致双极噪声的衰减。Bucholz 等对手术中使用的光学定位器和声学定位器进行了比较[46]。

当时主要有 3 种光学三角定位器。其中 2 种是商业上使用的光学跟踪设备，第三种使用的是失真校正的视频成像。第三种系统被称为 VISLAN[47]，使用结构光和 2 台摄像机。结构光照射后允许在 2 台摄像机中看到的结构之间建立立体对应关系。另外两种方法使用闪烁红外 LED（infrared LED，IRED）光源和 3 个线性传感器。由于在任何给定时刻只有一个光源点亮，因此可以在 3 个传感器之间建立对应关系。这 2 个光学系统分别来自 Northern Digital 和 Pixsys（图 1-8）。被称为 Optotrak 3020 的 Northern Digital 系统是一种高精度、快速的设备，可以在一个数据帧中定位大量光源。然而，它的成本和规模限制了它在手术室的应用[36, 47]。另一种商用光学跟踪系统是 Pixsys（Pixsys Inc.）生产的 Flashpoint。几个研究小组也将这种定位器纳入他们的工作[48, 49]，最初的导航工作站也使用 Flashpoint 作为其定位器[50]。

这 2 个系统都使用 IRED 作为发射器。探针示例如图 1-9 所示。通过 Optotrak 快速读出光学位置，可以在每个工具上放置过量的 IRED（图 1-9B 和 C）。因为跟踪设备只需要 3 个，所以"过量"的放置提供了 3 个好处。第一个，使用三个以上的 IRED 可以对刀具位置进行"数学超确定"，并在最小二乘误差解决方案中提高其准确性；第二个，通过将 IRED 完全包裹在工具上，可以从几乎任何角度跟踪工具；第三个，多余的 IRED 可以使得部分信号源遮挡时仍不影响使用。因此，如果手术野中 IRED 信号被血液或其他东西遮挡，系统仍然可以对其进行定位。

五、配准

立体定向框架系统比图像引导系统有一个显

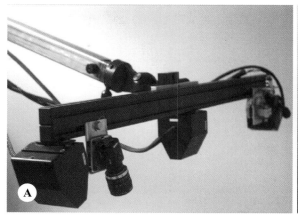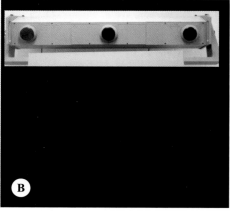

▲ 图 1-8　A. 带有连接摄像头的 Pixsys Flashpoint；B . Optotrak 3020

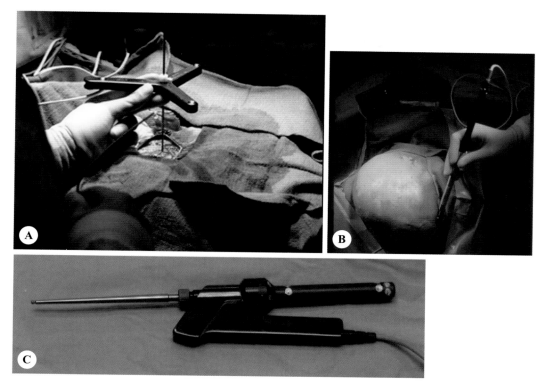

▲ 图 1-9　**A.** 用于引导活检针的 **Flashpoint** 工具；**B.** 用于基准注册的 **Optotrak** 工具；**C.** 最后术中应用的 **Optotrak** 工具

著的优势。因为在影像中可以看到框架，所以框架空间与图像空间的结合非常直观。随着无框架导航定位的兴起，确定图像空间和实际三维空间之间的数学关系，即称为"配准"的过程至关重要。如果可以用一个平移向量和一个旋转矩阵来描述这种关系，则称之为刚性配准。

早些时候有人指出，开发 IGN 的关键步骤是开发封闭形式的解决方案，以创建用于刚性配准的变换矩阵。虽然 Horn[27] 和 Arun[28] 使用了不同的数学模型，但它们都需要在 2 个空间中列出相应的点。这样的同源点被称为基准点，这是一个地图绘制术语，表示可信点。这些点可以是解剖标志（内在基准点）[51, 52] 或外部物体（外在基准点）[32, 53]。无论是从解剖学上推导出来的，还是从标记的几何上计算出来的，这一数学形式的基准点都是一切的基准。

从影像空间到物理空间神经外科最常用的内在点是鼻根和耳屏（图 1-10）。

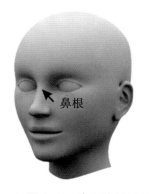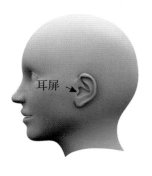

▲ 图 1-10　在图像引导神经外科中，用作基准最常见的内在点是鼻子（鼻根）的最大弯曲点和耳朵的小隆起点（耳屏）

使用内在基准的主要困难是身体上很少有一个固定的、利于计算的点。甚至像鼻根这样可计算的点可能也有不同的定位，如物理空间跟踪器和断层扫描就可能不完全一样。大家开始更倾向从影像上找到基准点，它允许在扫描前不干预定位点。但是还有一种方法，即在扫描前将可成像的物体放在患者身上，会更加可靠。

最初的外在基准往往是一些便于识别的物体。这包括用于 CT 的可吸收放射线的材料[53] 或其他材料[32]。维生素 E 胶囊被用作 MRI[32, 54] 的外部基准点，但它实际上只提供了 T_1 信号，并且存在化学位移问题。

例如，固定在上牙齿上的可移动基准系统[55] 曾被多个系统应用，但没有得到广泛的推广。

3 种最常用的基准系统是商业化生产的。1 种是 Zinreich 等[56] 发明，由浸渍了 CT 和 MR 对比剂的海绵状材料组成，由 IZI 公司上市。背面不干胶可以粘贴在皮肤上（图 1-11）。

另外 2 种为骨性植入标记物。相对于皮肤表面标记物，骨性植入标记物更加稳定，但操作时间稍长且有一定创伤。这 2 个领头人分别是强生公司（J&J）（主要是 Codman 和 Shurtleff 与 Vanderbilt 大学的研究人员合作[57]）和 Howmedica Leibinger。这些标记物的发明和临床应用的确切时间有些模糊，并且涉及很多法律纠纷，但这些标记物与 20 世纪 90 年代末的设计是明显不同的。Leibinger 标记物是基于一个高而薄的金属螺钉，有一个可拆卸的顶帽，用于 MR、CT 定位识别（图 1-12 和图 1-13）。

强生公司的标记使用了多体素和层次的设计，允许使用多个像素位置来确定标记中心（基准）。这种技术可以将基准图像的定位精度做到比图像本身的分辨率还高。

Ammarati 等专家[58] 对皮肤表面标记物和骨性植入标记物进行了比较。虽然骨性植入标记物

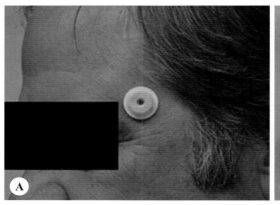
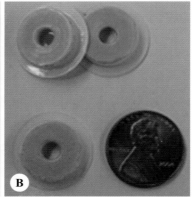

▲ 图 1-11　**A. 贴在患者头皮的 IZI 皮肤表面标记物，B. 皮肤表面标记物的大小**

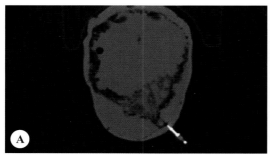
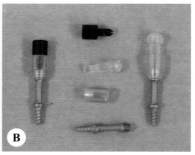

▲ 图 1-12　**Leibinger 颅骨骨性植入标记物**
A. 显示带有骨性植入标记物的 CT 图像；B. 显示含有对比剂的定位标记。强生公司生产的标记物包括一个塑料外壳和一个成像帽，该成像帽内含 MRI 和 CT 可见的液体，以及一个容纳球形尖端探头的定位帽。强生公司标记系统如图 1-13A 所示，定位过程如图 1-13B 所示

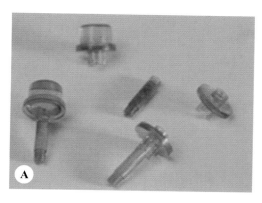
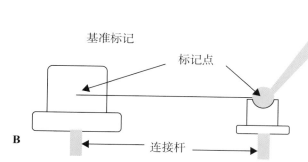

▲ 图 1-13　强生公司基准标记
A. 头架、装有 CT 和 MRI 对比剂的帽，以及可拆卸定位帽；B. 将探测仪球形尖端放置于定位帽中心

非常精确，但这种改进的皮肤表面标记物的便捷性还是更胜一筹。

在图像引导手术的发展过程中，人们一直希望利用患者的内在标记来进行配准。这不仅可以降低成本，还允许注册具有可追溯性，不需要在外边标记放置后再进行额外扫描。然而由于上述原因，找到可靠、准确的内在基准点是很困难的。因此，有人尝试使用基准点与其他物理空间属性（如表面）相结合来执行配准，如 Maurer 等的探索[59]。

一项大型多中心的试验[60]研究了图像之间的配对准则，对此提供了一些见解。该研究发现基于头部表面轮廓的配准对旋转对称性很敏感，也就是说，一个圆形表面与保龄球的顶部或侧面可以匹配得一样好。此外还有很多描述性的数学方法着眼于基于积分的配准[61-65]，允许对基于积分的注册质量进行定量评估。其他注册方法还不能使用这种数学方法来进行评估。

六、基于表面轮廓的定位

Guy 医院的 VISLAN 是一种开创性的基于表面轮廓的定位方法[47]。如前所述，它使用扭曲校正的立体视频摄像机进行跟踪扫描。它可以通过在患者头部表面投射光源来刻画表面轮廓，然后和影像数据进行配准。立体相机利用结构光的特性来解决这些问题，以定位表面上众多的点。

第二种用于表面配准的非接触式表面采集技术是美敦力公司（Medtronic）的 FAZER 系统。这一装置使用跟踪激光三角测量系统来定位跟踪三维空间中的点。这个手持设备发射一个激光点，并通过安装在手持设备上的传感器检测该点的位置。激光以逐点采集的方式扫过头部表面，获取大量点阵信息进行配准。

Northern Digital Polaris 定位系统是当时最常用的下一代表面轮廓配准系统。该系统（图 1-14）从探头左右两侧的发射红外光（图 1-14A），被反射球反射（图 1-14B），并被传输设备上的传感器监测。

博医来（Brainlab）的 z-touch 是一种混合可见光和红外光的手持激光注册系统。它选用了和 Polaris 相同品发射频率的红外光束。通过抑制 Polaris 的红外闪光，系统将检测来自手持设备红外光源的反射。这使得外科医生可以将光束扫描患者的头面部，并获得已经在 Polaris 设备框架中配准好的表面点阵。该设备如图 1-15A 所示。

然而，即使这些技术是有用的（特别是当外科医生需要小心获取高曲率变化点阵的情况，如鼻翼两侧和眼眶边缘），这些投射点的分布仍较为稀疏且覆盖不均（图 1-15B）。

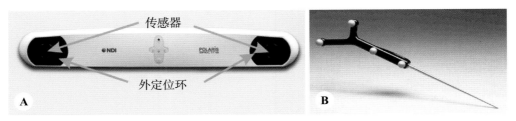

▲ 图 1-14　**Polaris** 定位系统（**A**）和导航探针（**B**）

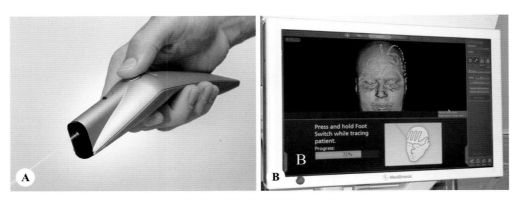

▲ 图 1-15　博医来的 **z-touch**

A. 用于绘制表面轮廓的手持式系统；B. 美敦力的 Fazer 系统。2 种系统都产生稀疏点阵所构成的曲面

一种方法是使用激光距离扫描仪（laser range scanner，LRS）来获取头部表面（图 1-16）。这在以往就有一些报道[66, 67]。LRS 在几秒内就能提供体表上密集、间隔有规律的点。但是光靠激光定位点无法提供它们的信息来源是头、颈部，还是手术台。通过添加一个共配准的视频图像，可以对表面进行纹理映射，并轻松地将 LRS 获取的表面修剪成配准需要的表面。

随着 LRS 精确化的发展，Miga 及其同事[66, 68]（图 1-17）改进了注册过程，包含皮质表面和手术残腔的重建[69]。这样，LRS 超越了简单的配准方法，更多地成为术中指导的角色。

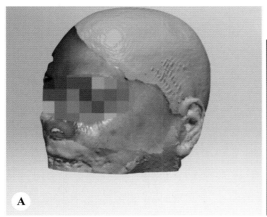
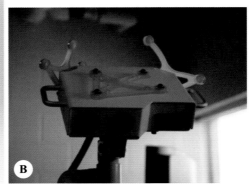

▲ 图 1-16　**A. LRS** 获取用于配准的表面；**B. Pathfinder Therapeutics** 公司的 **LRS** 设备

B. 图片由 Dr. Amber Simpson 提供

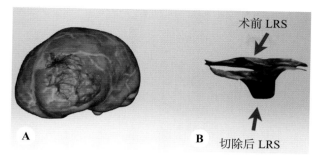

▲ 图 1-17　**A.** LRS 生成的皮质表面与术前增强 **MRI** 图像体积相匹配；**B.** 显示了切除前后的 **LRS** 图像
图片由 Dr. Michael Miga 提供

七、术中影像

一直到近代，尽管术中成像很常见，但主要是二维呈现。内镜、X 线和超声检查在普通外科术中很常见，但在颅内神经外科中应用较少[70]。Manwaring 等[71] 开创了图像引导的内镜神经外科和磁跟踪技术。由于内镜需要透明的介质来工作，大多数应用在脑室内手术和囊性病变的手术上[72]。

术中超声的作用也很重要，因为它可以直接、实时地看到肿瘤、脑室、血管畸形或出血[73]。但它是一种低信噪比的成像技术，成像层面厚度不一致。在 IGN 发展的早期阶段，它与 MRI 相结合，以保留实时成像的优势，但需尽量减少低信号噪声的问题[74]。随着超声学换能器变得更小，它们变得更适用于结构成像[75]和配准数据[76]。

21 世纪初出现了术中或围术期断层影像技术。这包括术中 MRI（包括低场强和高场强）和术间 CT。一些研究团队使用的标准磁共振扫描仪器可带有滑动轨道，或者是移动手术床（例如 Hall 等[77]）。一种方法是将患者放置在一个特别的磁共振设备中，这样就可以在不移动患者或磁体的情况下进行手术和成像。GE 公司将患者放置在两个 3T MR 源之间，同时外科医生也有足够的空间进行操作，"双甜甜圈"技术就是在这种思路下开发的。在 2 个 3T 磁体建立的 0.5T 弥散场内对手术区域进行成像虽然可能有一定的临

床价值[78]，但两个巨大的磁体需要在手术系统、手术室重设、工作人员安全培训、手术室的手术设备和工具方面投入大量资金。此外，平均手术时间限制了可以在这样一个房间里治疗的患者数量，需要把费用摊销在更小的基数上。

另一种开发低场强系统的方法使用了 0.12～0.2T 范围内的永磁体系统。它们被设计成把磁体安装在手术台下，根据术中需要升到相应的位置提供最新的成像。最初是由一家以色列公司（Odin）在美国销售的[79]，其低场强意味着低信噪。好处是该系统对手术过程的影响很小，对常规设备和工具的更改较小。

更详细的关于术中 MRI 的讨论可在第 7 章中找到[80]。

MRI 可以分辨灰质和白质，是大脑诊断影像的首选。CT 也可以区分大脑表面、脑室、肿瘤，并且使用对比剂可以成像血管。它的分辨率大约是磁共振成像的 4 倍，成像速度也快得多[81]。虽然 CT 对手术过程的影响小于 MRI，但患者和手术室工作人员需要考虑辐射剂量。

在图像引导神经外科手术过程中进行术中扫描有 2 个主要原因。第一个原因是为了了解术中是否切除完全，大概是为了增加总切除比例。

第二个原因是图像引导手术特有的。当颅内出现占位性病变时，颅内压（intracranial pressure，ICP）会升高。在过去的 35 年，一种叫作"甘露醇"的高分子量乙醇被用于将脑组织中的水分带到血管中，加上使用如呋塞米等利尿剂，可以同时将脑组织和周围血管的水分移出。这样暂时将脑脱水，不仅降低了颅内压，也减少了开颅后脑组织疝出颅骨的可能。虽然这一过程在所有颅内干预中都是常见的，但它在 IGN 中有比较严重的影响。因为在大多数颅内手术中，患者需要旋转到骨瓣相对于重力的最高点。因此，当骨瓣打开后，由于脑脊液等液体丢失产生的空间出现在脑表面，脑组织会塌陷，这种现象通常

叫作"脑漂移"，并由 Kelly 等首次量化[83]。此外，手术体位、病变切除、脑脊液丢失和脑组织肿胀，可导致进一步的脑移位，移位方向复杂且不可预测。这种现象在 IGN 中尤其有害，因为这意味着在术前扫描的大脑在成像后改变了形状，所以在手术中需要进行新的断层扫描。然而，术中断层扫描的成本和复杂性也让另一种解决围术期大脑变化的方法就此产生。

八、形变校正

术中断层扫描可以提供手术中大脑当前状态的三维信息（图 1-18）。然而，即使在目前对医疗保健费用高的担忧出现之前，拥有这样一个系统是大多数医院无法企及的。以外，如果可以测量形变[84, 85]，就可以建立一个生物力学模型[86, 87] 估计整个大脑的形编。虽然这种技术不能使误差降为零，但它可以极大地减少导航误差[88]，而且

它最大优点是成本低廉。

九、前景展望

1993 年，在美国神经外科医生协会（American Association of Neurologic Surgeons）的一次会议上演示了一种早期的图像引导系统。一位神经外科医生看着演示说："这看上去很好，但我为什么需要它？我从不会在手术中迷失方向。"从那之后，IGN 已成为颅脑神经外科的标准配置。然而，正如之前所介绍的那样，其仍然有很大的空间去发展。我们还需要更进一步研究以证明 IGN 的价值，特别是循证医学方面的证据。

手术中必须紧随肿瘤边缘，如果可能的话，将其与术前影像联系起来。这可以通过多个立体定位活检的大型临床试验、一种新的术中成像方式，以及可检测的金标准生物标志物来实现。

形变模型已被证明在手术时间框内是有益和

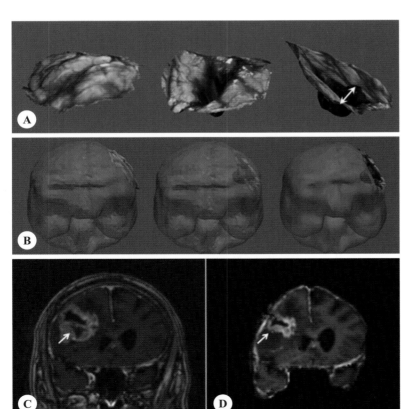

◀ 图 1-18　A. 左侧、中间为激光前后扫描皮质表面，右侧为移位；B. 左侧、中间两组术前模型分别为移位前后皮质表面配准模型，右侧为校正模型；C 和 D. 红点为被切除肿瘤腔表面上的拭点位置，C 为校正前，D 为校正后
在这种情况下，使用了另一种可视化方法，即在正确的校正图像中显示切除空洞，而将肿瘤插值以适合预测的切除空洞（图片由 Dr. Michael Miga 提供）

可行的。然而，在撰写本文时，还没有任何商业化的 IGN 系统包含任何模型校正算法。磁跟踪功能的不断增强将使我们可以非线性地到达邻近运动性语言区的病变，但这种方法仍需被证明与最先进的光学系统一样准确和可靠。

机器人系统精度足够高，但它们的准确性仍需要在那些有独特脑结构的患者案例中得到证明。

最后，我从关键功能的空间分布和缺乏冗余的角度来描述大脑。在其发展的近 30 年里，我们一直基于解剖概念进行手术，而对被切除、干扰或移位的组织的功能只有很少的了解。真正的引导不是由图像引导，而是应由信息引导。

纪念

谨以本章纪念一位绅士、学者和神经外科革新者——Robert Joseph Maciunas。

参 考 文 献

[1] Grunert P, Darabi K, Espinosa J, Filippi R. Computer-aided navigation in neurosurgery. Neurosurg Rev. 2003;26(2):73–99.

[2] Galloway RL. The process and development of image-guided procedures. Annu Rev Biomed Eng. 2001;3:83–108.

[3] Galloway RL, Peters TM. Overview and history of image-guided interventions. In: Peters TM, Cleary K, eds. Image-Guided Interventions. New York, NY: Springer; 2008:1–21.

[4] Venbrux AC, Brozyna JM, Chandra S, Chen HK, Tran GD, Gagarin DA. A brief history of imageguided therapy. In: Mauro MA, Murphy KPJ, Thompson KR, Venbrux AC, Morgan RA, eds. Image-Guided Interventions. Philadelphia, PA: Elsevier Saunders; 2008:1–10.

[5] Horsley V, Clarke RH. The structure and functions of the cerebellum examined by a new method. Brain. 1908;31:45–124.

[6] Gildenberg PL. Stereotactic surgery: present and past. In: Heilbrun MP, ed. Stereotactic Neurosurgery. Baltimore, MD: Lippincott Williams & Wilkins; 1988.

[7] Dandy WE. Ventriculography following the injection of air into the cerebral ventricles. Ann Surg. 1918;68(1):5–11.

[8] Sassard R, O'Leary JP. Egas Moniz: pioneer of cerebral angiography. Am Surg. 1998;64(11): 1116–1117.

[9] Spiegel EA, Wycis HT, Marks M, Lee A. Stereotactic apparatus for operations on the human brain. Science. 1947;106:349–350.

[10] Leksell L. Stereotaxic apparatus for intracerebral surgery. Acta Chir Scand. 1949;99:229–233.

[11] Talairach J, Hecaen M, David M, Monnier M, Ajuriaguerra J. Recherches sur la coagulation therapeutique des structures sous-corticales chez l'homme. Rev Neurol. 1949;81:4–24.

[12] Riechert T, Wolff M. Ueber ein neues Zielgeraet zur intrakraniellen elektrischen Abteilung und Ausschaltung. Arch Pyschiatr Z Neurol. 1951;186:225–230.

[13] Gildenberg PL. Whatever happened to stereotactic surgery? Neurosurgery. 1987;20(6):983–987.

[14] Brown RA. A computerized tomography-computer graphics approach to stereotaxic localization. J Neurosurg. 1979;50(6):715–720.

[15] Leksell L, Jernberg B. Stereotaxis and tomography. A technical note. Acta Neurochir. 1980;52:1–7.

[16] Mundinger F. CT-stereotactic biopsy of brain tumors. In: Voth D, Gutjahr P, Langmaid C, eds. Tumors of the Central Nervous System in Infancy and Childhood. Berlin, Germany: Springer; 1982.

[17] Gildenberg PL, Kaufman HH, Murthy KS. Calculation of the stereotactic coordinates from the computed tomographic scan. Neurosurgery. 1982;10:580–586.

[18] Shelden CH, McCann G, Jacques S, et al. Development of a computerized microstereotaxic method for localization and removal of minute CNS lesions under direct 3–D vision. J Neurosurg. 1980;52 (1):21–27.

[19] Jacques S, Hunter Shelden CH, McCann G, Freshwater DB, Rand R. Computerized threedimensional stereotaxic removal of small central nervous system lesions in patients. J Neurosurg. 1980;53(6):816–820.

[20] Goerss S, Kelly PJ, Kall B, Alker GJ. A computed tomographic stereotactic adaptation system. Neurosurgery. 1982;10:375–379.

[21] Alker G, Kelly PJ. An overview of CT-based stereotactic systems for the localization of intracranial lesions. Comput Radiol. 1984;8:193–196.

[22] Kondziolka D, Dempsey PK, Lunsford LD, et al. A comparison between magnetic resonance imaging and computed tomography for stereotactic coordinate determination. Neurosurgery. 1992;30(1): 402–407.

[23] Apuzzo ML, Sabshin JK. Computed tomographic guidance stereotaxis in the management of intracranial mass lesions. Neurosurgery. 1983;12(3):277–285.

[24] Wild AM, Xuereb JH, Marks PV, Gleave JR. Computerized tomographic stereotaxy in the management of 200 consecutive intracranial mass lesions: analysis of indications, benefits and outcome. Br J Neurosurg. 1990;4(5):407–415.

[25] Colombo F, Angrilli F, Zanardo A, Pinna V, Benedetti A. A new method for utilizing CT data in stereotactic surgery: measurement and transformation technique. Acta Neurochir.

1981;57(34):195–203.

[26] Faugeras OD, Hebert M. The representation, recognition, and locating of 3D Objects. Int J Robot Res. 1986;5:27–52.

[27] Horn BKP. Closed-form solution of absolute orientation using unit Quaternions. JOSA. 1987;4: 629–642.

[28] Arun KS, Huang TS, Blostein SD. Least square fitting of two 3–D point sets. IEEE Trans Pattern Anal Mach Intell. 1987;9:698–700.

[29] Roberts DW, Strohbehn JW, Hatch JF, Murray W, Kettenberger H. A frameless stereotaxic integration of computerized tomographic imaging and the operating microscope. J Neurosurg. 1986;65: 545–549.

[30] Watanabe E, Watanabe T, Manaka S, Mayanagi Y, Takakura K. Three-dimensional digitizer (Neuronavigator): new equipment for computed tomography-guided stereotaxic surgery. Surg Neurol. 1987;27:543–547.

[31] Galloway RL, Edwards C, Haden GL, Maciunas RJ. An interactive, image-guided articulated arm for laser surgery. Proceedings of the Strategic Defense Initiative Organization's Fourth Annual Meeting on Medical Free-Electron Lasers. Dallas, TX. September 22–24, 1989:15.

[32] Galloway RL, Maciunas RJ, Edwards CA. Interactive, image-guided neurosurgery. IEEE Trans BME. 1992;39(12):1126–1231.

[33] Schlöndroff G, Mösges R, Meyer-Ebrecht D., et al. CAS (computer assisted surgery) Ein neuartiges Verfahren in der Kopfund Halschirurgie HNO, 1989;37(1989):187–189.

[34] Adams L, Krybus W, Meyer-Ebrecht D, et al. Computer assisted surgery. IEEE Comput Graph Appl. 1990;10(1990):43–49.

[35] Kato A, Yoshimine T, Hayakawa T, et al. A frameless, armless navigational system for computerassisted neurosurgery. J Neurosurg. 1991;74(5):845–849.

[36] Zamorano LJ, Nolte L, Kadi AM, Jiang Z. Interactive intraoperative localization using an infraredbased system. Neurol Res. 1993;15(5):290–298.

[37] Barnett GH, Kormos DW, Steiner CP, Weisenberger J. Intraoperative localization using an armless, frameless stereotactic wand. J Neurosurg. 1993;78(3):510–514.

[38] Drake JM, Rutka JT, Hoffman HJ. ISG viewing wand system. Neurosurgery. 1994;34(6):1094–1097.

[39] Sandeman DR, Patel N, Chandler C, Nelson RJ, Coakham HB, Griffith HB. Advances in imagedirected neurosurgery: preliminary experience with the ISG viewing wand compared with the Leksell G frame. Br J Neurosurg. 1994;8(5):529–544.

[40] Smith KR, Frank KJ, Bucholz RD. The NeuroStation—a highly accurate, minimally invasive solution to frameless stereotactic neurosurgery. Comput Med Imaging Graph. 1994;18(4):247–256.

[41] Olivier A, Germano IM, Cukiert A, Peters TM. Frameless stereotaxy for surgery of the epilepsies: preliminary experience. J Neurosurg. 1994;81(4):629–633.

[42] Peters TM, Davey B, Munger P, Comeau R, Evans A, Olivier A. Three-dimensional multimodal image-guidance for neurosurgery. IEEE Trans Med Imaging. 1996;15(2):121–128.

[43] Sandeman D, Moufid A. Interactive image-guided pituitary surgery: an experience of 101 procedures. Neurochirurgie. 1998;44(5):331–338.

[44] Muacevic A, Müller A. Image-guided endoscopic ventriculostomy with a new frameless armless neuronavigation system. Comput Aided Surg. 1999;4(2):87–92.

[45] Barnett G, Kormos D, Steiner C. Frameless stereotaxy using a sonic digitizing wand: development and adaptation to the Picker ViStar medical imaging system. In: Maciunas RJ, ed. Interactive, Image-Guided Neurosurgery. Park Ridge, IL: AANS Publications; 1993.

[46] Bucholz RD, Smith KR. A comparison of sonic digitizers versus light emitting diode-based localization. In: Maciunas R, ed. Interactive Image-Guided Neurosurgery. Park Ridge, IL: AANS Publications; 1993:179–200.

[47] Galloway RL, Maciunas RJ, Bass WA, Carpini W. Optical localization for interactive, image-guided neurosurgery. Proc. SPIE Medical Imaging 1994: Image Capture, Formatting, and Display. 2164:137–145.

[48] Grimson E, Leventon M, Ettinger G, et al. Clinical experience with a high precision image-guided neurosurgery system. Lect Notes Comput Sci. 1998;1496:63–73.

[49] Ryan MJ, Erickson RK, Levin DN, et al. Frameless stereotaxy with real-time tracking of patient head movement and retrospective patient—image registration. J Neurosurg. 1996;85(2):287–292.

[50] Kaus M, Steinmeier R, Sporer T, Ganslandt O, Fahlbusch R. Technical accuracy of a neuronavigation system measured with a high-precision mechanical micromanipulator. Neurosurgery. 1997;41(6):1431–1437.

[51] Hill DL, Hawkes DJ, Crossman JE, et al. Registration of MR and CT images for skull base surgery using point-like anatomical features. Br J Radiol. 1991;64(767):1030–1035.

[52] Drake JM, Prudencio J, Holowaka S, Rutka JT, Hoffman HJ, Humphreys RP. Frameless stereotaxy in children. Pediatr Neurosurg. 1994;20(2):152–159.

[53] Friets EM, Strohbehn JW, Hatch JF, Roberts DW. A frameless stereotaxic operating microscope for neurosurgery. IEEE Trans Biomed Eng. 1989;36(6):608–617.

[54] Masamune K, Masutani Y, Nakajima S, et al. Three-dimensional slice image overlay system with accurate depth perception for surgery. MICCAI 2000 Lect Notes Comput Sci Vol. 2000;1935:395–402.

[55] Howard III MA, Dobbs MB, Simonson TM, LaVelle WE, Granner MA. A noninvasive, reattachable skull fiducial marker system: technical note. J Neurosurg. 1995;83(2):372–376.

[56] Bare RO, Zinreich J, Zinreich ES. Radiographic multi-modality skin markers. US Patent #5469847 A.

[57] Maurer CR, Fitzpatrick JM, Wang MY, Galloway RL, Maciunas RJ, Allen GS. Registration of head volume images using implantable fiducial markers. IEEE TMI. 1997;16(4):447–462.

[58] Ammirati M, Gross JD, Ammirati G, Dugan S. Comparison

of registration accuracy of skin- and bone-implanted fiducials for frameless stereotaxis of the brain: a prospective study. Skull Base. 2002; 12(3):125–130.

[59] Maurer CR, Maciunas RJ, Fitzpatrick JM. Registration of head CT images to physical space using a weighted combination of points and surfaces [image-guided surgery]. IEEE-TMI. 1998;17(5):753–761.

[60] West J, Fitzpatrick JM, Wang MY, et al. Comparison and evaluation of retrospective intermodality image registration techniques. J Comput Assist Tomogr. 1997;21:554–566.

[61] Fitzpatrick JM, West JB, Maurer Jr. CR. Predicting error in rigid-body point-based registration. IEEE Trans Med Imaging. 1998;17(5):694–702.

[62] Andrew D, Wiles AD, Likholyot A, Frantz DD, Peters TM. A statistical model for point-based target registration error with anisotropic fiducial localizer error. IEEE-TMI. 2008;27(3):378–390.

[63] Schicho K, Figl M, Seemann R, et al. Comparison of laser surface scanning and fiducial markerbased registration in frameless stereotaxy: technical note. J Neurosurg. 2007;106(4):704–709.

[64] Pfisterer WK, Papadopoulos S, Drumm DA, Smith K, Preul MC. Fiducial versus nonfiducial neuronavigation registration assessment and considerations of accuracy. Neurosurgery. 2008;62(3 Suppl 1): 201–207.

[65] Schlaier J, Warnat J, Brawanski A. Registration accuracy and practicability of laser-directed surface matching. Comput Aided Surg. 2002;7(5):284–290.

[66] Miga MI, Sinha TK, Cash DM, Galloway RL, Weil RJ. Cortical surface registration for image-guided neurosurgery using laser-range scanning. IEEE Trans Med Imaging. 2003;22 (8):973–985.

[67] Sinha TK, Miga MI, Cash DM, Weil RJ. Intraoperative cortical surface characterization using laser range scanning: preliminary results. Neurosurgery. 2006;59(4 Suppl 2):ONS368–ONS376.

[68] Cao A, Thompson RC, Dumpuri P, et al. Laser range scanning for image-guided neurosurgery: investigation of image-to-physical space registrations. Med Phys. 2008;35:15–93.

[69] Sinha TK, Dawant BM, Duay V, et al. A method to track cortical surface deformations using a laser range scanner. IEEE-TMI. 2005;24(6):767–781.

[70] Galloway Jr RL, Berger MS, Bass WA, et al. Registered intraoperative information: electrophysiology, ultrasound and endoscopy. In: Maciunas R, ed. Interactive Image-Guided Neurosurgery. Park Ridge, IL: AANS Publications; 1993:247–258.

[71] Manwaring KH, Manwaring ML, Moss SD. Magnetic field guided endoscopic dissection through a burr hole may avoid more invasive craniotomies. Acta Neurochir. 1994;61:34–39.

[72] Hopf NJ, Perneczky A. Endoscopic neurosurgery and endoscope-assisted microneurosurgery for the treatment of intracranial cysts. Neurosurgery. 1998;43(6):1330–1336.

[73] Sutcliffe JC. The value of intraoperative ultrasound in

neurosurgery. BJN. 1991;5(2):169–178.

[74] Comeau RM, Fenster A, Peters TM. Integrated MR and ultrasound imaging for improved image guidance in neurosurgery. Proc. SPIE 3338, Medical Imaging 1998: Image Processing, 747.

[75] Unsgaard G, Selbekk T, Müller TB, et al. Ability of navigated 3D ultrasound to delineate gliomas and metastases—comparison of image interpretations with histopathology. Acta Neurochir. 2005;147 (12):1259–1269.

[76] Ji S, Wu Z, Hartov A, Roberts DW, Paulsen KD. Mutual-information-based image to patient re-registration using intraoperative ultrasound in image-guided neurosurgery. Med Phys. 2008; 35:4612.

[77] Hall WA, Martin AJ, Liu H, Nussbaum ES, Maxwell RE, Truwit CL. Brain biopsy using high-field strength interventional magnetic resonance imaging. Neurosurgery. 1999;44(4):807–813.

[78] Alexander 3rd(1) E, Moriarty TM, Kikinis R, Black P, Jolesz FM. The present and future role of intraoperative MRI in neurosurgical procedures. Stereotact Funct Neurosurg. 1997;68(14 Pt 1): 10–17.

[79] Hadani M, Spiegelman R, Feldman Z, Berkenstadt H, Ram Z. Novel, compact, intraoperative magnetic resonance imaging-guided system for conventional neurosurgical operating rooms. Neurosurgery. 2001;48(4):799–809.

[80] Mislow JM, Golby AJ, Black PM. Origins of intraoperative MRI. Neurosurg Clin N Am. 2009; 20(2):137–146.

[81] Gumprecht H, Lumenta CB. Intraoperative imaging using a mobile computed tomography scanner. Minim Invasive Neurosurg. 2003;46(6):317–322.

[82] Ferrer E, Vila F, Isamaat F. Mannitol response and histogram analysis in raised ICP. Intracranial Pressure IV Springer 1980:647–652.

[83] Kelly PJ, Kall B, Goerss S, Earnest FI. Computer-assisted stereotaxic laser resection of intra-axial brain neoplasms. J Neurosurg. 1986;64:427–439.

[84] Hill DLG, Maurer CR, Maciunas RJ, Barwise JA, Fitzpatrick JM, Wang MY. Measurement of intraoperative brain surface deformation under a craniotomy. Neurosurgery. 1998;43:514–528.

[85] Roberts DW, Hartov A, Kennedy FE, Miga MI, Paulsen KD. Intraoperative brain shift and deformation: a quantitative analysis of cortical displacement in 28 cases. Neurosurgery. 1998;43:749–760.

[86] Paulsen KD, Miga MI, Kennedy FE, Hoopes PJ, Hartov A, Roberts DW. A computational model for tracking subsurface tissue deformation during stereotactic neurosurgery. IEEE Trans Biomed Eng. 1999;46:213–225.

[87] Warfield SK, Talos F, Tei A, Bharatha A, Nabavi A, Ferrant M, et al. Real-time registration of volumetric brain MRI by biomechanical simulation of deformation during image guided neurosurgery. Comput Vis Sci. 2002;5(1):3–11.

[88] Dumpuri P, Thompson RC, Dawant BM, Cao A, Miga MI. An atlas-based method to compensate for brain shift: preliminary results. Med Image Anal. 2007;11(2):128–145.

第 2 章　结构像成像的背景知识
Background on Imaging Structural Imaging

Nathan C. Himes　Geoffrey Young　著
曹　航　译　汤　劼　校

为引导神经外科手术进行的成像可能有很多目的，包括鉴别诊断、预测脑肿瘤级别、评估切除安全性、确定最佳活检目标、计划手术入路及切除范围和监测干预后疾病状态等。断层成像是大脑和脊髓成像的主要方法。主要包括计算机断层扫描（computed tomography，CT）和磁共振成像（magnetic resonance imaging，MRI）两种，其中磁共振成像可提供最敏感和特异的结果，因其具有极佳对比分辨度可准确区分不同组织和病变。本章将简要介绍 MR 和 CT 的基本图像采集技术，并介绍其在肿瘤手术中的常见应用，概述在这些应用中所依托的主要要点。

一、磁共振成像基础知识

磁共振成像自 20 世纪 80 年代初开始在临床上使用，当时它的引入给中枢神经系统的诊断、手术引导和监测带来了革命性变化。大多数临床磁共振成像是从体内移动的自由水的质子中获取信号。而质子的基本属性包括质量、带正电荷且有自旋[1]。由于质子带电荷，它的自旋会产生一个小的但可探测的磁场。自由水是人体中最大的质子库，其次是脂肪。当身体被置于磁共振磁体的大型外部磁场中时，每百万个移动质子中会有几个与扫描仪的主要外部磁场平行而非反向排列，因平行排列为低能级态。而当这种略微

过剩的低能级态质子获得磁共振扫描仪中"发射线圈"发出的射频（radio-frequency，RF）非电离辐射时，质子将进入短暂的高能级状态。当它们再次弛豫到低能量状态时，这些质子会以相同射频释放所吸收的能量为光子。正是这个从患者的可移动质子中发射的"信号"构成了MR 图像的基础。其中，磁共振磁体的场强将决定与外部磁场对齐质子的百分比。因此，更高场强扫描仪，如果带有 3T 磁体的临床扫描仪，可通过磁化和随后激发更多质子来提供更高的信噪比。

对 MR 物理学的严格理解必须以量子力学为基础，因为在单个质子层面，自旋就是质子核的内在量子力学属性。这使自旋 1/2 的原子核，如质子，具有某些不直观基本属性。首先，质子只能在一个精确定义的频率上自旋，该频率仅由质子旋磁比和外加的外部磁场决定。其次，同样重要的是，质子在磁场中只能占据 2 个方向：平行于外加磁场的低能量"自旋向下"位置和与外加磁场相反的高能量"自旋向上"位置。最后，从低能量子态过渡到高能量子态需要吸收一个频率与其前行频率相对应的光子，而从高能态返回到低能态需要发射一个相同频率的光子。这导致了质子可以将自旋转移给其他质子，称自旋交换。大量具有这些独特量子力学特性的质子的集合可产生净磁矩，此时就可以用经典

物理学术语来思考了。这种更直观的表述可以使人们对支撑磁共振的许多基本过程具有有效理解。

正如旋转的陀螺在地球引力场中将围绕其轴线前进一样，质子旋转的集合体的净磁矩可以被认为是一个偶极子，围绕磁体的主要外部磁场的轴线前进。前进的频率与磁场的强度成正比，被称为拉莫尔或共振频率[2-4]。如果在这个共振频率或附近施加电磁射频脉冲，质子共振会导致吸收这种能量。当单个质子从这个射频脉冲中吸收光子能量量子并过渡到量化的高能量状态时，这些质子的集合体的净质子磁化可被描绘成一个矢量，这个矢量从主纵向或 z 轴上伸出而进入横向或称 x-y 平面。"MRI 信号"即是这种可检测的在横向平面内前进的激发质子的集合体的磁场所产生的分量。尽管来自每个组织体素的信号具有相同的谐振频率，但可以创建脉冲序列，通过一些机制来调制检测到的信号，其中最重要的是 2 个基本的物理自旋弛豫过程。当射频发射器关闭，将同时产生 2 个独立的弛豫机制。受激质子开始回到原 z 轴方向，并在这个过程中与周围的分子键晶格交换所吸收的射频能量（"自旋晶格弛豫"，其特征是时间常数为 T_1 的方程），受激质子开始在横向平面内相互散相（"自旋脱相"，其特征是时间常数为 T_2 的方程）。这些弛豫到基态的机制可由对应指数函数描述。

（一）纵向弛豫

激发脉冲结束后，当受激质子从与主磁场相反的高能状态返回到与磁场平行的低能状态时，质子将能量转移到周围的组织自旋晶格中。描述这种弛豫的方程中的时间常数 T_1 是每个组织中移动质子的集合体所固有的，并在很大程度上由自由水质子的局部大分子环境决定，特别是取决于每个体素内蛋白质和脂质的存在。激发脉冲结束和样品中所有质子都弛豫之间的任何时间中特

定体素中返回到低能量状态的那部分质子的信号强度可用以成像。这样的图像被认为是由每个组织体素的 T_1 内在加权的。因此，这种决定组织 T_1 的图像对比度的原理加权所产生的图像被称为 T_1 加权图像。形成的图像对比度在不同 T_1 的组织间，因此被称为 T_1 对比。

（二）横向散相

从同一时刻开始，在激励脉冲结束时，一个完全独立的物理弛豫过程开始了，在这个过程中，每个体素中附近的移动质子自旋，最初都是一起"同相"（"同步"）前进，彼此交换磁化。随着自旋相互交换磁化，不同的质子积累了不同数量的自旋，并最终相互散相（自旋去相）。由于同相自旋的横向平面磁化的总和包括在磁共振接收线圈中检测到的交替"信号"的渐进体磁场矢量，检测到的信号强度随着自旋的相互散相而衰减。在描述通过这种机制进行弛豫的方程式中，时间常数被称为 T_2。T_2 是每个组织和体素混合物的内在属性，主要反映每个体素中移动的自由水的质子比例。创建的图像中，每个体素的信号强度反映了该体素中相互保持同相的质子比例，即为 T_2 加权图像。不同净 T_2 的体素之间的图像对比被称为 T_2 对比。T_2 加权图像对每个体素中的组织水的数量非常敏感，因此对组织中水肿的存在非常敏感。

（三）磁化率效应（ T_2^* 衰减）

单纯 T_2 弛豫是由质子之间的瞬时随机相互作用定义的，这种相互作用导致相位一致性的累积损失，从而导致从每个体素检测到的信号衰减。除此之外，组织中不同但化学性质等价的质子在其局部磁场中会遇到轻微的差异。这些差异是由于接近铁磁性（如铁）或顺磁性（如镁、锂、氧）物质加强的外部场，或者反磁性材料（如钙、铜和许多其他元素）稍微削弱了应用

场，以及应用磁场本身存在均匀性的轻微缺陷。在 MRI 扫描期间，不同质子所经历的局部磁场的差异通常是恒定的或"固定的"。这些固定的场的不均匀性效应导致特定体素中的一些质子加速前进，而其他质子的前进速度较慢。由于这些旋转频率的微小差异，质子在彼此之间积累了相位差异（变得不同步），导致每个体素中的净横向磁化损失，因此在该体素中检测到的信号衰减。每个组织都有一个与其体素内的顺磁和反磁元素混合有关的内在磁感应强度。组织体素还可能受到该组织体素附近的外在铁磁性顺磁性、二磁性材料（如钢、铁、血液制品和空气）的差异而产生的磁感应强度的影响。因为与自旋－自旋交换不同，这些固定的场不均匀性效应稍微改变了质子的共振频率，也扭曲了基于共振频率梯度的解剖定位信号，从靠近空气 / 组织界面、周围金属甚至血液的体素。当 T_2 加权图像被创建时，其描绘每个体素产生的信号而不校正固定磁场的不均匀性（通常使用梯度回波序列），这些被称为 T_2 加权图像。星号（*）表示图像对比度受未校正的磁感应强度效应和自旋回波 T_2 加权图像的自旋－自旋弛豫效应的影响。T_2 图像对比度在磁感应强度加权成像中被充分利用，以检测微量出血及钙化等，并应用在 BOLD 功能性 MRI 中（见第 3 章）。

（四）质子密度

在每张 MR 图像中，从每个组织体素获得的信号与该体素内可检测到的移动质子总数成正比，称为质子密度（proton density，PD）或自旋密度。获得该成像一般是为了尽量减少 T_1 加权（通过允许充分的纵向磁化恢复）、T_2 加权（通过允许很少的自旋－自旋散相时间），并纠正磁敏感效应相关的信号损失，一般称为质子密度加权图像。通常来说，PD 图像在所有图像中提供最高的信噪比，但组织对比度最小。

（五）磁共振脉冲序列

由一组质子发出的 MR 信号被称为回波。为了产生回波，一系列被称为 MR 脉冲序列的精确校准射频激发和再聚焦脉冲，以及时间变化的磁场梯度施加于样品。而回波可通过加权来反映 T_1、T_2、T_2^*、PD 或这些成像质子的物理特性组合。激励脉冲之间的不同时间（重复时间或简称 TR）和激励脉冲与测量回波之间的时间（回波时间或简称 TE）是决定图像权重的主要因素。还有其他一些因素，如激励射频脉冲的能量灌注量，也称为翻转角；然而，这些都超出了一个介绍性解释的范围。T_1 加权序列有一个相对较短的 TE 和中间的 TR，T_2 加权序列有一个相对中间的 TE 和长 TR，PD 加权图像有一个相对较长的 TR 和短 TE。长 TR 可使纵向弛豫的影响最小化，短 TE 可使横向弛豫的影响最小化。实际上，所有的 MRI 序列都反映了 PD、T_1 弛豫和 T_2 弛豫效应的组合，但明智地选择 TR 和 TE 所产生的图像可针对反映具体特性或特性组合。

常用的 MR 脉冲序列有两种基本类型：梯度回波和自旋回波序列[5]。一个基本的梯度回波脉冲序列包括一个激发的射频脉冲，然后应用散相位的磁场梯度来产生回波。射频激励脉冲通常有一个较小的角度（<90°），减少了 z 轴上磁化恢复所需的时间，因此可以使用较短的 TR，从而比需要再聚焦脉冲的自旋回波序列更快地获得图像。梯度回波序列对导致 T_2 散相的场不均匀性也非常敏感。这使得它们对出血的顺磁性成分的检测非常敏感，但对来自金属的伪影也非常敏感，因为金属会掩盖相邻质子的信号并造成解剖学上的扭曲。自旋回波序列通过在激发脉冲和回声之间引入 180°"再聚焦"射频脉冲来减少局部场不均匀性的影响。这可以纠正主磁场或梯度的不完善、组织内或邻近的大量顺磁性或铁磁性材料、顺磁性或铁磁性组织成分的影响。自旋回波

序列可以产生真正的 T_2 加权序列，通常对金属或出血造成的伪影不太敏感，受解剖学扭曲的影响较小，但需要较长的采集时间和对患者施加更多的射频。快速自旋回波序列通过应用多个 180° 回波再聚焦脉冲的"回波序列"，并在每个 90° 激励脉冲后收集多个回波来加速图像采集。由于回波序列中的每个回波都是在不同的 TE 下采集的，所以快速自旋回波成像会导致图像对比度和空间分辨率的模糊，以及较多射频辐射暴露。一种加速成像技术是回波平面成像，即在扩散成像、灌注成像和 BOLD 功能成像中使用长序列的梯度反聚焦回波。另一种是平行成像，由多个小的表面线圈同时采集，目前在 3T 上已经无处不在了。第三种是半傅里叶采集单次快速自旋回波（HASTE 或 SSFSE）成像，它产生了一个大量的 T_2 加权图像，在临床上经常用于评估小儿患者或其他不能在磁共振磁体[6]中保持静止的患者的脑室大小，以及用于基于磁共振的活检针或深部脑刺激器电极的近实时引导[7-11]。每一种加速技术都会增加额外的伪影、对图像对比度的影响、图像中潜在的空间解剖学失真。

（六）磁共振成像设备

尽管铁永久磁体仍广泛用于场强<0.5T 的低场磁共振扫描仪，但目前大多数医院使用中场（1～2T，最常见的是 1.5T）、高场（3～4.5T）和超高场（7～9.4T）的超导磁体磁共振成像系统。超导磁铁的磁场是由非常高的电流产生的，这些电流在由超导材料制成的多环线内连续流动，当被液氦冷却到临界温度（接近绝对零度）时，就会失去对电流流动的所有阻力。因此，一旦磁共振磁体在初始安装时被冷却，施加电流并断开电源，电流将无限期地继续流动，产生一个永远"开着"的磁场，即使是在电源"关闭"时。

除了用于产生主磁场的大环线外，还有多个额外的环线，其中流有小得多的电流，用于磁共

振的其他重要组成部分。其中最重要的是用于磁共振信号的空间定位的梯度线圈。通过在 x、y 或 z 平面排列的梯度线圈内应用定时良好的电流，可以快速改变扫描仪中每个位置的局部磁场强度。这允许在每个时间点对成像组织的每个体素施加略微不同的磁场强度，改变该体素的共振频率，从而使每个体素中检测到的信号被分配到该体素在组织中的正确空间位置。梯度线圈的峰值电流安培度、线性度和可开启或关闭的最大速率（回转率），部分由线圈电阻产生的散热需求决定，对图像采集的速度、可实现的空间分辨率和产生图像的解剖失真有非常大的影响。

在一个典型的磁共振脉冲序列中，一组梯度线圈被用来选择区域的梯度振幅是由 90° 脉冲激发的，另外两组是通过相位编码和频率编码的组合来定位该层面中每个单独体素的信号。梯度振幅被用来将 MR 采集的数字化信号强度数据映射到一个被称为 K 空间的数学矩阵中。K 空间中的每个数据点对整个图像都有贡献。K 空间中央部分的数据提供了大部分的整体信号，而对比度和 K 空间边缘的数据则提供了大部分的空间分辨率信息。K 空间的数据被转化为图像数据，通常是通过应用多维傅里叶透射分析，从复合射频信号中提取每个组织体素的衍生信号的成分，这些成分基于脉冲序列中规定的时间和空间磁场梯度编码到该体素的频率和相位的独特组合。这些信号强度在计算机显示器上显示的图像中被映射为灰度值。

除了用于磁共振信号空间定位的梯度线圈外，还有用于向患者发射射频能量和接收从患者体内出来的信号的射频线圈。这些线圈一般分为体积线圈和表面线圈，前者提供一个均匀的磁场用于向患者发射信号，后者用于接收信号。许多现代 3T 成像使用体积线圈，通常将身体线圈内置在磁体系统中，以实现均匀的激励和局部的表面接收线圈，或者是这种线圈的相控阵改型，直

接放置在感兴趣的解剖结构上，以提供非常高的信噪比。这有时被称为"纯接收"线圈成像，以区别于"发射接收"成像，后者是将局部线圈用于发射和接收。

（七）临床磁共振序列

在标准的脑瘤成像中最常使用的 MRI 序列包括二维自旋回波 T_2 加权图像（T_2WI）、二维自旋回波流体衰减反转恢复（fluid attenuated inversion recovery，FLAIR）T_2 加权、自旋回波平面弥散加权成像（diffusion-weighted imaging，DWI）、常规或磁敏感加权梯度回波 T_2^*（GRE 或 SWI）。磁敏感对比增强（dynamic susceptibility contrast，DSC）梯度或自旋回波平面灌注（DSC 或 PWI）、二维 T_1 加权图像（T_1WI）、增强后二维 T_1 加权和增强前和（或）增强后轴位 3D T_1 加权变焦梯度回波（SPGR 或 MPRAGE）图像（图 2-1）。二维序列可以在任何平面获得，但最常见的是在轴向获得。三维序列可以在任何平面上获得，当

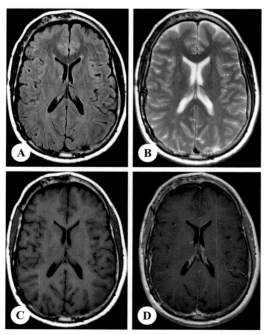

▲ 图 2-1 脑磁共振成像中使用的 4 种常见结构像
A. FLAIR T_2 加权图像；B. T_2 加权图像；C. T_1 加权图像；
D. 延迟增强 T_1 加权图像

产生接近各向同性的体素时，可以在其他 2 个平面或任何斜切面上产生重新格式化的图像，这对治疗计划特别重要。这些序列中的每一个都为评估脑肿瘤、脑梗死和其他病灶增加了价值。在某些情况下，可以进行动态对比增强（dynamic contrast-enhanced，DCE）T_1 加权图像，以便对组织的渗透性进行定量评估。同样，波谱成像有时也很有用，可以通过检测组织中高浓度的某些大分子的结合质子来评估其浓度。这些技术比标准序列更耗时，需要对采集和后处理给予细致的关注，因此在研究环境之外没有常规使用。

由于长 T_2，CSF 在 T_2 加权序列上产生高信号强度，因此 T_2WI 在 CSF 空间和脑实质之间、具有不同含水量的大脑中不同结构之间提供了良好的对比度。T_2WI 可用于区分轴外和轴内的周边病变，它描绘了病变和脑实质之间的 CSF 裂隙，显示了病变和白质之间的皮质灰质和皮质血管的位移。此外，高度细胞化肿瘤在 T_2 加权序列上常表现为低信号，与正常白质的信号强度相似。

FLAIR T_2WI 由 T_2 加权序列产生，该序列在激发脉冲之前含有一个反转恢复的射频脉冲，该脉冲的时间是为了抑制正常 CSF 的信号。反转脉冲也略微抑制了正常白质的信号，导致图像对与肿瘤、梗死、感染、创伤、坏死等相关的水肿中的异常脑实质含水量非常敏感。与标准的 T_2 加权序列相比，CSF 的抑制使得对脑室周围和皮质病变的检测更为敏感。FLAIR 脉冲通过在反转脉冲后，在 50% 的 CSF 质子弛豫时激发质子来抑制 CSF。因此，FLAIR 序列突出了 T_1 比正常 CSF 短的质子信号，因此可以检测蛛网膜下腔内与蛛网膜下腔出血有关的异常信号或脑膜炎的脓液。

由于 T_1WI 信号强度反映了激发脉冲之间纵向质子磁化的恢复程度，在 T_1 加权图像上，皮下脂肪是明亮的，脂质密集的白质比灰质明亮，而

CSF 和异常组织水会显得很暗。含有出血、脂肪、黑色素、某些水化状态的病灶钙和浓缩蛋白具有短 T_1，在 T_1WI 上出现高强化。由于这个原因，在 T_1WI 上可以检测到肿瘤或纤维化的颅骨骨髓和颈椎骨髓中正常的短 T_1 骨髓脂肪。最重要的是，由于血管外钆基对比剂（gadolinium-based contrast agents，GBCA）缩短了相邻脑实质水质的 T_1，结合对比前和对比后的 T_1WI 可以检测到肿瘤、感染、炎症和亚急性梗死等病变中局部血脑屏障（blood brain barrier，BBB）的损伤。由于三维成像可以制作出适合在多个平面上重新排版并用于手术导航软件的近各向异性图像，因此三维 T_1 加权对比后序列是对比剂增强肿瘤手术引导的主流。为了在患者可以静止不动的时候进行采集，采用了梯度回波序列。为了产生主要反映组织 T_1 加权的梯度回波图像，在每次重复中加入"扰流"梯度，以去除残留的横向磁化。产生的图像被称为破坏性梯度回波（spoiled gradient echo，SPGR）T_1WI（图 2-2）。SPGR T_1WI 序列的一个小变化是增加了一个反转恢复自旋准备脉冲，以突出灰白组织对比。由此产生的脉冲序列被称为磁化准备快速梯度回波（magnetization prepared rapid gradient echo，MP RAGE）T_1WI[12]。

（八）弥散加权成像

在 DWI 中，大扩散敏感梯度通常应用于单回波平面 T_2WI，以放大组织中水质子由布朗（即热）扩散引起的散相信号损失。这使图像中每个体素的净信号强度得以反映了该体素中水质子在脉冲序列中面对扩散的微观障碍的比例。实际上，在典型 DWI 脉冲序列中，水分子的扩散大约为 10μm。在这个空间尺度上，大脑中扩散的主要组织障碍是细胞和细胞内膜。因此，每个体素计算的表观扩散系数（apparent diffusion coefficient，ADC）与该体素的细胞外体积分数有关，主要由组织细胞性、细胞大小和细胞肿胀决定[13, 14]。调整扩散增敏梯度的强度和时间可以改变 DWI 序列的敏感性。这些梯度的大小，以及由此产生的 DWI 图像中的弥散加权程度，受 b 值控制。在临床脑成像中，b 值为 800～1500s/mm²。因为轴突白质中的髓鞘膜是各向异性的，也就是说，沿纤维束的水扩散率远远高于垂直于纤维束的水扩散率，在每次采集时，在多个扩散方向（最少 3 个）应用扩散敏感梯度[15, 16]。梯度也被应用于不同的 b 值（典型值为 0s/mm²、500s/mm²、1000s/mm²），以允许 ADC 曲线准确拟合。从上

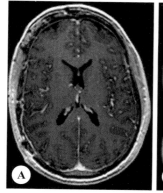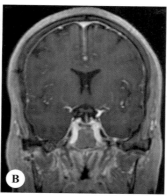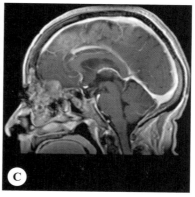

▲ 图 2-2　**3D T_1 加权变质梯度回波（SPGR 或 MPRAGE）增强序列常被用于手术计划，因为在这种应用中，能够在任何平面上重新格式化数据，并且空间分辨率损失最小，这是一个关键的优势，超过了源图像上相对较低的平面内空间分辨率和较长的采集时间的缺点**

这些与长采集时间和快速成像有关的轻微运动和截断伪影在轴向源图像（A）上最为明显，但结合轻微的各向异性体素大小，在冠状面（B）和矢状面重制图（C）上出现了轻微但可接受的模糊

述多个全脑采集中产生一个组合 DWI 图像（有时被称为跟踪或平均图像），大致代表一个方向加权的平均弥散加权图像，它与相应的 ADC 图可在临床上被联合解释（图 2-3）。弥散加权 MRI 序列产生的 ADC 图描述了具有较少扩散膜障碍的组织的高 ADC 值作为较亮的像素，而具有较多扩散膜障碍的组织的低 ADC 值作为较暗的像素。使用单 EPI 技术可以在 100ms 内获得全脑图像，并在 75s 内完成大脑的 DWI。这产生了一个对运动伪影不敏感的序列，但对血液、骨骼、钙化和组织空气界面的磁敏感伪影非常敏感。因此，在解释 DWI 时，必须结合其他解剖学 MRI 序列。

DWI 上高信号与 ADC 图上相应深色像素可以非常敏感地检测早期脑缺血和小梗死（图 2-4）。在动脉梗死中，细胞毒性水肿导致细胞肿胀和膜损伤，在 CT 或其他 MRI 序列显示之前的 20h 至数天内，膜相关水的比例增加[17]。由于基础序列

是 T_2 加权的，必须注意区分 DWI 上代表梗死或高细胞性的超强度和与"T_2 闪耀效应"有关的超强度，在 ADC 图上可以看到高信号，或者在 b_0 图像上看到典型的易感性相关的亮或暗像素的易感性伪影。DWI 上的动脉梗死异常持续 7~14 天，ADC 图的假性正常化大约在 1 周内[18-20]。病理上表现为以星形胶质增生和脑积水为特征的慢性梗死，与其他病因的胶质增生和水肿一样，在 ADC 图上有高弥散性的亮像素。

DWI 在评估脑瘤时也很有用。研究表明，ADC 值与肿瘤细胞性成反比[13, 14]，这对区分高细胞性肿瘤与浸润性肿瘤、血管性水肿和辐射引起坏死很有用。此外，ADC 图可以通过定位细胞含量最高的区域（可能代表较高等级的肿瘤）来帮助异质性肿瘤的活检指导。DWI 对于术后 MRI 即时鉴别手术切除边缘或其他部位的梗死与残余肿瘤很有帮助，因为亚急性梗死在后期随访的 MRI 中可能表现为强化、结节状（病

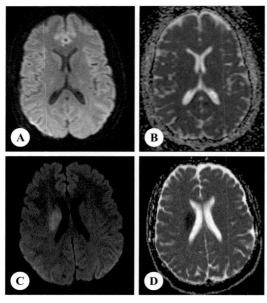

▲ 图 2-3　弥散加权序列对检测早期缺血特别敏感

联合（又称"跟踪"）DWI（A）有潜在的 T_2 加权，因此必须结合其相应的表观扩散系数（B）进行分析，例如这位正常患者。在急性缺血的情况下，综合 DWI（C）上会有高信号强度，ADC 图（D）上有相应的暗像素，反映细胞毒性水肿，例如右 MCA 区域的梗死

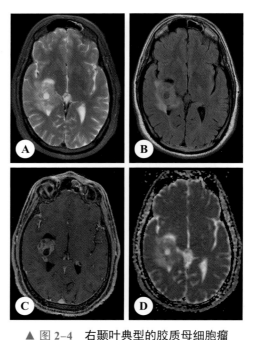

▲ 图 2-4　右颞叶典型的胶质母细胞瘤

A. T_2 加权图像；B. FLAIR T_2 加权图像；C. 3D T_1 MPRAGE；D. ADC 图。注意 T_2 加权图像上的中等信号强度和 ADC 图上的中等弥散性，在肿块的周边实体部分与高细胞性相一致，对比后成像上的异质性增强，中央有无增强的坏死区域

灶），与残留或复发的肿瘤无法区分。在以后的随访中，DWI 对检测脑脓肿很有用，在脑脓肿中可以看到极低的弥散性，这与脓液中存在有活力的白细胞有关。同样，DWI 对于区分表皮囊肿也很有价值，表皮囊肿的弥散性很低，与囊肿内脱落的鳞片有关，也与其他轴外囊性病变有关。在这两种情况下，必须注意与其他脉冲序列相关联，因为细胞性急性或亚急性血肿在红细胞溶解前扩散率很低。最后，纵向随访 DWI 可用于跟踪肿瘤治疗反应和检测复发，因为细胞毒性辐射和化疗引起的细胞死亡会增加肿瘤特定区域内的 ADC 值[21-25]。

典型的脑白质的 ADC 值约为 $0.7 \times 10^{-3} mm^2/s$。多形性胶质母细胞瘤的高细胞部分的典型值略高，而辐射坏死变化的典型值往往略低，大约为 $0.5 \times 10^{-3} mm^2/s$。在多种肿瘤中，包括高低级别的胶质瘤、淋巴瘤、髓母细胞瘤、脑膜瘤和转移瘤，ADC 最小值（ADC_{min}）和肿瘤细胞性之间的反比关系已经被组织学所验证[26-30]。在脑膜瘤中，与典型亚型相比，非典型和恶性亚型的 ADC 值较低，但这 2 组的重叠使 ADC 值不能用于对个别患者进行明确的区分[31]。然而，在胶质瘤中，一些研究小组发现，ADC_{min} 低于 1.7～2.5 的临界值可用于区分高级别胶质瘤和低级别胶质瘤[32, 33]。同样，肿瘤级别之间的重叠要求 ADC_{min} 与其他先进和传统的 MRI 数据相结合，以可靠区分级别[32, 34-36]。

（九）T₂ 加权动态磁敏感对比增强灌注成像

与 DWI 类似，动态磁敏感对比增强毛细血管灌注成像是基于 EPI SE-EPI 或 GE-EPI T_2^* 加权的全脑快速成像。在 DSC 中，在静脉注射顺磁对比剂（最常见的是钆基对比剂）首过期时每隔 12s 进行全脑成像[37-39]。当浓缩顺磁对比剂通过毛细血管床时，会引起毗邻血管外隙中质子的瞬时磁敏感相关散相。导致 T₂ 加权信号强度瞬降[40]。当使用标准剂量的对比剂（0.1mmol/kg 体重）时，正常白质中观察到的信号损失为 15%～35%，为毛细血管灌注提供了非常可靠且可重复的测量。在给定严格假设情况下，即可通过不可扩散示踪剂理论[41]动力学模型对时间信号强度（TIC）曲线进行分析，可得脑血流量（cerebral blood flow，CBF）、脑血容量（cerebral blood volume，CBV）和平均通过时间（mean transit time，MTT）的量化图，通常显示为彩色图谱[42, 43]。在 DSC 数据质量控制和解释过程中，必须检查 TIC 形态以评估不当进样时间、进样浓度、进样量、磁敏感效应和其他伪影或高首过毛细血管泄漏因素等任何一项可导致图谱不可靠的因素。值得注意的是，上述伪影无法从图谱中直接识别，所以不可靠的数据只能通过检查 TIC 发现。而 CBV 通常是最稳健的测量指标，也最被广泛用于评估脑肿瘤，因其与新毛细血管的大小及密度直接相关。上述三种图谱均被用于评估脑卒中。虽然相对 CBV 与对比剂浓度与时间曲线下面积成正比[44]，但 DSC 无法确定绝对动脉浓度。正常灰质的相对 CBV 大约是正常白质的 2.7 倍。因此，正常灰质和白质的血容量被用作视觉比较的内部参考，正常白质 CBV 测定值可用于归一化 CBV（normalized CBV，nCBV）感兴趣区域测量[45]。

大量文献可证实，磁共振 DSC 成像在评估缺血及梗死组织、术前鉴别诊断颅内占位、术前预估肿瘤分级、计划手术切除范围及治疗反应追踪方面有效。

灌注成像对识别有梗死风险的灌注减少区和已梗死区非常重要。区分高危（缺血半暗带）和梗死组织，可识别潜在的可救治组织，以指导个体患者的治疗决策。在脑卒中成像中，对 PWI 最广泛的解释是基于这样的假设：在 DWI 上看到的低弥散区以外的脑组织中，危险组织标志为

MTT 延长且 CBV 正常[46-53]。

据报道，在肿瘤的 GE-EPI 中，从 TIC 形状得出的首过渗漏粗略估计可为颅内占位的鉴别诊断提供线索[54]。轴外和非胶质来源的肿瘤（如脑膜瘤、脉络丛乳头状瘤、转移瘤、淋巴瘤等）内的微血管未形成 BBB，因此在首过时有很大一部分药液渗漏到血管外隙[34, 55, 56]。而胶质瘤微血管可形成受损但存在的 BBB，因此在这些肿瘤中，TIC 回归基线，尽管仍未完全达到正常大脑水平。如进行脑膜瘤/外围 GBM、脉络丛乳头状瘤/癌和 GBM 鉴别诊断时，此类模式差异具有重大差异。

灌注 MRI 也可用于测量脑肿瘤内的相对 CBV 及血管通透性，并且与血管生成的组织病理学证据一致[57]。在由原生血管供应的浸润性、低级别细胞胶质瘤区域，缺氧可导致胶质瘤和宿主免疫细胞分泌血管活性物质，诱导水分子蛋白的表达，抑制内皮紧密连接蛋白的表达，导致 BBB 不同程度的损伤[54, 58]。而在 GBM 中，新形成的密集的特征性迂回和结构异常的新毛细血管床可产生极高的局部组织血容量。此类新毛细血管中，基底层和周细胞的缺乏或缺失，以及闭锁素和其他细胞表面蛋白的内皮表达减少，导致内皮的大间隙或裂隙和细胞间紧密连接的泄漏，共同产生了明显增加的毛细血管渗透性[59, 60]。肿瘤新生血管的这 2 个核心特征正是上述 2 种脑肿瘤微血管成像方法的重点。DSC MRI 测量 nCBV，T_1 加权 DCE "渗透" 成像通过监测对比剂在早期再循环阶段进入血管外隙来估计 BBB 的损伤。

在脑肿瘤中，微血管密度的增加可致 DSC PWI 上 nCBV 增加。而归一化脑血容量测量已被证明与肿瘤级别和肿瘤血管增加的组织学发现一致，与低级别胶质瘤相比，高级别胶质瘤的 nCBV 较高[57, 61-66]。使用 nCBV 比阈值为 1.75，预测高级别胶质瘤时敏感性为 95.0%，特异性为 57.5%[64]。而基线 nCBV 比阈值<1.75 的肿瘤[75]，其进展时间明显长于 nCBV 比阈值>1.75 的肿瘤[1.75.67]。相对 CBV 值也可用于预测在常规对比剂增强 MRI 序列中看到变化之前正在进行恶性转化的肿瘤[68]。最大的 rCBV 已被证明对术前计划非常有帮助，以确保活检、切除或消融异质性肿瘤的最高级别部分[69-71]。因此，相对 CBV 图应与传统的特别是对比度增强的 MRI 序列一起使用，以指导肿瘤的活检，以尝试针对可能代表最高等级的区域。相对 CBV 图对无增强的肿瘤特别有帮助，可以指导对假定的肿瘤血管增加区域的取样。在接受治疗的胶质瘤中，正常化的 CBV>1.47 已被证明对区分假性进展和真正的早期进展有 81.5% 的敏感性和 77.8% 的特异性[72]，更高的值表示真正的进展（图 2-5）。灌注成像也可以帮助区分延迟辐射引起的坏死和复发或残留的肿瘤。如 nCBV 大幅升高，则预示肿瘤复发，而非迟发型放疗引起坏死[73]。此外，随着最近使用直接减少肿瘤血管的抗血管生成癌症疗法，DSC MRI 已被证明可显示治疗期间肿瘤 nCBV 的变化，并可作为对该疗法反应的指标[74]。

DSC MRI 可用于区分单发转移瘤和原发性胶质瘤，其依据是常规 MRI 序列中定义的瘤周区域的 nCBV 增加，即占位增强部分附近的非增强 T_2 信号异常区域。在高级别胶质瘤和转移瘤中，测量的瘤周区域的相对脑血容量为 1.31 ± 0.97 和 0.39 ± 0.19（平均值 ± 标准差），差异具有统计学意义（$P<0.001$）[75]。

简而言之，DSC MRI 的使用增加了胶质瘤评估和临床决策的敏感性和特异性。然而，与其他解剖学和高级序列的相关性的重要性怎么强调都不为过。nCBV 增加并不是恶性肿瘤同义词，部分颅内肿瘤（特别是脑膜瘤、脉络丛乳头状瘤和低级别少突胶质瘤）已被证明具有较高的 nCBV。

（十）T_1 加权动态对比增强通透性成像

动态对比增强通透性成像是对钆增强成像的

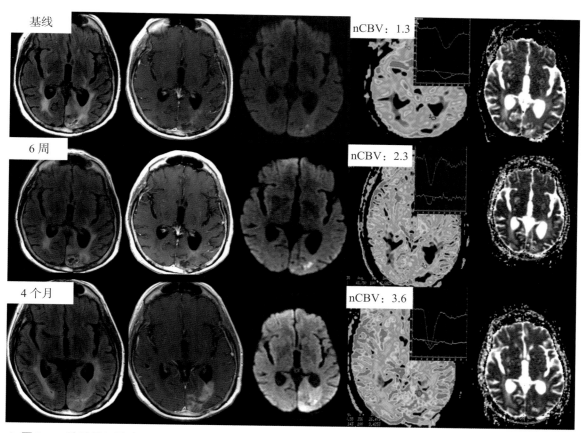

▲ 图 2-5　胶质母细胞瘤显示出越来越多的肿瘤水肿、肿块效应、对比度增强、细胞和血容量，与高级别的局部肿瘤进展一致

nCBV. 标准化脑血容量

半定量调整，在此过程中，从对比剂到达前每隔几秒钟连续获得全脑的快速变质梯度回波 T_1 加权图像，直到注射后大约 3min。随着 GBCA 对比剂的再循环，更多的对比剂从毛细血管中渗出，进入细胞间，其速度主要由毛细血管 BBB 的局部渗透性决定。血管外空间的 GBCA 浓度增加，缩短了邻近血管外自由水的 T_1，直到达到稳定状态。绘制的时间强度曲线代表了 T_1WI 上每个灌注的体素的信号强度的逐渐增加。因为纵向弛豫率 R_1（$R_1=1/T_1$）的变化与 GBCA 的组织浓度变化成正比，所以 TIC 可以用来估计血管外 GBCA 浓度的变化率。为了提高这一估计的可靠性，一般在 DCE 成像前立即进行 T_1 映射。这种浓度的变化可以用来得出大量与 GBCA 从血管内向血管外渗漏有关的参数，从而得出 BBB 损伤的情况[76-78]。高等级的脑瘤往往有一个更易渗透的 BBB，因为由 VEGF 和其他细胞因子的分泌引起的发育不良的高容量毛细血管在其壁上有很大的间隙。这一事实是我们所熟悉的在延迟对比增强的 TWI 上高级别肿瘤出现强化的基础[79]。在渗透性的半定量测量中，最广泛使用的是由两室药理动力学模型方程得出的净前向体积转移常数（K_{trans}）。渗透性表面积（permeability surface，PS）也是另一个常用的衡量肿瘤血管渗漏的指标。

当使用可靠的采集和后处理技术时，肿瘤渗透性与肿瘤级别的增加有可重复性的关联[80-83]。肿瘤渗透性还可以帮助锁定肿瘤内的高等级区域进行活检，以帮助区分复发性胶质瘤和放射性坏死，并跟踪对血管内皮生长因子抑制药的反应[84]。

简而言之，DCE 通透性成像是一项非常有前景的技术，但尚未获得广泛的临床应用，因为采集需要额外约 5min 的成像时间，包括 T_1 映射，因为通透性参数的定量估计依赖于复杂的药代动力学模型，并根据所使用的模型和软件而有很大差异，而且所提供的信息并不真正独立于标准的延迟对比增强 T_1WI 提供的信息。

（十一）质子磁共振波谱成像

质子磁共振波谱成像（MR spectroscopy，MRS）检测的是大脑中高浓度存在的一些化学背景不同的质子类型的共振强度。大脑中质子的浓度为毫摩尔 / 升（mmol/L）或更低，而水和脂质中的质子的浓度则成倍增加，因此必须优化序列，将水中质子的自由水信号抑制在 4 个数量级以上，以检测感兴趣的代谢物的更小信号。每个质子种类都有略微不同的磁共振频率，这与母体分子的共价键结构的不同和由此产生的质子核屏蔽的不同、相邻核之间的自旋交换（耦合）有关。质子共振频率的这种化学位移以图形形式显示，x 轴代表质子共振频率的差异，单位是标准参考化合物四甲基硅烷（tetramethylsilane，TMS）共振频率的百万分之一（ppm）。使用 ppm 而不是赫兹（Hz）是为了产生在不同磁场强度下具有可比性的波谱。由于临床 MRS 不能直接量化，y 轴代表相对于最高峰而言的信号强度的任意单位[85, 86]。除了每个体素的正常图解外，MRS 数据还可用于制作彩色"代谢物图"，描述不同峰高、面积或峰比的空间分布，这些都可以从光谱中得出。目前，临床 MRS 序列通常是用被称为"点解光谱序列"（point resolved spectroscopy sequence，PRESS）或"刺激回波采集模式"（stimulated echo acquisition mode，STEAM）的脉冲序列获得的，尽管更先进的序列正在出现。在磁共振成像中，有两种基本的空间定位方法：单体素技术和多体素技术。在常规使用中，大约 $1cm^3$ 的单体素可以在 5min 或更短时间内获得。多体素技术可以作为连续体素的二维或三维阵列获得，通常用 PRESS 序列获得。

临床 MRS 检测到的主要代谢物包括支链氨基酸（0.9～1.0ppm）、脂质（0.9～1.5ppm）、乳酸（在 1.31ppm 处有双重标记）、丙氨酸（1.5ppm）、天冬氨酸（n-acetyl aspartate，NAA）（主要在 2.01ppm）、谷氨酸 / 谷氨酰胺（2.35～2.45ppm）、胆碱（3.21ppm）、肌酸（3.02ppm 和 3.91ppm）和肌醇（3.56ppm 和 4.05ppm）。肌酸产生 2 个共振峰，因为它包含 2 个化学上不同种类的质子。脂质和氨基酸的峰很宽，因为每一个都含有大量不同的分子，具有相似但不完全相同的键结构，因此有许多质子处于相似但不完全相同的化学环境。氨基酸、乳酸和脂质峰的光谱范围的重叠在许多情况下可以用短和中、中和长的回波时间光谱的组合来解决，因为不同的质子有不同的 T_2 弛豫时间。

一方面，短 TE（通常为 35ms）的波谱有更好的信噪比，因为短 TE 谱检测到的质子 T_2 太短而无法在长 TE 谱上检测到，所以短 TE 谱也能比长回波时间谱检测到更多的化合物。另一方面，短 TE 谱通常受到更多的水和脂质信号的污染，因此有一个更可变的基线。较长回波时间的光谱（例如 130～150ms 或 260～300ms）尽管信噪比稍低，但对脂质和大分子不敏感，因此更稳定，构成了临床 MRS 的默认值。通常情况下，如果需要检测谷氨酸 / 谷氨酰胺或肌醇之类的化合物，可以获得短回波时间的光谱，这些化合物只有在短 TE 光谱中才能观察到。

135ms 和 270ms 的 TE 光谱的组合可以用来确认乳酸的存在。通过分子共价键的共享电子云，MRS 在 1.3ppm 处检测到 3 个相同的乳酸盐甲基组质子与相邻的 2 个相同的甲基质子交换自旋。这种"间接自旋 – 自旋耦合"通常被称为 J 耦合（标量耦合或通约耦合，以区别于通过空间耦合或双极耦合）。由于 J 耦合，乳酸盐的甲基质子可以占据两个略有不同的能量状态，其共振频率大约为 7.35Hz。因此，每个含有乳酸的体素都有一个混合的质子，它们在 2 个略微不同的频率上产生共振，大约每 1/7.35 秒（即 135ms）相互循环。因此，在 1.5T 下，2 个较长回波时间（通常是 135ms 和 270ms）的组合可以用来确认乳酸的存在，通过观察在 TE 为 135ms 波谱上呈负相位时，出现一个倒置的 1.3ppm 的双子；当甲基质子库在 TE 为 270ms 波谱上呈正相位时，出现直立的双子。潜在的 J 耦合现象是质子与大分子结合的一种无处不在的相互作用。J 耦合现象在 MRS 的丙氨酸和氨基酸共振中也很突出，是传统 SE T_2WI 上脂肪低信号强度的原因，也是许多更先进的波谱编辑和相关波谱技术的基础，如 COSY、TOCY 等。由于异常的 J 耦合效应，需要特别注意这一现象，以便在 3T 下正确识别乳酸、氨基酸和丙氨酸的峰值[87]。

（十二）脑代谢物共振成像

NAA 是由神经元中制造的，并被常规地用作神经元损伤指标。它在任何减少神经元数量或损害其正常代谢平衡的情况下都会减少，包括肿瘤、梗死、脱髓鞘、感染、放射性损伤、坏死等。胆碱是细胞膜周转的一个标志物。高胆碱可见于任何导致新细胞形成或细胞损伤的情况，特别是胶质细胞的形成或损伤，包括肿瘤、脱髓鞘和其他病理过程。尽管 Cho/NAA 在脑肿瘤中很高，而且肿瘤中的比率非常高，表明肿瘤的级别较高，但 Cho/NAA 的增加对肿瘤没有特异性。因此，虽然 Cho/NAA 可用于已知胶质瘤的活检目标，但对鉴别诊断很少有帮助。任何破坏大脑有氧糖酵解的过程都会导致乳酸的形成，而所有产生坏死的过程都会释放脂质并减少肌酸[88-90]。由于这些代谢物的正常浓度因解剖位置的不同而不同，而且从每种代谢物的给定浓度中

检测到的相关信号随着光谱序列所选择的回波时间而不同，所以参考外观正常的血管的光谱对于 MRS 的临床解释至关重要[91-95]。更有趣的代谢物以较低的浓度存在和（或）具有与主要共振之一重叠的磁共振频率，可以通过使用采用第二自旋演化维度的二维光谱相关（二维相关单体 MRS）技术来测量。这些二维光谱技术不应该与在两个或三个空间维度的多个体素中同时进行的一维光谱（二维或三维多体素 MRSI）相混淆。目前正在开发的相关光谱的一个令人兴奋的应用是胶质瘤中的 2- 羟基戊二酸（2-HG）成像，旨在检测 IDH1 突变的代谢后果[96]。尽管这些技术已经有半个多世纪的历史，并且已经在体内研究中使用了几十年，但由于硬件的改进，在临床肿瘤患者中获取数据只是在过去几年才成为可能，仍未被完全验证，技术上具有挑战性，并且非常耗时。临床验证的工作正在进行中，随着 7T 成像技术在不久的将来出现，常规使用的技术障碍可能会大大减少。

（十三）鉴别诊断中的磁共振波谱成像

值得一提的是，组成胶质瘤谱典型模式的个体代谢物和比率——高胆碱峰和低或缺失 NAA 峰，以及胶质母细胞瘤中常见的脂质和乳酸峰，均已被广泛研究，但未能证明在肿瘤类型之间的鉴别诊断或肿瘤与非肿瘤过程（如脱髓鞘、缺血和胶质瘤病）的区分方面的价值[97-100]。基于这种认识，在十分有限的小众应用中，MRS 可以用于鉴别诊断。轴外肿瘤（如脑膜瘤）的光谱通常显示出与膜形成有关的高胆碱，而没有 NAA，因为肿瘤不包含神经元。虽然这可能与高级别胶质瘤无法区分，但在一部分脑膜瘤中观察到的高丙氨酸峰可以强烈提示脑膜瘤。应该注意的是，在高达 80% 的脑膜瘤中看到的低水平丙氨酸并不是特异性的，因为它在转移瘤和精神分裂症中的检测频率相似[101]。MRS 为鉴别诊断增加价值的第二

个领域是通过显示囊肿内容物中的支链氨基酸，将脓肿与边缘增强的肿瘤区分开来，这一发现基本上可以诊断出激活的多形核白细胞的存在，从而诊断出细菌或较不可能的寄生虫感染[102, 103]。值得注意的是，这只有在体素完全包含在囊肿腔内的情况下才是真的，因为脑实质的部分体积平均化会导致未感染的肿瘤或其他囊肿的AA共振的假阳性检测。因此，这只对直径超过1.5cm的囊肿病变有用，而且需要在所有3个空间维度上对体素的处方进行细致关注，以防止无意中包含实质。

（十四）磁共振波谱成像在胶质瘤术前分级和手术引导中的应用

在已知的或非常强烈怀疑的胶质瘤中，定性或定量检测到高的Cho/NAA峰高比值，可以预测到高级别肿瘤的存在[33, 104]。同样，在未经治疗的胶质瘤中出现脂质/乳酸表明存在坏死的IV级肿瘤[33, 105]。虽然高级别和低级别的肿瘤光谱之间有相当大的重叠，但精心获取的光谱显示Cho/NAA比值高于1.5，可以提高解剖学MRI预测肿瘤等级的准确性[106, 107]。尽管技术上更强大、成本效益更高的灌注和渗透技术大大减少了MRS在肿瘤分级估计中的应用，但提示少突胶质瘤的病变仍是一个明显的例外，因为即使在低级别的少突胶质瘤中也能看到高血容量，减少了灌注成像对分级的作用[108-111]。此外，据报道，使用MRS将活检靶向于高Cho/NAA的区域，通过靶向于异质胶质瘤区域内代谢活跃的肿瘤区域，提高了肿瘤活检的准确性，从而降低了假阴性率[112, 113]。类似的方法也被用来指导立体定向放射外科手术[114-116]。最近的一项报道显示，胶质瘤使全脑NAA下降的幅度比可见的肿瘤负担所能解释的要大30%，这表明全脑NAA下降可能反映了浸润性肿瘤的整体负担[117]。由于浸润是胶质瘤的一个特征，而目前的技术无法可靠地检测，因此全脑NAA作为预后不良和肿瘤扩散的

标志物的意义值得进一步探讨。最近的另一项报道显示，检测肿瘤浸润的MRS技术值得进一步研究，即使用正常脑脂质中的CH_2/CH_3比率来检测肿瘤的负担[118]。

（十五）磁共振波谱成像在治疗反应评估中的应用

因为延迟辐射坏死的特点也是以乳酸/脂质峰的存在为基础的，单是这些峰的存在对区分肿瘤复发和辐射坏死没有用[119]。在含有内部参考体素的多体素光谱上完全没有NAA和胆碱峰，或连续的MRSI记录了NAA和胆碱峰的逐渐减少与乳酸/脂质峰的结合，应提示坏死，特别是当被ADC上升和低血容量所证实。相反，如果胆碱显著增加，NAA逐渐减少，胆碱/NAA比值或衍生统计数据（如胆碱/NAA比值R值）随之增加，在适当的解剖学图像背景下，是肿瘤复发的一个敏感指标[113, 114, 120-122]。总的来说，在精心控制的条件下，连续的MRSI在少数研究小组的研究中被证明是鉴别高级别局灶性脑肿瘤复发和延迟性放射性坏死的一种有用的辅助手段，特别是当与其他影像学数据结合时（图2-6）。不幸的是，由于单个肿瘤内胆碱、NAA、乳酸和脂质峰值的空间变化往往比这些峰值随时间的变化要大得多，不同的扫描在体素放置、登记或采集技术上的轻微差异会使纵向变化的评估不可靠。经验表明，就目前可获得的商业MRI硬件和软件而言，可靠的临床MRSI需要在医生的直接监督下，由训练有素的光谱学家直接监督每个MRS数据的采集和后处理。目前在美国MRS和MRSI不能报销，这些人员费用造成了无法支持的负担，使大多数中心不能常规使用连续的MRSI脑肿瘤监测。

（十六）磁共振波谱成像总结

选择适当的感兴趣区域和体素大小是产生有

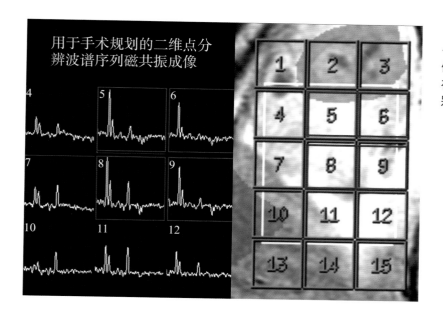

◀ 图 2-6 **PRESS MRSI** 显 示 体 素 5、体素 6、体素 9 中 **Cho/NAA** 较高，提示在此位置进行活检将增加获得正确肿瘤级别的机会

用信息的关键，同时要避免因骨髓脂肪的部分体积平均化和骨或金属的磁敏感性而产生的伪影。此外，由于波谱学提供的信息通常不够具体，当只有一个时间点可用时，连续比较波谱随时间的变化对于准确解释至关重要。这种连续比较的需要使数据获取问题更加复杂，因为它要求在连续扫描中选择体素时具有高度的可重复性。因此，在神经肿瘤学中使用 MRS 和 MRSI 取得最大成功的波谱学小组发现，有必要开发大量的额外人力资源来监测数据的获取和处理，而不是在常规的临床 MR 环境中普遍存在的情况。目前，MRSI 不能报销，因此，即使在主要的学术中心，拥有财政资源来发展有效的波谱实验室的机构数量仍然很少。

二、CT/ 动态 CTA/CT 灌注成像

CT 是一种以数学方式构建身体数字断层图像的技术，它反映了由旋转的 X 线管发射的窄束电离 X 线的衰减。由于 X 线的衰减几乎完全与光子电子的相互作用有关，大脑的 CT 只反映一种基本的对比机制：电子密度。虽然这种限制意味着 CT 提供的软组织对比度远远低于 MRI，但

CT 的采集是快速、安全的，而且不需要对患者进行安全检查。当使用适当的技术时，CT 对出血、疝气和脑积水有很高的敏感性，这就需要立即进行手术干预。由于 X 线光子衰减之间的关系是相当线性的，而且传输检测不受 MRI 中射频耦合引入的比例变化的影响，CT 比 MRI 更容易量化。CT 中的灰度值被称为 Hounsfield 单位（HU）。根据定义，水的 HU 是 0，大多数 12 位 CT 扫描仪的 HU 范围从 -1000（空气）到 +3095。一些重要的 HU 范围包括急性出血，在血细胞比容正常的患者中是 60HU 量级（如果超急性则更少），CSF 约 为 15HU，灰 质 为 37～41HU，白 质 为 30～34HU，脂肪组织为 280～230HU，而骨质则为 700～3000HU。灰质和白质之间的衰减差异很小，这就说明了为什么在 MRI 上容易检测到的细微异常往往难以或无法通过 CT 检测到。此外，X 线光子通过组织的线性路径意味着 CT 不会受到 MRI 中遇到的解剖学扭曲的影响。这构成了 CT 在手术计划方面的一个主要优势。在许多情况下，由于这个原因，在第三方手术指导软件系统中，优秀的对比度 MRI 图像被注册（"融合"）到解剖学上精确和不失真的 CT 图像。

CT 图像是从大量的源数据文件中"重建"

出来的，这些文件构成了每个探测器阵列和行的光子探测计数的节奏序列。这通常是通过一个被称为滤波背投的操作来完成的，但近年来，更复杂的基于模型和迭代的重建方法已经被引入，以试图减少辐射剂量。每个图像重建都采用一个选定的重建核，指定用于平滑图像噪声的空间平均程度。一般来说，对于脑部成像，用户将得到两幅图像：一幅骨核重建图像产生更高的空间分辨率，允许评估薄的骨折和其他骨骼细节，但代价是噪声增加；另一幅软组织核重建图像噪声更小，因此脑组织对比度更好，但代价是空间分辨率降低。此外，CT 图像可以在不同的切片厚度下进行重建，在空间分辨率与噪声之间进行同样的权衡。一旦图像以一定的切片厚度和内核重建，用户可以选择以不同的窗水平和宽度设置来查看图像，这些设置突出了像素 HU 之间的差异，但不能改变由图像重建时选择的视场和内核决定的基本体素大小或空间分辨率。除了软组织和骨质窗外，使用"脑卒中"窗（40 个窗口宽度，40 个窗口级别）查看脑实质以获得灰质和白质之间的高对比度，以及使用"硬膜下"窗（大约 350 个窗口宽度，90 个窗口级别）来评估细微的轴外出血也很重要。

CT 血 管 成 像（CT angiography，CTA）和 CT 静脉成像（CT venography，CTV）是描述和评估动脉和静脉解剖的方法，比标准的透视血管成像的侵入性更小（图 2-7）。由于 CT 的对比分辨率比透视高，通过静脉注射的对比剂可以用来描述 CTA 上的动脉解剖，而不是透视所需的动脉通路。这导致 CTA 被大量用于脑卒中患者的初步评估和动脉静脉畸形及其他病症患者，而将更具侵入性的透视血管图留给初步评估后需要治疗的病例或需要传统血管图提供更高分辨率的病例（图 2-8）。更先进的 CT 扫描仪分辨率可达 320 排探测器一次旋转中获得高达 16cm 的 FOV 容积数据，允许动态容积 CT 以高时间分辨率显

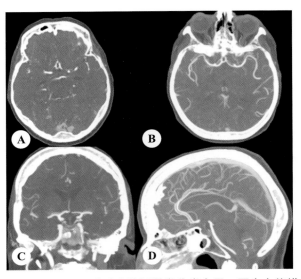

▲ 图 2-7　CTA 对手术计划通常非常有用，因为它能描绘出病变与邻近动脉、静脉、硬膜窦和骨骼的关系，没有空间上的失真，并且可以很容易地与 MRI 融合，进行手术导航

CTA 源图像（A）通常用重叠厚层最大强度投影图像来重建，这些图像可以被描绘在所有 3 个正交平面上保留了边缘信息的长段血管：轴位（B）、冠状位（C）和矢状位（D）

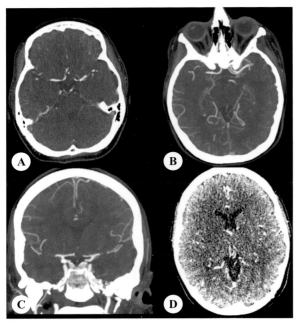

▲ 图 2-8　CTA 描绘了一个急性脑卒中

CTA 源图像（A）上的右侧 MCA M_1 段进行病灶切断，在轴位（B）和冠状位（C）平面重叠厚截面最大强度投影图像。使用以血管为中心的窄窗来显示 CTA 源图像（D），可以检测到 MCA 区域远端分支血管的稀少和右侧基底神经节、右侧岛状皮质的灰白质分化的亚特质，强烈支持急性或早期亚急性闭塞性 MCA 梗死的诊断

示解剖和功能数据，包括颅内动脉和静脉系统的多个不同血流阶段，并产生具有高空间和时间分辨率的虚拟 CT 数字减影血管图。这些研究通常对手术计划非常有用，因为它们描述了病变与邻近动脉、静脉、硬脑膜窦和骨骼的关系，可以很容易地与 MRI 融合，以进行手术导航。在大多数情况下，这避免了在手术干预前进行更具侵入性的传统血管造影的需要。

此外，全脑 CT 灌注成像可采用与 MR 灌注成像类似的方法，在静脉注射碘化对比剂时获取间歇性全脑图像，以评估毛细血管相对脑血容量、平均转运时间、相对脑血流量和其他生理参数。CT 灌注最常被用于潜在脑卒中患者的急性评估，CTA 部分可以快速评估血管，CT 灌注部分可以描绘出进一步梗死的大脑"风险"。尽管 CT 灌注技术的早期迭代需要的辐射量是标准头部 CT 的 65 倍，但自 2008 年以来，所有出售的 CT 扫描仪所采用的[123, 124] 技术使 CT 灌注获得的辐射量与标准头部 CT 相似或更少[125]。除非尽职调查和质量保证失败，导致大量辐射过量，否则现代 CT 灌注的辐射剂量不应该是一个重要的考虑因素[125]。

三、CT 及 MRI 安全性

虽然全面讨论每种技术的风险超出了本章的范围，但最近媒体对辐射风险的不实报道和对 MRI 相关事故的日益关注，要求对基本原则进行简要讨论。在 MRI 中，传输到体内的能量是介于调频无线电波和微波之间的频谱，频率为 64～128MHz。在这些频率下遇到的光子能量太低，无法从原子中剥离电子，因此磁共振成像不会像 CT、X 线光子那样在组织中产生自由基。然而，MRI 中使用的"非电离"光子能量与水、脂肪和其他有机分子的共价键振动模式大致匹配，因此大量的能量以微波炉加热食物的方式在组织中沉积为热量。目前关于辐射生物学和

DNA 修复的知识对 CT 的低能量电离辐射是否会导致癌症的增加提出了合理的怀疑。截至目前，大量的调查未能令人信服地证明因果关系的直接证据，这表明这种风险，如果真的存在，也是极低的。该 CT 辐射可能导致癌症的理论可能性主要来自于使用线性无阈值（linear no-threshold, LNT）模型从有缺陷的高剂量数据进行的不适当的流行病学推断。专家意见同意最近的一项评论，该评论认为"LNT（模型）在低剂量范围内似乎在科学上是无效的"，由于这个原因和内在的低风险，流行病学推断不能准确预测与低剂量辐射暴露相关的癌症风险（如果有的话）[126]。尽管缺乏确凿的证据，但所谓的 CT 辐射产生癌症的证据在媒体和美国食品药品管理局（Food and Drug Administration, FDA）中得到了极大的关注，导致人们认为 MRI 比 CT 更安全。密切关注证据会发现一个不同的情况。最近的一些报道记载，MRI 会产生 DNA 损伤，其程度可能与 CT 产生的损伤相似[127, 128]。这对 CT 和 MRI 的意义都不清楚。对细胞、组织和生物体的广泛调查表明，没有令人信服的证据表明 MRI 对组织有长期的不利影响，临床使用 30 多年的 CT 和 MRI 也没有产生令人信服的证据表明进行 CT 或 MRI 患者有任何癌症、其他重大疾病或延迟或累积的不良生物效应[129]。

虽然没有已知的可归因于 CT 的严重患者伤害或死亡，但 MRI 与某些已知的危险有关[129, 130]。估计患者受伤的频率是很困难的，因为担心法律责任和对机构声誉的损害，普遍存在系统性地低报 MRI 相关的伤害。正在进行的对政府事故报告数据库的分析表明，从已发表的文献和 FDA 数据库中得知的几十例死亡和几百例受伤，比实际发生率低了 50～100 倍以上，而且这种事件的增加速度比 MRI 的使用速度快[131]。这个合理的估计表明，MRI 可能已经导致超过 10 万人受到伤害，至少有几百个，甚至可能有几千个患者死

亡。报道事件的增加可能部分是由于对患者安全和新的监管报告规则的日益重视，但也可能是由于植入式医疗设备的日益普及，其中许多设备在 MRI 中会带来特殊的风险[130]。

大多数磁共振患者的伤害是皮肤或皮下脂肪的烧伤。几乎所有含有金属的物体都被报道过，其中包括药物贴片、文身、金属衣物、子弹、中心管、脉搏血氧仪、心电图、脑电图导线和无数的植入设备。磁共振扫描仪的电线和线圈较少发生烧伤，很少没有明显的原因。这些烧伤大多是轻微的，但也发生过三度和四度烧伤，导致手指和四肢截肢，也有报道称使用深部脑刺激器和经颅压力监测器的患者发生了脑部深层组织烧伤[132-136]。大多数已知的由 MRI 引起的患者死亡和不适当或不正确地扫描与佩戴心脏起搏器有关，因为其导致导联加热和（或）意外的刺激。除了加热之外，极强的磁场可以在有不安全植入设备的患者身上产生危险的磁扭矩，如果不安全的金属物体被带入扫描室，就会产生极大的危险性。值得注意的例子包括因磁共振不安全的脑动脉瘤夹子上的磁扭矩撕开大脑中动脉而死亡的患者，以及因带入的磁共振不安全气瓶飞到钻孔中心而被头部钝器重伤或死亡的患者[137-139]。作为转诊的神经外科医生在帮助预防此类灾难和更多的轻微患者伤害方面发挥着关键作用，他们在植入医疗设备（动脉瘤夹、VP 分流器、DBS、VNS 等）时，在医疗记录的显著位置清楚地记录每个医疗设备的精确制造商、型号和序列号，在转诊到 MRI 时询问患者植入的设备，并提醒 MRI 技术员注意任何已知设备的存在。尽管如此，鉴于数以亿计（可靠的估计表明大约有 8 亿次）的 MRI 检查和至少相同数量的 CT 检查已经在患者身上进行[140]，医生和患者应该放心，如果遵守标准的预防措施，这些方式的已知风险是非常低的。

总之，可以肯定地说，在人类广泛使用 30 多年后，没有令人信服的直接证据表明标准诊断性 CT 或 MRI 与癌症或其他重大人类伤害或疾病有关。如果真的存在这种风险，那也是极低的。因此，对于任何被怀疑患有足以值得进行神经影像学评估的疾病的成年患者来说，更不用说考虑神经外科手术了，潜在的疾病和手术或其他疗法的风险通常要大得多，在大多数情况下要比正确进行 CT 或 MRI 检查的任何可信的风险大得多。因此，在一般情况下，当 MRI 和 CT 检查按照标准的护理患者安全和质量保证的做法进行时，国际医学和科学界认为两者都是不重要的风险程序，既不表示也不要求知情同意。因此，在神经影像学中选择成像方式和技术时，应考虑到每种方式的独特和互补能力，以促进准确的诊断和最佳的手术规划和指导，而不是过分担心这些方式固有的极低的风险。

对比剂风险

在 MRI 和 CT 中使用对比剂带来的风险和好处与这些方式本身是不同的。尽管安全和适当使用对比剂是一个极其复杂的话题，但介绍一些基本原则可能是有价值的。以下内容并不打算作为一个详细的对对比剂的使用进行决策的临床指南。如果需要更多的细节，请读者查阅 ACR 对比剂手册和 FDA 相关药物标签[141]。

尽管一些先进的成像对比剂正在开发并开始在临床上使用，但最常见的 CT 和 MRI 对比剂主要为碘剂、钡剂、铁剂、锰剂、钆剂。在 CT 中，碘对比剂（iodinated contrast agents，ICA）常用。在 MRI 中，为钆对比剂（gadolinium-based contrast agent，GBCA）常用。在 CT 中，碘电子吸收 X 线。在 MRI 中，钆的不良反应特性在低浓度时可缩短邻近水质子的 T_1，增加 T_1WI 检测到的信号强度，在高浓度时可缩短 GRE 序列中邻近水质子的 T_2。这些药剂既可用于 CTA、MRA、CTV、MRV、CTP 和 MRP 中的血管内成像，也可用于检测与肿瘤或炎症、感染、辐射或机械损伤等有关的毛细血管通透性异常的区域。这些药剂为手术计划增加了重要的信息，在绝大多数患者中，这些信息大大超过了随之而来的风险。应该指出的是，GBCA 的顺磁特性与磁共振的精致组织对比度相结合，意味着用更小的剂量就能对异常毛细血管通透性产生更大的敏感性。

ICA 和 GBCA 最直接的风险是过敏性对比剂反应。现代低摩尔非离子型 ICA 比老式离子型 CT 对比剂更少见，在 MRI 中甚至比 CT 更少见，但一旦发生就会威胁到生命[142]。尽管已知有许多风险因素，但对比剂相关过敏性休克最重要的风险因素是以前对同一类型（ICA 或 GBCA）和同一配方的对比剂有过敏反应史。当知道这一点时，在病历中详细记录并与放射科医生和放射科工作人员明确沟通是保证患者安全的重要因素。尽管 ICA 和 GBCA 都主要由肾脏排泄，且两者都有内在的肾毒性，但由于常规成像的剂量小得多，所以 GBCA 很少有临床意义。此外，在 CT 中，ICA 的肾毒性在预先存在的急性或慢性肾功能不全和脱水的患者中很明显，是住院患者急性肾衰竭的重要因素。在这类患者中，水合作用可以起到保护作用，如果不能避免使用 ICA，水合作用是必不可少的。同样，虽然 GBCA 和 ICA 都会产生渗透性挑战，但在 MRI 中使用的 GBCA 剂量很小，这并不是一个重要的问题；但在肾脏或心脏功能受损或预先存在液体超载的患者中，在 CT 检查时使用 ICA 会产生渗透性毒性反应和威胁生命的液体转移/血管内液体超载。

与这些直接影响相反，现在已知 GBCA 会产生肾脏系统性纤维化（nephrogenic systemic fibrosis，NSF），这是一种进行性的、不可治愈的、往往导致残废或致命的系统性纤维化综合征，适用于严重肾功能不全或肾衰竭的 MRI 患者。迄今为止，这只在预先存在肾功能损害的患者中被发现[143]。自从发现 NSF 后，GBCA 的使用被认为是慢性肾脏疾病和估计肾小球滤过率（estimated glomerular filtration rates，eGFR）<30ml/min 的急性肾功能损害患者的真正禁忌，特别是血液透析的患者。不幸的是，血液透析被认为对预防或治疗 NSF 没有效果。NSF 被认为与游离钆离子的毒性有关，游离钆离子在肾衰竭患者遇到的长时间血浆循环中与螯合分子解离。与此相一致，某些解离常数低得多的新型 GBCA 在 NSF 方面似乎有更好的安全性[144]。预防 NSF 的关键因素是确定急性肾功能损害或长期 eGFR<30ml/min 的患者。如果可能的话，应避免在此类患者中使用 GBCA。

最后，最近有 3 篇文献记录了使用 FDA 批准的 2 种线性非离子 GBCA 中的 1 种进行多次 MRI 扫描的肾功能正常患者的小脑和深部核团中螯合或脱壳 Gd 的长期积累[145-147]。这一基本发现与既定的生化原理及体外、动物和人体组织文献记载的游离钆的一些释放和在组织中的长期积累相一致。迄今为止，在小脑出口核和深部核的积累还不知道是否有任何病理生理或病理相关性，但这些位置令人担忧，因为它们都参与了一系列的神经退行性疾病，包括与重金属毒性有关的神经退行性疾病。最广泛使用的标准 GBCA 制剂，尤其是较新的大环剂，其热力学 Gd 结合解离常数比线性非离子 GBCA 低很多数量级。由于解离常数受到与锌、铜、钙和铁离子交换（又称转金属化）的影响，因此热力学稳定性并不是全部，但体内和体外测试表明，与更常见的制剂和较新的大环制剂相比，线性非离子制剂的解离和从动物和人体组织中回收的游离钆水平高出 4～10 倍[148, 149, 144]。虽然这一数据仍是初步的，但目前谨慎的做法是尽可能避免使用低亲和力的药剂，特别是对于预期寿命长、可能需要多次对比剂增强 MRI 扫描的患者。尽管使用 GBCA 不知道对妊娠患者的胎儿有什么不良影响，但最近关于去势的数据也增加了对长期以来避免在妊娠患者中使用 GBCA 的支持，除非绝对必要。

结论

MRI 和 CT 神经影像学在神经外科患者的诊断、术前评估、手术计划和治疗后监测方面发挥着关键作用。优化使用不同的 MRI 和 CT 技术可以在很大程度上决定手术的安全性、成功率和护理质量，需要详细了解这里概述的每种技术的物理原理、应用、解释、优点和缺点。

参 考 文 献

[1] Bloch F. Nuclear induction. Phys Rev. 1946;70:460–474.

[2] Bitar R, Leung G, Perng R, et al. MR pulse sequences: what every radiologist wants to know but is afraid to ask. Radiographics. 2006;26:513–537.

[3] Mikulis DJ, Roberts TP. Neuro MR: protocols. J Magn Reson Imaging. 2007;26:838–847.

[4] Roberts TP, Mikulis D. Neuro MR: principles. J Magn Reson Imaging. 2007;26:823–837.

[5] Jackson EF, Ginsberg LE, Schomer DF, Leeds NE. A review of MRI pulse sequences and techniques in neuroimaging. Surg Neurol. 1997;47:185–199.

[6] Iskandar BJ, Sansone JM, Medow J, Rowley HA. The use of quick-brain magnetic resonance imaging in the evaluation of shunt-treated hydrocephalus. J Neurosurg. 2004;101:147–151.

[7] Hall WA, Liu H, Martin AJ, Truwit CL. Comparison of stereotactic brain biopsy to interventional magnetic-resonance-imaging-guided brain biopsy. Stereotact Funct Neurosurg. 1999;73:148–153.

[8] Hall WA, Martin AJ, Liu H, Nussbaum ES, Maxwell RE, Truwit CL. Brain biopsy using high-field strength interventional magnetic resonance imaging. Neurosurgery. 1999;44:807–813:discussion 13–14.

[9] Liu H, Hall WA, Truwit CL. Remotely-controlled approach for stereotactic neurobiopsy. Comput Aided Surg. 2002;7:237–247.

[10] Martin AJ, Hall WA, Roark C, Starr PA, Larson PS, Truwit CL. Minimally invasive precision brain access using prospective stereotaxy and a trajectory guide. J Magn Reson Imaging. 2008;27:737–743.

[11] Martin AJ, Larson PS, Ostrem JL, et al. Placement of deep brain stimulator electrodes using realtime high-field interventional magnetic resonance imaging. Magn Reson Med. 2005;54:1107–1114.

[12] Brant-Zawadzki M, Gillan GD, Nitz WR. MP RAGE: a three-dimensional, T1–weighted, gradient-echo sequence— initial experience in the brain. Radiology. 1992;182:769–775.

[13] Mardor Y, Pfeffer R, Spiegelmann R, et al. Early detection of response to radiation therapy in patients with brain malignancies using conventional and high b-value diffusion-weighted magnetic resonance imaging. J Clin Oncol. 2003;21:1094–1100.

[14] Provenzale JM, Mukundan S, Barboriak DP. Diffusion-weighted and perfusion MR imaging for brain tumor characterization and assessment of treatment response. Radiology. 2006;239:632–649.

[15] Ulug AM, Beauchamp Jr. N, Bryan RN, van Zijl PC. Absolute quantitation of diffusion constants in human stroke. Stroke. 1997;28:483–490.

[16] Chong J, Lu D, Aragao F, et al. Diffusion-weighted MR of acute cerebral infarction: comparison of data processing methods. Am J Neuroradiol. 1998;19:1733–1739.

[17] Gass A, Ay H, Szabo K, Koroshetz WJ. Diffusion-weighted MRI for the "small stuff ": the details of acute cerebral ischaemia. Lancet Neurol. 2004;3:39–45.

[18] Schulz UG, Briley D, Meagher T, Molyneux A, Rothwell PM. Abnormalities on diffusion weighted magnetic resonance imaging performed several weeks after a minor stroke or transient ischaemic attack. J Neurol Neurosurg Psychiatry. 2003;74:734–738.

[19] Augustin M, Bammer R, Simbrunner J, Stollberger R, Hartung HP, Fazekas F. Diffusion-weighted imaging of patients with subacute cerebral ischemia: comparison with conventional and contrastenhanced MR imaging. Am J Neuroradiol. 2000;21:1596–1602.

[20] Geijer B, Lindgren A, Brockstedt S, Stahlberg F, Holtas S. Persistent high signal on diffusionweighted MRI in the late stages of small cortical and lacunar ischaemic lesions. Neuroradiology. 2001;43:115–122.

[21] Chenevert TL, Stegman LD, Taylor JM, et al. Diffusion magnetic resonance imaging: an early surrogate marker of therapeutic efficacy in brain tumors. J Natl Cancer Inst. 2000;92:2029–2036.

[22] Chenevert TL, McKeever PE, Ross BD. Monitoring early response of experimental brain tumors to therapy using diffusion magnetic resonance imaging. Clin Cancer Res. 1997;3:1457–1466.

[23] Hein PA, Eskey CJ, Dunn JF, Hug EB. Diffusion-weighted imaging in the follow-up of treated high-grade gliomas: tumor recurrence versus radiation injury. Am J Neuroradiol. 2004;25:201–209.

[24] Chan YL, Yeung DK, Leung SF, Chan PN. Diffusion-weighted magnetic resonance imaging in radiation-induced cerebral necrosis. Apparent diffusion coefficient in lesion components. J Comput Assist Tomogr. 2003;27:674–680.

[25] Tsui EY, Chan JH, Ramsey RG, et al. Late temporal lobe necrosis in patients with nasopharyngeal carcinoma: evaluation with combined multi-section diffusion weighted and perfusion weighted MR imaging. Eur J Radiol. 2001;39:133–138.

[26] Guo AC, Cummings TJ, Dash RC, Provenzale JM. Lymphomas and high-grade astrocytomas: comparison of water diffusibility and histologic characteristics. Radiology. 2002;224:177–183.

[27] Okamoto K, Ito J, Ishikawa K, Sakai K, Tokiguchi S. Diffusion-weighted echo-planar MR imaging in differential diagnosis of brain tumors and tumor-like conditions. Eur Radiol. 2000;10:1342–1350.

[28] Toh CH, Chen YL, Hsieh TC, Jung SM, Wong HF, Ng SH. Glioblastoma multiforme with diffusion-weighted magnetic resonance imaging characteristics mimicking primary brain lymphoma. Case report. J Neurosurg. 2006;105:132–135.

[29] Krabbe K, Gideon P, Wagn P, Hansen U, Thomsen C, Madsen F. MR diffusion imaging of human intracranial tumours. Neuroradiology. 1997;39:483–489.

[30] Kotsenas AL, Roth TC, Manness WK, Faerber EN. Abnormal diffusion-weighted MRI in medulloblastoma: does it reflect small cell histology? Pediatric Radiol. 1999;29:524–526.

[31] Filippi CG, Edgar MA, Ulug AM, Prowda JC, Heier LA, Zimmerman RD. Appearance of meningiomas on diffusion-weighted images: correlating diffusion constants with histopathologic findings. Am J Neuroradiol. 2001;22:65–72.

[32] Sugahara T, Korogi Y, Kochi M, et al. Usefulness of diffusion-weighted MRI with echo-planar technique in the evaluation of cellularity in gliomas. J Magn Reson Imaging. 1999;9:53–60.

[33] Catalaa I, Henry R, Dillon WP, et al. Perfusion, diffusion and spectroscopy values in newly diagnosed cerebral gliomas. NMR Biomed. 2006;19:463–475.

[34] Yang S, Law M, Zagzag D, et al. Dynamic contrast-enhanced perfusion MR imaging measurements of endothelial permeability: differentiation between atypical and typical meningiomas. Am J Neuroradiol. 2003;24:1554–1559.

[35] Bulakbasi N, Kocaoglu M, Ors F, Tayfun C, Ucoz T. Combination of single-voxel proton MR spectroscopy and apparent diffusion coefficient calculation in the evaluation of common brain tumors. Am J Neuroradiol. 2003;24:225–233.

[36] Calli C, Kitis O, Yunten N, Yurtseven T, Islekel S, Akalin T. Perfusion and diffusion MR imaging in enhancing malignant cerebral tumors. Eur J Radiol. 2006;58:394–403.

[37] Rosen BR, Belliveau JW, Aronen HJ, et al. Susceptibility contrast imaging of cerebral blood volume: human experience. Magn Reson Med. 1991;22:293–299:discussion 300–303.

[38] Rosen BR, Belliveau JW, Buchbinder BR, et al. Contrast agents and cerebral hemodynamics. Magn Reson Med. 1991;19:285–292.

[39] Rosen BR, Belliveau JW, Vevea JM, Brady TJ. Perfusion imaging with NMR contrast agents. Magn Reson Med. 1990;14:249–265.

[40] Villringer A, Rosen BR, Belliveau JW, et al. Dynamic imaging with lanthanide chelates in normal brain: contrast due to magnetic susceptibility effects. Magn Reson Med. 1988;6:164–174.

[41] Meier P, Zierler KL. On the theory of the indicator-dilution method for measurement of blood flow and volume. J Appl Physiol. 1954;6:731–744.

[42] Calamante F, Thomas DL, Pell GS, Wiersma J, Turner R. Measuring cerebral blood flow using magnetic resonance imaging techniques. J Cereb Blood Flow Metab. 1999;19:701–735.

[43] Zaharchuk G. Theoretical basis of hemodynamic MR imaging techniques to measure cerebral blood volume, cerebral blood flow, and permeability. Am J Neuroradiol. 2007;28:1850–1858.

[44] Perkio J, Aronen HJ, Kangasmaki A, et al. Evaluation of four postprocessing methods for determination of cerebral blood volume and mean transit time by dynamic susceptibility contrast imaging. Magn Reson Med. 2002;47:973–981.

[45] Nakagawa T, Tanaka R, Takeuchi S, Takeda N. Haemodynamic evaluation of cerebral gliomas using XeCT. Acta Neurochir. 1998;140:223–233:discussion 33–34.

[46] Rivers CS, Wardlaw JM, Armitage PA, et al. Do acute diffusion- and perfusion-weighted MRI lesions identify final infarct volume in ischemic stroke? Stroke. 2006;37:98–104.

[47] Parsons MW, Barber PA, Chalk J, et al. Diffusion- and perfusion-weighted MRI response to thrombolysis in stroke. Ann Neurol. 2002;51:28–37.

[48] Schlaug G, Benfield A, Baird AE, et al. The ischemic penumbra: operationally defined by diffusion and perfusion MRI. Neurology. 1999;53:1528–1537.

[49] Neumann-Haefelin T, Wittsack HJ, Wenserski F, et al. Diffusion- and perfusion-weighted MRI. The DWI/PWI mismatch region in acute stroke. Stroke. 1999;30:1591–1597.

[50] Grandin CB, Duprez TP, Smith AM, et al. Usefulness of magnetic resonance-derived quantitative measurements of cerebral blood flow and volume in prediction of infarct growth in hyperacute stroke. Stroke. 2001;32:1147–1153.

[51] Parsons MW, Yang Q, Barber PA, et al. Perfusion magnetic resonance imaging maps in hyperacute stroke: relative cerebral blood flow most accurately identifies tissue destined to infarct. Stroke. 2001;32:1581–1587.

[52] Rohl L, Ostergaard L, Simonsen CZ, et al. Viability thresholds of ischemic penumbra of hyperacute stroke defined by perfusion-weighted MRI and apparent diffusion coefficient. Stroke. 2001;32:1140–1146.

[53] Thijs VN, Adami A, Neumann-Haefelin T, Moseley ME, Marks MP, Albers GW. Relationship between severity of MR perfusion deficit and DWI lesion evolution. Neurology. 2001;57: 1205–1211.

[54] Young GS. Advanced MRI of adult brain tumors. Neurol Clin. 2007;25:947–973:viii.

[55] Hartmann M, Heiland S, Harting I, et al. Distinguishing of primary cerebral lymphoma from high-grade glioma with perfusion-weighted magnetic resonance imaging. Neurosci Lett. 2003;338: 119–122.

[56] Rollin N, Guyotat J, Streichenberger N, Honnorat J, Tran Minh VA, Cotton F. Clinical relevance of diffusion and perfusion magnetic resonance imaging in assessing intra-axial brain tumors. Neuroradiology. 2006;48:150–159.

[57] Shiroishi MS, Castellazzi G, Boxerman JL, et al. Principles of T*-weighted dynamic susceptibility contrast MRI technique in brain tumor imaging. J Magn Reson Imaging. 2014.

[58] Manoonkitiwongsa PS, Schultz RL, Whitter EF, Lyden PD. Contraindications of VEGF-based therapeutic angiogenesis: effects on macrophage density and histology of normal and ischemic brains. Vascul Pharmacol. 2006;44:316–325.

[59] Liebner S, Fischmann A, Rascher G, et al. Claudin-1 and claudin-5 expression and tight junction morphology are altered in blood vessels of human glioblastoma multiforme. Acta neuropathol. 2000; 100:323–331.

[60] Davies DC. Blood-brain barrier breakdown in septic encephalopathy and brain tumours. J Anat. 2002;200:639–646.

[61] Maeda M, Itoh S, Kimura H, et al. Tumor vascularity in the brain: evaluation with dynamic susceptibility-contrast MR imaging. Radiology. 1993;189:233–238.

[62] Sugahara T, Korogi Y, Kochi M, Ushio Y, Takahashi M. Perfusion-sensitive MR imaging of gliomas: comparison between gradient-echo and spin-echo echo-planar imaging techniques. Am J Neuroradiol. 2001;22:1306–1315.

[63] Aronen HJ, Gazit IE, Louis DN, et al. Cerebral blood volume maps of gliomas: comparison with tumor grade and histologic findings. Radiology. 1994;191:41–51.

[64] Law M, Yang S, Wang H, et al. Glioma grading: sensitivity, specificity, and predictive values of perfusion MR imaging and proton MR spectroscopic imaging compared with conventional MR imaging. Am J Neuroradiol. 2003;24:1989–1998.

[65] Morita N, Wang S, Chawla S, Poptani H, Melhem ER. Dynamic susceptibility contrast perfusion weighted imaging in grading of nonenhancing astrocytomas. J Magn Reson Imaging. 2010;32: 803–808.

[66] Donahue KM, Krouwer HG, Rand SD, et al. Utility of simultaneously acquired gradient-echo and spin-echo cerebral blood volume and morphology maps in brain tumor patients. Magn Reson Med. 2000;43:845–853.

[67] Law M, Oh S, Babb JS, et al. Low-grade gliomas: dynamic susceptibility-weighted contrast-enhanced perfusion MR imaging—prediction of patient clinical response. Radiology. 2006;238:658–667.

[68] Danchaivijitr N, Waldman AD, Tozer DJ, et al. Low-grade gliomas: do changes in rCBV measurements at longitudinal perfusion-weighted MR imaging predict malignant transformation? Radiology. 2008;247:170–178.

[69] Chaskis C, Stadnik T, Michotte A, Van Rompaey K, D'Haens J. Prognostic value of perfusion-weighted imaging in brain glioma: a prospective study. Acta neurochir. 2006;148:277–285:discussion 85.

[70] Lupo JM, Cha S, Chang SM, Nelson SJ. Dynamic susceptibility-weighted perfusion imaging of high-grade gliomas: characterization of spatial heterogeneity. Am J Neuroradiol. 2005;26:1446–1454.

[71] Maia Jr. AC, Malheiros SM, da Rocha AJ, et al. Stereotactic biopsy guidance in adults with supratentorial nonenhancing gliomas: role of perfusion-weighted magnetic resonance imaging. J Neurosurg. 2004;101:970–976.

[72] Kong DS, Kim ST, Kim EH, et al. Diagnostic dilemma of pseudoprogression in the treatment of newly diagnosed glioblastomas: the role of assessing relative cerebral blood flow volume and oxygen- 6–methylguanine-DNA methyltransferase promoter methylation status. Am J Neuroradiol. 2011;32: 382–387.

[73] Mitsuya K, Nakasu Y, Horiguchi S, et al. Perfusion weighted magnetic resonance imaging to distinguish the recurrence of metastatic brain tumors from radiation necrosis after stereotactic radiosurgery. J Neurooncol. 2010;99:81–88.

[74] Pechman KR, Donohoe DL, Bedekar DP, Kurpad SN, Hoffmann RG, Schmainda KM. Characterization of bevacizumab dose response relationship in U87 brain tumors using magnetic resonance imaging measures of enhancing tumor volume and relative cerebral blood volume. J Neurooncol. 2011;105:233–239.

[75] Law M, Cha S, Knopp EA, Johnson G, Arnett J, Litt AW. High-grade gliomas and solitary metastases: differentiation by using perfusion and proton spectroscopic MR imaging. Radiology. 2002; 222:715–721.

[76] Jain R. Measurements of tumor vascular leakiness using DCE in brain tumors: clinical applications. NMR Biomed. 2013;26:1042–1049.

[77] Tofts PS. Modeling tracer kinetics in dynamic Gd-DTPA MR imaging. J Magn Reson Imaging. 1997; 7:91–101.

[78] Sourbron SP, Buckley DL. Tracer kinetic modelling in MRI: estimating perfusion and capillary permeability. Phys Med Biol. 2012;57:R1–33.

[79] Ginsberg LE, Fuller GN, Hashmi M, Leeds NE, Schomer DF. The significance of lack of MR contrast enhancement of supratentorial brain tumors in adults: histopathological evaluation of a series. Surg Neurol. 1998;49:436–440.

[80] Roberts HC, Roberts TP, Ley S, Dillon WP, Brasch RC. Quantitative estimation of microvascular permeability in human brain tumors: correlation of dynamic Gd-DTPA-enhanced MR imaging with histopathologic grading. Acad Radiol. 2002;9(Suppl 1):S151–S155.

[81] Uematsu H, Maeda M, Sadato N, et al. Vascular permeability: quantitative measurement with double-echo dynamic MR imaging—theory and clinical application. Radiology. 2000;214:912–917.

[82] Roberts HC, Roberts TP, Brasch RC, Dillon WP. Quantitative measurement of microvascular permeability in human brain tumors achieved using dynamic contrast-enhanced MR imaging: correlation with histologic grade. Am J Neuroradiol. 2000;21:891–899.

[83] Provenzale JM, Wang GR, Brenner T, Petrella JR, Sorensen AG. Comparison of permeability in high-grade and low-grade brain tumors using dynamic susceptibility contrast MR imaging. Am J Roentgenol. 2002;178:711–716.

[84] Batchelor TT, Sorensen AG, di Tomaso E, et al. AZD2171, a pan-VEGF receptor tyrosine kinase inhibitor, normalizes tumor vasculature and alleviates edema in glioblastoma patients. Cancer Cell. 2007;11:83–95.

[85] Marshall I, Wardlaw J, Cannon J, Slattery J, Sellar RJ. Reproducibility of metabolite peak areas in 1H MRS of brain. Magn Reson Imaging. 1996;14:281–292.

[86] Calvar JA. Accurate 1H tumor spectra quantification from acquisitions without water suppression. Magn Reson Imaging. 2006;24:1271–1279.

[87] Lange T, Dydak U, Roberts TP, Rowley HA, Bjeljac M, Boesiger P. Pitfalls in lactate measurements at 3T. Am J Neuroradiol. 2006;27:895–901.

[88] Birken DL, Oldendorf WH. N-acetyl-L-aspartic acid: a literature review of a compound prominent in 1H-NMR spectroscopic studies of brain. Neurosci Biobehav Rev. 1989;13:23–31.

[89] Moffett JR, Ross B, Arun P, Madhavarao CN, Namboodiri AM. N-Acetylaspartate in the CNS: from neurodiagnostics to neurobiology. Prog Neurobiol. 2007;81:89–131.

[90] Wyss M, Kaddurah-Daouk R. Creatine and creatinine metabolism. Physiol Rev. 2000;80: 1107–1213.

[91] Babb SM, Ke Y, Lange N, Kaufman MJ, Renshaw PF, Cohen BM. Oral choline increases choline metabolites in human brain. Psychiatry Res. 2004;130:1–9.

[92] Brief EE, Whittall KP, Li DK, MacKay A. Proton T1 relaxation times of cerebral metabolites differ within and between regions of normal human brain. NMR Biomed. 2003;16:503–509.

[93] Christiansen P, Toft P, Larsson HB, Stubgaard M, Henriksen O. The concentration of N-acetyl aspartate, creatine 1 phosphocreatine, and choline in different parts of the brain in adulthood and senium. Magn Reson Imaging. 1993;11: 799–806.

[94] Degaonkar MN, Pomper MG, Barker PB. Quantitative proton magnetic resonance spectroscopic imaging: regional variations in the corpus callosum and cortical gray matter. J Magn Reson Imaging. 2005;22:175–179.

[95] Kent C. Regulatory enzymes of phosphatidylcholine biosynthesis: a personal perspective. Biochim Biophys Acta. 2005;1733:53–66.

[96] Pope WB, Prins RM, Albert TM, et al. Non-invasive detection of 2-hydroxyglutarate and other metabolites in IDH1 mutant glioma patients using magnetic resonance spectroscopy. J Neurooncol. 2012;107:197–205.

[97] Del Sole A, Falini A, Ravasi L, et al. Anatomical and biochemical investigation of primary brain tumours. Eur J Nucl Med. 2001;28:1851–1872.

[98] Delorme S, Weber MA. Applications of MRS in the evaluation of focal malignant brain lesions. Cancer Imaging. 2006;6:95–99.

[99] Gajewicz W, Papierz W, Szymczak W, Goraj B. The use of proton MRS in the differential diagnosis of brain tumors and tumor-like processes. Med Sci Monit. 2003;9:MT97–105.

[100] Preul MC, Caramanos Z, Collins DL, et al. Accurate, noninvasive diagnosis of human brain tumors by using proton magnetic resonance spectroscopy. Nat Med. 1996;2:323–325.

[101] Cho YD, Choi GH, Lee SP, Kim JK. (1)H-MRS metabolic patterns for distinguishing between meningiomas and other brain tumors. Magn Reson Imaging. 2003;21:663–672.

[102] Lai PH, Ho JT, Chen WL, et al. Brain abscess and necrotic brain tumor: discrimination with proton MR spectroscopy and diffusion-weighted imaging. Am J Neuroradiol. 2002;23:1369–1377.

[103] Mishra AM, Gupta RK, Jaggi RS, et al. Role of diffusion-weighted imaging and in vivo proton magnetic resonance spectroscopy in the differential diagnosis of ring-enhancing intracranial cystic mass lesions. J Comput Assist Tomogr. 2004;28:540–547.

[104] Devos A, Lukas L, Suykens JA, et al. Classification of brain tumours using short echo time 1H MR spectra. J Magn Reson. 2004;170:164–175.

[105] Li X, Vigneron DB, Cha S, et al. Relationship of MR-derived lactate, mobile lipids, and relative blood volume for gliomas in vivo. Am J Neuroradiol. 2005;26:760–769.

[106] Chen J, Huang SL, Li T, Chen XL. In vivo research in astrocytoma cell proliferation with 1H-magnetic resonance spectroscopy: correlation with histopathology and immunohistochemistry. Neuroradiology. 2006;48: 312–318.

[107] Fayed N, Morales H, Modrego PJ, Pina MA. Contrast/noise ratio on conventional MRI and choline/creatine ratio on proton MRI spectroscopy accurately discriminate low-grade from highgrade cerebral gliomas. Acad Radiol. 2006;13:728–737.

[108] Jenkinson MD, Smith TS, Joyce K, et al. MRS of oligodendroglial tumors: correlation with histopathology and genetic subtypes. Neurology. 2005;64:2085–2089.

[109] Lev MH, Ozsunar Y, Henson JW, et al. Glial tumor grading and outcome prediction using dynamic spin-echo MR susceptibility mapping compared with conventional contrast-enhanced MR: confounding effect of elevated rCBV of oligodendrogliomas [corrected]. Am J Neuroradiol. 2004;25:214–221.

[110] White ML, Zhang Y, Kirby P, Ryken TC. Can tumor contrast enhancement be used as a criterion for differentiating tumor grades of oligodendrogliomas? Am J Neuroradiol. 2005;26:784–790.

[111] Xu M, See SJ, Ng WH, et al. Comparison of magnetic resonance spectroscopy and perfusionweighted imaging in presurgical grading of oligodendroglial tumors. Neurosurgery. 2005;56: 919–926.

[112] Gajewicz W, Grzelak P, Gorska-Chrzastek M, Zawirski M, Kusmierek J, Stefanczyk L. The usefulness of fused MRI and SPECT images for the voxel positioning in proton magnetic resonance spectroscopy and planning the biopsy of brain tumors: presentation of the method. Neurol Neurochir Pol. 2006;40:284–290.

[113] Hall WA, Martin A, Liu H, Truwit CL. Improving diagnostic yield in brain biopsy: coupling spectroscopic targeting with real-time needle placement. J Magn Reson Imaging. 2001;13:12–15.

[114] Graves EE, Nelson SJ, Vigneron DB, et al. A preliminary study of the prognostic value of proton magnetic resonance spectroscopic imaging in gamma knife radiosurgery of recurrent malignant gliomas. Neurosurgery. 2000;46:319–326.

[115] Graves EE, Pirzkall A, Nelson SJ, Larson D, Verhey L. Registration of magnetic resonance spectroscopic imaging to computed tomography for radiotherapy treatment planning. Med Phys. 2001; 28:2489–2496.

[116] Payne GS, Leach MO. Applications of magnetic resonance spectroscopy in radiotherapy treatment planning. Br J Radiol. 2006;79(Spec No 1):S16–S26.

[117] Cohen BA, Knopp EA, Rusinek H, Babb JS, Zagzag D, Gonen O. Assessing global invasion of newly diagnosed glial tumors with whole-brain proton MR spectroscopy. Am J Neuroradiol. 2005;26:2170–2177.

[118] Matulewicz L, Sokol M, Wydmanski J, Hawrylewicz L. Could lipid CH2/CH3 analysis by in vivo 1H MRS help in differentiation of tumor recurrence and post-radiation effects? Folia Neuropathol. 2006;44:116–124.

[119] Chan YL, Yeung DK, Leung SF, Cao G. Proton magnetic resonance spectroscopy of late delayed radiation-induced injury of the brain. J Magn Reson Imaging. 1999;10: 130–137.

[120] Graves EE, Nelson SJ, Vigneron DB, et al. Serial proton MR spectroscopic imaging of recurrent malignant gliomas after gamma knife radiosurgery. Am J Neuroradiol. 2001;22:613–624.

[121] Hollingworth W, Medina LS, Lenkinski RE, et al. A systematic literature review of magnetic resonance spectroscopy for the characterization of brain tumors. Am J Neuroradiol. 2006;27:1404–1411.

[122] Plotkin M, Eisenacher J, Bruhn H, et al. 123I-IMT SPECT and 1H MR-spectroscopy at 3.0 T in the differential diagnosis of recurrent or residual gliomas: a comparative study. J Neurooncol. 2004;70:49–58.

[123] Cohnen M, Wittsack HJ, Assadi S, et al. Radiation exposure of patients in comprehensive computed tomography of the head in acute stroke. Am J Neuroradiol. 2006;27:1741–1745.

[124] Imanishi Y, Fukui A, Niimi H, et al. Radiation-induced temporary hair loss as a radiation damage only occurring in patients who had the combination of MDCT and DSA. Eur Radiol. 2005;15:41–46.

[125] Wintermark M, Lev MH. FDA investigates the safety of brain perfusion CT. Am J Neuroradiol. 2010;31:2–3.

[126] Averbeck D. Does scientific evidence support a change from the LNT model for low-dose radiation risk extrapolation? Health Phys. 2009;97:493–504.

[127] Knuuti J, Saraste A, Kallio M, Minn H. Is cardiac magnetic resonance imaging causing DNA damage? Eur Heart J. 2013;34(30):2337–2339.

[128] Tanaka R, Yumoto T, Shiba N, et al. Overheated and melted intracranial pressure transducer as cause of thermal brain injury during magnetic resonance imaging: case report. J Neurosurg. 2012; 117(6):1100–1109.

[129] Shellock FG, Crues JV. MR procedures: biologic effects, safety, and patient care. Radiology. 2004; 232(3):635–652:Review.

[130] Expert Panel on MR Safety, Kanal E, Barkovich AJ, Bell C, et al. ACR guidance document on MR safe practices: 2013. J Magn Reson Imaging. 2013;37(3):501–530.

[131] Gilk, T. Analysis of reported MRI accidents/injuries: type, frequency and severity—Unpublished data. Presented at 2014 ISMRM Workshop on MRI Safety. Washington, DC; 2014.

[132] Henderson JM, Tkach J, Phillips MM, et al. Permanent neurological deficit related to magnetic resonance imaging in a patient with implanted deep brain stimulation electrodes for Parkinson's disease: case report. Neurosurgery. 2005;57(5):pE1063.

[133] Fiechter M, Stehli J, Fuchs TA, et al. Impact of cardiac magnetic resonance imaging on human lymphocyte DNA integrity. Eur Heart J. 2013;34(30):2340–2345.

[134] Haik J, Daniel S, Tessone A, Orenstein A, Winkler E. MRI induced fourth-degree burn in an extremity, leading to amputation. Burns. 2009;35(2):294–296.

[135] Dempsey MF, Condon B. Thermal injuries associated with MRI. Clin Radiol. 2001;56(6): 457–465:Review.

[136] Jones S, Jaffe W, Alvi R. Burns associated with electrocardiographic monitoring during magnetic resonance imaging. Burns. 1996;22(5):420–421.

[137] Klucznik RP, Carrier DA, Pyka R, Haid RW. Placement of a ferromagnetic intracerebral aneurysm clip in a magnetic field with a fatal outcome. Radiology. 1993;187(3): 855–856.

[138] Chaljub G, Kramer LA, Johnson 3rd RF, et al. Projectile cylinder accidents resulting from the presence of ferromagnetic nitrous oxide or oxygen tanks in the MR suite. Am J Roentgenol. 2001;177 (1):27–30.

[139] Chen D.W. Boy, 6, dies of skull injury during MRI; oxygen tank becomes fatal missile in hospital. New York

Times; July 31, 2001. p B1, 5.

[140] Schenck, J. B0 fields for MRI: overview. Presented at 2014 ISMRM Workshop on MRI Safety, Washington, DC, Sept 5 2014.

[141] ACR Committee on Drugs and Contrast Media. ACR Manual on Contrast Media Version 9: 2013. American College of Radiology 2013. Available from: <www.acr. org>.

[142] Prince MR, Zhang H, Zou Z, Staron RB, Brill PW. Incidence of immediate gadolinium contrast media reactions. Am J Roentgenol. 2011;196(2).

[143] Idée JM, Port M, Dencausse A, Lancelot E, Corot C. Involvement of gadolinium chelates in the mechanism of nephrogenic systemic fibrosis: an update. Radiol Clin North Am. 2009;47(5): 855–869.

[144] Idée JM, Port M, Robic C, Medina C, Sabatou M, Corot C. Role of thermodynamic and kinetic parameters in gadolinium chelate stability. J Magn Reson Imaging. 2009;30 (6):1249–1258.

[145] Errante Y, Cirimele V, Mallio CA, et al. Progressive increase of T1 signal intensity of the dentate nucleus on unenhanced magnetic resonance images is associated with cumulative doses of intravenously administered gadodiamide in patients with normal renal function, suggesting dechelation. Invest Radiol. 2014;49(10):685–690.

[146] Kanda T, Ishii K, Kawaguchi H, et al. High signal intensity in the dentate nucleus and globus pallidus on unenhanced T1–weighted MR images: relationship with increasing cumulative dose of a gadolinium-based contrast material. Radiology. 2014;270(3):834–841.

[147] Roccatagliata L, Vuolo L, Bonzano L, et al. Multiple sclerosis: hyperintense dentate nucleus on unenhanced T1–weighted MR images is associated with the secondary progressive subtype. Radiology. 2009;251(2):503–510.

[148] Sherry AD, Caravan P, Lenkinski RE. Primer on gadolinium chemistry. J Magn Reson Imaging. 2009; 30(6):1240–1248.

[149] Tweedle M, Kanal E, Muller E. Considerations in the selection of new gadolinium based contrast agent. Appl Radiol. 2014;(Suppl):1–11.

第 3 章 先进功能成像：fMRI、PET 和 MEG

Advanced Functional Imaging: fMRI, PET, and MEG

Nina Shevzov-Zebrun　Nicole M. Petrovich Brennan　Kyung K. Peck　Andrei I. Holodny　著
杨彦枫　译　汤　劼　校

功能成像是临床医生、心理学家和其他研究科学家的重要工具。正电子发射断层扫描（positron emission tomography，PET）、脑磁图（encephalography，MEG）和功能性磁共振成像（functional magnetic resonance imaging，fMRI）等技术不仅促进了我们对解剖学、心理学和大脑特殊脑区连接的了解，还让我们能够准确有效地描述大脑病灶的特征和定位。在功能成像技术出现之前，神经外科医生在开颅手术中使用颈动脉阿米托测试和脑电图进行侵入性功能定位，使用时患者通常是清醒的。这就导致手术（尤其是那些涉及脑深部病灶需要更多评估的手术）有可能发生失误或引发并发症[1]。神经外科如今能使用这些功能成像技术协助进行外科手术和术中功能定位，以获得更多信息，根据患者特点制订最有效的肿瘤切除手术或其他手术方案。除了在肿瘤手术方面，功能影像也有其他应用，如用于帕金森综合征、阿尔兹海默症、癫痫以及亨廷顿病的评估与治疗。总的来说，fMRI、PET 和 MEG 能协助临床医生规划更符合患者个体有效的治疗方案[2]。因为 fMRI、PET 和 MEG 等技术适用于神经外科，本章对这些技术的生理学基础、临床应用和研究相关应用等进行了回顾。

一、正电子发射断层扫描

（一）概述与生理学基础

PET 使用关键生物分子（通常是能放射出正电子的类似物标记），观察标记分子参与的特定生物进程（如糖代谢）[3]。PET 能使用氨基酸到水等多种分子[3]，但最常用的还是脱氧葡萄糖（fluorodeoxyglucose，FDG），即一种葡萄糖类似物，^{18}F 可标记其 C_2 位的羟基[2]。

细胞将 FDG 视作普通葡萄糖吸收，并用己糖激酶使 C_6 位磷酸化，生成 FDG-6-P。由于 FDG 缺少 C_2 位羟基，FDG-6-P 无法如普通葡萄糖那样完成糖降解途径，随即就在细胞中存留下来。这样，PET 扫描就能基于 FDG-6-P 在细胞中的积累，得出身体和颅脑中多处暂时地糖代谢速率量化。^{18}F 的半衰期是 110min，衰变时放射出光子。FDG 扫描器能计量这些光子，并给出体内放射性标记分子的使用和分布情况[4]。之后 FDG 通过尿液排出[5]。放射指示剂的半衰期是一项重要指标，若半衰期短，则放射性药物注入与 PET 扫描必须连续进行，才能得出有效结果。

PET 成像能对病灶进行勾画和特征描述的原理是癌细胞使用葡萄糖的速率高。因此相较健康细胞，肿瘤细胞积累的 FDG 更多，在图像中更明显。即使氧气充足，肿瘤细胞也更倾向于以无氧方式（无氧糖酵解）获取能量，期间代谢产生的丙酮酸分子转化成乳酸。这种能量利用率更低的方式证明肿瘤细胞中名为 GLUT-1 的葡萄糖转运蛋白常常过量表达，以提高肿瘤细胞的葡萄糖吸收速率[5]（图 3-1）。

（二）临床重要性及应用

PET 的临床应用有一系列标准，主要用于肿瘤科、神经内科、心脏内科[6]。本章将回顾 PET 的重要性和其在肿瘤科和神经内科上的应用。

第一，PET 在临床上用途广泛且有效，主要用于肿瘤的识别、描述和分期。PET 不像 fMRI 和 MEG 一样能提供有用的解剖学信息，该技术能在分子水平提供更灵敏的病变 / 组织生理学基础分析，这是基于 PET 参与葡萄糖代谢的生化过程。PET（特别是使用 FDG/ 糖代谢的 PET）在生理学和生物化学方面是一把双刃剑，即能对病变进行更精确更完整的描述，但限制了可研究的癌症类型。只有大约 10 种癌症可以使用 FDG PET 成像。这是因为葡萄糖吸收也由多种外因决定，包括炎症、肌肉活动、感染，如观测到的特定区域葡萄糖吸收速率增加可能并不是癌细胞活动造成的[6, 7]。也就是说，糖代谢速率提高不一定能说明癌细胞存在。

PET 在其他测试失效时仍能用于恶性肿瘤确诊[3]。PET 扫描能比其他技术更早识别出恶性病变[7]。在发生解剖、结构上发生改变之前就能发现生理学上和功能上的变化是极为重要的。基于生理过程的 PET 能更早评价、描述、诊断生化过程是否发生改变。PET 也能用于肿瘤分级、复发评估、进展和组织发育检测[4]。

第二，PET 能更早地评估治疗效果[2]。FDG PET 信号（治疗过程开始前后测量的信号）减少与存活率降低之间存在显著关系，这是已经证实的[4]。能在治疗早期评估治疗方案不仅意味着 FDG PET 能协助药物开发和新药评估，还意味着它能协助临床医生制订更高效的治疗方案[8]。PET 能确定特定疗法（化学疗法、放射治疗）是否对特定患者有效，就无须无意义地延长无效治疗方案的时间，这样能制订更高效、更适合患者本身的治疗方案[2]。

第三，PET 可以作为外科手术规划工具。在过去，神经外科医生不能在术前进行脑皮质精准定位，就需要在手术中用皮质直接电刺激等方法进行功能定位，然而缺乏指导的皮质直接电刺激和开颅手术可能导致多种并发症。如果影像显示出解剖学畸形或组织与外露皮质间有任何预期之

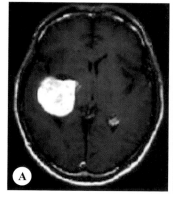 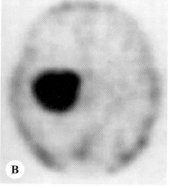 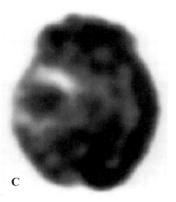

▲ 图 3-1　58 岁的脑膜瘤（A）患者强化 T_1 加权图像。^{11}C- 胆碱在 5min 时获取的 PET 图像（B）和 50min 时获取的 PET 图像（C），这两张图像显示出肿瘤吸收氯化胆碱速率高，转为白色的速率是 29.10。注入后 50min，速率为 1.65

经许可转载，引自 Zhu A et al. Seminars in Oncology. Volume 38，Issue 1. Figure 2. Metabolic positron emission tomography imaging in cancer detection and therapy response，Elsevier 2011.

外的联系，就可能需要延长手术时间 / 麻醉时间，因为神经外科医生会因此制订新方案[9]。神经外科医生还有可能因为缺少必要功能信息而决定放弃切除手术。直接皮质电刺激的成功也需要患者完成医生交代的任务，如果患者难以完成或无法完成，医生就无法收集到必要的功能定位信息，从而导致手术终止[9]。

与 MEG 和 fMRI 相同，PET 能为神经外科医生提供术前规划区域周边组织信息，避免发生上述"眼盲"相关的并发症：缺乏指导的直接皮质电刺激。然而 PET 并不常用于术前规划，这是因为 fMRI 和 MEG 的空间、时间分辨率较 PET 更好[10]。

第四，PET 可用于癫痫治疗和外科手术规划。与癌细胞类似，导致癫痫的病变区域的细胞在癫痫发作期间的葡萄糖吸收效率更高。发作间期则快速落至低于同区域健康细胞葡萄糖吸收效率。既然病变区域细胞的糖代谢速率不同，FDG PET 就能识别出癫痫患者的病变区域[6]。PET 结果之后可以用于多模态评估，协助确定患者是否适合进行癫痫手术，若适合，则可协助制订最佳手术方案[6]（图 3-2）。

第五，PET 能用于促进对帕金森综合征在运动和非运动方面的了解，因此能够进行特定病例管理[10]。18F-DOPA 是一种用于研究帕金森综合征的诊断、发展和机制的放射性药物。它能协助

识别 L- 立体化学芳香氨基酸脱羧酶活动水平的变化[11]。18F-DOPA PET 已经用于评估、跟踪疾病发展进程，因为通常认为豆状壳核吸收放射指示剂的水平与疾病加重相关[10]。

第六，用于非霍奇金淋巴瘤（non-Hodgkin lymphoma，NHL）的治疗方案[12]。PET 提供的信息能影响淋巴瘤治疗进程和疾病管理。糖代谢水平降低可能表明特殊治疗的疗效乐观（故继续进行该种治疗）[12, 13]。迄今为止，绝大多数研究和临床应用都聚焦于 FDG PET 在 NHL 治疗上的广泛应用，而并没关注该技术在原发性中枢神经系统淋巴癌（primary central nervous system lymphoma，PCNSL）潜在作用上。然而，Mohile 及其同事最近的研究表明，FDG PET 比常规分级方式更精确，也对生理变化更敏感。这可能证明 FDG PET 能协助进行 PCNSL 分级、确认系统性淋巴瘤位置和治疗方案的规划[13]。

目前，脑肿瘤成像的主要难点之一是真实肿瘤进展和治疗效果（假性进展）在 MR 上的相似度[14]。假性进展本质是在例行 MR 时无法分辨真实肿瘤进程和同时出现的体积增加现象、FLAIR 异常[15]。这在临床上是绝对不同的。如果是真实肿瘤进程，则主治医师必须考虑更改治疗策略。此外，假性进展的出现意味着治疗确实取得了有效效果，应当继续使用。贝伐单抗也能致使神经胶质肿瘤和转移的增强量增加。

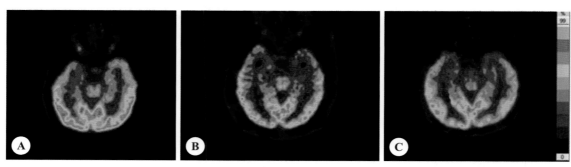

▲ 图 3-2　PET 研究显示右大脑半球前内侧颞叶低代谢（A），双侧颞叶低代谢不对称（B），对称颞叶低代谢（C）
经许可转载，引自 Tepmongkol S. et al. Epilepsy and Behavior. Figure 1. Factors affecting bilateral temporal lobe hypometabolism on 18F-FDG PET brain scan in unilateral medial temporal lobe epilepsy, Elsevier 2013.

这叫作伪响应，也会导致常规 MR 精确评估肿瘤真实状态复杂化。FDG PET 已被证实能区分这两种情况[16, 17]。在常规 MR 上均匀显示的大型脑肿瘤，偶尔可以用 FDG PET 指导，在肿瘤代谢最活跃（大概就是最严重）的部位穿刺活检[18]。

（三）不足

尽管 PET 能提供大脑特定脑区有用的时间、定量的生理信息，成像技术还是存在一定限制和缺陷。

第一，过程要求使用放射性同位素（一般为 ^{18}F），因此患者在成像后必须饮用充足的水，以保证尿液中的放射性同位素浓度为安全浓度[5]。

第二，如前所述，FDG PET 使用的情况和癌症种类受限，因为糖代谢速率增加可能是多方面原因导致（感染、发炎、肌肉活动都能影响该生理进程）。细胞葡萄糖吸收速率比其他脑区高并不能代表该区域是肿瘤[6]。这种情况下，对 PET 来说，大脑就是一块"问题区域"，因为脑皮质糖代谢速率很高，这就限制了健康细胞和癌细胞葡萄糖吸收速率的差异程度[6]。在无法确认的情况下，使用其他成像技术也许能提供帮助[6]。

第三，PET 固有分辨率低于 MR，其精准定位病变的能力低于 MR[3]。因此，将 PET 和 CT、PET 和 MR 组合使用，能更好地定位病变并勾画边缘，这已然需要 PET 提供的生理学的、时间医学的信息[3]。

最后，PET（构成基础是生化过程）可能出现假阴性和假阳性。假阴性可能是肿瘤体积比较小（通常 <1cm）或肿瘤生长缓慢导致无法观测到葡萄糖吸收速率的显著上升[6, 2]。有些肿瘤细胞代谢葡糖糖的速率可能降低，如前列腺癌和甲状腺癌。假阳性则更为常见，如之前提到的其他能导致糖代谢速率提升的因素（如炎症反应、肌肉活动和感染）[6]。

（四）患者准备与程序（主要关于 FDG PET）

FDG PET 的首要目标是通过定量描述病变的方式检测糖代谢是否增加。因此，患者必须准备好，并以正确程序扫描，以便于得出可能存在的癌细胞和健康细胞对比最强烈的葡萄糖吸收速率。为了辨别肿瘤细胞和甲亢组织的生理过程，健康细胞的糖吸收总量必须维持在最低值[5]。

有了这个目标，我们就有了几种最有效的方法。第一，尽管患者必须饮用足量水以保证 FDG 排除时处在安全浓度，患者必须在 PET 扫描前 6h 禁食，以保证健康细胞处在最低葡萄糖水平并过量进行了糖代谢。一般注射前的血糖水平必须维持在 7mmol/L 以下[5]。患者在扫描前的 6h 内不得进行剧烈锻炼。在注射放射性指示剂和整个扫描过程中需注意保暖。最后，摘除身上所有的金属物品，以将金属制品的影响降到最低[19]。

在 FDG 注射时，患者必须保持坐位或斜躺，并且保持安静，以保证肌肉活动（此时肌肉不会被标记）维持在最低值。如果病变位于头/颈部，或者患者有幽闭恐惧症，则需使用镇静药以保证患者不移动。如果病变位于颅脑，患者需呆在安静黑暗的房间内，避免任何不必要的大脑活动[5]。

（五）数据校正与解读

PET 能定位特别脑区生理学和分子水平功能，并用以协助诊断、描述病变、制订或修改治疗方案，以及进行肿瘤的监控和分级。诸多原因都会导致伪影出现。为使 PET 扫描结果能帮助进行上述任务，通常对数据进行校正，从而将伪影的影响最小化。

对 PET 原始结果最重要的校正就是衰减校正[20]。衰变放射出的光子可能被周围物体或生物材料吸收或导致散射，因此 PET 扫描仪会出现漏检情况。将 CT 和 PET 结合使用不止为了更好地进行解剖学和生理学数据的整合，还是因为结合使用能有效协助衰减校正[19]（图3-3）。

其他能影响PET（尤其是PET/CT）结果的因素包含了金属植入物、呼吸活动。口腔植入物（如填充物）是进行头/颈部成像时必须考虑的重要因素，这些填充物容易吸收光子[21]，进而干扰PET扫描结果（该结果依赖于探测光子发射），导致假阳性或假阴性[19]。呼吸伪迹与脑病变相关性低，但与呼吸相关联的移动和肌肉活动在进行肺部病变扫描时就会造成影响[22]。

（六）应用、当前和未来的研究

个性化护理和治疗评估

当前研究揭示了PET有可能用于多种癌症临床治疗，这是一项振奋人心的新发现。PET给进一步个性化与高效治疗提供了独一无二的机会[2]。之前提过，生理学和功能变化的发生通常早于任何解剖学变化和结构变化的发生[6]。因此，PET（基于生化进程）能比其他成像技术更早用于诊断、描述、评估病变[6]。这就让PET能相对"更早"地探测糖吸收的增长与下降，如在治疗方案开始的短时间内评估该方案。在一些癌症中，仅治疗几天后就能检测到糖吸收降低，这显然证明了存活率上升。故而，今后FDG PET能协助评估药物测试和新治疗方案，这是因为PET在患者出现任何可视的、明显的进程前，就能作为评估治疗效果的可靠指标。然而，关于糖吸收速率必须降低到多大总量才能表明这是对当前治疗的真实反映，尚无共识[2]。

（七）放射性药物的特异性与发展

PET扫描采集的信息与放射性药物的种类直接相关，以及与药物对生化、生理进程的特异性多直接相关。在这些进程中，分子（或其类似物）发挥重要作用。以FDG PET为例，在数量上协助了糖吸收、糖代谢变化的评估，因为FDG最初被细胞当作普通葡萄糖吸收，并且也能被细胞磷酸化。氟胸苷（fluorothymidine，FLT）能作为胸苷（用于DNA合成）的类似物，因此，能协助说明DNA合成和细胞增殖的区域[2]。而糖代谢会被特定外部因素影响，也不一定对应癌细胞的存在与细胞增殖，FLT或其他以核苷为基础的放射性药物的精确度更高，能更好地描述细胞分裂增加的脑区[2]。

不同放射性药物能协助进行不同类型生理变化的检测与定位，新标记的放射性指示剂分子能协助PET应用于更多种类的癌症。放射性药物不代表复杂、多方面的进程，不止能协助做出癌细包和健康细胞的界限（如糖代谢），还能让PET适用于不以糖吸收增加为特征的癌症。参与细胞

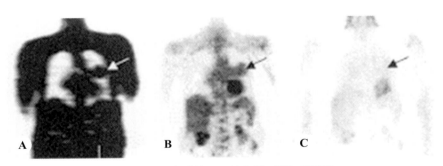

▲ 图3-3　衰减校正可使血肿（箭）可视化

血肿在传输图像（A）和衰减校正后的FDG图像（B）中都能看到，但在未进行衰减校正的FDG图像（C）中看不到（经许可转载，引自Kinahan P. et al.Seminars in Nuclear Medicine. Volume 33, Issue 3. Figure 1. X-ray-based attenuation correction for positron emission tomography/computed tomography scanners, Elsevier 2003.）

凋亡、缺氧和蛋白质合成水平增加的分子都能作为"标记"。例如，已设计出、现在仍在研究的这些所有生理过程，都在某种程度上与肿瘤增长和（或）癌症治疗相关[2]，并且与糖代谢不同。

此外，针对肿瘤细胞中持续过表达或仅表达蛋白的放射性药物的开发正在研究中[2]。

事实上，几种"备选"的放射性药物和放射指示剂（不包含糖代谢）的研究和临床应用愈发突出。除上述提到的 FLT，还有一种参与 DNA 合成的胸苷类似物（[11]C- 胆碱，部分通路设计细胞膜磷脂的合成路径）有望成为癌症专科的放射性药物[11]，以及 O-（2-[18]F- 氟代乙酯）-L- 酪氨酸（[18]F-FET）PET，有望用于脑肿瘤[23]。[18]F-FET 在大脑肿瘤细胞中的积累基本来自于 L 型氨基酸转运体（L-type amino acid transporters，LAT）的过表达，是大型中性氨基酸的主要转运系统。早期报道指出，[18]F-FET 可能能促进区分真假性进展和指导穿刺活检[24, 25]。[18]F-DOPA 用于帕金森症的诊断于评估，协助确认酶活动水平的变化，特别是 L 立体分子芳香族氨基酸脱羧酶[11]。

二、功能性磁共振成像

（一）回顾及生理学基础

fMRI 和 PET、MEG 一样，是无创脑成像技术，是神经外科医生、其他临床医生和研究院用于增强功能神经解剖学和大脑特殊区域理解的重要技术。不像 PET，fMRI 不需要使用放射性同位素。该技术的扫描时间相对较短，容易重复操作，并且暂无已知风险[9]。

通过脑血流量、氧代谢率、脑血容量随神经活动增加发生的变化制作出任务相关大脑活动图。与神经活动相对应，活动区域 CBF 和氧消耗量增加[9]，导致"超注入量"现象出现，然而，通过 CBF 增长导致激活区域的氧合血红蛋

白的量，与当前因氧消耗量增加而出现的脱氧血红蛋白的量相对应。而氧合血红蛋白有抗磁性，脱氧血红蛋白有顺磁性（且仅顺磁性的脱氧血红蛋白会导致 fMRI 信号下降），这种不平衡与顺磁物质被逆磁物质稀释导致 fMRI 信号在 T_2^* 加权图像上的信号增加，这种加权用于大脑活动区域的 fMRI[9]。血氧依赖水平（blood oxygen level dependent，BOLD）的信号构成了 fMRI 的生理学基础[26]。

（二）临床重要性及应用

尽管 fMRI 的临床应用任务日益增加，它最常用于肿瘤切除手术的术前规划，fMRI 能给患者和医生带来明显的优势。

第一，fMRI 结果协助神经外科医生避免术中"盲目"的直接皮质电刺激和体感诱发电位。无指导的直接皮质电刺激需要在开颅手术中进行，这将遇到不可预见的解剖学差异、病变增长导致的移位、患者在任务中缺乏配合等挑战[9]。患者可能在清醒、遵从指令和执行测试上遇到困难，导致术中刺激几近于无用[1]。fMRI 能指导进行直接皮质电刺激，缩短手术时间 / 麻醉时间，并对任何无法预见的困难和解剖学差异进行再次确认。

第二，fMRI 能协助神经外科医生决定是否进行手术、如何进行手术。如果 fMRI 结果支持手术，如肿瘤靠近或位于 Broca 区或其他关键功能区，医生可能决定不进行手术，从而省去麻醉、直接皮质电刺激和潜在伤害的过程。如果没有关于皮质确切有说服力的信息和肿瘤准确定位[1]，外科医生可能怯于进行切除手术，或反对手术。

如果外科医生的确决定进行手术，fMRI 能协助医生规划最佳手术入路，有了重要且有说服力的运动、记忆、语言和感知区域的术前位置信息，外科医生就能将切除手术效果最大化，并将对周围功能区域的伤害、术中监测的需求降到最低。

fMRI 神经导航系统的数据配准可以使用商用软件，这能让 fMRI 在神经外科导航中占据更重要、更精确的角色。在 fMRI 信息和分辨率更高的 MRI 数据配准后，就能得到更高质量的图像，可以在外科手术中观看，指导外科医生弄清楚病变位置和皮质实时状态[9]。

第三，fMRI 能提供肿瘤生长和细胞形态可能发生的皮质可塑性和充足信息，协助医生制订更个性化、特殊化的治疗方案。皮质重塑一般指大脑特定区域缺失后，该区域负责功能由大脑其他脑区承担，形成功能代偿的过程[1]。既然肿瘤生长可能导致部位功能转移，那么神经外科医生在规划手术时，必须有方式留意是否存在非常规功能脑区[26]。

（三）患者准备与流程

注意，本部分是 fMRI 和 MEG 检查的通用准备与流程。

1. 测试选择与设计

在讨论测试选择前时，需要知道几个动作的关键特征，以及语言相关的神经解剖学，因为它们都与任务选择和优化直接相关。动作（和感官）系统按区域分布，就是说，特定运动功能在皮质上有相应位置[9]。腿和足沿大脑半球间纵裂分布，手相关的部位在足的侧面，面部和舌头的在手的侧面。执行、规划运动活动则包括多个不同部位。包含了原始运动皮质（primary motor cortex，M_1）、辅助运动区（supplementary motor area，SMA）、顶上小叶及运动前皮质外侧面。原始运动皮质的功能是运动执行，而辅助运动区则负责组织和规划运动[27]。原始感觉皮质涉及触觉和感受感觉刺激功能，位于中央后回[28]（图 3-4）。

右利手的人语言功能区位于左大脑半球，左利手的人则是两侧大脑半球协同或右大脑半球主导。Broca 区位于大脑额叶（常在左侧），负责言语的产生[28, 29]。Wernicke 区位于颞叶（常在左侧），与语言理解、言语规划功能相关（图 3-5）。

测试应根据神经解剖学功能制订，并根据所获结果协助神经外科医生和其他临床医生尽可能恰当规划最个体化的护理。事实上，测试应给予病变位置和邻近功能区选择（运动、语言、感官、记忆等）范式，以便可以以知情的方式评估神经外科和其他治疗计划的利弊[9]。测试设计应考虑到患者独自在 MRI 扫描时能以最少不必要动作完成。年龄、用药史、神经功能缺损可能影响测试选择[1]。

测试通常是"模块"或"事件相关"的，包括"执行"状态，在此状态下患者持续执行任务，保持 3～10min，然后进入"静止"状态，在此状态下患者休息。如果选择模块测试，则患者在执行和静止状态间交替转换，每个状态持续时间相同（周期性测试转换）或不同（非周期性测试转换）[9]。人们认为非周期性测试转换是造成伪影最少的方式，如信号最大化时的扫描仪噪声、不必

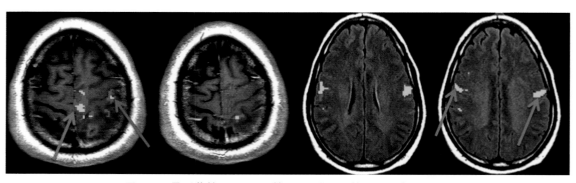

▲ 图 3-4 足（蓝箭）、手（红箭）、舌头（绿箭）运动激活的 fMRI

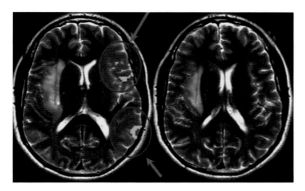

▲ 图 3-5　右大脑半球有肿瘤的患者侧化良好的 fMRI
语言示例图
Broca 区在前面，Wernicke 区在后面（经许可转载，引
自 Belyaev A, et al. Magnetic Resonance Imaging. Clinics
of North America. Volume 21, Issue 2. Figure 3. Clinical
Applications of Functional MR Imaging, Elsevier 2013.）

要动作等[1]。

事件相关性测试中，患者需完成一个单一、短暂的动作（例如动手或握拳），之后的静止状态时间更长（与模块设计时长相同）[9]。采用这种方式，相关事件导致的血液动力学反应和神经反应可以进行测量和评估。事件相关测试在统计学上不如模块设计稳定，因此事件相关测试可能需要收集更多图像、投入更长时间进行研究。

为了获得最理想、有效的结果，应当选用头和身体不必要动作最少的测试。例如，手指敲击测试，应当在手腕或上臂没有动作的情况下完成；舌头运动测试应当闭嘴完成，以避免头部动作导致伪影[28]。在测试开始前进行适当的测试解释和预防措施（例如在颈后垫枕头），能有效减少不必要的动作。

2. 动作和感官测试

病变位置应在选择动作测试前确认。例如，病变靠近大脑半球间纵裂，足、足趾测试会比舌头运动测试更有效[1]。动作测试通常包含了手指、舌头或足趾动作（例如"敲击"）交替执行和静止阶段。感觉测试可能包含了触碰患者的足或手，能协助阐明运动活动涉及的区域[9]。动作测试和感觉测试都遵从之前说过的执行/静止阶段

这一基本指导方针。

3. 语言测试

语言测试应当包括侧化和确认病变相关的大脑语言功能区域[28]。基于病变位置，测试应当包括言语产生或理解/接受，或两者都有。病变接近 Broca 区时，测试应包含言语产生：患者需说出特定字母开头的词或动词对应的名词。患者还应当说出特定类别的词语，如蔬菜和动物[28]。

此外，当病变接近 Wernicke 区时，测试应包括接受/理解。靠后的语言区域更难以"捕捉"和分离[1, 28]。患者需无声分辨图片上的物体，或者回答听到的问题（如草、天空的颜色等）[28]。

需要注意的是，无论是使用言语产生还是接受测试，2 个（或仍单个）语言区域可能会激活，这是因为语言功能复杂，并且需整合多个脑区[28]。

4. 患者的测试执行准备

患者需进行适当的准备，以获取最有效的成像结果。另外，如果测试和测试之前都和患者充分解释过，那么能避免很多测试过程不必要的复杂化。额外解释（甚至修改测试）可能是需要进行的，取决于患者的年龄和神经功能缺陷[9]。准备时间较长意味着测试结果更有意义[1]。避免结果假阳性很重要，因为有时候神经外科医生无法注意到病变临近的重要功能区域，两者会在手术开始时就带来潜在风险。因此，患者应当尽早到，以便于了解完整的测试流程。患者也应在真正测试前练习测试和执行时间，以发现潜在问题，通过修改测试、指令避免此类问题。

（四）数据分析、校正和解释

fMRI 数据分析的首要任务是确定大脑体素，在统计学上，体素测试引起的与 BOLD 信号改变和执行/静止时长有关[30, 9]。有效变化量很小（变化值为最初值的 0.5%～5%），因此，应当恰当进行数据分析以避免假阴性和假阳性[31]。商用数据

包可以用于校正多种伪影并获得更准确的结果。

伪影和限制

临床 fMRI 的限制源于伪影来源多，以及其本身的生理学过程。

第一，不必要动作造成运动相关伪影，结果呈假阳性、假阴性或其他折中结果。这种运动包括了患者自发的头或身体移动和患者呼吸造成的小动作[9, 31]。可以通过对患者适当的安排将不必要动作导致的伪影减到最少。因此患者保持舒适和稳定十分重要。

第二，敏感性伪影，由信号丢失和干扰造成，影响术前或非术前患者的 fMRI 结果[9]（图 3-6）。研究表明，做过手术的患者（可能有头骨钻孔、钛板、钛钉等金属植入物）存在信号干预或丢失，进而得出假阴性结果，这是个严重的问题[32]。在分析和解释功能性磁共振成像数据时应该考虑。此外，回顾原始图像可以显示信号丢失的区域[1, 9]。

在分析和解释患者 fMRI 数据时，患者的病史也应该予以考虑。即使是没有做过手术的患者，易感性伪影仍然会影响功能性磁共振成像结果的可靠性。这样的伪影通常可见于移动组织、空腔或空气 – 组织 / 空气 – 骨界面。fMRI 信号可能较弱或未被检测到，如在颞叶周围（空气 – 骨）或眼睛周围（移动的组织）。因此，持续性地在一些脑区获得稳定的 BOLD 信号是比较困难的，这也限制了 fMRI 在临近那些脑区时的应用。

第三，在解释 fMIR 数据时可能出现的困难源于这样一个事实，即来自大引流静脉和激活区微血管的 BOLD 信号可以被检测和记录。区别这 2 种"激活"信号很重要，因为只有微血管相关的 BOLD 信号（而非与大引流静脉血流相关的信号）能影响 fMRI 数据[9]。

第四，肿瘤新血管病及其对 BOLD 反应的影响可能对 fMRI 数据产生负面影响。fMRI 信号通常在有源区域增加，原因是存在的抗磁性氧合血红蛋白量过冲（来自增加脑血流）相对于顺磁性脱氧血红蛋白的量氧气使用量增加。肿瘤新生血管扩张（在恶性肿瘤中）可能存在自我调节受损，神经元活动增加可能不会导致脑血流的显著上升和 fMRI 信号的增加[9]。因此，神经 – 血管失耦联和自动调节能力丧失可导致假阴性结果。

（五）皮质重塑 / 重组

最后，皮质可塑性 / 重组可导致意想不到的功能重组结果，此种结果应该被识别并相应地分析，以便正确地告知神经外科医生。由于某种原因（疾病、肿瘤等），大脑的某个部分不再能够充分地、有序地执行其功能以补偿大脑的另一个区域功能，即原始位置的功能丧失以承担这个功能。重组可以是大脑半球内的，也可以是发生在大脑半球之间[1, 8]。以肿瘤影响初级运动区的患者为例，辅助运动区可能开始在运动计划和性能

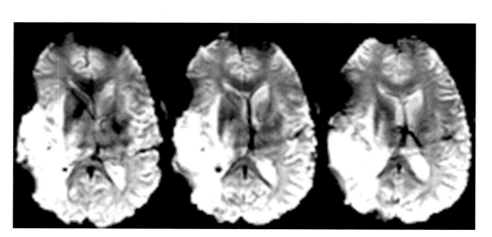

◀ 图 3-6 T$_2^*$ 加权图像显示了手术导致的信号丢失
需检查 fMRI 源图像以评估 fMRI 假阴性激活的风险

方面发挥作用，这 2 个功能都是初级运动皮质的典型功能[9]（图 3-7）。

重组也可能发生在脑卒中后，因此功能性磁共振成像结果可以帮助构建更个性化的脑卒中治疗和恢复计划。一项研究表明，左侧优势语言的患者脑卒中后会在一段相对较短的时间内，影响右脑相同区域的语言相关活动[33]。

病变部位的生长可能导致这种重组[9]，保留皮质的功能是切除肿瘤的主要目标之一，功能性磁共

振成像是协助临床医生了解这些内容的重要手段：是否发生了功能性重组，是否有需要进行特殊治疗的"新"区域。但也要明白，重组不是病变的物理压力导致的脑区简单移位或重新定位[34]。

（六）应用及当前和未来研究

当前研究揭示了 fMRI 诸多令人兴奋的新应用方向。例如，静息态 fMRI（成像期间患者不做测试）有望投入临床应用。静息态 fMRI 的生理基础是：患者不做任务时，BOLD 信号仍存在自发变化[35]。由于大脑区域各自匹配的 BOLD 信号波动，静息态 fMRI 能协助确定大脑各区域功能上的整合和连接，即大脑区域的信号一起"波动"，形成"静息态网络"（resting state networks，RSN）[35]。例如，语言相关网络包括 Broca 区和 Wernicke（及其他）区，这一网络区域已经用静息态 fMRI 确认[28]。RSN 认知能为神经外科医生提供关键功能区信息，不仅有功能区在皮质上的位置，还有功能区相互作用的特定脑区位置[36]（图 3-8）。

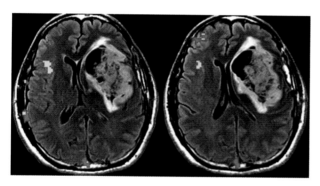

▲ 图 3-7　47 岁男性患者，身体强壮，右利手，左侧岛叶有大型肿瘤，临床表现为头痛，无语言障碍。根据功能性 **MRI**，直接皮质刺激证实了 **Broca** 区移至右大脑半球

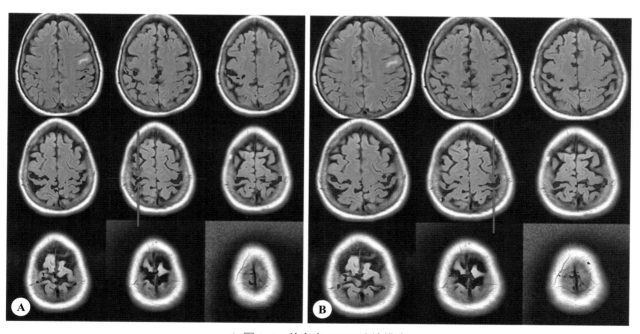

▲ 图 3-8　静息态 **fMRI** 连接模式
A. 种子放置于右侧手运动；B. 种子放置于左侧手运动。红箭指示反向 Ω 手区种子放置位置

静息态 fMRI 尤其适用于神经或其他身体损伤严重而无法完成测试的患者，医生基本无法取得这类患者合格测试的 fMRI 结果。

其他优势包括扫描时间较短（与任务态 fMRI 相比）；能一次检测多个神经网络的能力，并且无须患者执行不同任务来激活功能脑区[36,37]。今后，这项技术可以应用于脑相关疾病诊断[35]。

静息态 fMRI 技术仍在研究开发中，存在不确定性、局限性。在 RSN 能进行一致检测和定位前，我们需要进一步研究药物和生理过程中的自然变化对静息态 BOLD 信号波动的影响[36]。

fMRI 在某些脑相关疾病和精神疾病的诊断、评估和治疗上的应用也在进行研究。例如，fMRI 有助于了解精神分裂症，因为功能性脑成像能发现正常神经网络的缺陷[38]。未来的研究目标包括为精神分裂症患者开发新的测试。当前测试可能不适用此类情况（测试表现不恰当或不完整），并且成像结果可靠性不能达到最高水平[38]。

fMRI 也用于阿尔茨海默病相关研究。这类研究通常需要进行长时间重复测试，从而研究疾病发展进程。fMRI 无创，并且不需要使用放射性同位素（PET 需要），非常适用于纵向阿尔茨海默病的研究[28]。

fMRI 在帕金森病等其他神经退行性疾病中的应用也在研究中。fMRI 的一个特别吸引人、新颖的应用［同时应用 fMRI 和脑深部刺激（deep brain stimulation，DBS）］已在大鼠上成功应用[36,39]。这种组合技术的挑战性在于，在植入电极的患者身上使用 MRI 扫描仪可能存在危险性。DBS fMRI 让研究人员能刺激大脑特定区域，"看到"并实时记录大脑对刺激的反应。DBS 目前应用于治疗帕金森病。今后，人类 DBS fMRI 可以进行刺激相关的神经通路和下游激活模式的识别与治疗，为基于神经网络的帕金森病新疗法的研究与发现奠定基础[39]。

静息态 fMRI 目前是协助描述帕金森病引起的神经网络和大脑区域整合变化的新工具。有趣的是，帕金森病相关的大脑连接差异因症状而异[40]。例如，抑郁、震颤、冷漠 / 缺乏活力等帕金森病症状都与大脑各区域 BOLD 信号的同步性的明显变化相关。这是多巴胺水平下降的反应，大脑中受影响最严重的部位似乎是感觉运动区。今后，这些知识将用于确定帕金森病进展阶段、对帕金森病高危患者进行早期筛查和评估。

fMRI 在个性化医学和个性化治疗计划发展上的作用也越来越大。随着我们对皮质重组及其分子生物学机制的深入理解，临床医生能更好地计划非典型解剖患者的治疗方法[9]。fMRI 结果能给出肿瘤、脑卒中、癫痫或其他患者功能或解剖异常的重要信息。

理解 fMRI 结果中肢体和患者的特异性是设计个体化测试和治疗计划的重要组成部分[41]。患者的典型运动习惯、经历（惯用手等）、病史都会影响 fMRI 数据。例如，研究表明，运动想象测试的结果与患者日常生活方式和实际选择的动作方式相关[41]。

与 PET 和 MEG 类似，fMRI 可以定位癫痫患者的致痫源。这种定位在手术的决定和计划中至关重要。如果不能适用脑成像技术正确识别癫痫源，就可能需要使用颅内电极，完成具有潜在风险的侵入性手术。此时，电极放置位置正确至关重要，从 fMRI 或其他功能成像中获得的关于致痫区一般区域的数据和先备知识都可能是有用的[42]。

fMRI 也用于儿童癫痫研究。Yuan 及其同事的一项研究旨在确定癫痫儿童和健康儿童在语言偏侧化模式上的差异[43]。无言动词生成测试的结果显示，癫痫儿童的双侧或右大脑半球的优势频率显著增加（与健康儿童对照组相比）。癫痫儿童的不规则语言偏侧发病率较高，这意味着癫痫活动可能引起了语言功能重组（这一可塑性可能有助于对抗癫痫）相关的左大脑半球语言区域损伤[43]。另外，研究显示，癫痫患者可能在大脑组织方面存在潜在差异，这导致了癫痫的发展，以及双侧或右大脑半球的语言优势。

此外，在这项研究之前，尚不存在关于语言定位和偏侧化的儿童相关的 fMRI 的重要数据库[43]。这项研究提供了这一数据库，有可能用作为研究患有不同大脑相关疾病儿童的基线[43]。这项研究从健康儿童收集的数据显示出了一个有趣的趋势：在语言方面，年龄较小的儿童的双侧或右大脑半球优势更均匀。这些结果表明，左大脑半球优势可能是一个渐进的过程，随着年龄增长而发生[43]。

尽管儿童 fMRI 的执行和分析可能更具挑战性，但它确实可能具有深远的临床益处，是需要继续发展的重要领域[44]。在与儿童合作时，必须特别考虑到测试设计和患者准备。举例来说，测试解释需要尽可能多的细节，在执行测试时，应该考虑儿童的合作能力，尤其是儿童有神经缺陷时[44]。

最后，fMRI 可用于预测行前颞叶切除术后患者的命名结果。以前，此类预测目的常用 Wada 测试，但该测试出现并发症的比例比 fMRI 高，当前研究旨在将 fMRI 作为 Wada 测试可靠、准确的替代方式。有一项关于 10 例患者的研究，其中 fMRI（基于静默、图片命名测试）和 Wada 测试术前语言偏侧结果不一致[45]。术后结论为，在这 10 例患者中，有 7 例患者的 fMRI 有更好的命名结果，2 例患者的 Wada 测试的预测效果更好，1 例患者的预测效果相同。这项研究有助于验证与 Wada 测试相比，在前颞叶切除术患者中，fMRI 是可靠的术后命名结果预测技术，结果甚至比 Wada 测试好。Sabsevitz 及其同事的一项早期类似研究也表明，术前 fMRI 是评估左前颞叶切除术术后命名缺陷风险的有效工具[46]。

三、脑磁图

（一）概述及生理基础

MEG 通过记录细胞内神经元电活动产生的微弱电磁信号来检测、测量大脑活动[47, 48]。为增强神经元相关磁场的微弱信号，使用超导量子干涉器件（superconducting quantum interference devices，SQUID）提高灵敏度[49]。

与 PET 不同，MEG 不需要使用放射性同位素。MEG 具有相当好的源定位能力和毫秒级的时间分辨率[50]。这种强源定位性是由于 MEG 信号不像 EEG 信号一样受传播物质（头骨、头皮等）影响、受干扰更大[51]。值得注意的是，MEG 更容易记录与颅骨表面相切（而不是径向上）的电流源[50]，因此 MEG 记录的活动主要来自脑沟（而不是脑回）[51]。

MEG 是重要功能成像工具，其重要性的部分原因是 MEG 提供了神经网络和多个大脑区域之间连接的信息[52, 47]。研究已证实，在功能水平上，不同的大脑区域之间存在着显著整合，一个特定的功能通常不会简单地由大脑的某一个区域完成[47, 53]。因此，MEG 是一种功能强大、有价值的无创成像工具，可以协助解释神经网络和复杂大脑功能（如语言）的整合[48]。然而，由于设备成本和非实质性选址要求，MEG 应用仍受限制。

（二）临床重要性及应用

MEG 的临床应用范围相对较广，但主要用于临床术前计划和脑功能定位 / 制图。

脑成像技术是规划肿瘤切除术和其他类型神经外科手术的重要组成部分。与 fMRI 相同，MEG 可以协助神经外科医生和其他临床医生了解病变组织周围大脑区域的解剖结构，并在为每个患者进行功能皮质导航，从而最大限度地切除肿瘤，并将对附近任何语言、运动、感觉或记忆功能区域的损害降至最低[9, 54]。

MEG 的一般准确性和可靠性已通过其他技术验证。例如，fMRI 与 MEG 表现出良好的一致性[31]，尤其是在基于简单感觉和运动测试的某些感觉和运动区域的定位上[48]。此外，当比较 MEG 和阿莫巴比妥钠试验（Wada 测试）结果时，这 2 种技术在确定大脑半球语言优势方面表现出高度一致性，表明 MEG 在这一用途上可靠，可以弃用 Wada 测试，因为 Wada 测试可能引起的并发症更多[54]。在这种情况下，MEG 可能成为 Wada 测试可靠的非侵入性替代方案，Wada 测试需要注射短效巴比妥酸钠、阿莫巴比妥钠，进行侵入性血管造影。

与 fMRI 相同，为了在术前识别病变周围的重要功能区域，患者可能需要执行任务以激活特定大脑区域。例如，为了识别手部运动区，可能会要求患者轻拍手指[9]。此外，为了定位躯体感觉皮质，患者的足趾和手指可能会受到外部电源刺激[51]。MEG 大脑定位也可用于识别语言相关脑区。MEG 可以协助了解关键神经网络，由于许多大脑区域与语言功能有关，这项技术可能在语言偏侧化和定位方面功能强大，能提供有利协助[48]。

除了对肿瘤患者进行脑功能定位和术前计划，MEG 还可以在癫痫手术和治疗中发挥作用。切除手术通常是治疗顽固性癫痫最有效的方法之一[49]，因此，能够识别致痫区和周围功能区的工具对外科医生非常重要。在 MRI 无法充分确认致痫区边界的情况下，MEG 可以帮助神经外科医生有效识别致痫灶，进一步了解周围功能区的解剖结构[49]。MEG 还可以在协助确定颅内电极的最佳位置，颅内电极价格昂贵，常作为癫痫手术计划的一部分使用[49, 55]。MEG 信号在通过颅骨、头皮或其他组织时不会遭受严重破坏或改变，因此，MEG 的强源定位能力在癫痫治疗中尤为重要，因为治疗之前可能存在未知的特定致痫源[48, 56]。

MEG 在儿科也有应用，特别是在癫痫治疗上[57]。在一项针对患有难治性无病灶颞外癫痫儿童的研究中，MEG 和颅内电极测试结果中，手的体感区为大脑同一区域[57]。研究结果表明，MEG 不仅应为儿童癫痫手术计划的重要组成部分[57]，还可能在癫痫评估和特定手术病例中替代颅内电极。

MEG 在脑卒中治疗和脑卒中康复评估领域也有临床应用。脑卒中可能会影响 fMRI 所依据的血氧水平依赖效应，但脑卒中患者的 MEG 信号保持不变[48]。因此，MEG 可能是评估脑卒中后大脑功能和可能性重组的更好选择[58]。

MEG 还可用于诊断神经认知障碍，这也是利用了 MEG 良好的源定位能力，以及毫秒级的时间分辨率[50]，可以提供对神经网络的信息。例如，Larson 及其同事最近进行的听觉加工相关研究表明，当 MEG 与适当听觉测试结合使用时，可以帮助诊断分析中枢听觉加工障碍（central auditory processing disorder，CAPD）。在 CAPD 与另一种疾病（如 ADHD）同时存在的情况下，MEG 也能协助医生了解哪些特定的大脑区域和神经网络分别导致（以及如何导致）每种疾病[52]。

MEG 在评估和治疗阿尔茨海默病和帕金森病等神经退行性疾病上发挥着的作用越来越大。阿尔茨海默病的诊断和疾病进展水平的确定（均需要与单纯的衰老区分开）可能具有挑战性，甚至会因为存在不同的诊断标准导有争议[59]。阿尔茨海默病相关的独特可靠的"生物标记物"或神经生理过程的变化的识别能促进阿尔茨海默病的诊断和评估[59]。MEG 可以根据细胞的电磁信号检测神经元活动的变化，可能识别出特定区域的异常和缺陷，为阿尔茨海默病的诊断和疾病进展评估提供另一种检测方法[59]。

（三）患者的准备及流程

为确保检查结果有效，患者必须提前做好准

备。应取下患者衣服或身体上的所有金属[60]。患者不需要执行任务时，准备工作最少，需要做出的解释更少。如果患者必须完成（标准的）范例，那么准备工作更为复杂，必须考虑测试设计。

（四）应用、当前和未来研究

当前研究揭示了 fMRI 诸多临床上的新应用方向。MEG 已用于与皮质可塑性、语言功能和加工、神经发育，甚至社会互动和交流相关的研究[48]。例如，使用 MEG 研究人类认知活动，如当一个人看到另一个人时发生的特定大脑活动。MEG 的结果有助于揭示一个人观察到另一个人执行某些动作时，初级运动皮质发生简单生理活动[57]。

MEG 还用于检查、比较不同类型（或缺乏）眼神接触导致的大脑活动[61]。有研究表明，与闭眼相比，观看者遇到直接的目光接触，甚至视线转移，都会导致大脑活动增加[61]。

事实证明，MEG 有助于研究成人与人之间相互作用的神经科学，还能用于有关产前和新生儿的研究，协助了解脑功能发育过程。Draganova 及其同事利用 MEG 研究记录了母亲腹部传播的声音造成的胎儿神经反应，以及新生儿出生后对类似声音的反应[62]。对声音的感知和反应能力对于言语正常发育是必要的，因此，这些研究对进一步理解人类在稍大年龄发生缺陷的神经基础可能是非常重要的[62]。

研究表明，MEG 在探知记忆功能偏侧化和语言功能偏侧化上很有效[48]。事实上，Wada 测试和 MEG 在确定语言优势大脑半球上的结果有高度一致性[54]。尽管需要对 MEG 确定记忆偏侧的能力进行更多的研究，但有可能证明，MEG 是替代 Wada 测试的一个可靠性高、风险性低的方法[48]。

如前所述，MEG 在神经退行性疾病（阿尔茨海默病、帕金森病等）的诊断、评估和治疗中发挥的作用越来越大，也是进一步了解此类疾病

基础的有用工具。例如，MEG 已经用于研究帕金森病发展背后的神经网络的不规则性。近期研究表明，虽然患有痴呆症的帕金森病患者有功能性连接减少现象，但未患痴呆症的患者实际上较低的 α 频段上有某些神经网络连接增加的现象[63]。β 和 θ 谱带的变化只出现在病情更严重的帕金森病患者身上[63]。检测帕金森病患者特定脑区之间相互作用的不规则性和中断可能有助于今后对帕金森病直接原因和生理机制的研究[63]。

使用 MEG 检测幼儿各种神经发育/孤独症谱系障碍的迹象也在研究中[64]。最初，整个头部 MEG 系统是为成年人设计的；如果将这一系统用在儿童身上，由于儿童大脑和 MEG 机器之间的物理距离较大，检测结果的可靠性就会降低[64]。为了在早期识别指示自闭症谱系障碍发展的不规则神经元活动模式，研究人员开发了儿童/婴儿 MEG 系统[64]。

该系统（Artemis 123）适用于 3 岁及以下的儿童。系统可能需要使用新测试，这是因为幼儿可能无法长时间执行典型复杂测试[64]。这一系统能带来很多好处，包括可以检测神经发育与心理状况发展指标，医生能够完成可行性更高的早期保护性干预[64]。

结论

PET、MEG、fMRI 都是无创性功能成像技术，都为研究人员、外科医生和其他临床医生提供与大脑特定区域相关的重要解剖、生理和神经网络信息。每种成像技术在特定的临床情况下都有其优势和局限性。PET 使用生物分子类似物提供大脑中各种生化过程（如葡萄糖代谢）的时间、定量检测，为肿瘤或其他脑相关疾病/状况发生的生理变化提供关键信息。但是，PET 定位能力不强，并且 PET 扫描可能无法提供最有效的解剖数据。另外，PET 需要使用放射性同位素，用途受

限，尤其是在 PET 能成像的癌症类型方面。

MEG 和 fMRI 信噪比高，有助于进行脑功能定位、重要神经网络检测。fMRI 基于 BOLD 效应，依赖的神经血管耦合空间分辨率高、时间分辨率低。MEG 通过记录细胞内神经元电活动产生的微弱电磁信号来测量大脑活动，空间分辨率较低，时间分辨率极高 [21, 48]。这 2 种技术都可以使用测试激活特定大脑功能区域和神经网络。

PET、MEG 和 fMRI 提供的关键信息越来越多，能协助神经外科医生和其他临床医生在进行侵入性手术前做出更好的决定。这些技术也能实时指导术中定位和神经外科手术。未来发展目标是个性化医疗。PET、MET、fMRI 在肿瘤 / 癌症和其他神经、精神疾病的个体化治疗计划中发挥着重要作用。当前研究正在调查每种技术的新用途和应用。

参 考 文 献

[1] Bogomolny DL, Petrovich NM, Hou BL, Peck KK, Kim MJ, Holodny AI. Functional MRI in the brain tumor patient. Top Magn Reson Imaging. 2004;15(5):325–335.

[2] Farwell MD, Pryma DA, Mankoff DA. PET/CT imaging in cancer: current applications and future directions. Cancer. 2014;120(22):3433–3445.

[3] Griffeth LK. Use of PET/CT scanning in cancer patients: technical and practical considerations. Proc (Bayl Univ Med Cent). 2005;18(4):321–330.

[4] Kelloff GJ, Hoffman JM, Johnson B, et al. Progress and promise of FDG-PET imaging for cancer patient management and oncologic drug development. Clin Cancer Res. 2005; 11(8):2785–2808.

[5] Boellaard R, O'Doherty MJ, Weber WA, et al. FDG PET and PET/CT: EANM procedure guidelines for tumour PET imaging: version 1.0. Eur J Nucl Med Mol Imaging. 2010;37(1):181–200.

[6] Kiston SL, Cuccurullo V, Ciarmiello A, Salvo D, Mansi L. Clinical applications of positron emission tomography (PET) imaging in medicine: oncology, brain diseases and cardiology. Curr Radiopharm. 2009;2(4):224–253.

[7] Buerkle A, Weber WA. Imaging of tumor glucose utilization with positron emission tomography. Cancer Metastasis Rev. 2008;27(4):545–554.

[8] Tai YF, Piccini P. Applications of positron emission tomography (PET) in neurology. J Neurol Neurosurg Psychiatry. 2004;75(5):669–676.

[9] Holodny AI, Shevzov-Zebrun N, Brennan N, Peck KK. Motor and sensory mapping. Neurosurg Clin N Am. 2011;22(2):207–218:viii.

[10] Loane C, Politis M. Positron emission tomography neuroimaging in Parkinson's disease. Am J Transl Res. 2011;3(4):323–341.

[11] Miele E, Spinelli GP, Tomao F, et al. Positron Emission Tomography (PET) radiotracers in oncology—utility of 18F-Fluoro-deoxy-glucose (FDG)–PET in the management of patients with non-small-cell lung cancer (NSCLC). J Exp Clin Cancer Res. 2008;27:52.

[12] Mohile NA, Deangelis LM, Abrey LE. Utility of brain FDG-PET in primary CNS lymphoma. Clin Adv Hematol Oncol. 2008;6(11):818–820:840.

[13] Mohile NA, Deangelis LM, Abrey LE. The utility of body FDG PET in staging primary central nervous system lymphoma. Neuro-oncology. 2008;10(2):223–228.

[14] Vogelbaum MA, Jost S, Aghi MK, et al. Application of novel response/progression measures for surgically delivered therapies for gliomas: response Assessment in Neuro-Oncology (RANO) Working Group. Neurosurgery. 2012;70(1):234–243:discussion 243–234.

[15] Young RJ, Gupta A, Shah AD, et al. Potential utility of conventional MRI signs in diagnosing pseudoprogression in glioblastoma. Neurology. 2011;76(22):1918–1924.

[16] Omuro A, Beal K, Gutin P, et al. Phase II study of bevacizumab, temozolomide, and hypofractionated stereotactic radiotherapy for newly diagnosed glioblastoma. Clin Cancer Res. 2014;20 (19):5023–5031.

[17] Basu S, Alavi A. Molecular imaging (PET) of brain tumors. Neuroimaging Clin N Am. 2009;19 (4):625–646.

[18] Demetriades AK, Almeida AC, Bhangoo RS, Barrington SF. Applications of positron emission tomography in neuro-oncology: a clinical approach. Surgeon. 2014;12(3):148–157.

[19] Sureshbabu W, Mawlawi O. PET/CT imaging artifacts. J Nucl Med Technol. 2005;33(3):156–161: quiz 163–154.

[20] Kinahan PE, Hasegawa BH, Beyer T. X-ray-based attenuation correction for positron emission tomography/ computed tomography scanners. Semin Nucl Med. 2003;33(3):166–179.

[21] Schafers KP, Raupach R, Beyer T. Combined 18F-FDG-PET/CT imaging of the head and neck. An approach to metal artifact correction. Nuklearmedizin. 2006;45(5):219–222.

[22] Nehmeh SA, Erdi YE, Rosenzweig KE, et al. Reduction of respiratory motion artifacts in PET imaging of lung cancer

by respiratory correlated dynamic PET: methodology and comparison with respiratory gated PET. J Nucl Med. 2003;44(10):1644–1648.

[23] Nedergaard MK, Kristoffersen K, Michaelsen SR, et al. The use of longitudinal 18F-FET MicroPET imaging to evaluate response to irinotecan in orthotopic human glioblastoma multiforme xenografts. PLoS One. 2014;9(2):e100009.

[24] Galldiks N, Dunkl V, Stoffels G, et al. Diagnosis of pseudoprogression in patients with glioblastoma using O-(2-[F]fluoroethyl)–L-tyrosine PET. Eur J Nucl Med Mol Imaging. 2014; [Epub ahead of print].

[25] Misch M, Guggemos A, Driever PH, et al. F-FET-PET guided surgical biopsy and resection in children and adolescents with brain tumors. Childs Nerv Syst. 2014; [Epub ahead of print].

[26] Tuntiyatorn L, Wuttiplakorn L, Laohawiriyakamol K. Plasticity of the motor cortex in patients with brain tumors and arteriovenous malformations: a functional MR study. J Med Assoc Thai. 2011;94 (9):1134–1140.

[27] Peck KK, Bradbury M, Psaty EL, Brennan NP, Holodny AI. Joint activation of the supplementary motor area and presupplementary motor area during simultaneous motor and language functional MRI. Neuroreport. 2009;20(5):487–491.

[28] Belyaev AS, Peck KK, Brennan NM, Holodny AI. Clinical applications of functional MR imaging. Magn Reson Imaging Clin N Am. 2013;21(2):269–278.

[29] Knecht S, Drager B, Deppe M, et al. Handedness and hemispheric language dominance in healthy humans. Brain. 2000;123(Pt 12):2512–2518.

[30] Matthews PM, Honey GD, Bullmore ET. Applications of fMRI in translational medicine and clinical practice. Nat Rev Neurosci. 2006;7(9):732–744.

[31] Kesavadas C, Thomas B. Clinical applications of functional MRI in epilepsy. Indian J Radiol Imaging. 2008;18(3): 210–217.

[32] Kim MJ, Holodny AI, Hou BL, et al. The effect of prior surgery on blood oxygen level-dependent functional MR imaging in the preoperative assessment of brain tumors. Am J Neuroradiol. 2005;26 (8):1980–1985.

[33] Thulborn KR, Carpenter PA, Just MA. Plasticity of language-related brain function during recovery from stroke. Stroke. 1999;30(4):749–754.

[34] Thomas B, Sage C, Eyssen M, Kovacs S, Peeters R, Sunaert S. Brain plasticity and fMRI. Med Radiol. 2007;:209–226.

[35] Lee MH, Smyser CD, Shimony JS. Resting-state fMRI: a review of methods and clinical applications. Am J Neuroradiol. 2013;34(10):1866–1872.

[36] Lang S, Duncan N, Northoff G. Resting-state functional magnetic resonance imaging: review of neurosurgical applications. Neurosurgery. 2014;74(5):453–464:discussion 464–455.

[37] Tomasi D, Volkow ND. Resting functional connectivity of language networks: characterization and reproducibility. Mol Psychiatry. 2012;17(8):841–854.

[38] Van Hecke J, Gladwin TE, Coremans J, Hulstijn W, Sabbe B. [Functional MRI for schizophrenia: importance of the type of task being scanned]. Tijdschr Psychiatr. 2014;56(6):385–393.

[39] Younce JR, Albaugh DL, Shih YY. Deep brain stimulation with simultaneous FMRI in rodents. J Vis Exp. 2014;84:e51271.

[40] Pyatigorskaya N, Gallea C, Garcia-Lorenzo D, Vidailhet M, Lehericy S. A review of the use of magnetic resonance imaging in Parkinson's disease. Ther Adv Neurol Disord. 2014;7(4):206–220.

[41] Willems RM, Toni I, Hagoort P, Casasanto D. Body-specific motor imagery of hand actions: neural evidence from right- and left-handers. Front Comput Neurosci. 2009;3:39.

[42] Zijlmans M, Huiskamp G, Hersevoort M, Seppenwoolde JH, van Huffelen AC, Leijten FS. EEGfMRI in the preoperative work-up for epilepsy surgery. Brain. 2007;130(Pt 9):2343–2353.

[43] Yuan W, Szaflarski JP, Schmithorst VJ, et al. fMRI shows atypical language lateralization in pediatric epilepsy patients. Epilepsia. 2006;47(3):593–600.

[44] Wilke M, Pieper T, Lindner K, et al. Clinical functional MRI of the language domain in children with epilepsy. Hum Brain Mapp. 2011;32(11):1882–1893.

[45] Janecek JK, Swanson SJ, Sabsevitz DS, et al. Naming outcome prediction in patients with discordant Wada and fMRI language lateralization. Epilepsy Behav. 2013;27(2):399–403.

[46] Sabsevitz DS, Swanson SJ, Hammeke TA, et al. Use of preoperative functional neuroimaging to predict language deficits from epilepsy surgery. Neurology. 2003;60(11):1788–1792.

[47] Zhang X, Lei X, Wu T, Jiang T. A review of EEG and MEG for brainnetome research. Cogn Neurodyn. 2014;8(2):87–98.

[48] Hari R, Salmelin R. Magnetoencephalography: from SQUIDs to neuroscience. Neuroimage 20th anniversary special edition. NeuroImage. 2012;61(2):386–396.

[49] Haneef Z, Chen DK. Functional neuro-imaging as a pre-surgical tool in epilepsy. Ann Indian Acad Neurol. 2014;17(Suppl 1):S56–S64.

[50] Nevalainen P, Lauronen L, Pihko E. Development of human somatosensory cortical functions— what have we learned from magnetoencephalography: a review. Front Comput Neurosci. 2014;8:158.

[51] Ray A, Bowyer SM. Clinical applications of magnetoencephalography in epilepsy. Ann Indian Acad Neurol. 2010; 13(1): 14–22.

[52] Larson E, Lee AK. Potential use of MEG to understand abnormalities in auditory function in clinical populations. Front Comput Neurosci. 2014;8:151.

[53] Tognoli E, Kelso JA. Enlarging the scope: grasping brain complexity. Front Syst Neurosci. 2014;8:122.

[54] Papanicolaou AC, Simos PG, Castillo EM, et al. Magnetocephalography: a noninvasive alternative to the Wada procedure. J Neurosurg. 2004;100(5):867–876.

[55] Knowlton RC, Razdan SN, Limdi N, et al. Effect of epilepsy magnetic source imaging on intracranial electrode placement. Ann Neurol. 2009;65(6):716–723.

[56] Burgess RC. How to prepare for your MEG: Cleveland clinic. Accessed 05.01.15. Available from: clevelandclinic.org/epilepsy.

[57] Minassian BA, Otsubo H, Weiss S, Elliott I, Rutka JT, Snead 3rd OC. Magnetoencephalographic localization in pediatric epilepsy surgery: comparison with invasive intracranial electroencephalography. Ann Neurol. 1999;46(4):627–633.

[58] Rossini PM, Altamura C, Ferreri F, et al. Neuroimaging experimental studies on brain plasticity in recovery from stroke. Eura Medicophys. 2007;43(2):241–254.

[59] Fernandez A, Turrero A, Zuluaga P, et al. MEG delta mapping along the healthy aging-Alzheimer's disease continuum: diagnostic implications. J Alzheimers Dis. 2013;35(3):495–507.

[60] American Clinical Magnetoencephalography Society. Why is MEG beneficial? A guide for patients and their families. 2015. Available from: <http://www.acmegs.org/what-is-meg>.

[61] Taylor MJ, George N, Ducorps A. Magnetoencephalographic evidence of early processing of direction of gaze in humans. Neurosci Lett. 2001;316(3):173–177.

[62] Draganova R, Eswaran H, Murphy P, Huotilainen M, Lowery C, Preissl H. Sound frequency change detection in fetuses and newborns, a magnetoencephalographic study. NeuroImage. 2005;28 (2):354–361.

[63] Stam CJ. Use of magnetoencephalography (MEG) to study functional brain networks in neurodegenerative disorders. J Neurol Sci. 2010;289(1–2):128–134.

[64] Roberts TP, Paulson DN, Hirschkoff E, et al. Artemis 123: development of a whole-head infant and young child MEG system. Front Comput Neurosci. 2014;8:99.

第4章 脑肿瘤手术的白质解剖成像
Imaging White Matter Anatomy for Brain Tumor Surgery

Sonia Pujol 著

王晶晶 译 汤劼 校

大脑白质是连接灰质区域并支持大脑功能的一个复杂的有髓纤维网络。保留功能区和白质束是脑肿瘤切除手术计划的一个重大挑战。MRI 有助于描绘病变与运动性语言区的空间关系。然而，常规的结构 MRI 缺乏描绘白质纤维的对比度。因此，常规的白质通路是基于解剖学知识，但无法考虑个体差异和病变的影响。弥散 MRI 的引入和随后的弥散张量成像（diffusion tensor imaging，DTI）的发展提供了推断脑白质结构的可能性。根据 DTI 数据，纤维束成像技术能够在个体患者水平上对白质通路的轨迹进行三维演示。这些技术为外科医生提供了关于位于运动性语言区病变的白质受累的关键信息。了解肿瘤与涉及运动、视觉或语言功能的传导束的关系对于预防术后神经功能缺损至关重要。弥散 MRI 是一个研究热点，涉及来自 MR 物理学、应用数学、计算机科学和生物医学工程的多学科团队，前所未有地为临床研究人员和从业人员提供了个体患者白质通路解剖结构信息。本章介绍了弥散 MRI 数据的采集和后处理的理论基础，以及纤维束成像在临床神经外科中的应用现状。

一、弥散 MRI 的理论基础

生物组织中的弥散是基于水分子进行恒定热运动的随机位移。1905 年，Einstein 通过方程证明，当分子自由弥散时，位移分布是一个以弥散系数 D 为特征的高斯函数，位移均方与观测时间 t 成正比。

$$<r^2>=6Dt \qquad (公式 4-1)$$

当水分子遇到细胞膜和细胞器等生物屏障时，均方位移更短，观察到的弥散系数或所谓的表观扩散系数小于自由水[1]。在灰质和脑脊液（cerebrospinal fluid，CSF）中，水分子的弥散是各向同性的，与组织的方向无关。在白质中，轴突膜和包裹轴突的髓鞘限制了位移[2]。因此，水分子主要沿平行于纤维方向的方向弥散，并且弥散是各向异性的。

弥散 MRI 结合了弥散物理学和 MRI 物理学来推断大脑的结构。这种复杂的技术以无创方式提供了大脑白质的表征。MRI 技术依赖于水分子氢原子的固有特性。氢原子（质子）的原子核具有磁矩，通常称为自旋，其方向随机。在 MRI 采集期间，MR 扫描仪的强外部磁场 B_0 导致磁核自旋与磁场方向平行。添加射频脉冲以朝垂直于 B_0 的方向上偏离磁核自旋。当 RF 脉冲频率以拉莫尔频率应用时，自旋开始以锥形运动旋转，也称为进动，并且锥轴与 B_0 平行。当自旋相干进动时，它们会产生电流并被 MR 扫描仪中靠近患者的接收器线圈感应。此外，一组磁场梯度被应用于切片选择和图像编码。这些梯度会快速打开和关闭，这也是 MR 扫描采集期间听到的典型噪声的来源。处理接收器线圈中感应的电流，以提供生成 MRI 图像的信息。在 MRI 采集期间施加的一系列射频脉冲和磁场梯度称为脉冲序列。弥散 MRI 则是基于称为弥散加权成像的特殊脉冲序列。DWI 序列将一系列双极磁场梯度对添加到标准 MRI 序列中，称为弥散敏化梯度。这些梯度被用于为水分子的氢核的自旋进动添加一个相位。第一个梯度通过添加一个正相位来使自旋去相位，第二个梯度通过添加一个相反值的负相位来重新定相。如果水分子停留在同一位置，则负相补偿正相，总和为零。如果在施加第二个梯度之前水分子发生了净运动，则负相不会补偿正相，这会导致信号强度 S 在施加的梯度方向上衰减。在一对双极梯度的例子中，假设水分子的弥散呈高斯分布，信号强度 S 的衰减可以用 Stejskal 和 Tanner 方程表示[3]。

$$S=S_0e^{-bD} \qquad （公式 4-2）$$

其中 S_0 是弥散敏化梯度幅度设置为零的信号强度，b（s/mm^2）是根据弥散敏化梯度的强度、持续时间和时间间隔计算的弥散加权因子,[1] D 是 ADC（mm^2/s）。图 4-1 显示了在 WHO II 级星形细胞瘤中使用 $b=0s/mm^2$、$b=1000s/mm^2$ 和 $b=3000s/mm^2$ 进行 DWI 采集的示例。从公式 4-2 可以看出，对于给定的 b，不同 ADC 值的组织会引起不同的信号衰减。因此，弥散加权图像提供了一种独特的对比度，它对组织的弥散特性很敏感。表征 DWI 序列的参数包括 b 因子、弥散敏化梯度的数量和方向、体素大小。b 因子定义了测量对弥散过程的敏感性：b 值越大，弥散对测量信号的影响越强，图像的对比度越高。根

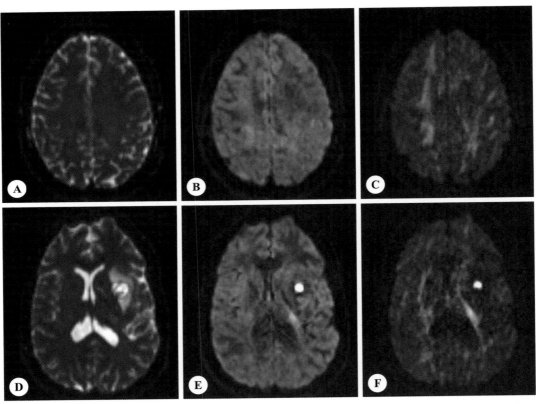

▲ 图 4-1　星形细胞瘤 WHO II 级病例在 $b=0s/mm^2$（A 和 D）、$b=1000s/mm^2$（B 和 E）和 $b=3000s/mm^2$（C 和 F）的时弥散加权图像

A、B 和 C 是半卵圆平面，D、E 和 F 是病灶层面。在 $b=1000s/mm^2$ 处，与灰质相比，白质显示出较低的信号强度。在 $b=3000s/mm^2$ 时，白质的信号强度比灰质高，并且噪声水平高于 $b=1000s/mm^2$

据所使用的弥散模型，临床扫描仪上的 b 值为 $800\sim3000s/mm^2$。弥散敏化梯度的数量受所选弥散信号模型的影响。当弥散模型是一个张量时，至少需要 6 个方向。然而，通常建议使用 30 个或更多独特的采样方向来可靠地估计张量方向[4]。最后，弥散加权图像的一个关键参数是体素的大小。虽然轴突的直径大约为 $130\mu m$，但临床 DWI 体素的大小通常为 23mm。因此，DWI 体素可能包含具有不同弥散特性的结构，从而导致部分容积效应。例如，在同一个体素中同时存在白质和脑脊液，或者所谓的脑脊液污染，在靠近侧脑室的结构中可能会产生误差[5]。同样，由穿过体素的多个纤维群引起的部分容积效应对纤维束重建具有重要意义[6]。获取具有较小体素尺寸的 DWI 扫描有助于解决部分容积效应，但这是以更长的采集时间和较低的信噪比为代价。去噪后处理可用于提高当前临床扫描仪的图像质量[7]。此外，7T 和 11T MRI 扫描仪的推出为获取具有改进分辨率和信噪比的 DWI 扫描提供了前景。

迄今为止，弥散加权采集的主要临床应用是早期检测急性缺血性脑卒中，因为降低 ADC 值可在症状发作后数小时内观察到缺血区域[8, 9]。然而，在脑肿瘤成像中，虽然肿瘤类型的组织特征存在显著差异，但 ADC 值范围的重叠使其无法用作区分肿瘤类型的可靠参数[10]。尽管如此，弥散加权扫描作为用于肿瘤检测、分期和治疗反应评估的成像生物标志物正变得越来越重要[11]。

二、实践中的弥散 MRI：图像采集伪影

弥散 MRI 使用大且快速切换的弥散敏化梯度来探测生物组织中水分子的微观位移。因此，弥散加权图像的采集会受到强梯度脉冲和患者移动的影响。

与静态磁场 B_0 的强度成正比的磁场不均匀性在骨骼和充满空气的腔（如鼻窦或耳道）之间的界面处可能产生重要影响。由此产生的图像失真在 3T 扫描仪上比在 1.5T 扫描仪上更严重，这可以使用平行成像技术进行校正[12]。其他校正失真的方法包括使用基于场图估计的后处理工具[13-15]，或者将 EPI 失真图像配准到高分辨率的结构扫描中[16-18]。校正由磁场不均匀性引起的伪影在使用术中 MRI 引导的神经外科手术中尤为重要，因为最大的图像失真是由空气和大脑切缘之间的界面引起的。在这种具有挑战性的环境中，一种结合场图和基于图像配准的校正的方法在减少几何失真方面取得了可喜的成果[19]。

弥散加权采集中产生伪影的第二个因素是弥散敏感梯度脉冲的快速切换的涡流。涡流产生的局部磁场梯度可与成像梯度结合。因此，组织所经历的梯度与脉冲序列中编程的梯度不同，并且由此产生的伪影会导致弥散加权成像的错误解读。使用自屏蔽梯度线圈和适当的校准可以减少涡流效应[20]。

最后，组织的整体运动是弥散加权采集过程中伪影的主要来源，并可能导致弥散加权图像的各类错误配准。特别是患者运动、呼吸周期和心脏搏动会严重改变图像质量。可以使用心脏门控和基于图像后处理的配准工具来纠正与运动相关的伪影[21]。或者实用的解决方案（例如舒适的头部固定器）可以帮助减少弥散加权图像错位的幅度。

磁场不均匀性、涡流和患者运动会产生伪影，从而增加解释弥散加权图像的难度。在临床环境中，MRI 扫描仪上容易获得的 DWI 序列是单 EPI 序列[22]。EPI 采集的速度（通常为每幅图像 100ms）使序列对运动具有鲁棒性。然而，EPI 扫描仍然容易受到磁场不均匀性和涡流的影响[20]。其他替代方案包括线扫描弥散成像

（line scan diffusion imaging，LSDI）序列，该序列对运动不敏感，并允许在减少图像失真的情况下进行弥散加权图像采集[23, 24]，以及快速并行成像序列，如灵敏度编码（sensitivity encoding，SENSE）技术[25]。最后，用于 DWI 质量控制的开源工具有助于提高基于临床弥散 MRI 数据的神经影像研究的灵敏度[26]。

三、弥散张量成像

DTI 被用来模拟大脑中水分子的各向异性弥散[27]。该模型使用弥散张量 D，一个 3×3 对称矩阵来表征水分子在三个维度上的位移协方差。

$$D = \begin{bmatrix} D_{xx} & D_{xy} & D_{xz} \\ D_{xy} & D_{yy} & D_{yz} \\ D_{xz} & D_{yz} & D_{zz} \end{bmatrix}$$
（公式 4-3）

对角线项（D_{xx}、D_{yy}、D_{zz}）对应于沿 MR 扫描仪测量框架三个轴的弥散方差。非对角线项（D_{xy}、D_{xz}、D_{yz}）对应于正交方向位移之间的相关性。假设水分子的位移分布为高斯分布，则公式 4-3 可写为以下形式。

$$S = S_0 e^{-b:D} = S_0 e^{-(b_{xx}D_{xx} + 2b_{xy}D_{xy} + 2b_{xz}D_{xz} + b_{yy}D_{yy} + 2b_{yz}D_{yz} + b_{zz}D_{zz})}$$
（公式 4-4）

其中 S 是应用梯度导致的信号衰减。S_0 是没有弥散敏化梯度的信号强度，D 是弥散张量，b 是 b 矩阵。由于 D 由 6 个系数完全描述，因此除了基线图像 S_0 之外，还需要至少 6 个弥散加权图像，这些图像是通过 6 个非共线方向的敏感梯度获得的。通过求解由具有不同梯度方向的弥散加权采集产生的线性方程组，可以在每个体素处计算张量的系数。将每个单独的张量对角化以计算 3 个特征值（λ_1、λ_2、λ_3）和 3 个正交特征向量（e_1、e_2、e_3）。特征向量对应于弥散张量的主轴，主特征向量对应于最大弥散的方向。特征值对应于沿着特征向量的表观扩散系数。DTI 数据中包含的信息可以使用弥散张量椭球进行可视化，其中主轴对应于特征向量，轴的长度与特征值的平方根成正比[28]。弥散张量椭球表示放置在其中心的水分子的弥散等概率面。当特征值彼此显著不同时，弥散是各向异性的。如果主特征值 λ_1 远大于 λ_2 和 λ_3，则弥散优先发生在特征向量 e_1 的方向上，椭球呈雪茄形。如果 λ_1 和 λ_2 相似且大于 λ_3，则弥散沿 e_1 和 e_2 方向发生，椭圆体呈圆盘状。如果 λ_1、λ_2 和 λ_3 等效，则弥散是各向同性的，椭圆体是球形的。根据这种形式，在白质纤维中，弥散张量椭球呈雪茄形，最大特征值对应于水分子在平行于纤维方向的迁移率。在灰质或脑脊液中，向各个方向弥散，弥散椭球是球形的。图 4-2 显示了胼胝体水平的轴向 DTI 图像：雪茄形椭圆体（A 区）代表白质束压板中的各向异性弥散，球形椭球体（B 区）代表相邻侧脑室的各向同性弥散。

弥散张量椭球以体素尺度优雅和直观地展示了包含在 DTI 数据集中的信息。随后引入了人脑的方向编码颜色（directionally encoded color，DEC）地图来表示弥散张量图像中包含的方向信息，并可视化白质通路的方向[29]。在 DEC 图中，纤维的方向由特征向量描述，与最大特征值相关联，并使用颜色表示。左右方向的纤维，如胼胝体呈红色；前后方向的纤维，如扣带回的

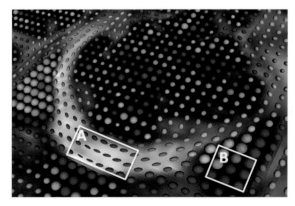

▲ 图 4-2　弥散张量椭球

该图表示叠加在胼胝体水平的 T_2 加权切片上的轴向 DTI 图像。在压板（A 区）中，弥散是各向异性的，张量椭球是雪茄形的。在充满脑脊液的侧脑室（B 区），弥散是各向同性的，张量椭球是球形的

上段呈绿色；上下方向的纤维，如皮质脊髓束（corticospinal tract，CST）为蓝色。因此，DEC 地图提供了主要连合、关联和投影白质纤维通路的一种直观可视化模式。

除了弥散数据的颜色编码外，还引入了旋转不变各向异性度量的弥散图，以提供对大脑不同区域弥散张量大小和形状的定量评估。两个最常见的测量值是平均弥散率（mean diffusivity，MD）和分数各向异性（fractional anisotropy，FA）。MD 对应于三个特征值的平均值，并且在正常脑实质中相对均匀。FA 基于特征值的归一化方差，表示弥散过程的各向异性程度。FA 值范围为 0.0（各向同性弥散）~1.0（各向异性弥散）。在正常大脑中，高各向异性和低弥散率的体素主要对应于白质，低各向异性和低弥散率的体素主要对应于灰质，低各向异性和高弥散率的体素对应于脑脊液[28]。图 4-3 显示了一个 WHO Ⅲ 级星形细胞瘤病例中的 MD、FA 和 DEC 图。在手术计划期间，将弥散模式变化的定量信息与 DEC 图提供的方向信息相结合，有可能为外科医生提供病灶附近纤维束的位置和完整性等相关临床信息。

近年来，已经进行了许多研究来调查 DTI 衍生测量在表征肿瘤组织的细胞结构和各向异性方面的潜在应用。然而，结果显示不同研究之间总体上缺乏一致性，这可能是由于采集和后处理方案的差异。例如，使用 FA 和 MD 值来区分血管源性水肿和肿瘤浸润性水肿的研究得出了相互矛盾的结果，很可能是由于选择的感兴趣区域（regions of interest，ROI）存在差异[30, 31]。此外，细胞外空间与细胞内空间的比率或组织的血管分布等因素也会影响测量结果[30]。一些探索性工作已经研究了其他弥散图的使用，其中包括轴向和径向弥散率[32]、ADC 梯度值[33] 和基于 DTI 的概率图[34]。这些图似乎是评估胶质瘤附近水肿组织弥散特性的有效工具。然而，由于脑肿瘤在同种类型内和跨肿瘤类型的异质性，以及弥散 MRI 体素的低分辨率，使用 DTI 衍生序列来表征的肿瘤对白质的影响仍然具有挑战性。因此，基于 DTI 数据的组织微观结构的定量评估尚未用于手术计划。信噪比的进一步改进、采集参数的标准化、后处理协议、组织学验证将有助于提高 DTI 指标的稳健性，并增加它们作为非侵入性成像生物标志物的作用，用于评估神经胶质瘤中的白质受累情况。弥散峰度成像（diffusion kurtosis imaging，DKI）的最新研究通过量化弥散分布而非高斯分布来完善弥散过程的建模[35]。与经典 DTI 指标

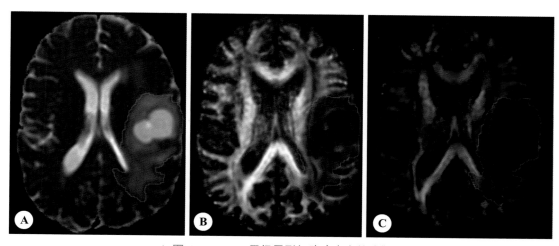

▲ 图 4-3　WHO Ⅲ 级星形细胞瘤患者的弥散图
该图显示了肿瘤和瘤周水肿的横截面的平均弥散率（A）、分数各向异性（B）和方向编码颜色（C）。在 3 个轴向图像中勾勒出了瘤周水肿（蓝色）

（如 FA 和 MD 值）相比，使用 DKI 指标区分低级别和高级别神经胶质瘤的初步研究获得了较好的结果[36]。

四、高角分辨率弥散成像

虽然 DTI 提供了一个强大的工具来研究水分子在大脑中的各向异性弥散，但张量模型只能恢复每个体素的单个纤维方向，无法描述多个纤维群共存的复杂解剖区域。MR 扫描仪和并行成像序列的技术进步使人们能够采集具有大量弥散敏化梯度的弥散加权图像，通常在 64 100 个方向的范围内。因此，引入了使用相对大量梯度方向和高 b 值（$b>1500s/mm^2$）的高角分辨率弥散成像（high angular resolution diffusion imaging，HARDI）技术，以实现多纤维群的建模[37]。高 b 值有可能通过在一个纤维群的快速弥散系数和另外两个纤维群的慢弥散系数之间提供更好的对比来解决纤维交叉的挑战[38]。HARDI 采集序列的设计和实施是一个活跃的研究领域，对于最佳 b 值和弥散敏化梯度方向的数量并没有达成共识。对健康受试者的研究表明，至少需要 45 个梯度方向和 $3000s/mm^2$ 的 b 值才能正确表征弥散加权信号[39]。

已经提出了许多数学模型来描述 HARDI 数据的给定体素内具有不同取向的纤维群的情形[40]。这些复杂的模型试图以离散方式或取向分布函数来估计组分纤维。此类框架大多基于混合模型，如多张量拟合和球形去卷积。多张量模型是基于以下假设的高斯混合模型，即弥散信号衰减是来自多个光纤群的信号衰减的总和，每个纤维群都建模为一个张量[37, 41]。多张量方法的局限性在于需要估计在给定体素中拟合的纤维群的数量。球形去卷积方法通过生成纤维取向分布的估计值克服了这一限制，而无须事先假设体素中存在的纤维群数量[42, 43]。其他模型，如表征白质中弥散信号衰减的 CHARMED 框架就高斯（受阻）弥散和非高斯（受限制）弥散的分布而建模[44]，以及基于 Funk-Randon 变换的 Q 球成像，这些模型不需要对弥散过程进行任何假设[45]。其他重建方法侧重于表征底层纤维取向的分布，如持久角结构磁（PAS-MRI）[46] 和弥散取向变换（diffusion orientation transform，DOT）[47]。近年来，多壳式 HARDI 的使用效果已有研究，每一层 HARDI 都具有不同的 b 值。多壳式 HARDI 方案的一个应用实例是人类连接组项目联盟协议[48]。采集协议由 90 个梯度方向和 5 个基线图像组成，该图像采集 2 次并具有 3 个 b 值（$b=1000s/mm^2$、$2000s/mm^2$ 和 $3000s/mm^2$）。然而，这种复杂的序列需要大约 1h 的总扫描时间来覆盖全脑，因此尚不符合神经外科的临床需求。同样，弥散光谱成像（diffusion spectrum imaging，DSI）是一种基于弥散光谱测量的无模型方法，需要大量测量次数，通常为 500 次，以及高 b 值和长程采集时间[49]。最近的发展使用压缩传感加速 DSI 的结果显示了在不丢失关键信息的情况下减少采集时间的采集结果[50]。截至今天，Q 球成像、多壳式 HARDI 和 DSI 技术主要用在神经科学研究中提供大脑连接图。人类连接组项目正在做出前所未有的努力，通过改进 MRI 梯度硬件和采集效率来提高高角分辨率弥散成像采集的灵敏度[51]。预计这些新的弥散成像方法将有助于描绘白质交叉区域。

五、弥散 MRI 纤维束示踪成像

纤维束示踪成像指根据弥散 MRI 数据对脑白质通路轨迹进行三维重建。该技术基于以下假设：每个体素的主要弥散方向与底层纤维的主要方向对齐。纤维束示踪成像方法可以分为 3 类：确定性法、概率性法和全局性法。确定性纤维束成像算法通过跟踪每个体素的局部张量信息来示踪白质纤维束[52-55]。从种子点开始，该技术通过沿着估计的纤维束方向生成一条线来重建白质纤维的轨迹，直到达到终止标准为止。流线跟踪算法使用主特征向量作为估计的纤维束方向[52, 53]。张量偏转（TEND）方法使用整个弥散张量，并且在计算主特征向量方向未确定的低各向异性交叉区域表现出更佳的性能[56]。最常见的终止标准是基于各向异性阈值或局部纤维束曲率。各向异性阈值通常基于一个在 0.1～0.2 内的 FA 值，旨在当算法到达脑脊液或灰质区域时停止纤维束成像重建。角度阈值旨在防止在纤维束重建期间产生与已知解剖结构不一致的急转弯。在 ROI 中根据神经解剖设置允许识别的主要白质通路[57]，并且健康受试者的 DTI 纤维束成像为确定 ROI 内的白质通路提供了大量参考资源[58]。虽然确定性方法可以计算出主要白质通路的忠实的解剖学重建，但该技术建立在每一种子点只存在唯一的纤维束方向的假设下。因此，该算法无法解析纤维交叉区域。此外，由于纤维束传播仅基于局部弥散信息，弥散主要方向的估计误差可能会因图像噪声或图像失真而累积。因此，跟踪过程中某一点的小错误可能导致错误的解剖重建。这些限制推动了概率法的发展，该法计算出给定种子点发出的纤维束的方向的分布，并为每个特定的方向分配一个置信水平[59-64]。概率流线法使用的纤维束示踪技术与确定性法相同，但该算法不是在每个体素上选择唯一的传播方向，而是从可能的方向分布中选择出的大量路径。其结果可以表示为概率图，即每个体素被分配通过它的重建束的数量或百分比。图 4-4 显示了健康受试者锥体束（pyramidal tract，PT）概率重建的示例[65]。虽然此类地图提供了有用信息，但从概率跟踪得出的概率值不包含关于重建的解剖准确性的信息[66]。尽管如此，概率纤维束成像可以为神经外科医生提供与重建通路相关的不确定性的信息。最近关于概率跟踪和 Q 球弥散模型相结合的工作显示出比确定性方法更好的灵敏度和解剖精度[67]。尽管如此，确定性和概率性纤维束成像都是局部纤维束成像技术，单个体素中的扰动会破坏纤维束追踪过程。这种限制推动了基于完整白质几何结构全局重建的全局纤维束成像方法的发展[68]。在这种方法中，使用优化的小片段对纤维束进行建模，以最小化出一个单位，它代表了弥散数据提供的组织微观结构信息和纤维束曲率的先验知识的折中[69, 70]。其他全局纤维束示踪成像方法通过水分子弥散数据将纤维束建模为最短距离路径[71, 72]。图 4-5 显示了通过局部和全局方法对胼胝体进行的纤维束成像重建。虽然全局纤维束示踪成像方法克服了由弥散数据中的局部扰动带来的问题，但计算时间长，以及标准制订的困难阻碍了它们的临床应用。最近优化的全局纤维束成像的研究已经证明了其临床应用前景[73, 74]。

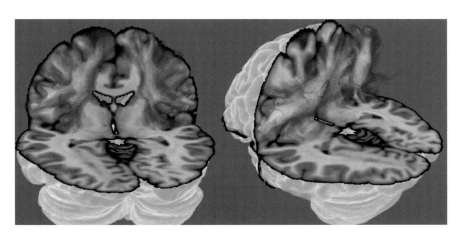

◀ 图 4-4 锥体束的概率纤维束成像重建
浅黄色区域代表最有可能发现纤维束的位置。深红色区域表示该体素有纤维束通过的概率偏低（经 Society of Neuroscience 许可转载，引自 Eickhoff et al.[65]）

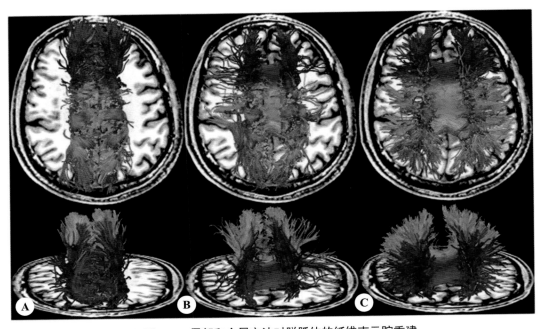

▲ 图 4-5　局部和全局方法对胼胝体的纤维束示踪重建

A. 基于张量的流线法；B. 基于 Q 球的流线法；C. 全局自旋玻璃算法（经 Elsevier 许可转载，引自 Mangin et al. [68]）

（一）运动、语言和视觉通路的纤维束重建

在神经科学研究中，纤维束示踪成像方法已被用于研究主要的投射、连合和关联白质通路，并比较群体间差。因此，在个体患者水平上将运动、视觉和语言功能相关的纤维束可视化吸引了神经外科界越来越多的兴趣。

1. 运动通路

由于锥体束在四肢主动运动中的关键作用，绝大多数神经外科纤维束示踪成像研究都集中在 PT 上。PT 连接运动皮质和脑干及脊髓，包括皮质脊髓束和皮质延髓束（corticobulbar tracts，CBT）。CST 产生于初级运动皮质，通过放射冠会聚，并穿过内囊后肢、大脑脚、脑桥基部和延髓锥体。CBT 来自运动皮质的外侧部分，会聚到放射冠，继续穿过内囊膝和大脑脚，终止于颅运动核。CST 与 CBT 一起运行，并且无法在 DTI 颜色图中相互区分。

关于脑肿瘤患者 CST 重建的早期研究展示了纤维束成像在描绘纤维束和肿瘤之间的空间关系方面的潜力 [54, 75]。一项关于 DTI 神经导航在脑胶质瘤手术切除中的影响的临床研究表明，该技术有助于减少术后运动缺陷 [76]。然而，由于半卵圆中心区域与上行纤维束、胼胝体和短 U 型纤维交叉，CST 的重建仍然具有挑战性。因此，大多数基于单张量模型的纤维束成像算法无法表示对应于面部和舌头区域的外侧初级运动皮质发出的锥体纤维。19 个国际纤维束示踪成像协作组对确定性、概率和全局纤维束示踪成像算法在低级别和高级别胶质瘤 PT 重建中的解剖准确性和临床相关性的评估表明，不同成像方法之间存在很大差异 [77]。最近比较确定性和概率算法对脑肿瘤患者术前 DTI 数据的准确性和精度的研究表明，尽管单张量模型在重建横向运动通路中的敏感性较差，但概率算法的假阴性结果较少 [78]。同样，使用 $b = 1000 s/mm^2$ 的多张量纤维束显示有望描绘支配面部和舌头区域的纤维束，而这些纤维束以前无法通过传统的单张量纤维束成像方法获得 [79, 80]。

2. 语言通路

弓状束（arcuate fasiculus，AF）和额枕下束（inferior fronto-occipital fasciculus，IFOF）是涉及语言功能的两个主要通路，是神经外科越来越感兴趣的领域[81]。AF 参与语言处理的纤维束的背侧部分，并被描述为由直接和间接途径组成。该纤维束的直接通路长段连接 Broca 和 Wernicke 区域。间接通路横向延伸，由连接 Broca 区与位于顶叶下小叶的 Geschwind 区域的前段和连接 Wernicke 与 Geschwind 区域的后段组成[82]。IFOF 是语言处理通路的腹侧部分，它通过颞叶连接枕叶腹侧和眶额皮质[81]。

语言通路的纤维束重建可用于脑肿瘤切除的术前计划[83, 84]，并预测术后语言恢复[85]。此外，纤维束重建术已与术中直接电刺激（direct electrical stimulation，DES）相结合，以帮助在术中保留语言束[86, 87]。对左优势大脑半球白质语言通路出现肿瘤的患者的研究表明，概率纤维束成像在估计 AF 范围方面优于流线确定性算法[88]。同样，在神经外科病例的语言通路重建中，专门用于解剖学连通性分析的全局搜索方法比确定性流线法和 TEND 算法具有更好的可靠性，其结果类似于耗时的全局或概率方法[89]。

其他方法（包括高清纤维束示踪显像）有希望描述额叶和颞区 AF 的不同分支，以及弓状束的末端分支[90]。将 HARDI 和压缩感知技术结合，即一种先进的信号处理技术，在一个纳入了 8 例颞叶神经胶质瘤患者的研究中，改善了弥散信号干扰区域中语言通路的纤维束成像重建的问题，同时克服了扫描时间过长的问题[91]。

由于大脑中语言功能位置的个体差异，在弥散数据中追踪 AF 路径仍存在技术困难。电刺激绘图表明，语言功能区远远超出传统的 Broca 区的边界，如图 4-6[92] 所示。人类语言功能的白质通路的连通情况仍然存在争议[93]。在这种情况下，纤维束成像结合术中电刺激为重新评估语言

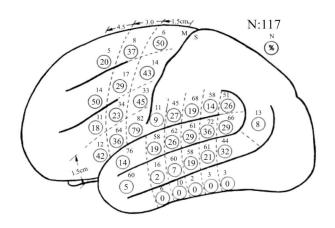

▲ 图 4-6　117 例左大脑半球优势患者语言功能区定位的变异性

上面的数字代表在给定区域内有一个语言功能区的患者数量。下方圆圈中的数字代表具有诱发性命名错误部位的患者百分比（经 Journal of Neurosurgery Publishing Group 许可转载，引自 Ojemann et al.[92]）

的解剖功能连接提供了独特的机会[94]。

3. 视觉通路

视辐射（optic radiations，OR）将视觉信息传送到视觉皮质。视觉纤维束从外侧膝状体（lateral geniculate body，LGN）发出，环绕侧脑室枕角的顶部，终止于距状沟的初级视觉皮质。OR 由三束组成：后束、中央束和前束。后束从 LGN 直接延伸到枕叶皮质；中央束呈前弯，沿侧脑室房部外侧壁和侧脑室枕角走行。前束或 Meyer 襻完全绕颞角尖端绕行，向后绕过侧脑室并会聚于距状裂的下唇。

Meyer 襻传输对侧上半视野的视觉信息，了解该解剖结构的位置对于在切除颞叶病变时避免象限盲是必不可少的。然而，Meyer 襻的前部具有很高的变异性，这使得在个体患者中预测其精确位置变得困难。几项研究已经使用 DTI 来描绘健康受试者的 OR 和 Meyer 襻[96-99]。因此，DTI 纤维束成像已被作为前颞叶切除术引起的视野缺损的潜在预测指标[100-103]。由于解剖结构的复杂性，已经提出了几种探索性方案来追踪 OR，包括增加弥散敏感梯度方向的数量[104]，使用带

有 0.9mm 各向同性体素的 DWI STEAM MRI 序列[105]，以及使用多种体素体积[106, 107]。然而，截至今天，对于重建 OR 的最佳纤维束成像方法及参数还没有达成共识。在健康受试者和癫痫患者中，概率方法已经证明了比确定性方法更好的结果，主要是因为它们允许在每个体素上有更多可能的纤维束方向[108, 109]。尽管如此，OR 的弯曲、Meyer 襻的急转弯及与它们接近的其他白质束，包括钩状束、下纵束和下枕颞束的干扰，仍然是大多数纤维束成像技术的挑战。

（二）纤维束成像在脑肿瘤手术中的作用

脑肿瘤是占位性病变，可影响与运动、视觉和语言功能相关的白质通路。现代脑肿瘤手术的历史可以追溯到 1 个多世纪前，在训练有素外科医生的努力下，手术技术不断优化。手术治疗的目标是最大限度地切除的病灶，同时保留功能区皮质和皮质下白质，以避免术后造成神经功能缺损。因此，了解关键通路的位置和完整性对神经外科医生来说至关重要。在这种情况下，弥散纤维束成像也常被应用，作为脑影像数据的一部分。图 4-7 为第一个发表的脑膜瘤患者 CST 纤维束重建的三维视图[54]。

今天，该技术是唯一一种在手术计划期间绘制白质束的非侵入性方法[110]。对肿瘤附近白质通路的轨迹和完整性进行个性化重建的可能性代表了脑图谱的一项重大技术进步[55, 111]。纤维束成像图可以帮助描绘脑肿瘤生长对白质通路的病理影响，包括纤维的位移、破坏、浸润和破坏[112, 113]。此外，由于纤维束成像是无创的，因此可以从一次 DWI 采集的图像多次重复进行纤维束重建，并且对患者没有任何风险。交互式纤维束成像的应用程序已被用于帮助临床医生探索和解释 DTI 数据。这些应用程序允许临床研究人员使用框或椭圆形 ROI 显示特定的纤维，这些 ROI 可以交互地定位在一组预先计算的路径中[114]。同样，已经提出动态种子点来"即时"生成纤维束重建，以帮助神经外科医生定义肿瘤周围束的位置和轨迹（图 4-8 和图 4-9）[115]。其他交互式应用程序包括显示肿瘤边界特定距离内或特定范围内的纤维束的工具[115]，也可用纤维束存在可能性的百分比表示[116]。

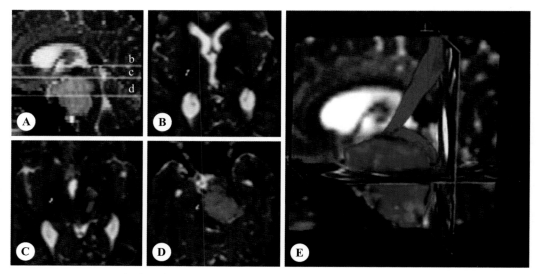

▲ 图 4-7　1 例脑膜瘤患者的皮质脊髓束重建，显示了 CST 因肿瘤压迫造成了变形

A. 显示肿瘤范围的 T_2 加权正中矢状图像；B 至 D. 左（黄色）和右（红色）皮质脊髓束叠加的 T_2 加权轴向图像，部分切面在 A 中有示意；E. 肿瘤表面渲染模型（绿色）和 CST 的纤维束成像重建（红色）的三维视图（经 Elsevier 许可转载，引自 Stieltjes et al.[54]）

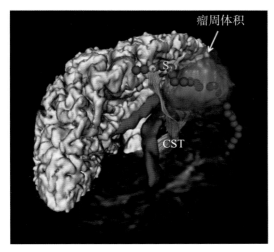

▲ 图 4-8　复发性 / 残留的 WHO Ⅱ 级少突胶质细胞瘤的"动态"纤维束成像

该图显示了覆盖在 DEC 图像上的肿瘤复发区域（深绿色）和肿瘤周围区域（浅绿色）侵占运动皮质（红色基准点）的 3D 表面模型。皮质脊髓束的一部分是由位于运动皮质区域的基准 S_2（黄色）产生的。可以在肿瘤周围区域移动种子点以探索纤维束和肿瘤之间的空间关系。并添加了侧脑室（蓝色）和左大脑半球皮质表面（白色）的 3D 模型以供解剖参考。CST. 皮质脊髓束

（三）纤维束成像作为增强大脑图谱的工具

纤维束成像可用于补充从其他大脑成像技术中获得的信息。纤维束重建提供的解剖信息可以与功能性磁共振成像和 DES 数据提供的功能信息相结合，为神经外科医生提供功能皮质区域及其皮质下结构的三维可视化图像。

fMRI 是一种非侵入性功能映射技术，它在受试者执行任务时使用血氧依赖水平相关对比度测量脑血流的变化。该技术在神经外科界吸引越来越多的兴趣，以确定皮质运动和语言区域的位置，以及它们与肿瘤的关系[117-120]。使用 fMRI 激活图作为纤维束成像的播种 ROI 使特定功能区域的可视化成为可能（图 4-9）[75, 121]。这种组合方法可以显示白质束的位移[122]，并在肿瘤、坏死或水肿组织使解剖标志的识别具有挑战性时提供

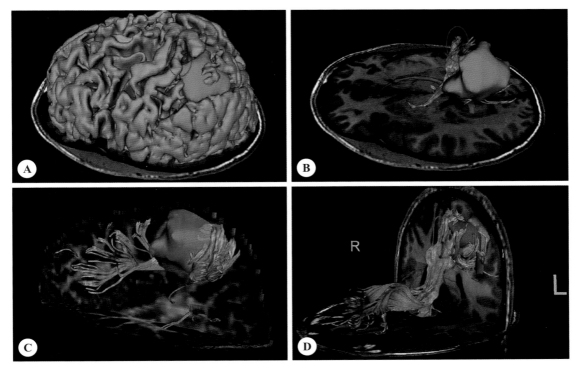

▲ 图 4-9　WHO Ⅱ 级星形细胞瘤的手术计划

额顶肿瘤（绿色）有和没有皮质表面渲染（粉红色）的示意图（A 和 B）。纤维束成像重建显示由手动播种（B）定义的皮质脊髓束（B）、由后动态播种（C）产生的顶叶束、由右侧 fMRI 激活区域（品红色）（D）播种产生的纤维束投影（经 Kraus Back and Neck Institute 许可转载，引自 Golby et al.[115]）

有用的信息。尽管如此，纤维束成像和fMRI都具有已知的局限性，它们都缺乏相关纤维束的真实解剖信息，使得这两种技术的验证变得困难。纤维束重建和fMRI激活图的结合使用可以允许比较评估一种技术与另一种技术，不同技术的结果是否具有一致性可为神经外科医生提供有用的信息。

术前纤维束成像重建可以与术中唤醒获得的DES数据整合，用于肿瘤切除手术中识别功能区。作为功能性脑成像的临床金标准，DES允许识别位于肿瘤边界的皮质位点和皮质下通路[123-128]。来自DES位点的种子束可以识别显著的白质通路（如CST和AF），并帮助神经外科医生了解它们与病变的关系[86, 87, 129, 130]。此外，由于DES是一种侵入性技术，因此在手术计划期间可以使用纤维束成像来指导显著纤维束的位置。最后，DES信息可以提供真实情况以评估纤维束重建的可靠性[131]，并量化纤维束跟踪算法的灵敏度[67]。

将术前fMRI激活图和纤维束成像重建与术中DES相结合，有可能为神经外科医生提供更丰富的关于瘤周纤维束位置的信息[132]。需要临床研究来评估使用功能信息对瘤周纤维束重建准确性的影响。

（四）纤维束成像作为神经导航的工具

术前DTI纤维束成像重建可以集成到神经导航工作站中，以提供感兴趣的白质束的三维可视化图像及其与手术期间关键解剖结构的关系[133, 134]。与使用没有纤维束成像数据的标准导航系统相比，纤维束术前轨迹的可视化已被证明有助于神经外科医生在重要皮质区域进行干预[76]。纤维跟踪和皮质下刺激的组合提供了有用的解剖信息，有助于术中保存PT的完整性[135]。围绕单个流线的包裹表面已被提议用于简化白质束边界的成像，并以更高的安全边界来补偿图像

失真和配准误差[136]。此外，术中弥散MRI采集开辟了使用主要特征向量的二维图像评估手术过程中白质结构位移的可能性[13]，以及关键通路的纤维束成像重建的可能性，如PT[84, 138, 139]。术前和术中DTI的联合注册数据已被证明可用于描绘由于手术引起的大脑变形引起的主要白质通路的位移[84, 140]。

（五）当前纤维束成像的局限性

基于DTI的纤维束成像在临床环境中越来越受到关注，这主要是由于在大多数MRI扫描仪上实现了采集弥散序列，以及应用商业和开源纤维束成像软件。虽然纤维束成像重建可以提供临床相关信息以协助术前绘图和术中导航，但该技术基于依赖于许多假设的复杂数学模型。因此，用于神经外科决策的纤维束成像工具的实用性和可用性受到了弥散MRI数据分辨率和该技术未解决的挑战的限制。

1. 复杂的图像采集和后处理流程

从实际操作的角度来看，纤维束成像处于复杂的图像采集和后处理流程的末端，该流程仍然依赖于硬件、软件和操作员。影响纤维束成像重建准确性和可重复性的因素包括MRI扫描仪的特性、采集序列的参数和DWI数据的质量。DWI数据的预处理已被证明有助于减轻弥散加权成像采集中的伪影，这些伪影可能导致在整个纤维束成像后处理中引入错误。对于DTI和HARDI方案，EPI图像失真的校正应包含在任何弥散MRI研究中[141]。此外，弥散模型、纤维束跟踪算法和纤维束参数的选择等因素都会影响纤维束成像结果的准确性[77, 142-145]。

2. 微观结构的宏观图片

纤维束重建提供了潜在微观结构的间接宏观表示。一个单一的DWI体素通常大小在1.5～5mm的范围内，包含了数以万计的轴突。这对白质通路彼此相邻纤维交叉区域（如胼胝体

和扣带回）或通路相交的交叉纤维区域（如上纵束和半卵圆中央的 CST）的重建提出了严峻挑战。在这些区域中，只能解析体素内单个纤维方向的弥散张量模型不适用于预测纤维束的方向。近年来，许多技术的发展都试图克服 DTI 在临床应用中的局限性[146]。结合了 HARDI 和 DSI 技术的高清纤维跟踪（high definition fiber tracking, HDFT）已显示出对受试者和神经外科病例的复杂交叉区域的纤维轨迹描绘的进步[90]。然而，45min 的扫描采集时间仍然限制了该技术在临床的应用。与用于描绘复杂结构区域的连接性的标准 DTI 方法相比，在 13min 的临床可行时间范围内结合 HARDI 采集和概率 Q 球纤维束成像的方法显示出了更好的结果[78]。

3. 病理区域的限制

除了具有多个纤维群的复杂解剖区域带来的困难之外，肿瘤组织和水肿引起的解剖结构中断可能会干扰纤维束成像的算法。脑肿瘤在肿瘤类型内和肿瘤类型之间的异质性，再加上它们对白质纤维的病理影响的异质性，使得脑肿瘤的场景非常复杂。肿瘤可以破坏、取代和浸润白质。此外，肿瘤周围水肿的存在和性质因肿瘤类型而异。在脑膜瘤和转移性肿瘤中，瘤周水肿被认为是纯血管源性水肿，而浸润性胶质瘤的周围则包括了血管源性和肿瘤性水肿[32]。血管源性水肿和肿瘤浸润性水肿都会引起组织游离水含量的变化，从而导致 FA 值降低。因此，虽然底层纤维的结构可能不受影响，但在水肿区域，纤维束重建可能会变得不准确和不一致。这对神经胶质瘤切除的神经外科计划提出了关键问题，因为区分破坏的白质束和完整的白质至关重要。评估不同 FA 阈值对神经胶质瘤附近纤维重建影响的研究表明，0.15～0.2 的 FA 阈值允许重建可能被肿瘤细胞浸润的纤维束[147]。使用新的双张量无损卡尔曼滤波纤维束成像方法，在重建肿瘤周围水肿影响下的弓状束中显示出了有希望的

结果[148]。使用广义 Q 采样成像（q-sampling imaging, GQI）的方法在瘤周水肿区域定位纤维束的可视化方面表现出比基于 DTI 方法更好的性能[149]。同样，对一小群患者的前瞻性研究证明了结合 HARDI 技术和压缩传感技术追踪瘤周水肿区域纤维束的可行性，并且其采集时间与临床常规相符[91]。最后，限制光谱成像（restriction sprectrum imaging, RSI）的引入已显示出了有希望的结果，可根据其固有弥散特性区分组织内的水肿区域[150]。

4. 脑组织移位带来的局限性

使用纤维束成像结果进行神经外科决策的限制往往来自脑组织移位。大多数商业神经导航工作站使用从术前弥散 MRI 数据生成的 DTI 纤维束成像图进行导航。然而，由于重力引起的大脑变形和开颅及硬脑膜打开后发生的脑脊液丢失会导致术前地图和大脑术中位置之间的错位。据报道，在胶质瘤切除术中，白质束的平均位移为 2.7mm，术中位移从向内移动 8mm 到向外移动 15mm 不等[140]。因此，使用神经导航系统要求神经外科医生通过观察血管、皮质回和脑沟等解剖标志来评估位移，并在脑中补偿大脑转移的影响。术中 MRI 采集可用于生成移位白质束的纤维束成像重建，并帮助了解它们与手术切除腔的空间关系[84, 88, 139]。然而，由于在切除腔内的空气和组织之间的界面处的弥散加权图像的严重失真，术中 DTI 纤维束成像仍然具有挑战性。此外，由于术中设置的时间限制，弥散梯度的数量通常小于术前成像。最后，术中 MRI 系统的成本和复杂性仍然是其广泛应用的限制因素。其他方法包括将超声成像与神经导航系统相结合，以及将术中 3D 肿瘤超声图像叠加到术前成像上，可以帮助外科医生评估和补偿脑移位[151, 152]。今天，脑移位仍然是一个活跃的研究领域，并且已经提出了基于超声自动更新术前 MRI 数据以补偿大脑变形[153]。术前纤维束成像重建到术中空间的非

刚性配准也显示出了解决大脑移位问题的有希望的结果[103, 154]。

5. 纤维束成像误差带来的后果

纤维束成像技术的局限性会导致误差，这些误差可被描述为假阴性纤维束和假阳性纤维束。

假阴性纤维束是纤维成像算法无法重建的解剖路径。假阴性纤维束的例子包括缺失的外侧皮质延髓纤维，这些纤维起源于初级运动皮质的面部、唇部和舌头区域。纤维束的丢失可能在神经外科场景中造成严重问题，因为纤维束成像图中纤维束的缺失或中断并不一定意味着纤维束在解剖学上被破坏。因此，假阴性束会导致神经外科医生低估关键白质结构的大小，并可能导致术后神经功能缺损[155]。当靠近肿瘤的纤维束在 DTI 重建中出现切断时，外科医生很难判断肿瘤是否已经侵入白质，或者是否因为纤维追踪算法找不到它而丢失了该纤维束。因此，不应使用阴性纤维束成像的结果来排除功能性纤维束的存在[156]。

假阳性纤维束是代表临床中现实并不存在纤维。假阳性束的例子包括穿过另一个大脑半球的皮质脊髓纤维[66]。假阳性纤维与预期束的纤维具有相似的外观，只是它们在解剖学上是错误的。在神经外科场景中，假阳性重建会阻碍感兴趣区域的可视化或导致肿瘤切除的不完全。

纤维束成像结果的解释需要扎实的神经解剖学知识，假阴性和假阳性纤维束都增加了评估纤维束重建的解剖精度的难度。在出现坏死和肿瘤浸润性水肿的高级别胶质瘤中，很难判断是由于病理还是纤维束成像错误而丢失了一条纤维束。在这种情况下，不应将纤维束成像用作神经外科决策的独立评估工具。脑外科手术期间的术中皮质和皮质下电刺激可以提供有关白质通路终止位置的真实信息，并帮助神经外科医生评估术中纤维束重建的有效性[67]。

弥散 MRI 数据的复杂性催生了在追踪白质通路的新计算方法中的新探索，因此需要验证纤维束成像结果的真实性，以评估该技术的临床效用和可用性。目前国际上已经开始致力于对从脑肿瘤患者获得的临床弥散 MRI 数据对纤维束成像方法的性能进行标准化评估[77, 157]。这些努力汇集了执业神经外科医生和弥散 MRI 研究人员，以期制订一套用于指导神经外科的弥散 MRI 纤维束成像的标准和指南。

结论

弥散 MRI 为了解大脑白质的组织提供了一个独特的窗口。纤维束重建非侵入性地可视化了白质通路的轨迹。近年来，弥散加权 MR 图像的采集和后处理取得了相当大的进展。随着大多数临床 MR 扫描仪上的弥散序列的可用性，以及各种纤维束追踪软件包的开发，纤维束成像正在成为众多外科中心脑图谱评估的一部分。虽然纤维束成像重建可以为脑肿瘤切除计划提供有关肿瘤周围白质解剖结构的临床相关信息，但不应在没有意识到和理解其当前局限性的情况下使用该技术。纤维束成像数据的验证将有助于建立该技术的临床实用性和可用性。

弥散 MRI 是一个活跃的研究领域，它产生了前所未有的丰富的脑白质解剖信息。在未来，用于绘制脑白质通路的弥散 MRI 工具的改进将继续推进脑肿瘤患者的组织表征、手术计划和随访等工作。

参 考 文 献

[1] Le Bihan D, Breton E, Lallemand D, Grenier P, Cabanis E, Laval-Jeantet M. MR imaging of intravoxel incoherent motions: application to diffusion and perfusion in neurologic disorders. Radiology. 1986;161:401–407.

[2] Beaulieu C. The basis of anisotropic water diffusion in the nervous system—a technical review. NMR Biomed. 2002;15:435–455.

[3] Stejskal EO, Tanner JE. Spin diffusion measurements: spin echoes in the presence of a timedependent field gradient. J Chem Phys. 1965;42:288.

[4] Jones DK. The effect of gradient sampling schemes on measures derived from diffusion tensor MRI: a Monte Carlo study. Magn Reson Med. 2004;51:807–815.

[5] Berlot R, Metzler-Baddeley C, Jones DK, O'Sullivan MJ. CSF contamination contributes to apparent microstructural alterations in mild cognitive impairment. Neuroimage. 2014;92:27–35.

[6] Jeurissen B, Leemans A, Tournier J-D, Jones DK, Sijbers J. Investigating the prevalence of complex fiber configurations in white matter tissue with diffusion magnetic resonance imaging. Hum Brain Mapp. 2013;34:2747–2766.

[7] Manjón JV, Coupé P, Concha L, Buades A, Collins DL, Robles M. Diffusion weighted image denoising using overcomplete local PCA. PLoS One. 2013;8(9):e73021.

[8] Warach S, Gaa J, Siewert B, Wielopolski P, Edelman RR. Acute human stroke studied by whole brain echo planar diffusion-weighted magnetic resonance imaging. Ann Neurol. 1995;37:231–241.

[9] Schaefer PW, Grant PE, Gonzalez RG. Diffusion-weighted MR imaging of the brain. Radiology. 2000;217:331–345.

[10] Maier SE, Sun Y, Mulkern RV. Diffusion imaging of brain tumors. NMR Biomed. 2010;23:849–864.

[11] Padhani AR, Liu G, Mu-koh D, Chenevert TL, Thoeny HC, Ross BD, et al. Diffusion-weighted magnetic resonance imaging as a cancer biomarker: consensus and recommendations. Neoplasia. 2009; 11: 102–125.

[12] Ji JX, Zhang X. Parallel and sparse MR imaging: methods and instruments: Part 2. Quant Imaging Med Surg. 2014;4:68–70.

[13] Jezzard P, Barnett AS, Pierpaoli C. Characterization of and correction for eddy current artifacts in echo planar diffusion imaging. Magn Reson Med. 1998;39:801–812.

[14] Jenkinson M. Fast, automated, N-dimensional phase-unwrapping algorithm. Magn Reson Med. 2003;49:193–197.

[15] Funai AK, Fessler JA, Yeo DTB, Olafsson VT, Noll DC. Regularized field map estimation in MRI. IEEE Trans Med Imaging. 2008;27:1484–1494.

[16] Kybic J, Thévenaz P, Nirkko A, Unser M. Unwarping of unidirectionally distorted EPI images. IEEE Trans Med Imaging. 2000;19:80–93.

[17] Merhof D, Soza G, Stadlbauer A, Greiner G, Nimsky C. Correction of susceptibility artifacts in diffusion tensor data using non-linear registration. Med Image Anal. 2007;11:588–603.

[18] Huang H, Ceritoglu C, Li X, Qiu A, Miller MI, van Zijl PCM, et al. Correction of B0 susceptibility induced distortion in diffusion-weighted images using large-deformation diffeomorphic metric mapping. Magn Reson Imaging. 2008;26:1294–1302.

[19] Daga P, Pendse T, Modat M, White M, Mancini L, Cardoso MJ, et al. Susceptibility artefact correction using dynamic graph cuts: application to neurosurgery. Med Image Anal. 2014;18:1132–1142.

[20] Le Bihan D, Poupon C, Amadon A, Lethimonnier F. Artifacts and pitfalls in diffusion MRI. J Magn Reson Imaging. 2006;24:478–488.

[21] Pierpaoli C. Artifacts in diffusion MRI. In: Derek K. Jones, ed. Diffusion MRI: Theory, Methods, and Applications. New York, NY: Oxford University Press 2010; 303–318.

[22] Turner R, Le Bihan D, Scott Chesnicks A. Echo-planar imaging of diffusion and perfusion. Magn Reson Med. 1991;19:247–253.

[23] Gudbjartsson H, Maier SE, Mulkern RV, Mó rocz IA, Patz S, Jolesz FA. Line scan diffusion imaging. Magn Reson Med. 1996;36:509–519.

[24] Maier SE, Gudbjartsson H, Patz S, Hsu L, Lovblad KO, Edelman RR, et al. Line scan diffusion imaging: characterization in healthy subjects and stroke patients. Am J Roentgenol. 1998;171:85–93.

[25] Pruessmann KP, Weiger M, Scheidegger MB, Boesiger P. SENSE: sensitivity encoding for fast MRI. Magn Reson Med. 1999;42:952–962.

[26] Oguz I, Farzinfar M, Matsui J, Budin F, Liu Z, Gerig G, et al. DTIPrep: quality control of diffusion-weighted images. Front Neuroinform. 2014;8:4.

[27] Basser PJ, Mattiello J, LeBihan D. Estimation of the effective self-diffusion tensor from the NMR spin echo. J Magn Reson. 1994;103:247–254.

[28] Pierpaoli C, Basser PJ. Toward a quantitative assessment of diffusion anisotropy. Magn Reson Med. 1996;36:893–906.

[29] Pajevic S, Pierpaoli C. Color schemes to represent the orientation of anisotropic tissues from diffusion tensor data: application to white matter fiber tract mapping in the human brain. Magn Reson Med. 2000;43:921.

[30] Cortez-Conradis D, Favila R, Isaac-Olive K, Martinez-Lopez M, Rios C, Roldan-Valadez E. Diagnostic performance of regional DTI-derived tensor metrics in glioblastoma multiforme: simultaneous evaluation of p, q, L, Cl, Cp, Cs, RA, RD, AD, mean diffusivity and fractional anisotropy. Eur Radiol. 2013;23:1112–1121.

[31] Lee EJ, Ahn KJ, Lee EK, Lee YS, Kim DB. Potential role

of advanced MRI techniques for the peritumoural region in differentiating glioblastoma multiforme and solitary metastatic lesions. Clin Radiol. 2013;68:689–697.

[32] Min Z, Niu C, Rana N, Ji H, Zhang M. Differentiation of pure vasogenic edema and tumorinfiltrated edema in patients with peritumoral edema by analyzing the relationship of axial and radial diffusivities on 3.0T MRI. Clin Neurol Neurosurg. 2013;115:1366–1370.

[33] Lemercier P, Paz Maya S, Patrie JT, Flors L, Leiva-Salinas C. Gradient of apparent diffusion coefficient values in peritumoral edema helps in differentiation of glioblastoma from solitary metastatic lesions. Am J Roentgenol. 2014;203:163–169.

[34] Hoefnagels FWA, De Witt Hamer P, Sanz-Arigita E, Idema S, Kuijer JPA, Pouwels PJW, et al. Differentiation of edema and glioma infiltration: proposal of a DTI-based probability map. J Neurooncol. 2014;120:187–198.

[35] Jensen JH, Helpern JA, Ramani A, Lu H, Kaczynski K. Diffusional kurtosis imaging: the quantification of non-Gaussian water diffusion by means of magnetic resonance imaging. Magn Reson Med. 2005;53:1432–1440.

[36] Van Cauter S, Veraart J, Sijbers J, Peeters RR, Himmelreich U, De Keyzer F, et al. Gliomas: diffusion kurtosis MR imaging in grading. Radiology. 2012;263:492–501.

[37] Tuch DS, Reese TG, Wiegell MR, Makris N, Belliveau JW, Wedeen VJ. High angular resolution diffusion imaging reveals intravoxel white matter fiber heterogeneity. Magn Reson Med. 2002;48:577–582.

[38] Alexander AL, Hasan KM, Lazar M, Tsuruda JS, Parker DL. Analysis of partial volume effects in diffusion-tensor MRI. Magn Reson Med. 2001;45:770–780.

[39] Tournier J-D, Calamante F, Connelly A. Determination of the appropriate b value and number of gradient directions for high-angular-resolution diffusion-weighted imaging. NMR Biomed. 2013;26:1775–1786.

[40] Assemlal H-E, Tschumperlé D, Brun L, Siddiqi K. Recent advances in diffusion MRI modeling: angular and radial reconstruction. Med Image Anal. 2011;15:369–396.

[41] Descoteaux M, Angelino E, Fitzgibbons S, Deriche R. Regularized, fast, and robust analytical Q-ball imaging. Magn Reson Med. 2007;58:497–510.

[42] Tournier J-D, Calamante F, Gadian DG, Connelly A. Direct estimation of the fiber orientation density function from diffusion-weighted MRI data using spherical deconvolution. Neuroimage. 2004;23:1176–1185.

[43] Tournier J-D, Calamante F, Connelly A. Robust determination of the fibre orientation distribution in diffusion MRI: non-negativity constrained super-resolved spherical deconvolution. Neuroimage. 2007;35:1459–1472.

[44] Assaf Y, Basser PJ. Composite hindered and restricted model of diffusion (CHARMED) MR imaging of the human brain. Neuroimage. 2005;27:48–58.

[45] Tuch DS. Q-ball imaging. Magn Reson Med. 2004;52:1358–1372.

[46] Jansons KM, Alexander DC. Persistent angular structure: new insights from diffusion MRI data. Dummy version. Inf Process Med Imaging. 2003;18:672–683.

[47] Ozarslan E, Shepherd TM, Vemuri BC, Blackband SJ, Mareci TH. Resolution of complex tissue microarchitecture using the diffusion orientation transform (DOT). Neuroimage. 2006;31:1086–1103.

[48] Sotiropoulos SN, Jbabdi S, Xu J, Andersson JL, Moeller S, Auerbach EJ, et al. Advances in diffusion MRI acquisition and processing in the Human Connectome Project. Neuroimage. 2013;80:125–143.

[49] Wedeen VJ, Wang RP, Schmahmann JD, Benner T, Tseng WYI, Dai G, et al. Diffusion spectrum magnetic resonance imaging (DSI) tractography of crossing fibers. Neuroimage. 2008;41:1267–1277.

[50] Menzel MI, Tan ET, Khare K, Sperl JI, King KF, Tao X, et al. Accelerated diffusion spectrum imaging in the human brain using compressed sensing. Magn Reson Med. 2011;66:1226–1233.

[51] Setsompop K, Kimmlingen R, Eberlein E, Witzel T, Cohen-Adad J, McNab JA, et al. Pushing the limits of in vivo diffusion MRI for the Human Connectome Project. Neuroimage. 2013;80:220–233.

[52] Mori S, Crain BJ, Chacko VP, van Zijl PC. Three-dimensional tracking of axonal projections in the brain by magnetic resonance imaging. Ann Neurol. 1999;45:265–269.

[53] Basser PJ, Pajevic S, Pierpaoli C, Duda J, Aldroubi A. In vivo fiber tractography using DT-MRI data. Magn Reson Med. 2000;44:625–632.

[54] Stieltjes B, Kaufmann WE, van Zijl PC, Fredericksen K, Pearlson GD, Solaiyappan M, et al. Diffusion tensor imaging and axonal tracking in the human brainstem. Neuroimage. 2001;14:723–735.

[55] Mori S, Frederiksen K, van Zijl PCM, Stieltjes B, Kraut MA, Solaiyappan M, et al. Brain white matter anatomy of tumor patients evaluated with diffusion tensor imaging. Ann Neurol. 2002;51:377–380.

[56] Lazar M, Weinstein DM, Tsuruda JS, Hasan KM, Arfanakis K, Meyerand ME, et al. White matter tractography using diffusion tensor deflection. Hum Brain Mapp. 2003;18:306–321.

[57] Catani M, Howard RJ, Pajevic S, Jones DK. Virtual in vivo interactive dissection of white matter fasciculi in the human brain. Neuroimage. 2002;17:77–94.

[58] Catani M, Thiebaut de Schotten M. A diffusion tensor imaging tractography atlas for virtual in vivo dissections. Cortex. 2008;44:1105–1132.

[59] Behrens TEJ, Johansen-Berg H, Woolrich MW, Smith SM, Wheeler-Kingshott CAM, Boulby PA, et al. Non-invasive mapping of connections between human thalamus and cortex using diffusion imaging. Nat Neurosci. 2003;6:750–757.

[60] Parker GJM, Alexander DC. Probabilistic Monte Carlo based mapping of cerebral connections utilising whole-brain crossing fibre information. Inf Process Med Imaging.

2003;18:684–695.

[61] Jones DK, Pierpaoli C. Confidence mapping in diffusion tensor magnetic resonance imaging tractography using a bootstrap approach. Magn Reson Med. 2005;53:1143–1149.

[62] Friman O, Farneba¨ck G, Westin C-F. A Bayesian approach for stochastic white matter tractography. IEEE Trans Med Imaging. 2006;25:965–978.

[63] Behrens TEJ, Berg HJ, Jbabdi S, Rushworth MFS, Woolrich MW. Probabilistic diffusion tractography with multiple fibre orientations: what can we gain? Neuroimage. 2007;34: 144–155.

[64] Jones DK. Tractography gone wild: probabilistic fibre tracking using the wild bootstrap with diffusion tensor MRI. IEEE Trans Med Imaging. 2008;27:1268–1274.

[65] Eickhoff SB, Jbabdi S, Caspers S, Laird AR, Fox PT, Zilles K, et al. Anatomical and functional connectivity of cytoarchitectonic areas within the human parietal operculum. J Neurosci. 2010;30:6409–6421.

[66] Jones DK. Challenges and limitations of quantifying brain connectivity in vivo with diffusion MRI. Imaging in Medicine. 2010;2:341–355.

[67] Mandelli ML, Berger MS, Bucci M, Berman JI, Amirbekian B, Henry RG. Quantifying accuracy and precision of diffusion MR tractography of the corticospinal tract in brain tumors. J Neurosurg. 2014;121:349–358.

[68] Mangin JF, Fillard P, Cointepas Y, Le Bihan D, Frouin V, Poupon C. Toward global tractography. Neuroimage. 2013;80:290–296.

[69] Mangin J-F, Poupon C, Cointepas Y, Rivie`re D, Papadopoulos-Orfanos D, Clark CA, et al. A framework based on spin glass models for the inference of anatomical connectivity from diffusionweighted MR data: a technical review. NMR Biomed. 2002;15:481–492.

[70] Fillard P, Poupon C, Mangin J-F. A novel global tractography algorithm based on an adaptive spin glass model. Med Image Comput Comput Assist Interv. 2009;12:927–934.

[71] Parker GJM, Wheeler-Kingshott CAM, Barker GJ. Estimating distributed anatomical connectivity using fast marching methods and diffusion tensor imaging. IEEE Trans Med Imaging. 2002;21:505–512.

[72] Jbabdi S, Bellec P, Toro R, Daunizeau J, Pélégrini-Issac M, Benali H. Accurate anisotropic fast marching for diffusion-based geodesic tractography. Int J Biomed Imaging. 2008;320195.

[73] Reisert M, Mader I, Anastasopoulos C. Global fiber reconstruction becomes practical. Neuroimage. 2011;54: 955–962.

[74] Lemkaddem A, Skioldebrand D, Dal Palu A, Thiran J-P, Daducci A. Global tractography with embedded anatomical priors for quantitative connectivity analysis. Front Neurol. 2014;5232.

[75] Holodny AI, Ollenschleger MD, Liu W-C, Schulder M, Kalnin AJ. Identification of the corticospinal tracts achieved using blood-oxygen-level-dependent and diffusion

functional mr imaging in patients with brain tumors. Am J Neuroradiol. 2001;22:83–88.

[76] Wu J-S, Zhou L-F, Tang W-J, Mao Y, Hu J, Song Y-Y, et al. Clinical evaluation and follow-up outcome of diffusion tensor imaging-based functional neuronavigation: a prospective, controlled study in patients with gliomas involving pyramidal tracts. Neurosurgery. 2007; 61:935–948.

[77] Pujol S, Golby A, Wells W, Pierpaoli C, Chauvin L, Mamata H, et al. The DTI Challenge initiative on the standardized evaluation of DTI tractography for neurosurgical planning. Proceedings of the 100th Annual Meeting of the Radiological Society of North America. November 30December 5, Chicago, IL; 2014.

[78] Bucci M, Mandelli ML, Berman JI, Amirbekian B, Nguyen C, Berger MS, et al. Quantifying diffusion MRI tractography of the corticospinal tract in brain tumors with deterministic and probabilistic methods. NeuroImage Clin. 2013;3:361–368.

[79] Yamada K, Sakai K, Hoogenraad FGC, Holthuizen R, Akazawa K, Ito H, et al. Multitensor tractography enables better depiction of motor pathways: initial clinical experience using diffusionweighted MR imaging with standard b-value. Am J Neuroradiol. 2007;28:1668–1673.

[80] Qazi AA, Radmanesh A, O'Donnell L, Kindlmann G, Peled S, Whalen S, et al. Resolving crossings in the corticospinal tract by two-tensor streamline tractography: method and clinical assessment using fMRI. Neuroimage. 2009;47(Suppl 2):T98–T106.

[81] Muthusami P, James J, Thomas B, Kapilamoorthy TR, Kesavadas C. Diffusion tensor imaging and tractography of the human language pathways: moving into the clinical realm. J Magn Reson Imaging. 2013;40:1041–1053.

[82] Catani M, Jones DK, Ffytche DH. Perisylvian language networks of the human brain. Ann Neurol. 2005;57:8–16.

[83] Henning Stieglitz L, Seidel K, Wiest R, Beck J, Raabe A. Localization of primary language areas by arcuate fascicle fiber tracking. Neurosurgery. 2012;70:56–64.

[84] Zhao Y, Chen X, Wang F, et al. Integration of diffusion tensor-based arcuate fasciculus fibre navigation and intraoperative MRI into glioma surgery. J Clin Neurosci. 2012;19:255–261.

[85] Kinoshita M, Nakada M, Okita H, Hamada J-I, Hayashi Y. Predictive value of fractional anisotropy of the arcuate fasciculus for the functional recovery of language after brain tumor resection: a preliminary study. Clin Neurol Neurosurg. 2014;117:45–50.

[86] Bello L, Gambini A, Castellano A, Carrabba G, Acerbi F, Fava E, et al. Motor and language DTI Fiber Tracking combined with intraoperative subcortical mapping for surgical removal of gliomas. Neuroimage. 2008;39:369–382.

[87] Vassal F, Schneider F, Sontheimer A, Lemaire J-J, Nuti C. Intraoperative visualisation of language fascicles by diffusion tensor imaging-based tractography in glioma surgery. Acta Neurochir (Wien). 2013;155:437–448.

[88] Li Z, Peck KK, Brennan NP, Jenabi M, Hsu M, Zhang Z, et

al. Diffusion tensor tractography of the arcuate fasciculus in patients with brain tumors: comparison between deterministic and probabilistic models. J Biomed Sci Eng. 2013;6:192–200.

[89] Richter M, Zolal A, Ganslandt O, Buchfelder M, Nimsky C, Merhof D. Evaluation of diffusiontensor imaging-based global search and tractography for tumor surgery close to the language system. PLoS One. 2013;8:e50–132.

[90] Fernandez-Miranda JC, Pathak S, Engh J, Jarbo K, Verstynen T, Yeh F-C, et al. High-definition fiber tractography of the human brain: neuroanatomical validation and neurosurgical applications. Neurosurgery. 2012;71:430–453.

[91] Kuhnt D, Bauer MHA, Egger J, Richter M, Kapur T, Sommer J, et al. Fiber tractography based on diffusion tensor imaging compared with high-angular-resolution diffusion imaging with compressed sensing: initial experience. Neurosurgery. 2013;72(Suppl 1):165–175.

[92] Ojemann G, Ojemann J, Lettich E, Berger M. Cortical language localization in left, dominant hemisphere. An electrical stimulation mapping investigation in 117 patients. J Neurosurg. 1989;71:316–326.

[93] Dick AS, Tremblay P. Beyond the arcuate fasciculus: consensus and controversy in the connectional anatomy of language. Brain. 2012;135:3529–3550.

[94] Duffau H. The anatomo-functional connectivity of language revisited. New insights provided by electrostimulation and tractography. Neuropsychologia. 2008;46:927–934.

[95] Ebeling U, Reulen HJ. Neurosurgical topography of the optic radiation in the temporal lobe. Acta Neurochir (Wien). 1988;92:29–36.

[96] Yamamoto T, Yamada K, Nishimura T, Kinoshita S. Tractography to depict three layers of visual field trajectories to the calcarine gyri. Am J Ophthalmol. 2005;140:781–785.

[97] Nilsson D, Starck G, Ljungberg M, Ribbelin S, Jo¨nsson L, Malmgren K, et al. Intersubject variability in the anterior extent of the optic radiation assessed by tractography. Epilepsy Res. 2007;77:11–16.

[98] Sherbondy AJ, Dougherty RF, Napel S, Wandell BA. Identifying the human optic radiation using diffusion imaging and fiber tractography. J Vis. 2008;8:12.1–11.

[99] Wang Y-XJ, Zhu X-L, Deng M, Siu DYW, Leung JCS, Chan Q, et al. The use of diffusion tensor tractography to measure the distance between the anterior tip of the Meyer loop and the temporal pole in a cohort from Southern China. J Neurosurg. 2010;113:1144–1151.

[100] Yogarajah M, Focke NK, Bonelli S, Cercignani M, Acheson J, Parker GJM, et al. Defining Meyers looptemporal lobe resections, visual field deficits and diffusion tensor tractography. Brain. 2009;132:1656–1668.

[101] Chen X, Weigel D, Ganslandt O, Buchfelder M, Nimsky C. Prediction of visual field deficits by diffusion tensor imaging in temporal lobe epilepsy surgery. Neuroimage. 2009;45:286–297.

[102] Winston GP, Mancini L, Stretton J, Ashmore J, Symms MR, Duncan JS, et al. Diffusion tensor imaging tractography of the optic radiation for epilepsy surgical planning: a comparison of two methods. Epilepsy Res. 2011;97:124–132.

[103] Daga P, Winston G, Modat M, White M, Mancini L, Cardoso MJ, et al. Accurate localization of optic radiation during neurosurgery in an interventional MRI suite. IEEE Trans Med Imaging. 2012;31:882–891.

[104] Yamamoto A, Miki Y. Diffusion tensor fiber tractography of the optic radiation: analysis with 6–, 12–, 40–, and 81–directional motion-probing gradients, a preliminary study. Am J Neuroradiol. 2007;28(1):92–96.

[105] Hofer S, Karaus A, Frahm J. Reconstruction and dissection of the entire human visual pathway using diffusion tensor MRI. Front Neuroanat. 2010;4:15.

[106] Tao X, Wang Z, Gong W, Jiang Q, Shi Z. A new study on diffusion tensor imaging of the whole visual pathway fiber bundle and clinical application. Chin Med J (Engl). 2009;122:178–182.

[107] Wu W, Rigolo L, O'Donnell LJ, Norton I, Shriver S, Golby AJ. Visual pathway study using in vivo diffusion tensor imaging tractography to complement classic anatomy. Neurosurgery. 2012;70:145–156.

[108] Anastasopoulos C, Reisert M, Kiselev VG, Nguyen-Thanh T, Schulze-Bonhage A, Zentner J, et al. Local and global fiber tractography in patients with epilepsy. Am J Neuroradiol. 2014;35:291–296.

[109] Lilja Y, Ljungberg M, Starck G, Malmgren K, Rydenhag B, Nilsson DT. Visualizing Meyer's loop: a comparison of deterministic and probabilistic tractography. Epilepsy Res. 2014;108:481–490.

[110] Berman J. Diffusion MR tractography as a tool for surgical planning. Magn Reson Imaging Clin N Am. 2009;17:205–214.

[111] Clark CA, Barrick TR, Murphy MM, Bell BA. White matter fiber tracking in patients with space-occupying lesions of the brain: a new technique for neurosurgical planning? Neuroimage. 2003;20:1601–1608.

[112] Witwer BP, Moftakhar R, Hasan KM, Deshmukh P, Haughton V, Field A, et al. Diffusion-tensor imaging of white matter tracts in patients with cerebral neoplasm. J Neurosurg. 2002;97:568–575.

[113] Jellison BJ, Field AS, Medow J, Lazar M, Salamat MS, Alexander AL. Diffusion tensor imaging of cerebral white matter: a pictorial review of physics, fiber tract anatomy, and tumor imaging patterns. Am J Neuroradiol. 2004;25:356–369.

[114] Sherbondy A, Akers D, Mackenzie R, Dougherty R, Wandell B. Exploring connectivity of the brain's white matter with dynamic queries. IEEE Trans Vis Comput Graph. 2005;11:419–430.

[115] Golby AJ, Kindlmann G, Norton I, Yarmarkovich A, Pieper S, Kikinis R. Interactive diffusion tensor tractography visualization for neurosurgical planning. Neurosurgery. 2011;68:496–505.

[116] Enders F, Sauber N, Merhof D, Hastreiter P, Nimsky C, Stamminger M. Visualization of white matter tracts with wrapped streamlines. In: VIS 05. IEEE Visualization, 2005. IEEE; 2005:51–58.

[117] Nimsky C, Ganslandt O, Kober H, Moller M, Ulmer S, Tomandl B, et al. Integration of functional magnetic resonance imaging supported by magnetoencephalography in functional neuronavigation. Neurosurgery. 1999;44: 1249–1255.

[118] Jannin P, Morandi X, Fleig OJ, Le Rumeur E, Toulouse P, Gibaud B, et al. Integration of sulcal and functional information for multimodal neuronavigation. J Neurosurg. 2002;96:713–723.

[119] Krishnan R, Raabe A, Hattingen E, Szelényi A, Yahya H, Hermann E, et al. Functional magnetic resonance imaging-integrated neuronavigation: correlation between lesion-to-motor cortex distance and outcome. Neurosurgery. 2004;55:904–914.

[120] Bizzi A, Blasi V, Falini A, Ferroli P, Cadioli M, Danesi U, et al. Presurgical functional MR imaging of language and motor functions: validation with intraoperative electrocortical mapping. Radiology. 2008;248:579–589.

[121] Hendler T, Pianka P, Sigal M, Kafri M, Ben-Bashat D, Constantini S, et al. Delineating gray and white matter involvement in brain lesions: three-dimensional alignment of functional magnetic resonance and diffusion-tensor imaging. J Neurosurg. 2003;99:1018–1027.

[122] Schonberg T, Pianka P, Hendler T, Pasternak O, Assaf Y. Characterization of displaced white matter by brain tumors using combined DTI and fMRI. Neuroimage. 2006;30: 1100–1111.

[123] Skirboll S, Ojemann G, Berger M, Lettich E, Winn H. Functional cortex and subcortical white matter located within gliomas. Neurosurgery. 1996;38:678–684.

[124] Duffau H, Capelle L, Sichez J, Faillot T, Abdennour L, Law Koune JD, et al. Intra-operative direct electrical stimulations of the central nervous system: the Salpêtrière experience with 60 patients. Acta Neurochir (Wien). 1999;141:1157–1167.

[125] Duffau H, Capelle L, Sichez N, Denvil D, Lopes M, Sichez J-P, et al. Intraoperative mapping of the subcortical language pathways using direct stimulations. An anatomo-functional study. Brain. 2002;125:199–214.

[126] Duffau H, Capelle L, Denvil D, Sichez N, Gatignol P, Taillandier L, et al. Usefulness of intraoperative electrical subcortical mapping during surgery for low-grade gliomas located within eloquent brain regions: functional results in a consecutive series of 103 patients. J Neurosurg. 2003;98:764–778.

[127] Keles GE, Lundin DA, Lamborn KR, Chang EF, Ojemann G, Berger MS. Intraoperative subcortical stimulation mapping for hemispherical perirolandic gliomas located within or adjacent to the descending motor pathways: evaluation of morbidity and assessment of functional outcome in 294 patients. J Neurosurg. 2004;100:369–375.

[128] Saito T, Tamura M, Muragaki Y, Maruyama T, Kubota Y, Fukuchi S, et al. Intraoperative corticocortical evoked potentials for the evaluation of language function during brain tumor resection: initial experience with 13 cases. J Neurosurg. 2014;121:827–838.

[129] Berman JI, Berger MS, Mukherjee P, Henry RG. Diffusion-tensor imaging-guided tracking of fibers of the pyramidal tract combined with intraoperative cortical stimulation mapping in patients with gliomas. J Neurosurg. 2004;101: 66–72.

[130] Kamada K, Todo T, Masutani Y, Aoki S, Ino K, Takano T, et al. Combined use of tractography-integrated functional neuronavigation and direct fiber stimulation. J Neurosurg. 2005;102:664–672.

[131] Leclercq D, Duffau H, Delmaire C, Capelle L, Gatignol P, Ducros M, et al. Comparison of diffusion tensor imaging tractography of language tracts and intraoperative subcortical stimulations. J Neurosurg. 2010;112:503–511.

[132] González-Darder JM, González-López P, Talamantes F, Quilis V, Cortés V, García-March G, et al. Multimodal navigation in the functional microsurgical resection of intrinsic brain tumors located in eloquent motor areas: role of tractography. Neurosurg Focus. 2010;28:E5.

[133] Coenen VA, Krings T, Mayfrank L, Polin RS, Reinges MH, Thron A, et al. Three-dimensional visualization of the pyramidal tract in a neuronavigation system during brain tumor surgery: first experiences and technical note. Neurosurgery. 2001;49:86–92.

[134] Nimsky C, Ganslandt O, Fahlbusch R. Implementation of fiber tract navigation. Neurosurgery. 2006;58:ONS-292-ONS-303.

[135] Mikuni N, Okada T, Enatsu R, Miki Y, Hanakawa T, Urayama S, et al. Clinical impact of integrated functional neuronavigation and subcortical electrical stimulation to preserve motor function during resection of brain tumors. J Neurosurg. 2007;106:593–598.

[136] Merhof D, Meister M, Bingol E, Nimsky C, Greiner G. Isosurface-based generation of hulls encompassing neuronal pathways. Stereotact Funct Neurosurg. 2009;87:50–60.

[137] Mamata Y, Mamata H, Nabavi A, Kacher DF, Pergolizzi RS, Schwartz RB, et al. Intraoperative diffusion imaging on a 0.5 Tesla interventional scanner. J Magn Reson Imaging. 2001;13:115–119.

[138] Nimsky C, Ganslandt O, Hastreiter P, Wang R, Benner T, Sorensen AG, et al. Preoperative and intraoperative diffusion tensor imaging-based fiber tracking in glioma surgery. Neurosurgery. 2005;56:130–137.

[139] Nimsky C, Ganslandt O, Merhof D, Sorensen AG, Fahlbusch R. Intraoperative visualization of the pyramidal tract by diffusion-tensor-imaging-based fiber tracking. Neuroimage. 2006;30:1219–1229.

[140] Nimsky C, Ganslandt O, Hastreiter P, Wang R, Benner T, Sorensen AG, et al. Intraoperative diffusion-tensor MR imaging: shifting of white matter tracts during neurosurgical

procedures— Initial experience. Radiology. 2005;234: 218–225.

[141] Irfanoglu M, Walker L, Sarlls J. Effects of image distortions originating from susceptibility variations and concomitant fields on diffusion MRI tractography results. Neuroimage. 2012;61:275–288.

[142] Reich DS, Smith SA, Jones CK, Zackowski KM, van Zijl PC, Calabresi PA, et al. Quantitative characterization of the corticospinal tract at 3T. Am J Neuroradiol. 2006; 27:2168–2178.

[143] Tensaouti F, Lahlou I, Clarisse P, Lotterie JA, Berry I. Quantitative and reproducibility study of four tractography algorithms used in clinical routine. J Magn Reson Imaging. 2011;34:165–172.

[144] Fillard P, Descoteaux M, Goh A, Gouttard S, Jeurissen B, Malcolm J, et al. Quantitative evaluation of 10 tractography algorithms on a realistic diffusion MR phantom. Neuroimage. 2011;56:220–234.

[145] Feigl GC, Hiergeist W, Fellner C, Schebesch KMM, Doenitz C, Finkenzeller T, et al. Magnetic resonance imaging diffusion tensor tractography: evaluation of anatomic accuracy of different fiber tracking software packages. World Neurosurg. 2014;81:144–150.

[146] Nimsky C. Fiber tracking—we should move beyond diffusion tensor imaging. World Neurosurg. 2014;82:35–36.

[147] Stadlbauer A, Nimsky C, Buslei R, Salomonowitz E, Hammen T, Buchfelder M, et al. Diffusion tensor imaging and optimized fiber tracking in glioma patients: histopathologic evaluation of tumor-invaded white matter structures. Neuroimage. 2007;34:949–956.

[148] Chen Z, Tie Y, O'Donnell L, Buchfelder M, Nimsky C. Resolving the challenges of peritumoral edema in tracing arcuate fasciculus for surgical planning using two-tensor unscented Kalman filter tractography. Neuro Oncol. 2014;16(5):v140.

[149] Zhang H, Wang Y, Lu T, Qiu B, Tang Y, Ou S, et al. Differences between generalized q-sampling imaging and diffusion tensor imaging in the preoperative visualization of the nerve fiber tracts within peritumoral edema in brain. Neurosurgery. 2013;73:1044–1053.

[150] White NS, Leergaard TB, D'Arceuil H, Bjaalie JG, Dale AM. Probing tissue microstructure with restriction spectrum imaging: histological and theoretical validation. Hum Brain Mapp. 2013;34:327–346.

[151] Berntsen EM, Gulati S, Solheim O, Kvistad KA, Torp SH, Selbekk T, et al. Functional magnetic resonance imaging and diffusion tensor tractography incorporated into an intraoperative 3– dimensional ultrasound-based neuronavigation system: impact on therapeutic strategies, extent of resection, and clinical outcome. Neurosurgery. 2010;67:251–264.

[152] Coenen V, Krings T, Weidemann J, Hans F-J, Reinacher P, Gilsbach JM, et al. Sequential visualization of brain and fiber tract deformation during intracranial surgery with three-dimensional ultrasound: an approach to evaluate the effect of brain shift. Neurosurgery. 2005;56:133–141.

[153] Rasmussen I, Lindseth F, Rygh OM, Berntsen EM, Selbekk T, Xu J, et al. Functional neuronavigation combined with intra-operative 3D ultrasound: initial experiences during surgical resections close to eloquent brain areas and future directions in automatic brain shift compensation of preoperative data. Acta Neurochir (Wien). 2007;149:365–378.

[154] Archip N, Clatz O, Whalen S, Kacher D, Fedorov A, Kot A, et al. Non-rigid alignment of preoperative MRI, fMRI, and DT-MRI with intra-operative MRI for enhanced visualization and navigation in image-guided neurosurgery. Neuroimage. 2007;35:609–624.

[155] Kinoshita M, Yamada K, Hashimoto N, Kato A, Izumoto S, Baba T, et al. Fiber-tracking does not accurately estimate size of fiber bundle in pathological condition: initial neurosurgical experience using neuronavigation and subcortical white matter stimulation. Neuroimage. 2005;25:424–429.

[156] Duffau H. Diffusion tensor imaging is a research and educational tool, but not yet a clinical tool. World Neurosurg. 2013;82(12):e43–e45.

[157] DTI Tractography Challenge Working Group, MICCAI 2014 DTI Challenge. 2014. Available from: <http://dti-challenge.org>.

第5章 立体定向的背景
Background on Stereotaxis

David W. Roberts 著

卢 超 译 汤 劼 校

现代外科立体定向的起源可以追溯到 19 世纪对中枢神经系统研究的迅速发展。以 Broca、Jackson 和 Ferrier 等神经学家的工作为例，与对临床神经学神经解剖学基础的理解相平行的是利用对神经组织进行电刺激或消融等新技术对非人类大脑的研究。由于需要克服这些实验室研究的方法学限制，所以产生了相应的技术策略和工具，而这些技术战略和工具又在适当的时候应用于临床。

任何对立体定向技术发展的回顾都集中在公认的领域，这是 Victor Horsley 和 Robert Clarke 的开创性工作，他们构想并实现了一种机械装置，用于在动物工作中对仪器进行精确定位，尽管这项工作的大环境常常被低估。

从技术上讲，100 多年前的一个重大概念的飞跃使研究和临床取得了显著的成就，同样的概念也存在于许多目前正在使用和研发过程中。

一、实验室工作

从最广泛的角度来看，当 Franz Joseph Gall（1758—1828）试图将功能定位于大脑特定区域的理论威胁到 20 世纪将大脑概念化为整体器官的原则时，就埋下了立体定向的种子。尽管 Gall 与颅相学的联系削弱了人们对他在神经解剖学上的巨大贡献的赞赏，但正如 Macdonald Critchley

在 The Divine Banquet of the Brain 中强而有力的说明[1]，他对解剖学特征的关注在促进定位和随后的皮质地形图和功能研究浪潮中发挥了重要作用。Critchley 有趣地提出，颅相学家 F. Bridges 和 N. Morgan 的颅相学测径器（以及 Zernov 的脑域测定器）甚至可能预示了后来的立体定向框架[1]。

在 19 世纪后期，Eduard Hitzig 和 Gustav Theodore Fritsch 于 1870 年发表的 Investigations of the Cerebral Cortex 具有开创性意义。对狗脑的特定区域进行电刺激，会使身体另一侧的肌肉收缩，这驳斥了 Pierre flourens 倡导的大脑整体功能理论。随后的研究人员探索了所有的皮质，以寻求组织性的见解，Horsley 也参与了这项运动。Marshall 和 Magoun 详细描述了这一极有吸引力的发展历史，以及 Hitzig 后来在非人灵长类动物方面的工作，David Ferrier 则进一步证实了这些观察结果，并试图将其应用于人类大脑，将这项工作的线索应用到 Horsley-Clarke 框架[2]。

Horsley 是 Ferrier 在英国伦敦女王广场国立医院（National Hospital）的一位同事，他从事着类似的工作。在他的另一位同事 Hughlings Jackson 的鼓励下，他将自己著名的切除额叶皮质致痫性瘢痕的手术案例应用到了对皮质定位的理解上。在实验室中，对运动系统的皮质定位的研究成为一项持续而连贯的努力。他和 Charles Beevor 用毫米级网格和电刺激绘制了猩猩大脑的中央皮质。到 19 世纪 90 年代初，Horsley 因持续利用电刺激研究哺乳动物大脑功能定位而获得广泛认可。在世纪之交后不久，Horsley 的研究重点转向了小脑[2]，他与另一位同事 Robert Clarke 开展了这项工作。与当时进行的所有脑功能研究一样，无论是消融还是电刺激技术得出的结果和结论都被不精确的定位或间接损伤所混淆。当他们专门试图理解小脑的传出连接时，这些方法学上的局限性被充分认识到。他在 1908 年发表于 *Brain* 的论文中（图 5-1）写了以下内容。

在对我们面前的课题做一个总体的调研，并考虑最有前途的研究方法时，我们遇到了以下初步的困难：猴子、狗、猫的小脑核很小，并且位置很深，激发实验很难达到。而很明显，为了得到任何有价值的结果，对于 Marchi 退行性变方

THE STRUCTURE AND FUNCTIONS OF THE CEREBELLUM EXAMINED BY A NEW METHOD.

By SIR VICTOR HORSLEY, F.R.S., F.R.C.S.,

AND

R. H. CLARKE, M.A., M.B.

(From the Laboratory of Pathological Chemistry, University College, London.)

PART I.—METHODS.

   I.—INTRODUCTION.

   II.—RECTILINEAR TOPOGRAPHY.

   III.—STEREOTAXIC INSTRUMENT.

   IV.—ELECTROLYSIS.

   V.—EXCITATION.

I.—INTRODUCTION.

THE methods and experiments described in the following pages are the direct outcome of an investigation into the anatomical relations of the cortex of the cerebellum to its nuclei and peduncles, and to the rest of the brain and spinal cord. An account of that research was published in *Brain* in the spring of 1905.

When we began that work (1903) the view had been gaining ground that there was no direct path from the cortex of the cerebellum to the peduncles or to the spinal cord, and had been advanced by distinguished observers, especially Ferrier and Turner, Risien Russell and Thomas, who expressed themselves more or less definitely in favour of this opinion, and supported it with observations furnished by their own experiments. But although the evidence adduced established a strong probability we did not consider that it amounted to proof, as the conclusions were founded on lesions involving both cortex and nuclei, or complicated with injuries to other parts. Nor were all the conclusions of the authors absolutely definite. Marchi originally described a direct descending path in the spinal cord derived from the cerebellum. Ramon y Cajal spoke of this tract in a rather ambiguous way, leaving the reader in some doubt whether he recognized the tract himself or was merely quoting Marchi by calling it the *via descendente*. Ramon y Cajal also described some fibres passing from the cerebellar cortex to the superior peduncle.

▲ 图 5-1　Horsley 和 Clarke 于 1908 年发表在 *Brain* 上的论文的第一页，描述了他们的立体定向仪器[3]

法，病变必须精确地局限于细胞核，或者，如果可能的话，局限于细胞核的一部分。这些病变不仅必须精确地定位，而且产生时不能对其他结构造成明显的损伤，因为我们已经注意到这种复杂性在讨论这个问题时带来的困难和混乱。因此，必不可少的初级阶段是找到一些新方法进展满足这些条件，即通过一种手段使产生病变的小脑核位置准确，在程度上限制于任何想要的程度且涉及尽可能少的伤害到其他结构……

虽然科学方向和动机可能来自 Horsley，但毫无疑问，Horsley-Clarke 立体定向仪的技术发展是 Clarke 的成果。面对上述挑战，又因患肺炎而被迫休息，Clarke 设计了一种仪器，它的定位不是基于皮质特征，而是基于直线坐标。通过这种坐标，在预先准备好的脑切片（图 5-2）上识别出的结构可以定位在机械装置或框架，并附着在动物的头骨上。仪器本身是由 James Swift 在Palmer 公司制造的（图 5-3 和图 5-4）。在 1908年的论文中，作者还写了以下内容。

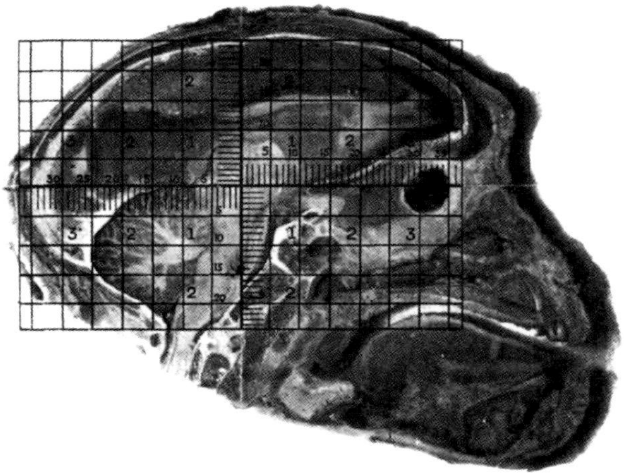

然而，我们发现一个切实可行、总体上令人满意的解决这个问题的方法是，将头骨分成八个节段，由三个相互成直角的切面组成，如矢状面、水平面和冠状面。作为这些分割的结果，每

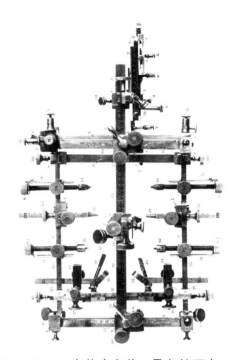

▲ 图 5-3　**Clarke** 立体定向仪，导向针可在 **3** 个平面上定向

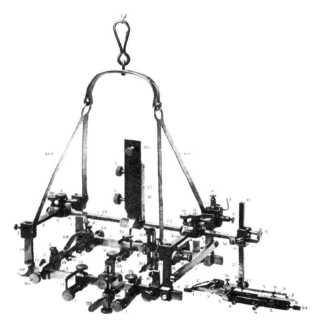

▲ 图 5-2　这是 **Horsley** 和 **Clarke** 在 1908 年的论文中（冷冻的）恒河猴头部的矢状切面，上面覆盖着一块带有毫米标记的玻璃板

利用结构的空间坐标和立体定位仪器，在这样的切片中可视化的解剖结构可以在活体恒河猴中进行手术定位

▲ 图 5-4　**Clarke** 立体定向仪（另一个角度）

个部分代表一个立方体的三个内表面，其中的每个点都可以通过从这些表面或截面（即从它们的内部边界）的直线测量来识别。通过这种方式，对应于立方体的三个外边，不涉及任何方式的不规则曲面需要进一步考虑。简而言之，我们不采用通常的方法将脑内部的详细结构投射到头部表面，而是通过它们与三个切片平面的关系来测量大脑深部的位置。对于定位结构细节、识别和记录病变，以及对于激发或电解绝缘针的机械方向，这在大脑地形图上是全新的。应用这一原则的好处是显而易见的，当我们继续考虑其实际应用的细节时，它的效用将变得更加明显。

与这种精确定位装置相补充的是一种针或探针，通过它可以以微创且可重复的方式进行电解减薄。这项技术的发展也在同一份刊物上报道过，这显然是他们的立体定向方法的重要组成部分，它独立于综述主要关注的基本定位原则。有趣的是，历史学家引用了 Carl Ludwig 和 C. Dittmar 在实验室使用二坐标系统的先行工作，Tigerstedt 在 1912 年的 *Handbuch* 中报道了这一点[2, 4, 5]。

Horsley 在医学上的杰出地位和成就远远超过了 Clarke，而 Clarke 对立体定向的贡献一直没有得到足够的重视。在他随后的职业生涯中，Horsley 将 1906 年和 1908 年描述的立体定向框架称为 Clarke 立体定向仪，还有一位年轻的美国神经外科访问医生 Ernest Sachs 也称之为 Clarke 立体定向仪。

使用 Horsley 和 Clarke 在其初步出版物中提出的框架进行的调查工作从未得出明确的结论。在 Horsley 的指导下，Sachs 在伦敦工作了几年，继续使用立体定向框架对丘脑和视器官进行了严格的探究并发表了论文[6]。他在 1909 年的 *Brain* 上发表的 92 页题为 "*On the Structure and Functional Relations of the Optic Thalamus*" 的论文，报道了在猴子和猫的急性刺激和损伤研究的结果，包括研究前、后中央区皮质，前、内侧、外侧和中央丘脑，Forel 区（含有联系丘脑与丘脑下部细的纵行纤维的区域）和红核。Horsley 把自己的名字从那部重要著作中去掉，并告诉年轻的 Sachs，如果他（Horsley）是共同作者，其他人会认为是他而不是 Sachs 是主要研究者和作者（来自与 Ernest Sachs 的个人对话）。在离开伦敦之前，Sachs 从 Palmer 公司得到第二个 Horsley-Clarke 立体定向仪，并在他回到美国和密苏里州圣路易斯的华盛顿大学时随身携带了它。

来自蒙特利尔的访问医师 Aubrey Mussen 也对原始框架进行了进一步的研究工作，他和 Sachs 差不多在同一时间对猫和猴子进行了舌下神经核刺激的研究[7]。Kinnier Wilson 与 Horsley 合作，对 25 只猴子的损伤及其影响进行了进一步的立体定向研究。F. J. F. Barrington 是另一位使用该框架的研究者，研究了损伤对猫排尿的影响[8]。

Clarke 与 Horsley 的亲密友谊在他们早期的合作后逐渐减弱，Clarke 继续完善和改进他的原始仪器，增加了插入导针的灵活性，使它不仅可以直线，还可以沿着角度轨迹操作。后来，Mussen 又研制出了一种经过进一步改进的第三种仪器，他当时在约翰斯·霍普金斯医院工作，并将该仪器用于研究猫和猴子的小脑和红核[9]。并非巧合的是，与 E. E. Henderson 一起制作的猴子大脑立体图谱详细的描述在 1920 年出版的 *Johns Hopkins Hospital Reports* 特刊中[10]。

作为神经解剖学和生理学研究的实验室工具，Horsley-Clarke 立体定向仪在十多年来成为美国西北神经学研究所（Northwestern's Institute of Neurology）基本研究基础设施的主要组成部分。该研究所的主任 S. W. Ranson 有一个医学院的机械师制造的 Horsley-Clarke 立体定向仪的一模一样的复制品，随后美国西北大学和芝加哥大学对其进行了版本的更新和简化。Krieg 很好地把这个中心的热情和生产力联系起来，包括 Ranson、Magoun、Fisher、Ingram、Kabat、Teague、Pitts、Clark、Gerard、Sugar、Masserman、Haertig 等的工作。利用刺激、记录和损伤，芝加哥的这两个中心广泛研究中脑、皮质 – 迷走神经通路和下丘脑[11]。

二、第 1 例人体立体定向

直到 20 世纪 40 年代末，第一个被普遍接受的关于人类立体定位技术的报道才发表。Ernest Spiegel 在实验室里使用的 Horsley-Clarke 立体定向仪改进版已经超过 15 年了，他很清楚立体定位技术在创造微创的、精准的皮质下损伤方面优于传统开颅术的优势[12, 13]。Spiegel 和 Wycis 于 1947 年在《科学》（*Science*）杂志上发表了一份历史性报道 *Stereotaxic Apparatus for Operations on the Human Brain*，这是一份非常简洁的报道，只有一页多一点的篇幅，包括 2 张图和 2 个参考文献[14]。采用以前的实验室方法的基本原理是明确的："暴露皮质下区域通常需要相当广泛的手术操作。因此，将立体定位技术应用于人脑似乎是可取的。这种技术目前仅应用于动物实验，它允许人们将导线或套管准确地插入到期望的皮质下区域，对大脑皮质或白质造成最小的损伤[14]。"

他们的"立体脑组"，或称立体定向框架，由一个底座环组成，这个基底环用石膏牢牢固定在患者的头部。与底座环相连的是一个上层结构，在这个上层结构上，导针导向器可以沿着毫米级的矢状面和冠状面移动，也可以在这些平面内旋转以获取角度路径（图 5–5 和图 5–6）。定位过程利用了有或没有脑室系统空气的 X 线，从这些 X 线可以确定病变的坐标和入颅点。颅骨钻孔后，用金属丝或套管通过导针导向器通过硬脑膜，进行热凝、抽吸或液体灌注。本文提到的临床应用是精神外科，而 H. Freed 研究患者时，在

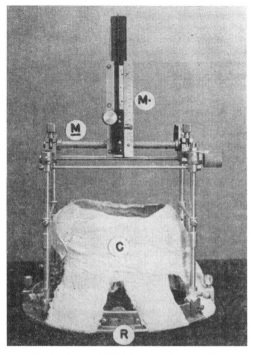

▲ 图 5–5　**Spiegel 和 Wycis 立体定向仪侧视图**
经 AAAS 许可转载，引自参考文献 [14]

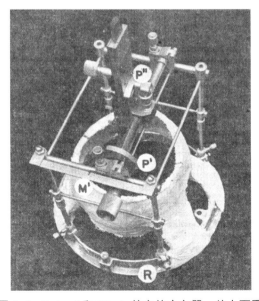

▲ 图 5–6　**Spiegel 和 Wycis 的立体定向器，从上面看**
经 AAAS 许可转载，引自参考文献 [14]

内侧丘脑进行了毁损，"……为了减少患者情绪反应，我们采用了比额叶切开术更温和的方法[14]。"作为该领域的铺垫，他和 Wycis 进一步注意到他们对该技术的广泛研究，包括疼痛、运动障碍、

三叉神经痛、囊肿和肿瘤。

在 Spiegel 看来，与传统开颅术相比，Horsley 和 Clarke 提出的立体定向手术具有明显的优势，"……当他向 Wycis 提出以背内侧核的局限性毁损取代前额叶切除术，避免广泛的组织损伤和许多不良反应……[15]"。Spiegel 在他后来的著作中指出，将立体定向方法从实验室引入（临床）这一过程漫长的延迟，是由于与猫或非人类灵长动物相比，人类大脑形态的变异要大得多。由于这些物种的（头颅）大小和形状更均匀，使它们能够参照头部的外部标志来瞄准大脑的结构，人类的差异性需要更高的准确性，这需要通过参考附近的脑室周围结构，其可视化是通过后来使用空气、碘苯酯或葡胺的 X 线脑室造影成像技术实现的[15]。"Horsley 和 Clarke 的实验动物程序与在人类皮质下使用定向仪器的主要区别在于，在患者中必须使用脑内参考点或线。这些是第三脑室周围的主要结构（松果体、前后连合、连合线）……[15]"。Spiegel 和 Wycis 通过至少四个后续模型继续改进他们的仪器。

使用 Horsley 和 Clarke 实验室的方法进行临床手术的想法早在 1918 年就得到了认可，当时 Mussen 有一个在伦敦制造的类似的仪器，其规格为人脑所设计。该仪器同样依赖于外部标志和潜在的脑内目标之间相对恒定的关系，但没有证据表明该仪器曾用于临床[9]。

目前，Mussen 框架一般不被认可，但在这个例子中，实际临床实施的是 Kirschner 的仪器和方法，他在 1933 年报道了使用一种导航系统来毁损半月神经节，这是一种与外部特征关系变化较少的结构[16]。这不是一个基于依赖内部标志坐标的方法，它在立体定向的传统中没有被承认。

最后，在任何关于立体定向优先顺序的讨论中，都必须承认 Zernov 的工作。他在 1889 年描述了一种脑电图仪，通过它可以定位人脑的表面区域。它的应用显然至少有一部分是拟人化的，

其聚焦于颅骨标记的组间差异。就像 Horsley 最早关于皮质功能相对于表面特征的研究一样，该方法早于基于几何坐标的空间定位和联合配准概念，因此，一般的共识并不认为该设备优先作为第一个立体定向系统[17-19]。

追随着 Spiegel 和 Wycis 的报道，在使用了脑内参考点代替头骨特征，从而对 Horsley 和 Clarke 的技术进行了根本性的修改后，发展人用立体定向仪器及随后的临床应用方面呈现出巨大的活力。Lars Leksell 访问费城归来，为射频和 Cobalt60 伽马放射毁损设计了一种立体定向框架系统。与定位原则不同的是，弧形中心系统将目标放置在附着于可移动的电极载体上的旋转弧弓的中心，使任意数量的路径能够到达预设目标。从概念上讲，无约束的路径可以方便地用于射频毁损，以及在放射手术中使用多个高度准直的辐射束。对于视差的一个聪明的解决方案（螺旋图）通过定位气脑造影消除了对长聚焦光束的需要[20, 21]。尽管这个框架在多个模型中得到了发展，但其潜在的弧形心原则仍然没有改变。

在弗莱堡，Reichert 和包括 Hassler、Wolff 和 Mundinger 在内的同事一起开发了一种立体定向框架，该框架也使用了连接在基环上弧弓的探针载体[22, 23]。虽然该系统中的路径是由球坐标定义的，但其最初的实现利用了一个底座，在该底座上，从术中放射学中得到的笛卡尔坐标被用来放置目标。将基于弧弓的上部结构放置在底座上，通过机械地调整和定义路径将其探针接触到目标；然后，仪器将被转移到患者的基座平台上。借用 Clarke 后来的一个工具，这样的工作流程消除了实际计算球坐标的需要；随着后期手术室计算机的出现，直接的计算设置消除了对底座变化的需要[24]。其他一些基于弧弓的系统也得到了发展，其中一个比较突出的是维尔茨堡的 Schaltenbrand，这是一个精心设计的系统，利用 5m 远距放射成像，最大限度地减少视差和头部

（而不是框架）对目标路径的位移[25]。Todd Wells 系统是一个在美国流行的弧弓系统，类似地调整头部位置而不是框架[26]。Brown-Roberts-Wells 系统继承了基于弧弓的路径的定义，将在后面进一步讨论[27]。

跟随 Spiegel 脚步的其他人以不同的方式处理共同配准和探针或电极引导的要求。同样在 20 世纪 40 年代后期，Talairach 开发了一种立体定向仪器，其栅格由具有精确间隔开口的侧板组成。使用前后和横向远程放射照相技术，可以选择网格中的特定孔用于电极放置，深度在正交胶片上确定。这种电极放置的进一步规划可以借助叠加血管造影术或气脑造影术进行，在框架就位的情况下进行。这种系统特别适用于有效放置大量电极，如药物难治性癫痫的立体定向检查[28]。

另一种立体定向仪器在方法上更加简约，附着在路径入口处或附近的头骨上。Bailey 之前曾报道过一种改良的用于非人类研究的 Horsley-Clarke 仪器[29]，他于 1951 年提出了一个钻孔适应性的理念[30]。Austin 和 Lee 在 1958 年报道了后来的球窝装置[31]，Rand[32]、Ward[33]、Walker[34] 和 Ray[35] 在接下来的 10 年里各自描述了他们相似的装置。使用这些设备进行定位通常是通过将探针与所需路径反复地对齐来实现的，而不是通过参考外部坐标系。虽然相比于小的钻孔装置要大，但 Cooper 的化学苍白球毁损术和化学丘脑毁损术"导向"的功能相似[36]。有趣的是，一些最新的图像引导活检和电极放置系统，包括那些用于术中 MRI 的系统，本质上是这种类型设备的改版，现在加上计算资源，使实时图像的配准成为可能。

在 Spiegel 和 Wycis 的报道之后的几年里，大量立体定向框架的开发阻碍了对这些框架单独的描述。35 年后，Spiegel 回顾了自他和 Wycis 的报道以来开发的"30 个以上立体脑手术仪器模型"[15]。Gildenberg 指出，在 20 世纪 40 年代后期和 50 年代设计了 40 多种立体定向装置，并引起

了世界各地效仿，除了已经提到的那些之外，还包括 Narabayashi、Guiot、Gillingham、Laitinen、Toivakka、Siegfried、C. G. Bertrand、Velasco-Suarez、Escobedo、Obrador、Kandel、Bechtereva 等[19]。Gildenberg 继续引用了 1966 年在费城召开的国际立体脑手术研究学会第一次会议及 Spiegel 的估计，到 1969 年已经执行了 37 000 多次立体定向手术[19]。所有这些手术的主要临床适应证是运动障碍（开放手术已经证明了有益的效果，但与 Spiegel 和 Wycis 提到的关于精神外科应用的缺点相同）、精神疾病和顽固性疼痛。随着左旋多巴的发现和它在帕金森症中的广泛应用，以及精神外科的应用迅速受到社会的反对，接下来的十年将是非常不同的。

三、计算机立体定向和图像导引的发展

20 世纪 70 年代神经影像学的革命性进步，特别是计算机断层扫描（CT），对立体定向神经外科产生了巨大的影响，促使其产生了新的关注、兴趣和发展。首先，头部 CT 扫描为颅内肿瘤的诊断带来了前所未有的灵敏度和空间分辨率。功能障碍性疾病以前是立体定向手术的主要适应证，而需要安全有效活检的肿瘤创造了一种新的、高容量的适应证。在治疗精神疾病或运动障碍时，该技术优于开颅术的所有优势都在肿瘤活检中得到了证实。其次，CT 扫描很容易适应立体定向方法。尽管特殊的功能神经生理学知识、熟悉度和兴趣；立体定向图谱以及对解释放射视差等挑战的深奥技术的需求将立体定向神经外科医生的数量限制在一小部分，但 CT 扫描和促进配准和定位的计算资源的可用性能够在必要的时候开拓这个领域。

将立体定向框架和方法应用于 CT 成像的工作主要集中在 20 世纪 70 年代末和 80 年代初。

在某种程度上，为了成像兼容性，特别是为了联合注册，需要对仪器进行一些改变。精确的数字层析平面提供了新的机会，以定位成像结构相对于一个立体定向框架的空间坐标。无论是直接定位还是间接定位，大脑内的成像结构都可以与框架的成像结构相关联，因此可以快速地生成立体坐标。框架相对简单的附件和对框架内头部定位的较小限制为配准要求提供了直接的解决方案[37-39]。Brown-Roberts-Wells 立体定向系统利用可用的计算资源，是专门设计出来服务于这种断层扫描的[27]。将这些联合配准策略转换到其他新的神经成像模式（如 MRI）是相对简单的。

然而，计算资源以其他同样深刻的方式改变了这个领域。Sheldon 和 Jacques 早些时候描述了一种郁金香形牵开器系统，该牵开器系统与立体定向框架集成在一起，用于引导肿瘤开颅手术[40]，但正是 Kelly 及其团队很早就认识到了这种外科主刀医生可以轻松获得的计算资源所提供的能力。随着神经放射学的进步，技术水平能够提供个体患者的多种模态的术前信息，手术室环境中的计算机现在有能力将这些不同的成像技术所成图像共同融合到一个多模态数据集中。从此之后，使用在患者头部的立体定向框架能够完成将术前一组或多组 CT 或 MRI 扫描与手术区域进行图像配准。在 Kelly 的实践中，这个基于框架的系统包括一个比通常更大的弧弓，一个手术显微镜连接到这个弧上，而不是一个电极载体。总之，这套系统能够通过在手术显微镜中进行适当分割和重新设定术前放射学检查信息来配准外科医生的术中视野图像[41-43]。

在所有这些实践中，计算机促进了注册术前成像与立体定向框架。然而，手术室的数字化带来了更多的好处。立体定向框架发挥三个基本作用：定义手术区域的坐标空间；促进成像和手术区域之间的联合配准；通过联合配准对引导某种外科医生所用的手术工具起到帮助，这些工具通常是电极、活检针或高度准直的辐射束的形式。计算机可以扮演所有这些角色，并在这个过程中使立体定向框架的介入变得不必要。

定义坐标空间或规范给定空间的定位系统，可以通过精心加工的机械设备（如立体定向框架）来完成，但计算机催生了大量非机械数字化仪。最初的 Dartmouth 系统采用了一种用于制鞋行业切割皮革用的二维声波数字化仪来使其在三维空间中发挥作用：悬挂在手术区域上方的麦克风阵列检测到由固定在患者头皮基准点上的触发管发出的宽频带声响，根据各自的传导时间，可以从几何上确定相对于麦克风阵列的触发管的位置[44]。通过这种方式，大部分手术室空间趋于立体定位。

联合配准的第二个功能现在是使用一组少量所谓的基准点来完成的，这些基准点可以在术前 CT 扫描（每个点上贴有小玻璃珠）和在手术室中使用声波数字化仪进行识别。计算机现在可以推导出成像的三维坐标空间与手术室的三维坐标空间之间的空间变换[44]。

最后，通过多种方式，联合配准使得向外科医生提供其所关注信息成为可能追踪定位在未准备头皮上的手持式触发管，该触发管的位置可以在相应的 CT 切片上描记。追踪系统的主要设备是手术显微镜。与显微镜相连的是一个支架，支架上有 3 个额外的触发管，同一个麦克风阵列现在可以追踪显微镜光轴的位置和方向。它的焦点可以显示在相应的 CT 或 MRI 图像平面上，但系统的主要显示方式是平视显示，通过在显微镜上的分束器上安装一个小阴极射线管来实现。以这种方式，外科医生可以看到以正确位置、方向和比例叠加在手术区域上的感兴趣分割对象（例如肿瘤）的轮廓[44]（同年在 Kelly 的系统中实现了类似的平视显示器）。

在消除立体定向框架的过程中，基于计算机的系统实现了所谓的"无框架立体定位""神经导航"或"图像引导"。从概念上讲，这样的系统利用变换立体定向在坐标空间任意方向上快速移动：传统的立体定向独立地在图谱或图像空间中选择一个目标并设置设备以到达手术区域中相应的目标，而矩阵变换使外科医生能够使成像空间或手术区域中的感兴趣对象成为独立的位置，并确定它在另一个空间的对应位置。此外，传统的立体定向必须专注于一个目标或至多是少数目标，而计算机能计算相应坐标空间中每个点之间的对应关系。最后，摆脱了机械框架的束缚，这样的系统与传统的开颅手术完全兼容，无论是用于肿瘤、癫痫还是其他适应证。不需要颅骨连接立体定向框架，其应用不再局限于颅内[45]。更重要的是，这项技术几乎不需要立体定向专业知识来操作。所有这一切的最终效果是将立体定向技术向广泛的外科手术和外科医生开放。

Watanabe 在东京独立地开发了一个无框架系统，该系统基于一个关节力臂，已知的力臂长度和关节角度使其成为数字化仪器，以及成对点图像融合和图形显示[46]。克利夫兰的 Barnett 及其同事[47, 48]、圣路易斯的 Bucholz 及其同事[49, 50]很早就率先进行了关键开发；盐湖城的 Heilbrun 支持这一概念，并为狂热者举办了早期研讨会。Kelly 的团队采用了电磁数字化仪[51]。多学科团队包括 Maciunas、Adler、Drake、Guthrie、McDermott、Zamorano、Kalfas、Alexander、Black、Olivier、Schlondorf、Reinhardt 和其他许多人加入了这项工作。他们共同帮助解决问题，并完善了立体定向的新阶段，并引导该技术在业界得到更广泛的传播。

将立体定向概念化为空间坐标定义、协同配准和效应器等组成部分，对于后续的改进和发展的考虑和探索是有用的。任何数字技术都可以代替声波数字化仪，而且已经取代了。Watanabe 在东京开发了一种无框架系统，它使用一个关节臂来定位配准的基准点，并在手术过程中定位感兴

趣点[46]。关节臂随后被用于几个早期的商业系统。另外，追踪发光的二极管或小反射球的光学相机系统被证明是稳固和准确的，尽管受到视线要求的限制，这些系统迅速扩散并一直流行到今天。具有更复杂算法的光学系统，如机器视觉中使用的、不依赖于跟踪 LED 或反射球的光学系统，具有很大的潜力，但在很大程度上仍处于开发中。基于电磁场的数字化系统，在早期仿真器和游戏中使用的人工和增强现实系统中很流行，不需要视线，可以在体内直接追踪，并已在开放和血管内程序中实现[51]。

坐标空间的联合配准可以使用成对的点来完成[44, 52]（独立于正在使用的数字化技术），这是当今商业手术导航系统中最常用的策略。也可以计算将一个表面轮廓匹配到另一个表面轮廓的变换，这种方法首先由 Pelizzari 和 Chen 推广应用于影像学研究[53-55]。摄像机（或透视）系统可以匹配图像透视图或投影，这是一种实用工具，适用于机器视觉方法、放射外科或图像配准质量控制[56]。同样，对于像超声、CT 或 MRI 这样的图像数据集，三维信息的匹配也可以使用[57-59]。所有这些组合，可以一次或者多次迭代，并且已经被利用了。准确性、速度、效率和用户友好性是基本属性，完全自动化的方案尤其吸引人。

随着时间的推移，当组织位移、变形或去除导致协同配准性能下降时，从图像引导[60-63]和识别固有风险的早期开始就已认识到这代表的内在风险，在手术过程中使用术前获得的空间信息的局限性已经产生了将其影响降至最低的策略；这种意识本身就很宝贵。当然，一种解决方案是在手术期间简单地对患者重新成像，使用新的数据集更新。术中 CT、MRI 和超声系统都已为此商业化开发[64-66]。另外，由于外科领域受制于已知的物理规律，包括重力和浮力损失，许多团队已经生成了预测模型来更新成像，并取得了不同程

度的成功[67-69]。混合策略更容易获得，利用稀疏但有限的图像数据（如术中超声或显微镜的视场光学信息）通知模型，然后可以使较少稀疏的成像数据集（如 MRI）变形，并提供效率和潜在的成本效益[70-72]。

效应器的第三个组件是一个插入的探头，随着图像制导系统，图形显示器和抬头数字显示器被广泛使用。然而，由于数字化空间和图像配准是基础设施的一部分，使一套用于诊断和治疗干预的多样化技术成为可能。早在 Leksell 的第一个系统中，高度准直的辐射光束的方向就被设想并实现了[73]。从最早的无框架系统开始，手持式关节杆或有线（或无线）指针的追踪就很普遍。Kelly 通过图像配准的激光仪器用于组织消融[41]。最吸引人的是，配准的机器人仪器如今越来越多地集成到外科领域[74-79]（见第 19 章中对于神经外科中机器人科学运用的细节讨论）。

所有这些技术本身都是话题，但最基本的立体重组原则使其能够并促进其整合到手术干预中。这些原则提供了一个概念框架，在这个框架中可以开发新的实现品和应用程序。立体定向从最初在实验室里的一个小而又深奥的学科，然后出现在少数高度亚专业化的手术室里，现在已经成为了外科实践的主流。

参 考 文 献

[1] Critchley M. The Divine Banquet of the Brain. New York: Raven Press; 1979.

[2] Marshall L, Magoun H. The Horsley-Clarke stereotaxic instrument: the beginning. Carrier. 1990;27:15.

[3] Horsley V, Clarke RH. The structure and functions of the cerebellum examined by a new method. Brain. 1908;31:45, 47, 54, 64, 67, 50.

[4] Gildenberg P. Stereotactic surgery: present and past. In: Heilbrun MP, ed. Stereotactic Neurosurgery. Baltimore: Williams & Wilkins; 1988:1–15.

[5] Dittmar C. Ueber die Lage des sogenannten Gefaesszentrums in der Medulla oblongata. Bersaechs Ges Wiss Leipzig Math Phys). 1873;25:449–469.

[6] Sachs E. On the structure and functional relations of the optic thalamus. Brain. 1909;32:95–186.

[7] Mussen AT. Note on the movements of the tongue from stimulation of the twelfth nucleus, root, and nerve. Brain. 1909;32:206–208.

[8] Marshall LH, Magoun HW. The Horsley-Clarke stereotaxic instrument: the first three instruments. Kopf Carrier. 1991;28:1–5.

[9] Picard C, Olivier A, Bertrand G. The first human stereotaxic apparatus. The contribution of Aubrey Mussen to the field of stereotaxis. J Neurosurg. 1983;59:673–676.

[10] Clarke RH. Investigation of the central nervous system. I. Methods and instruments. Johns Hopkins Hospital Reports 1920; Special volume.

[11] Krieg WJS. Stereotaxy. Evanston, IL: Brain Books; 1975.

[12] Spiegel EA, Wycis HT. Stereoencephalotomy (Thalamotomy and Related Procedures). Part I: Methods and Stereotaxic Atlas of the Human Brain. New York: Grune & Stratton; 1952.

[13] Spiegel EA, Miller HR. Stand for aseptic operations with Horsley-Clarke's stereotaxic instrument. J Lab Clin Med. 1941;26:1657–1658.

[14] Spiegel EA, Wycis HT, Marks M, Lee AJ. Stereotaxic apparatus for operations on the human brain. Science. 1947;106:349–350.

[15] Spiegel EA. Guided Brain Operations: Methodological and Clinical Developments in Stereotactic Surgery [and] Contributions to the Physiology of Subcortical Structures. Basel, Switzerland: S.Karger; 1982.

[16] Kirschner M. Die Punktionstechnik und Elektrokoagulation des Ganglion Gasseri. Uber "gezielte" Operationen. Arch Klin Chir. 1933;176:581–620.

[17] Zernov D. Encephalometer: device for estimation of parts of the brain in human. Proc Soc Physicomed Moscow Univ. 1889;2:70–80.

[18] Altukhov N. Encephalometric investigations of hte brain relative to the sex, age, and skull indexes. Moscow, Russia; 1891.

[19] Gildenberg P. The history of stereoactic and functional neurosurgery. In: Gildenberg P, Tasker R, eds. Textbook of Stereotactic and Functional Neurosurgery. New York: McGraw-Hill; 1998:5–19.

[20] Leksell L. A stereotaxic apparatus for intracerebral surgery. Acta Chir Scand. 1949;99:229–233.

[21] Leksell L. Stereotaxis and Radiosurgery. Springfield, IL: Charles C Thomas; 1971.

[22] Riechertt T, Wolff M. Die Entwicklung und klinische Bedeutung der gezielten Hirnoperationen. Medsche Klin.

1951;46:609–611.

[23] Riechert T. Stereotatic Brain Operations. Methods, Clinical Aspects, Indications. Bern, Switzerland: Hans Huber; 1980.

[24] Mundinger F, Birg W, Klar M. Computer assisted stereotactic brain operations. Appl Neurophysiol. 1978;41:169–182.

[25] Riechert T, Spuler H. Instrumentation of stereotaxy. In: Schaltenbrand G, Walker AE, eds. Stereotaxy of the Human Brain: Anatomical, Physiological and Clinical Applications. 2nd ed. Stuttgart: Georg Thieme Verlag; 1982:350–363.

[26] Todd E. Todd-Wells Manual of Stereotaxic Procedures. Randollph, MA: Codman & Shurtleff; 1967.

[27] Brown RA, Roberts TS, Osborn AG. Stereotaxic frame and computer software for CT-directed neurosurgical localization. Invest Radiol. 1980;15:308–312.

[28] Talairach J, Szikla G. Atlas of Stereotaxic Anatomy of the Telencephalon. Paris, France: Masson & C; 1967.

[29] Bailey P, Davis EW. A modifiation of the Horsley-Clarke apparatus. J Neuropathol Exp Neurol. 1943;2:99–101.

[30] Bailey P, Stein SU. A stereotaxic instrument for use on the human brain. Studies in Medicine. Springfield, IL: C C Thomas; 1951:40–49.

[31] Austin B, Lee A. A plastic ball and socket type of stereotaxic detector. J Neurosurg. 1958;15:264–268.

[32] Rand RW. A stereotaxic instrument for pallidothalamectomy. J Neurosurg. 1961;18:258–260.

[33] Ward A. Symposium in Parkinson's disease. J Neurosurg. 1966;24:466.

[34] Walker E. Symposium on Parkinson's disease. J Neurosurg. 1966;24:466.

[35] Ray CD. A new simplified stereotaxic instrument. Confin Neurol. 1967;29.

[36] Cooper IS. Surgical treatment of Parkinsonism. Br Med J. 1961;1:1248–1249.

[37] Bergstrom M, Greitz T. Stereotaxic computed tomography. AJR Am J Roentgenol. 1976;127:167–170.

[38] Lunsford LD, Leksell L, Jernberg B. Probe holder for stereotactic surgery in the CT scanner. A technical note. Acta Neurochir. 1983;69:297–304.

[39] Boethius J, Bergstrom M, Greitz T. Stereotaxic computerized tomography with a GE 8800 scanner. J Neurosurg. 1980;52:794–800.

[40] Shelden CH, McCann G, Jacques S, et al. Development of a computerized microstereotaxic method for localization and removal of minute CNS lesions under direct 3–D vision. Technical report. J Neurosurg. 1980;52:21–27.

[41] Kelly PJ, Alker Jr. GJ. A method for stereotactic laser microsurgery in the treatment of deep-seated CNS neoplasms. Appl Neurophysiol. 1980;43:210–215.

[42] Kelly PJ, Alker Jr. GJ, Goerss S. Computer-assisted stereotactic microsurgery for the treatment of intracranial neoplasms. Neurosurgery. 1982;10:324–331.

[43] Kall BA, Kelly PJ, Goerss SJ. The computer as a stereotactic surgical instrument. Neurol Res. 1986;8: 201–208.

[44] Roberts DW, Strohbehn JW, Hatch JF, Murray W, Kettenberger H. A frameless stereotaxic integration of computerized tomographic imaging and the operating microscope. J Neurosurg. 1986;65:545–549.

[45] Brodwater BK, Roberts DW, Nakajima T, Friets EM, Strohbehn JW. Extracranial application of the frameless stereotactic operating microscope: experience with lumbar spine. Neurosurgery. 1993;32:209–213:discussion 13.

[46] Watanabe E, Watanabe T, Manaka S, Mayanagi Y, Takakura K. Three-dimensional digitizer (neuronavigator): new equipment for computed tomography-guided stereotaxic surgery. Surg Neurol. 1987;27:543–547.

[47] Barnett GH, Kormos DW, Steiner CP, Weisenberger J. Intraoperative localization using an armless, frameless stereotactic wand. Technical note. J Neurosurg. 1993;78: 510–514.

[48] Barnett GH, Kormos DW, Steiner CP, Weisenberger J. Use of a frameless, armless stereotactic wand for brain tumor localization with two-dimensional and three-dimensional neuroimaging. Neurosurgery. 1993;33:674–678.

[49] Smith KR, Frank KJ, Bucholz RD. The NeuroStation—a highly accurate, minimally invasive solution to frameless stereotactic neurosurgery. Comput Med Imaging Graph. 1994;18:247–256.

[50] Bucholz RD, Ho HW, Rubin JP. Variables affecting the accuracy of stereotactic localization using computerized tomography. J Neurosurg. 1993;79:667–673.

[51] Goerss SJ, Kelly PJ, Kall B, Stiving S. A stereotactic magnetic field digitizer. Stereotact Funct Neurosurg. 1994;63:89–92.

[52] Heilbrun MP, Koehler S, MacDonald P, Siemionow V, Peters W. Preliminary experience using an optimized three-point transformation algorithm for spatial registration of coordinate systems: a method of noninvasive localization using frame-based stereotactic guidance systems. J Neurosurg. 1994;81:676–682.

[53] Friets EM, Strohbehn JW, Roberts DW. Curvature-based nonfiducial registration for the Frameless Stereotactic Operating Microscope. IEEE Trans Biomed Eng. 1995;42:867–878.

[54] Henderson JM, Smith KR, Bucholz RD. An accurate and ergonomic method of registration for image-guided neurosurgery. Comput Med Imaging Graph. 1994;18: 273–277.

[55] Pelizzari CA, Chen GT, Spelbring DR, Weichselbaum RR, Chen CT. Accurate threedimensional registration of CT, PET, and/or MR images of the brain. J Comput Assist Tomogr. 1989;13:20–26.

[56] Heilbrun MP, McDonald P, Wiker C, Koehler S, Peters W. Stereotactic localization and guidance using a machine vision technique. Stereotact Funct Neurosurg. 1992;58: 94–98.

[57] Ji S, Wu Z, Hartov A, Roberts DW, Paulsen KD. Mutual-information-based image to patient re-registration using intraoperative ultrasound in image-guided neurosurgery.

Med Phys. 2008;35:4612–4624.

[58] Ji S, Roberts DW, Hartov A, Paulsen KD. Combining multiple true 3D ultrasound image volumes through re-registration and rasterization. Medical Image Computing and Computer-Assisted Intervention: MICCAI International Conference on Medical Image Computing and Computer-Assisted Intervention 2009; London: 12:795–802.

[59] Ji S, Roberts DW, Hartov A, Paulsen KD. Intraoperative patient registration using volumetric true 3D ultrasound without fiducials. Med Phys. 2012;39:7540–7552.

[60] Kelly P. Stereotactic excision of brain tumors. In: Thomas DGT, ed. Stereotactic and Image Directed Surgery of Brain Tumours. Edinburgh: Churchill Livingstone; 1993:89–109.

[61] Roberts DW, Hartov A, Kennedy FE, Miga MI, Paulsen KD. Intraoperative brain shift and deformation: a quantitative analysis of cortical displacement in 28 cases. Neurosurgery. 1998;43:749–758: discussion 58–60.

[62] Hill DL, Maurer Jr. CR, Maciunas RJ, Barwise JA, Fitzpatrick JM, Wang MY. Measurement of intraoperative brain surface deformation under a craniotomy. Neurosurgery. 1998;43:514–526: discussion 27–28.

[63] Dorward NL, Alberti O, Velani B, et al. Postimaging brain distortion: magnitude, correlates, and impact on neuronavigation. J Neurosurg. 1998;88:656–662.

[64] Black PM, Moriarty T, Alexander 3rd E, et al. Development and implementation of intraoperative magnetic resonance imaging and its neurosurgical applications. Neurosurgery. 1997;41:831–842: discussion 42–5.

[65] Schulder M, Jacobs A, Carmel PW. Intraoperative MRI and adjuvant radiosurgery. Stereotact Funct Neurosurg. 2001;76:151–158.

[66] Nimsky C, Ganslandt O, von Keller B, Fahlbusch R. Preliminary experience in glioma surgery with intraoperative high-field MRI. Acta Neurochir Suppl. 2003;88:21–29.

[67] Paulsen KD, Miga MI, Kennedy FE, Hoopes PJ, Hartov A, Roberts DW. A computational model for tracking subsurface tissue deformation during stereotactic neurosurgery. IEEE Trans Biomed Eng. 1999;46:213–225.

[68] Miga MI, Paulsen KD, Lemery JM, et al. Model-updated image guidance: initial clinical experiences with gravity-induced brain deformation. IEEE Trans Med Imaging. 1999;18:866–874.

[69] Dumpuri P, Thompson RC, Dawant BM, Cao A, Miga MI. An atlas-based method to compensate for brain shift: preliminary results. Med Image Anal. 2007;11:128–145.

[70] Roberts DW, Miga MI, Hartov A, et al. Intraoperatively updated neuroimaging using brain modeling and sparse data. Neurosurgery. 1999;45:1199–1206:discussion 206–207.

[71] Lunn KE, Paulsen KD, Liu F, Kennedy FE, Hartov A, Roberts DW. Data-guided brain deformation modeling: evaluation of a 3–D adjoint inversion method in porcine studies. IEEE Trans Biomed Eng. 2006;53:1893–1900.

[72] Fan X, Ji S, Hartov A, Roberts DW, Paulsen KD. Stereovision to MR image registration for cortical surface displacement mapping to enhance image-guided neurosurgery. Med Phys. 2014;41:102–302.

[73] Leksell L. The stereotaxic method and radiosurgery of the brain. Acta Chir Scand. 1951; 102:316–319.

[74] Young RF. Application of robotics to stereotactic neurosurgery. Neurol Res. 1987;9:123–128.

[75] Koyama H, Uchida T, Funakubo H, Takakura K, Fankhauser H. Development of a new microsurgical robot for stereotactic neurosurgery. Stereotact Funct Neurosurg. 1990;54–55:462–467.

[76] Benabid AL, Hoffmann D, Lavallee S, et al. Is there any future for robots in neurosurgery? Adv Tech Stand Neurosurg. 1991;18:3–45.

[77] Drake JM, Joy M, Goldenberg A, Kreindler D. Computer- and robot-assisted resection of thalamic astrocytomas in children. Neurosurgery. 1991;29:27–33.

[78] Haase J. Neurosurgical tools and techniques—modern image-guided surgery. Neurol Med Chir. 1998;38(Suppl):303–307.

[79] Sutherland GR, Latour I, Greer AD, Fielding T, Feil G, Newhook P. An image-guided magnetic resonance-compatible surgical robot. Neurosurgery. 2008;62:286–292:discussion 92–93.

第6章 计算机和图像处理在图像引导脑肿瘤手术中的作用

Role of Computers and Image Processing in Image-Guided Brain Tumor Surgery

Nabgha Farhat　Tina Kapur　Ron Kikinis　著

李　晔　译　汤　劼　校

概述

计算机和图像处理贯穿图像引导脑肿瘤手术的每个阶段，从术前规划到术中指导再到术后随访。要了解计算机和图像计算在神经外科中的作用，需要熟悉几个核心概念，包括图像分割、纤维束成像、图像配准和导航。分割涉及识别图像中有意义的结构和区域，如正常解剖组织或病理结构。分割组织的进一步细分也可称为分割。纤维束成像是根据磁共振（magnetic resonance，MR）弥散图像对白质纤维束进行建模。配准或图像对齐描述了识别一个数据集与另一个数据集对齐转换，以及融合补充信息源以进行手术规划和术中指导的过程。导航允许手术器械在所显示的手术过程中相对于诊断图像移动。

在图像引导的神经外科手术中综合运用此类功能可以为外科医生提供直观和交互式可视化，为手术规划、进展和随访提供信息（图6-1）。本章首先快速概述了这些图像计算和导航技术在神经外科中的作用，然后对每种技术进行了详细讨论。本章还将介绍这些技术在3D Slicer（一款用于医学图像分析的免费软件应用程序）中的应用情况，为读者具体描述如何执行这些过程。

（一）神经外科工作流程中的医学图像计算和导航

1. 术前阶段

在脑肿瘤切除术中，术前规划阶段包括多模态成像和从这些图像中提取相关信息。在选择成像模式时，根据手术目的做出具体患者的手术决定。通过提供解剖信息的模态（如计算机断层扫描、磁共振成像和弥散张量成像），以及提供功能信息的模态［如功能性MRI、正电子发射断层成像或经颅磁刺激（transcranial magnetic stimulation，TMS）］，护理提供团队制订了一个手术规划，以最大限度地减少功能损伤，同时最大限度地去除肿瘤。为此，图像处理在将原始成像数据转换为有用信息以帮助外科医生作决定方面至关重要。在提供解剖细节的模态下，经常使用分割技术来识别图像中包含的重要结构（如要切除的病变或肿瘤、脑室或功能区皮质）。使用纤维束成像模拟来自弥散性MRI的白质纤维束，以提供在手术过程中可能存在损坏风险的纤维束相关信息。配准可以融合这些多模态图像，将它们对齐在一个空间中，以便在考虑解剖和功能信息的情况下制订手术规划。

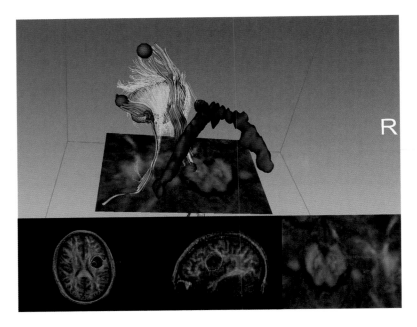

◀ 图 6-1　运用于神经外科的计算技术

在神经外科中应用了图像分割、纤维束成像、配准和导航技术，以提供可视化，为外科医生提供相关信息以做出决策。在此例中，要切除的肿瘤（绿色）与相邻的白质纤维束和脑室模型（深蓝色）一起显示。探针（红色球体）定位在 Broca 区和中脑皮质脊髓束区。源自这些探针的流线纤维束成像显示了延伸至手部运动区域的皮质脊髓束，以及连接 Broca 区和 Wernicke 区的弓状束。诸如此类的综合显示有助于进行术前规划、术中指导和术后评估

2. 术中阶段

神经外科手术开始后，外科医生使用并更新规划阶段的信息，以便在手术期间做出决定。分割、纤维束成像和其他图像处理情况等数据规划应在手术过程中获取（而不是由医生回想）。为此，术前与术中图像之间的配准对于实现规划数据的有用转换至关重要。了解这些图像与患者物理空间（患者图像配准）之间的关系也很必要，以确保外科医生所做的操作与计划的手术方法一致。导航系统基于患者图像配准，可以跟踪外科医生所使用工具的位置，并将其显示在术前或术中获取的图像上，从而在手术过程中创建直接且有用的成像应用。

3. 术后阶段

神经外科手术结果评估对于监测并发症、计划后续治疗、确保肿瘤最低的复发率至关重要。之前描述的用于手术规划的图像处理技术，包括分割和纤维束成像，在术后发挥了重要作用，能够测量术后肿瘤体积和白质重组情况。

本章将广泛讨论分割、纤维束成像、配准和导航技术在图像引导脑肿瘤切除术中的应用，还将介绍这些功能在 3D Slicer 中的应用情况，为读者提供应用这些计算技术的具体工具、图像和资源。

（二）3D Slicer

3D Slicer[1] 是一款用于医学图像分析的免费开源软件应用程序，可有效用于神经外科手术规划、指导和随访。1995 年，它首次在硕士论文中被提及，如今主要由专业工程师与算法开发人员和应用领域科学家密切合作开发。Slicer 最初被视为一个神经外科指导、可视化和分析系统，在过去 10 年中已经发展成为一个集成平台[2]。

Slicer 是一个多平台应用程序，根据 BSD 许可协议进行发布，该协议是一款计算机软件自由协议，允许使用者免费发布衍生软件用于学术和商业用途。因此，在 3D Slicer 中开发的图像分析工具可被行业合作者直接采用并确保广泛获取。

用户和开发者社区邮件列表在过去 10 年中一直很活跃，目前已有超过 1000 名订阅者，说明 Slicer 专家来源远远超出了 Slicer 核心开发者社区，其发展是社区共同努力的结果，因为世界各地的众多团体和个人用户都在不断改进它（图 6-2）。

Slicer 旨在执行交互式、特定主题的工作，

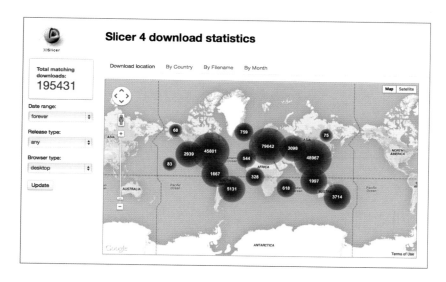

◀ 图 6-2　**3D Slicer 下载统计示例**
尽管 3D Slicer 最初仅在波士顿的一篇硕士论文中提及，但它现在已在全球范围内使用和开发。这张地图显示了 Slicer 自发布以来在全球的累计下载次数

这意味着外科医生可以通过使用其各种工具进行病例判断。这种灵活性对于复杂的神经外科环境至关重要。3D Slicer 提供的功能（算法实现和设备接口）支持在神经外科手术中进行图像分割、纤维束成像、配准和导航。

一、分割

分割是指通过组织类型对医学图像的每个体素进行标记，并将相似体素集合在一起以识别各种结构的过程。这些被分割的结构之后能够以三维模型被展示出来。在不使用分割功能的情况下，使用二维图像切片很难显现出不同解剖特征之间的空间关系，并且只能由外科医生执行[3]。分割功能为外科医生提供了 3D 信息，可以更直观地了解这些空间关系。从不同图像生成的片段也可以一起显示，从而可以整合多个来源的信息。当对分割组织进行进一步细分时，尤其是在通过 DTI 进行结构连接度分析之前，这个过程也可称为分割。

手动分割指用户在没有任何算法支持的情况下通过检查来描绘结构边界的过程。自动分割则是利用图像特征自动分离结构，无须（或最少）用户输入。通常，在实践中使用涉及手动和自动

分割的交互式分割协议。自动分割算法可基于待分割图像体积的不同特征来实现。例如，某些算法仅依赖体素灰度，通过设置阈值来分割具有特定灰度强度的区域，这对于 CT 图像尤其有用。其他算法使用用户识别的种子点进行区域生长，提取所有连接具有相同灰度初始点的体素。还有一些人通过创建图分割问题将图论应用于分割，其中图像的每个体素都是一个节点，附近的节点与边缘相连。在这些边缘中选择一个子集进行分割。感兴趣的读者可以参考[4]，了解各种算法的详细介绍及其应用。

存在一些用于肿瘤分割的全自动算法，但目前并不实用，因为它们需要在高功率计算机上超过 1h 的处理时间[5]。尽管这些算法在今天并不实用，但未来前景广阔。

（一）分割在脑肿瘤切除术中的应用

无论使用何种类型的分割算法，通过分割识别结构使得外科医生能够根据解剖学标志对病变的空间方向进行术前评估。相对于中央前、中央后、左颞上回和左颞下前回等区域的病变位置，外科医生能够预测该病变治疗入路的相关挑战[6]。这种算法还可以测量血管、神经、脑干和丘脑等特征的线性距离和体积，以改善手术规划[7]。在

脑血管神经外科手术中，MR 血管造影图像分割有助于决定采取何种干预措施（外科手术、放射外科手术等）[8]。术中使用分割算法还可在成像上突出显示病变，当外科医生的注意力分散在术野和成像之间时，这一点特别重要。

术后，通过分割可以准确了解各种脑结构的变化，包括肿瘤切除的范围。切除术后的残留肿瘤是肿瘤复发的有力预测因素，尤其是在胶质瘤的病例中[9]。因此，术后治疗团队能够依据术后综合评估制订未来治疗方案和计划。

然而，分割受医生所能识别待分割结构边界程度的限制。MRI 中的异常组织形态可能不能完全表明肿瘤浸润的程度，如弥漫性低级别胶质瘤[10]。与肿瘤相关的水肿也难以分割，因为它经常伴随梯度边界而非清晰边界。尽管有此限制，分割可用来为外科医生提供空间定向，帮助其制订术前病变治疗入路规划，并最大限度地切除病变。

（二）3D Slicer 中的分割功能

3D Slicer 中整合了多种分割工具，使用户能够手动、自动或通过不同技术对图像进行分割。这种灵活性允许用户选择最有效的方法对特定成像模式和结构进行分割。

3D Slicer 的编辑器（Editor）模块用于创建和操作标签映射。标签映射是一个三维标量体积，其中每个体素包含一个数字，指示该位置的组织类型。这些标签映射与一个颜色节点相关联，该节点将每个体素的数字映射为颜色和文本串。例如，在肿瘤分割的情况下，作为肿瘤的一部分，每个体素将在标签映射中包含相同的数字，而非肿瘤体素将包含不同的数字。然后，通过仅对包含肿瘤组织标签值的体素进行建模，可使用该标签映射生成肿瘤三维模型。

编辑器模块效应具有复杂性，并利用了源卷的不同特性。根据待分割的结构类型，可

能会应用不同的效应或效应组合。例如，绘图（Paintbrush）效应只是使用大小可调的画笔在图像上绘画。阈值（Threshold）效应将标签值应用于体积图像中灰度在用户指定范围内的所有体素。使用类似的阈值原理，级别跟踪效应界定了一个封闭轮廓，其中构成轮廓的所有体素均具有与点击体素相同的灰度。编辑器模块中还集成了半自动分割工具，包括 GrowCut 效应，这是一种竞争性区域生长算法，它使用输入样本分割来创建所需结构的完全分割[11]（图 6-3）。

完成初始分割后，使用其他编辑器效应进行后期处理。腐蚀（Erode）和膨胀（Dilate）效应会缩小或扩大现有的分割，可用于细化边缘。还可应用不同的连接方法，例如使用 Save Island 效应删除所有未直接连接至点击结构的分段。同样，Identify Island 为分割中的每个空间不相交结构分配不同的标签值。信息功能也已集成到编辑器中，通过该功能可以拆分、编辑和合并多个标签。

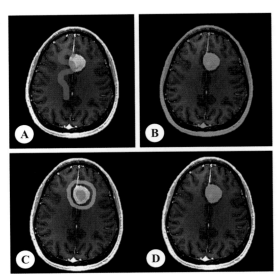

▲ 图 6-3　编辑器工具示例。编辑器模块中整合了多种工具来帮助进行图像分割

A. 绘图工具：用户已将绿色标签分配给体素曲线；B. 阈值工具：用户已将绿色标签分配给高于某个亮度值的所有体素；C. GrowCut 效应；D. 输出分割的用户输入。用户分配绿色标签标记待分割的区域，橙色标签标记要从分割中排除的区域。实现 GrowCut 效应以自动完成分割

在进行分割时，为了获得最佳结果，可能会结合使用这些效应。例如，用户可以选择使用 GrowCut 效应来分割病变，然后使用绘图效应手动细化边缘。感兴趣的读者可以参考 Slicer 用户手册[12]，更详细地了解编辑器效应，以及可用于分割的其他模块（编辑器之外）。

创建包含所有相关分段结构的标签映射后，可以在 3D Slicer 中生成三维表面模型（图 6-4）。可以使用编辑器模块中的建模（Make Model）效应将标签体积快速转换为三维模型。在这种情况下，可通过将效应单独应用于每个值对各标签值单独建模。为了加强对建模参数的控制，并一次生成多个模型，用户可以应用模型生成器（Model Make）模块。使用这些工具，外科医生可以生成对手术规划最有用的三维重建。

可以将分段结构用作进一步分析的起点。例如，标签统计（Label Statistics）模块提供了一个简单的工具来测量体积图像中分割区域的体积、像素数或图像强度。通过将此模块应用于术前和术后图像，可以对这些指标进行量化比较。输出值可以包括：体积（以立方毫米或立方厘米为单位）、以该标签值表示的像素数，以及作为该标签值一部分的强度值的最小值、最大值和标准偏差。因此，临床医生能够分析肿瘤的体积和增强区域，以及整体脑解剖结构的变化，这可能影响到对未来治疗方案的规划。

二、纤维束成像

弥散性 MRI 提供了有关水扩散方向的信息。通过应用不同的脉冲磁场梯度，可以测量水在某个特定方向（各向异性）或所有方向（各向同性）的扩散趋势。所获取图像中各体素的参数反映了水扩散的总体方向和速率。使用弥散张量成像技术（DTI），在假设往某个特定方向扩散的可能性大表明存在有髓轴突的情况下，使用该信息来估计白质纤维束的存在和轨迹[13]。这种纤维束建模称为纤维束成像。

FDA 批准的一些产品具有纤维束成像功能。这些产品包括 iPlan® FiberTracking 软件（Brainlab AG, Feldkirchen, Germany）和 StealthDTI™ 软件（Medtronic, Minneapolis, MN, USA）。

（一）纤维束成像在脑肿瘤切除术中的应用

术前纤维束成像使外科医生能够对手术部

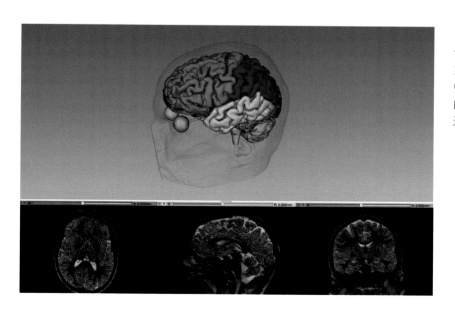

◀ 图 6-4　通过图像分割制成的模型
三维表面模型（顶部）是在 3D Slicer 中分割各种大脑结构后生成的。轴向、矢状和冠状切片视图（底部）中还显示了描绘这些结构的标签映射

位附近的大白质纤维束进行建模，并规划最适当的病灶入路，以便最大限度地减少对这些区域的损伤。研究已证明，锥体束、胼胝体和视辐射建模可以改善神经外科手术规划及脑肿瘤术后评估[14]。对于重要功能区肿瘤患者，白质纤维束可视化对于最大限度地切除肿瘤且最大限度地减少神经功能缺损特别有用[15, 16]。在某些系统中可以对白质连通性进行交互式探索，这有助于外科医生更好地了解感兴趣区域的白质解剖结构[17]。

导航和仪器跟踪工具也使术中纤维束成像成为可能（更多相关的发展将在本章"3D Slicer 的导航功能"部分中进一步讨论）。通过使用接触相关组织的跟踪工具位置来"标记"白质纤维束，外科医生能够在干预过程中使用这些工具探测白质结构。术后，可使用纤维束成像作为随访工具来评估术后白质结构变化[18]。

然而，纤维束成像可能受待建模白质纤维束位置和病理的限制。使用 DTI 纤维束成像很难对皮质下白质偏转进行建模，并且水肿或坏死引起的变化可能会改变扩散计算。导致各向异性降低的某些病理，例如多发性硬化症，也会使精确纤维束成像变得困难。然而，纤维束成像有可能提供定量和定性信息，使外科医生能够根据对白质纤维束空间组织的理解做出决定[19]（有关弥散性MRI 和白质解剖成像的更详细讨论见第 4 章）。

（二）3D Slicer 中的纤维束成像

专用于纤维束成像的 3D Slicer 模块有很多。用户可以导入扩散图像，对加载的图像进行交互式纤维束成像，并分析标量扩散测定。DTI 导入（DTI Import）和 DTI 导出（DTI Export）模块允许用户加载和保存扩散图像，包括 NifTi（神经影像信息技术倡议，即数据格式工作组提出的一种广泛使用的格式），因此具有灵活性[20]。

在 3D Slicer 中加载图像后，可使用纤维束成像交互种子（Tractography Interactive Seeding）模

块基于动态基准点或模型顶点显示纤维束。基准点种子显示通过用户指定种子点的所有白质纤维束。种子区域的大小（以所选点周围的毫米半径测量）是可调整的。基准点的位置可以交互移动，并且模块会随着其移动更新显示的白质纤维束，以便仅显示从基准点当前位置发出的白质纤维束。在术前规划时，外科医生可以选择沿病变边界移动基准点，以显示附近通过的白质纤维束。

当已创建重要结构模型时（通过分割），也可从这些模型的顶点追踪白质纤维束（图 6-5）。在这种情况下，将模型向内或向外偏移用户指定的相等距离所得到的壳体被用于纤维束成像种子。为了减少建模延迟，用户定义了待用于此壳体内纤维束成像的最大种子点数。随着与模型的距离发生变化，模块会更新所显示的白质纤维束，以便仅显示与模型处于指定距离的白质纤维束。用户可以选择使用此模块对病灶附近的纤维束、脑室、由 fMRI 或其他模态定义的功能区域或其他重要结构进行建模。使用这种规划工具，外科医生能够选择可最大限度地减少功能损伤的病变入路。

或者，用户可在标签映射的基础上，使用纤维束成像标签映射种子（Tractography Label Map

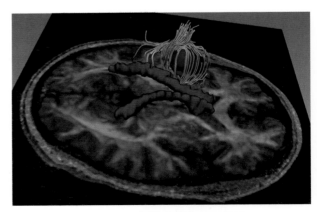

▲ 图 6-5　纤维束成像交互种子
对围绕分割肿瘤的白质纤维束进行建模，并与肿瘤（红色）和脑室（深蓝色）一起显示。在解剖环境下也可显示弥散性 MRI 的轴向切片视图

Seeding）和纤维束标签选择（Fiber Bundle Label Select）模块交互式显示白质纤维束。从特定标签映射发出的所有白质纤维束均可显示，并且可以在编辑器模块中操作映射以更改种子区域。如果使用全脑掩膜选择种子点，则进行全脑纤维束成像。可以在纤维束标签选择模块上解析描绘不同结构、具有多个标签值的标签映射，以便仅显示源自特定标签值的白质纤维束，同时排除其他标签值。通过此功能，外科医生可以灵活选择要显示的白质纤维束，从而有助于仅显示与手术规划相关的白质纤维束。

3D Slicer 中一个名为 UKF 纤维束成像（UKF Tractography）的开发模块在白质纤维束建模中实现了无迹卡尔曼滤波[21]。该模块允许用户应用双张量算法（与之前描述的所有模块中应用的单张量算法相反），它可以更好地展现交叉和分支纤维[22]。它还可以展现更多的整体纤维束（图 6-6）。随着这些改进，纤维束成像获得了准确性和鲁棒性，因而更加适用于手术规划。

三、配准

配准的目的是将同一底层组织或患者的两个不同图像对齐。首先将其中一幅图像（称为参考或源图像）固定在空间中，然后变换另一幅图像

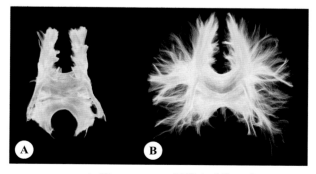

▲ 图 6-6　UKF 纤维束成像
使用单张量算法（A）和双张量算法（B）对胼胝体纤维进行建模。请注意，双张量纤维束成像技术提高了分辨率并增加了整体纤维束的数量

（称为目标或遥感图像）使其与第一幅对齐。计算和应用此空间变换的过程定义了配准过程。

可以采用多种不同的形式将目标图像映射到参考图像。最简单的一种是刚性变换，其中可以进行 3 次平移和 3 次旋转，总共有 6 个自由度。额外允许进行 3 个方向缩放和 3 个方向倾斜的变换称为仿射，总共有 12 个自由度。非刚性变换允许进一步变形，具有更大的自由度。通常，器官变形非常复杂，超出了仿射变换的范围。但是，仿射变换可以克服扫描过程中的错误，如 MRI 几何失真[23]。

也可以根据用于创建变换的图像信息类型对配准算法进行分类。一些算法利用了图像中的几何特征（如点、线和表面），并依靠这些特征来创建变换，将一个图像的特征映射到另一个图像的特征上。其他配准算法基于图像灰度值，创建优化某种体素相似性度量的变换。这些相似性度量可能是包含具有相同灰度值或给定范围灰度值的所有体素的水平集。还有其他算法使用边界或表面，这些边界或表面在医学图像中易于区分（例如皮肤表面）。感兴趣的读者可以参考相关文献[23]，对配准技术和算法进行更详尽的讨论。

（一）配准在脑肿瘤切除术中的应用

通过对齐提供不同类型信息的多模态图像，配准可实现有效的术前规划。在这种情况下，对象相同但获取的方法和时间不同。将互补的结构和功能图像对齐，能够为外科医生提供综合信息，帮助制订干预规划。在肿瘤与功能区相邻的情况下，准确配准对于制订将功能损伤降至最低的手术入路规划至关重要。

术中成像

在某些情况下，可以通过更新的图像对手术部位术中配置进行评估。术中成像方式囊括了从相对简单且不干扰工作流程的超声成像到干扰工作流程的复杂的 MRI 等（有关术中成像的详细

讨论见第 7 章）。手术中行 MRI，以识别残留的肿瘤组织，从而能够更有效地切除肿瘤[24]。这些术中 MRI 图像的质量通常低于术前扫描，目前无法提供相同程度的功能信息。为了克服这个问题，将功能图像与高质量的术前 MRI 图像对齐，并将这些术前图像与术中图像非刚性配准[25]。这种配准提供了规划信息，例如白质纤维束相对于肿瘤组织的位置，因而更容易应用于程序内设置。因此，外科医生可以对手术进展进行评估，并决定在干预过程中如何进行。

在手术过程中，图像与病床物理空间之间的配准也变得至关重要，以便能够通过所获取的图像了解术中手术工具的移动情况。这种影响与物理空间的配准问题将在本章"导航"部分中进一步探讨。

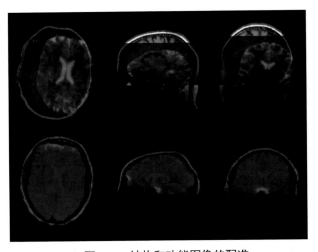

▲ 图 6-7　结构和功能图像的配准
T_1 加权 MRI 和 fMRI 在配准前（顶行）和配准后（底行）显示。通过 BRAINSfit 模块对齐 2 个图像

（二）3D Slicer 的配准功能

与分割一样，3D Slicer 的配准功能也包含所需的用户输入和交互。从严格的手动转换到全自动配准，模块范围使用户能够解决不同类型的配准问题（多模态、不同时间点等）。坐标系基础结构为配准提供了基础。虽然数据保存在其原始体素空间中，但 Slicer 中的所有对象共享相同的笛卡尔解剖学坐标系，称为 RAS（右前上）。

要执行手动刚性配准，可以使用变换（Transforms）模块来创建和操作变换矩阵。三个平移方向和三个旋转方向可以通过滑动条来控制，所得到的变换可应用于目标图像，使其与参考图像粗略配准。交互式刚性配准通常可用作更复杂（且鲁棒性较差）高阶算法的初始化步骤。

可以使用 BRAINSfit 模块执行基于图像灰度的自动化配准，该模块使用交互信息快速、稳健地配准体积图像（图 6-7）。用户可以根据图像来源和相似性选择执行刚性、仿射或非刚性配准。B 样条变换（分段多项式变换）可以使用大小可控的网格来执行，从而使变换具有 27 个网格或

更大的自由度。该模块可以调整为输出包含配准图像的新体积图像，或可以在变换模块中进一步手动操作的变换矩阵。

还可以使用手动选择的几对基准点在基准配准（Fiducial Registration）模块中执行图像对齐，该模块使用迭代最近点（iterative closest point, ICP）算法配准点云。用户指定一组基准点为参考图像上的"固定标志点"，另一组为目标图像上的解剖学上对应的"移动标志点"。用户在简单平移和刚性配准之间进行选择后，模块对齐两组点并输出一个变换矩阵。当用户可以清楚地识别参考图像和目标图像上的相应标志点时，这种特殊类型的配准最有用。

ACPC 变换（ACPC Transform）模块能够根据连接前连合和后连合、中矢面的线对脑体积进行定向。使用一组两个种子点描绘连接前后连合的线，然后将该线与体积图像的前后线对齐。使用第二组种子点描绘中矢面（分隔两个大脑半球的平面），然后将该平面与体积图像的前上平面对齐。外科医生可以选择应用 ACPC 变换，以便将所有获取图像的方向归一化。

Slicer 提供了一个示例库，其中包含样本数

据储存库和匹配的解决方案工作流[26]（图 6-8）。感兴趣的读者可以参考 Slicer 用户手册[12]，更详细地了解 3D Slicer 中不同的配准实施方案。

这些配准实施方案允许外科医生将术前图像相互对齐，以实现精确干预规划。它们还用于对齐术前和术中图像，使规划信息到程序的转换更加可行。

四、导航

神经外科手术期间使用导航系统在术前或术中图像与患者的物理空间之间建立了直接关系。理想情况下，导航系统应跟踪外科医生工具的位置，并在体积图像上直观地显示其位置。然后，外科医生可以在物理空间内移动工具，以提高病变切除率或最大限度地减少功能损伤（例如肿瘤分割和附近纤维束成像）。

为了实现手术器械跟踪，已经应用了几种不同的技术。2 种常见类型的光学跟踪系统都具有大视场和高精度特点，它们是摄像系统和红外系统。光学相机跟踪系统使用标记图案（放置在患者身上），这些图案可由经校准的相机识别。红外（infrared，IR）系统使用电荷耦合器件（charge-coupled device，CCD）来识别 2 种不同类型的标记：有源红外系统使用发光二极管（light-emitting diode，LED）标记，而无源红外系统使用反射球（图 6-9）。无源红外系统是无线的，而有源红外跟踪系统则是有线的，因为需要为 LED 标记供电。这些光学系统虽然精度很高，但由于在标记和相机之间需要直接视线，因此通常受到限制[27]。

目前采用电磁跟踪系统（electromagnetic tracking systems，EMTS）消除了这种需求，但为此降低了精确性。EMTS 依赖于可定位在已知几何形状脉冲磁场的小型螺线管。由于螺线管可能非常小，并且不需要直接视线进行检测，因此在复杂的手术室环境中非常需要 EMTS。然而，脉冲磁场容易畸变（尤其是因为手术中金属器械无

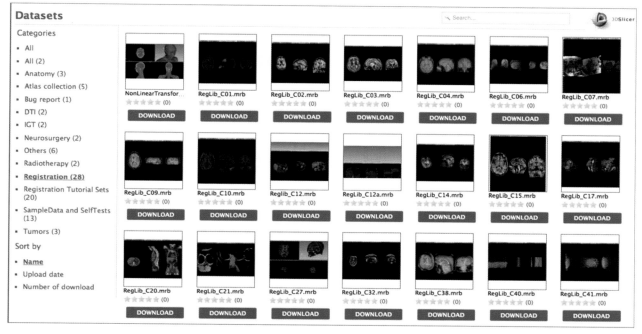

▲ 图 6-8　图像配准数据储存库示例

图像配准数据储存库为用户提供了许多样本病例和配准工作流程示例。该资源凸显了不同的配准问题（模态间、患者间等）和解决方案

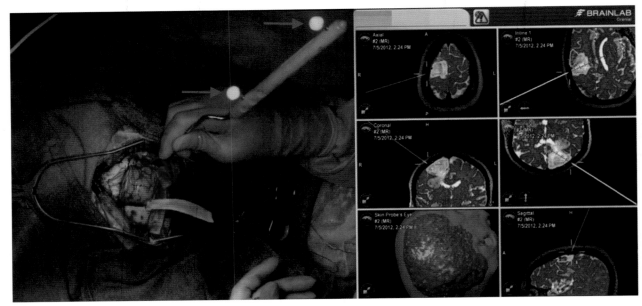

▲ 图 6-9 反射光学跟踪

通过 BrainLab 颅脑导航应用程序（BrainLab AG, Feldkirchen, Germany），使用反射球（红箭）作为标记物，在脑肿瘤切除术中实现反射光学跟踪。在术前规划期间获取的图像上显示外科医生的跟踪工具（绿线）。在这些图像上也显示了肿瘤和白质的分割情况，为外科医生提供有关工具相对于病变和功能区域的位置信息

处不在），这使得检测精度远低于光学跟踪系统中标记的直接可视化精度[28]。

由于需要将跟踪对象与成像相关联，因此无论使用何种类型的跟踪系统，都会产生图像与物理空间的配准问题。在实践中，此问题通常可通过刚性配准来解决。最早的方法之一是将刚性立体定向框架连接到患者身上，其中包含在不同模式下可见的成像标记。可以将物理标记的坐标映射到图像中标记的位置上[29]。无框架系统的设计不再笨重，并且可能包括牢固附着在颅骨上的标记[30]、附着在皮肤上的标记[31]或附着在牙齿上的咬合块[32]等。表面配准技术也已出现，目前可从多个商业平台获得。为了使用这些技术，用激光或跟踪探头扫描暴露的骨骼或皮肤表面，以便在医学图像中与皮肤表面配准[33]。一旦配准完成，跟踪装置就可以在实景空间显示。

3D Slicer 的导航功能

OpenIGTLink 接口（OpenIGTLink Interface）模块提供了一个网络通信平台，该平台使用 OpenIGTLink 协议与外部软件和硬件进行通信[34]。上述协议为手术室中计算机和设备之间的通信提供了一种易于实现的标准机制。该协议是可扩展的，允许交换信息，包括图像、跟踪信息、设备控制和设备监控。Slicer 的 OpenIGTLink 接口模块中有许多功能可用于创建集成导航系统。数据导入和导出工具支持在任何 OpenIGTLink 兼容软件与 3D Slicer 之间交换位置、线性变换和图像数据。该模块可以同时管理多个连接，允许同时连接到多个不同的跟踪器或设备。对于有用的自适应可视化形式，该模块还可以基于设备跟踪控制体积图像切片重组平面。因此，当外科医生移动工具时，会显示图像的相关切片重组平面。

该模块的各种临床应用正在测试中。其中一种应用是神经外科机械手系统，该系统具有主从配置，外科医生可操纵主手控制从手移动（图6-10）。通过 Optotrak 光学跟踪系统（Northern Digital Inc., Ontario, Canada）和从手内部的编码

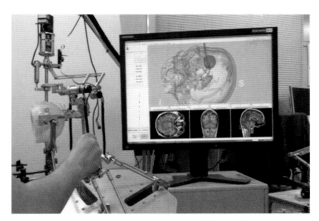

▲ 图 6-10 神经外科机械手系统

在模拟图像引导神经外科手术中，操作员操纵主手控制从手移动。与肿瘤和周围血管的分段模型一起实时跟踪和显示从手位置（图片由 Dr. Jumpei Arata, Kyushu University, Japan 提供）

器可以对从手距离进行测量。OpenIGTLink 支持从手与主手之间通信，以实时控制设备，并且支持跟踪界面与导航软件之间通信，以通过放射图像显示手术工具。初步试验表明，每 100 毫秒从光学跟踪系统成功获取跟踪数据，外科医生可使用 3D Slicer 作为控制台操纵主手交互控制从手[34]。

作为术中工具而非单独的规划工具，OpenIGTLink 协议还可用于纤维束成像平移。人们因此开发了一个实时术中纤维束成像平台，使外科医生能够可视化从手术过程中所使用手术工具尖端发出的白质纤维束。VectorVision Cranial（VVCranial）手术导航系统用于跟踪光学手术工具（BrainLab AG, Feldkirchen, Germany）。通过 3D Slicer 中的 OpenIGTLink 接口模块接收跟踪信息，被跟踪工具尖端的位置信息作为纤维束成像的种子点。用户可以指定在工具尖端周围的某一半径范围内进行纤维束成像，或者选择在远离工具尖端的延伸位置显示距离手术工具给定深度处的白质纤维束。这使外科医生能够在工具到达组织之前使用实时纤维束成像信息[35]。

结论

在本章中，我们通过描述以下核心过程说明了计算和图像处理在脑肿瘤切除术中的作用：图像分割、纤维束成像、配准和导航。由于图像模态、复杂性和所产生数据量的增加，医学图像计算变得越来越重要。在过去的几十年里，该技术已经日益成熟，从应用于一些学术场所发展为各种临床应用的核心技术。这一趋势仍在继续。3D Slicer 是一个软件平台，旨在简化从学术原型到临床研究工具的技术转换。

参 考 文 献

[1] 3D Slicer: A multi-platform, free and open source software package for visualization and medical image computing. 3D Slicer official website. <www.slicer.org>; 2015; Accessed 10.01.15.

[2] Fedorov A, Beichel R, Kalpathy-Cramer J, et al. 3D Slicer as an image computing platform for the quantitative imaging network. Magn Reson Imaging. 2012;30(9):1323–1341.

[3] Kaus MR, Warfield SK, Nabavi A, Black PM, Jolesz FA, Kikinis R. Automated segmentation of MR images of brain tumors. Radiology. 2001;218:586–591.

[4] Pham DL, Xu C, Prince JL. Current methods in medical image segmentation. Annu Rev Biomed Eng. 2000;2:315–337.

[5] Prastawa M, Bullitt E, Ho S, Gerig G. A brain tumor segmentation framework based on outlier detection. Med Image Anal. 2004;8(3):275–283.

[6] Hu X, Tan KK, Levin DN, et al. Three-dimensional magnetic resonance images of the brain: application to neurosurgical planning. J Neurosurg. 1990;72:433–440.

[7] Kikinis R, Gleason PL, Moriarty TM, et al. Computer-assisted interative three-dimensional planning for neurosurgical procedures. J Neurosurg. 1995;38(4):640–651.

[8] Nakajima S, Atsumi H, Bhalerao AB, et al. Computer-assisted surgical planning for cerebrovascular neurosurgery. J Neurosurg. 1997;41(2):403–410.

[9] Ekinci G, Akpinar IN, Baltacioglu F, et al. Early-

postoperative magnetic resonance imaging in glial tumors: prediction of tumor regrowth and recurrence. Eur J Radiol. 2003;45(2):99–107.

[10] Pallud J, Varlet P, Devaux B, et al. Diffuse low-grade oligodendrogliomas extend beyond MRI-defined abnormalities. Neurology. 2010;74(21):1724–1731.

[11] Egger J, Kapur T, Fedorov A, et al. GBM volumetry using the 3D Slicer medical image computing platform. Sci Rep. 2013;3:1364.

[12] 3D Slicer Documentation/4.4. Slicer Wiki. Last modified 25 December 2014. Available at: <http://www.slicer.org/slicerWiki/index.php/Documentation/Release>.

[13] Beaulieu C. The basis of anisotropic water diffusion in the nervous system: a technical review. NMR Biomed. 2002;15:435–455.

[14] Yu CS, Li KC, Xuan Y, Ji XM, Qin W. Diffusion tensor tratography in patients with cerebral tumors: a helpful technique for neurosurgical planning and postoperative assessment. Eur J Radiol. 2005;56:197–204.

[15] Chen X, Weigel D, Ganslandt O, Fahlbusch R, Buchfelder M, Nimsky C. Diffusion tensor-based fiber tracking and intraoperative neuronavigation for the resection of a brainstem cavernous angioma. Surg Neurol. 2007;68(3):285–291.

[16] Romano A, Ferrante M, Cipriani V, et al. Role of magnetic resonance tractography in the preoperative planning and intraoperative assessment of patients with intra-axial brain tumours. Radiol Med. 2007;112(6):906–920.

[17] Golby AJ, Kindlmann G, Norton I, Yarmarkovich A, Pieper S, Kikinis R. Interactive diffusion tensor tractography visualization for neurosurgical planning. Neurosurgery. 2011;68(2):496–505.

[18] Lazar M, Alexander AL, Thottakara PJ, Badie B, Field AS. White matter reorganization after surgical resection of brain tumors and vascular malformations. Am J Neuroradiol. 2006;27:1258–1271.

[19] Bammer R, Acar B, Moseley ME. In vivo MR tractography using diffusion imaging. Eur J Radiol. 2003;45:223–234.

[20] NIfTI-1 Data Format. Neuroimaging Informatics Technology Initiative. 2015. Available at: <http://nifti.nimh.nih.gov/nifti-1/>.

[21] Malcolm JG, Shenton ME, Rathi Y. Neural tractography using an unscented Kalman filter. Inf Process Med Imaging. 2009;21:126–138.

[22] Malcolm JG, Shenton ME, Rathi Y. Filtered multi-tensor tractography. IEEE Trans Med Imaging. 2010;29(9):1664–1675.

[23] Hill DLG, Batchelor PG, Holden M, Hawkes DJ. Topical review: medical image registration. Phys Med Biol. 2001;46:R1–R45.

[24] Wirtz CR, Knauth MA, Subert MMB, Sartor K, Kunze S, Tronnier VM. Clinical evaluation and follow-up results for intraoperative magnetic resonance imaging in neurosurgery. Neurosurgery. 2000; 46(5):1112–1120.

[25] Risholm P, Golby AJ, Wells WM. Multi-modal image registration for preoperative planning and image guided neurosurgical procedures. Neurosurg Clin N Am. 2011;22(2):197–206.

[26] Datasets. Slicer Datastore. 2015. Available from: <http://slicer.kitware.com/midas3/slicerdatastore>.

[27] Cleary K, Peters TM. Image-guided interventions: technology review and clinical applications. Annu Rev Biomed Eng. 2010;12:119–142.

[28] Glossop ND. Advantages of optical compared with electromagnetic tracking. J Bone Joint Surg. 2009;91(Suppl 1):23–28.

[29] Peters TM, Clark JA, Olivier A, et al. Integrated stereotaxic imaging with CT, MR imaging, and digital subtraction angiography. Radiology. 1986;161(3):821–826.

[30] Maurer CR, Fitzpatrick JM, Wang MY, Galloway RL, Maciunas RJ, Allen GS. Registration of head volume images using implantable fiducial markers. IEEE Trans Med Imaging. 1997;16:447–462.

[31] Roberts DW, Strohbehn JW, Hatch JF, Murray W, Kettenberger H. A frameless stereotaxic integration of computerized tomographic imaging and the operating microscope. J Neurosurg. 1986;65: 545–549.

[32] Fenlon MR, Jusczyzck AS, Edwards PJ, King AP. Locking acrylic resin dental stent for image guided surgery. J Prosthetic Dentistry. 2000;83:482–485.

[33] Grimson WEL, Ettinger GJ, White SJ, Lozano-Perez T, Wells WM, Kikinis R. An automatic registration method for frameless stereotaxy, image guided surgery, and enhanced reality visualization. IEEE Trans Med Imaging. 1996;15:129–140.

[34] Tokuda J, Fischer GS, Papademetris X, et al. OpenIGTLink: an open network protocol for imageguided therapy environment. Int J Med Robot. 2009;5(4):423–434.

[35] Elhawary H, Liu H, Patel P, et al. Intraoperative real-time querying of white matter tracts during frameless stereotactic neuronavigation. Neurosurgery. 2011;68(2):506–516.

第 7 章　术中成像

Intraoperative Imaging

Christopher Nimsky　Barbara Carl　著

曹　航　译　汤　劼　校

一、术中成像模态

自 1895 年 Röntgen 发现 X 线后不久，在手术室中应用 X 线的想法便出现了。常规透视及血管造影是最早开始术中应用的成像技术。超声及 CT 则在随后出现，但起初两者的成像质量对神经外科操作而言并不令人满意。而较于 CT，MRI 可提供颅内成像所必需的良好软组织对比度。

20 世纪 70 年代末至 80 年代，神经外科医生首次尝试术中超声和 CT 确定切除范围。但由于成像质量的限制，两种方法均未在神经外科手术中得到广泛使用。此后，MRI 成为脑肿瘤和癫痫术前诊断的首选方法。但第一批磁共振扫描仪的闭孔设计和强边缘场阻碍了其的手术室使用。20 世纪 90 年代中期，术中成像概念随开放式 MR 系统发展再次复兴。此类系统首次可行化了术中成像磁共振技术。

经蝶及脊柱手术已将标准 X 线透视等方法作为描述患者体内手术器械与骨性标志位置关系的快速、可靠导航工具。超声则因其直接定位、实时成像的优点，可用于开颅后病变（如脑表面非直视的海绵状血管瘤或转移瘤）的定位。而超声、CT 和 MRI 等可进行的解剖结构剖面展示的断层成像方法，均能进行切除范围确认。

关于术中成像的讨论也可包括内镜技术，但本章未予纳入。近年来新兴的荧光技术，即通过手术显微镜特殊滤镜分辨术野内血管或肿瘤范围内荧光，也可替代或辅助传统成像设备。

近年来胶质瘤术中扩大切除已被越来越多地接受[1]，因此，切除范围术中优化方法也受到神经外科界更多关注。保留功能并尽量扩大切除范围，似乎是最佳术中治疗策略。

M. Berger 在最近发表的文章[2] 总结道，"高低级别胶质瘤患者生存率可通过最大限度肿瘤切除得到提高，但追求更积极的切除范围必须与功能通路的保留相平衡。神经外科肿瘤学的一些创新，增进了我们对患者神经解剖学、生理学和功能学的个体化理解。新兴成像技术及术中技术提高了我们在关键功能保留下进行肿瘤最大切除的能力。语言及运动通路的刺激定位方法在安全切除脑病变方面已较成熟。其他技术例如神经导航、5– 氨基乙酰丙酸（5-ALA）荧光引导显微手术、术中磁共振成像、高频超声技术，均可扩大胶质瘤患者的切除范围"。

然而，最近也有一些人对此类技术在胶质瘤切除中的作用持怀疑态度。如 Cochrane 数据库可见"有（根据 GRADE 标准）低到非常低质量的证据表明，使用 iMRI、5-ALA 或 DTI– 神经导航的图像引导手术可增加高级别胶质瘤患者以术后 MRI 为标准的全切比例。但理论上的担忧仍然存在，即最大限度地切除可导致更频繁的不良事件，但纳入的研究中，相关报道很少。影像引导手术对生存和生活质量的影响尚不明确。有待对超声引导手术等的进一步研究[3]"。

本章主要重点为概述可辅助肿瘤切除的术中成像技术。此外，各种成像模态的章节中也将讨论术中成像在脊柱、立体定向及血管神经外科中的重要作用。

二、导航和成像

典型术中实时成像模态包括透视和超声等实时定位工具。而 CT 和 MRI 则通常在放射科内仅仅用作诊断成像。尽管此类术前图像数据也可在术间展示，但图像引导手术是指通过转化经典有框架脑立体定向技术及原理形成的现代无框架立体定向术。临床上称之为神经导航或导航。

导航系统可在术野内可视化术前和术中影像关键点，从而提供影像数据的即时术中反馈。其最主要意义在于当术中成像发现原本忽略的肿瘤残余时，避免因扩大切除引起额外神经功能损伤。术中成像当与导航技术紧密结合[4-6]。

标准导航中，手术区域所在物理空间会被配准到 MRI 或 CT 的解剖数据形成的三维成像空间。相较于指示器导航，镜下导航在手术区域内的可视化效果更为直观。因指示器系统仅进行成像空间中指示设备本身的定位描述，如对指示器尖端位置的定位，所以术中导航信息获取将因外科医生必须看向手术区域外导航屏幕而打断手术工作流。镜下导航则直接整合抬头显示器优势，可通过在手术区域上叠加彩色轮廓或半透明的三维轮廓提示附加信息，并在导航屏幕上显示设备，如显微镜自动对焦位点位置。

导航精度受应用精度、配准坐标系统意外移动（位置偏移）、术中事件（例如大脑形态改变，即脑漂移）影响。通过术中影像的更新来补偿脑漂移的内容将在接下来的部分讨论。对于可进行三维数据成像的 3 种成像模态（超声、CT 和

MRI），现已有数种脑漂移补偿设计被开发。

最终整体应用准确性受成像质量、系统自身技术准确性、图像空间和真实 / 手术空间的图像配准过程（即患者图像配准质量）影响[7]。

神经外科现已常规使用单纯基于解剖学信息的标准解剖学导航。该技术可整合其他模态附加信息进一步发展，即形成所谓多模态导航。其最初步骤为发展功能导航，可通过来自脑磁图[8-10]和 fMRI 术前数据[5, 11]定位运动和语言等脑功能区。功能导航方法可帮助实现更为彻底的高危区肿瘤切除和更低的死亡率。弥散张量成像数据整合可将这一概念扩展至皮质下区[12, 13]，正电子发射断层成像和磁共振波谱成像数据配准可附加代谢信息，以实现真正意义的多模态导航[14-18]。

三、术中 X 线透视和术中血管造影检查

常规手术过程中最早引入的成像模态为 X 线。1980 年，Rey[19]曾总结，"神经外科术中控制主要需要透视技术，可因查看目的进行专门曝光"。而此种"查看目的"在今天即被称之为导航或质控技术。

目前，透视仍是一种可靠且快速的术中定位方法。例如，可进行经蝶手术中蝶鞍进路确认，以及立体定向的应用[20]及脊柱手术中用于脊椎水平识别和椎弓根螺钉进路调整[21]。其可实现较为容易的导管和电极位置确认，包括心房分流导管放置、脑深部刺激术中路线绘制、脊髓刺激及癫痫手术。

透视成像进一步发展可实现例如 C 臂技术的容积成像，即通过多次获取空间等中心点透视图像给出轴向平面断层图像，进行精确三维容积成像（Iso-C 臂技术）[22]。作者总结为，"Iso-C 的实用性在于其便利及多样，可提供快速、无间隔且准确采集的术中成像。无论是否有导航，均可在传统开

放式脊柱和颅底手术中使用，也可联合胸腔镜、椎体成形术、活检和微创椎弓根螺钉置入等微创方法。这项新技术很容易适配于各种手术室[22]"。

X 线透视作为血管造影基础，也可用于血管手术。使用平板传感器的双平面系统，例如 DynaCT[23] 由标准 C 臂系统经技术发展而来，其成像臂可实现 3D 成像。和多排 CT 一样，DynaCT 也能可视化高对比度的结构如骨骼、钙化病变、金属材料。尽管 DynaCT 对软组织（例如大脑皮质、肌肉和血肿）对比区分仍不及现有术中 CT （intraoperative CT，iCT）图像来自的多排 CT 扫描，但使用平板传感器系统的 DynaCT 图像优于仅使用图像增强处理的成像系统[23]。

近年来的现代设备锚定技术进一步改进了上述系统，使其在神经放射科得到广泛应用同时，也在杂交手术室即内置血管造影设备的手术室环境中得到应用[24]。

四、术中荧光技术及其他

荧光技术在神经外科手术中有 2 个主要应用[25]。第一，静脉注射荧光生物标志物观察血管，辅助动脉瘤、血管瘤和搭桥手术。如吲哚菁绿（indocyanine green，ICG）视频血管造影可获得高分辨率、实时脑血管动脉、毛细血管和静脉血流图像。虽然它可对夹闭动脉瘤颈、载瘤 / 分支动脉和穿支血管受累给出充分信息，但在观察动脉瘤后方瘤颈残留、厚壁动脉硬化血管和血栓化动脉瘤时仍有局限。在动静脉畸形（arteriovenous malformation，AVM）手术中，其可有效探查弥漫型 AVM 残余动脉巢，但面对深在 AVM 时仍无法依赖该技术。其还能准确提供 EC-IC 搭桥术中吻合口部信息，以避免早期搭桥失败。ICG 视频血管造影简单、可靠且快速，可识别脑血管操作中的细微发现。在部分动脉瘤病例中，其他技术（例如内镜或术中数字减影血管造影）可能也有帮助。而对于深在 AVM 中，可能需要导航作为辅助手段以确认术中发现[26]。最近的一篇论文证实 ICG 可与内镜联合应用[27]。ICG 视频血管造影快速、安全，可在术中描绘浅层 AVM 血管结构，但对深层病变帮助较小。单用该模态不能提高对疾病残留的识别或改善临床预后。外科医生的经验和对术前血管成像的广泛研究仍是取得较好的临床预后的首要条件。评估 AVM 闭塞的金标准仍是血管造影[28]。

第二，荧光引导术也可用于最大限度扩大高级别胶质瘤切除范围。如 5- 氨基乙酰丙酸（5-ALA）的多种荧光物质即荧光生物标志物[29]，已在数种成像方法中得到检验[30]。5-ALA 是用于胶质瘤手术中检查最多的荧光物质，但金丝桃素等物质也是潜在替代物，并在光动力疗法中具有优势[31, 32]。目前尚不清楚荧光剂分子对肿瘤细胞是否具有特定亲和性，或者仅反映局部血管渗漏和炎症变化[33]。上述技术对扩大全切似乎是安全、有效的[29]，但仍需开发更多肿瘤特异性荧光剂以解决肿瘤边界荧光信号的主观解释问题。其中量子点及其聚合物、氧化铁纳米粒子等技术已显示未来潜在工具化前景[30]。

其他局部成像技术，例如共聚焦成像[34]、光学相干断层扫描[35, 36]，成像水平可超越传统手术显微镜，在未来提供更多组织层面的有趣的替代方案。

五、术中超声

1978 年，Reid[37] 曾报道术中超声在囊性颈髓星形细胞瘤手术中的应用。术中超声可实现真性实时成像。其作为重要的手术辅助技术可在术中实时描绘解剖数据，并辅助手术决策。其快速有效，可对大脑、脊柱和邻近脊髓疾病进行定位、定性，并提供解剖学准确定位，减少对脊髓或周围脑实质损伤风险[38]。

神经外科手术室已对其使用了 30 多年，众多神经外科医生也频繁使用这一工具，但其仍缺乏突破性进展。其中一项影响其在神经外科中产生最大影响的阻碍为对超声图像的理解和解释所需的大量专科知识[39]。术中超声在确定切除范围时受到一些限制，包括图像解读困难、学习曲线漫长，组织区分受限。

进行术中超声及导航系统联合，同步显示相应 MRI 或 CT 层面以便利超声图像解读，方便定位和结构识别[40]；或者采用原生三维超声等技术[41]，这些措施仍不能完全解决上述难题。建立分级系统[42]、应用新兴技术如超声对比剂[43]可能为术中超声对切除范围的可靠确认提供新可能性。另外，近期术中超声技术进步（例如更高频率、更小尺寸的探头）可能扩大了超声技术在神经外科应用[44]。

仅部分个案和队列病例报道曾讨论术中超声在胶质瘤[45-47]和垂体瘤手术中应用[48-51]，尚无大型前瞻性研究讨论术中超声对胶质瘤切除效果的影响。Saether 等曾对 192 例胶质母细胞瘤患者进行较大规模回顾性研究[52]，显示在其神经外科引进并建立术中超声和神经导航时段内，该患者群体生存率具有提高。

类似即将在下文展开介绍的术中 MRI，也存在对术中超声与功能导航包括 fMRI 和 DTI 的联合尝试[53]。但很不幸，仅部分团队成功创建此类工作设备。部分研究比较各种术中成像方式曾表明，超声作为实时成像技术具有有益辅助作用，但术中 MRI 具有更高敏感性[54, 55]。

当然，术中超声及双功超声在血管神经外科中具有重要作用[56, 57]。术中超声在这一亚专科中具有获取便利、术中使用无须额外准备、实时成像的显著优势。

六、术中 CT

1979 年，Shalit 等发表了首次术中应用 CT

技术的报道[58]，系在 CT 扫描仪平台上进行完整的复发胶质瘤手术。Rey 在其关于手术室中 X 线质控技术的概述中[19]曾述，"作为结论，让我们看一眼未来。来自特拉维夫的 Shalit 已开始在肿瘤手术中使用 CT 扫描质控技术，并评估了 2 例胶质瘤的切除质量"。Lunsford[59] 和 Okudera[60, 61] 在此后数年中也发表类似初步尝试，并将 CT 成像技术进行手术室环境适配。但目前仍无大型病例队列研究发表。

此后部分研究团队将全可移动 CT 扫描仪作为技术发展方向，用于手术室及重症监护室[62-65]。主要面向立体定向操作[64]、肿瘤切除，及脊柱领域的第一次应用[62]。其与同一时期研究的第一批术中磁共振系统类似，为术中成像与导航的联合系统[63, 64]。

而随着术中低场和高场磁共振系统研发，学界研究重点逐渐从具有骨性结构测绘优势但软组织对比度性能受限的 iCT 转移。其他局限性还包括扫描层面固定、对应手术室工作流程复杂、需要对整个手术室神经外科及麻醉工作人员进行辐射保护等。

在全可移动 CT 扫描仪研发后约 10 年，轨道固定的 CT 系统实现了手术室环境整合，其通常与导航系统紧密关联或直接结合[66]。

现代多层 CT 扫描是一种非常必要的术中成像技术，特别当用于与导航系统联用时的术中数据更新。与术中 MRI 不同，此类系统可安装于现有手术环境而不要求特制手术器械。因无须改变现有工作方案及流程，可增加患者、外科医生及麻醉医生安全性。此类系统的效费关系也因多学科使用具有进步性[66]。Hosodoa 等研究展示低级别胶质瘤病例队列生存期可因 iCT 使用延长，并且切除范围与更长生存期相关[67]。

Lee 等研究提示，iCT 能可靠评估经蝶手术的肿瘤切除范围[68]。相较于术后 MRI，iCT 可较好引导残余肿瘤切除，在显著增加肿瘤最大切除范围的同时可增加无重大并发症下肿瘤全切率。最近一项在颅底手术中应用 DynaCT 的研究中也发现了类似优点[69]。

正如 DBS 术中使用与 CT 外观类似的 O 臂，iCT 还有一项经典应用即是立体定向术[70-72]。

血管神经外科中 iCT 系统可用于观察血管结构、血管畸形切除或夹闭程度[73]，提供灌注信息[74]，并划定血肿清除范围。必要时，iCT 图像可与其他模态（如 MRI）图像联合。在具体 iCT 系统中，其可能较标准多层 CT 系统存在低分辨率局限[56]。

日益复杂的脊柱手术是 iCT 技术[75, 76]的主要应用领域，因其可对骨性结构进行细致观察并定位植入物[77-82]。在脊柱手术中，iCT 较术中透视术在椎弓根螺钉置入中可提供更好效果[21]。在 Costa 等的研究中[83]，导航系统辅助的螺钉放置的总体中位准确率为 93.5%，使用术前 CT 图像时准确率为 91.8%，使用 iCT 采集图像时准确率为 95.2%。iCT 采集结合手术解剖与 3D 模型自动对接也可大幅减少手术时间。使用可进行 iCT 扫描采集系统可几乎完全避免螺钉错位翻修。此外，使用脊柱导航系统能显著减少外科医生和护士的电离辐射暴露[83, 84]，这一点由 Bandela 等通过比较 iCT 导航系统和透视技术证实[85]。

七、术中 MRI 介绍

过去 20 年中，术中成像获得了越来越多的关注。如果术中成像显示切除不全，则最初被遗漏的肿瘤残留可在同一手术中切除。相较于神经外科医生主观估计，术中成像可对术中情况进行客观评价，从而发挥术中质控作用[5, 86-92]。

许多脑肿瘤，特别是低级别胶质瘤，具有正常脑组织外观。如果缺乏 iMRI，则几乎不可能在不进行过度侵略性切除的情况下实现全切。而 iMRI 可用时，神经外科医生可在切除过程中随时评估大脑情况，既避开脑功能区，又实现更彻底的切除[93]。

由于成像质量限制，20 世纪 80 年代时神经外科手术中应用超声和 CT 的首次尝试令人沮丧。也正是从那时起，MRI 成为脑肿瘤和癫痫术前诊断的首选方法。但首批磁共振扫描仪的闭孔设计和强边缘场阻碍了其手术室应用。

20 世纪 90 年代中期，术中成像概念随着开放式 MR 系统发展经历了再次复兴[6, 86, 94]。首批设计基于低场磁体，磁场强度可达 0.5T[95]。尽管必须在一定程度上改进手术以适配 MR 环境，但手术环境及神经外科手术中使用 MR 扫描仪已被证明安全、可靠。此时也发表了大量的术中低场磁共振成像病例报道[96-101]。

与 P. Black、F. Jolesz 和通用电气医疗系统公司（General Electric Medical Systems）在波士顿的哈佛大学医学院附属 Brigham 妇女医院专门开发手术室 MR 扫描仪不同[86]，埃朗根大学和海德堡大学与西门子医疗公司（Siemens Medical）一起，对低场 MR 扫描仪（0.2T MR Magnetom Open）进行了手术室适配[6, 94]。除单独术中成像外，埃朗根概念还提供了同步神经导航的选配项，主要为可进行显微镜视野内肿瘤范围及定位勾画的镜下导航。除单纯基于解剖学信息的标准神经导航（已作为较多神经外科常规工具）外，还可整合来自 MEG 或 fMRI 的术前功能数据，以确认患者专有脑区（例如运动区和语言区）定位，形成功能神经导航[10, 11, 102-104]。1996 年 3 月—2001 年 7 月，330 例患者在埃朗根进行了术中低场磁共振检查。其中[101]开颅手术 240 例，经蝶入路手术 59 例，颅骨钻孔操作 31 例。术中证实 MRI 和功能神经导航联用，可在保留神经功能下扩大切除范围。

术中 MRI 技术实现后不久，其最重要的适应证便已明确为胶质瘤[98-100, 105, 106]、无功能性垂体腺瘤[107-110]和耐药性癫痫[111-114]。术中 MRI 还可向导航系统更新术中图像数据以补偿脑漂移[115-118]。

然而，术中低场磁共振系统仍无法匹敌常规神经放射学诊断中使用高场磁体获得的图像质量。主动磁场屏蔽等扫描仪设计的进步使现代高场强扫描仪的手术环境适配成为可能。早期认识的高场设计理念有两类[88, 90]。基本和低场术中磁共振设计的两类可能性一致，即采用标准诊断扫描仪进行手术环境适配，例如在明尼阿波利斯使用的飞利浦扫描仪[88, 119]，或者专门设计满足手术室要求的高场扫描仪，例如在卡尔加里的天花板锚定标准商用磁铁，并在术中将它移动到合适的成像位置上[90, 120]。而埃朗根是通过明尼阿波利斯设计实现术中高场磁共振扫描及镜下神经导航，因此仍须在术中部分移动患者才能进行术中成像。由于现代高场磁铁主动磁屏蔽设计可使5G区域相对靠近扫描仪，因此进行操作台旋转适配即可实现术中高场 MRI 与镜下神经导航结合[121]。扫描仪边缘区域可用于主要手术操作，在此使用标准神经外科器械也具有可行性。由此，低边缘场[4]结合镜下神经导航的术中 MRI 概念即可用于高场磁体中。经过 2001 年 8 月—2002 年 3 月的手术室适配，第一批术中高场 MRI 和整合镜下神经导航技术患者在 2002 年 4 月底接受手术。迄今已有超过 2500 例患者接受了上述设备参与手术。

同时，术中 MRI 也在极端磁场强度领域扩展。一端开发移动式 iMRI 系统，磁场强度为 0.12～0.15T[122-124]。另一端有许多中心从术中 1.5T 向 3T 系统转变[125-127]，因 3T 的磁场强度已成为常规神经放射学诊断标准。

该技术最新发展为涉及 3T 术中成像联合机器人技术[128-130]（见第 19 章对于机器人技术在影像引导神经外科中作用的全面讨论）。

关于术中 MRI 的最突出反对论点之一是该系统的高额初始安装费用。现仅存在少数详细经济学分析发表，Makary 主要基于缺乏临床获益认为无其他充分理由安装此类低场系统[131]。而 Hall

等在对高场系统分析中展示成本效益[87]，毫无疑问，高场系统在图像质量和成像波谱方面与低场系统相比具有显著优势。这一术中系统的双重使用可显著降低使用成本，由于常用高场强系统可同时用于术中使用和诊断扫描。双重使用可提高 iMRI 系统成本效益。而与之相对的是，部分地方通过将头部开放或临时闭合患者从手术室转移到标准诊断扫描仪上以寻找低费用解决方案，这显然打断了手术的工作流程，因此这些方法不是真正的术中成像，而更像是某种切开间成像[132]。

（一）胶质瘤手术的术中磁共振成像

尽管有相当多的评论主张胶质瘤手术中的术中 MRI 存在[133]理念限制性，但越来越多的证据表明胶质瘤手术仍可受益于术中 MRI。

Kubben 等[91]的综述全面介绍[92]了 iMRI 引导下的多形性胶质母细胞瘤切除术较传统神经导航引导下切除术，在肿瘤切除范围（extent of tumor resection，EOTR）、生活质量和生存率方面的增益价值。共纳入 12 项符合选择标准的非随机队列研究进行定性分析[100, 105, 106, 134-142]。其中大多数研究对混合病理类型的病例整体进行描述性统计，并采用 0.15～1.5T 场强的 iMRI 系统。大多数研究提供了 EOTR 相关信息，但并不总是提到 iMRI 如何影响手术策略。仅少数研究包含多形性胶质细胞瘤或高级别胶质瘤亚组的生活质量或生存率信息，因此局限性和来源偏倚是显而易见的，其可影响结论并导致对 iMRI 引导下多形性胶质母细胞瘤切除手术增益价值的高估。根据现有文献，充其量只有 2 级证据表明，iMRI 引导手术较传统神经导航引导手术在增加 EOTR、提高生活质量或延长多形性胶质母细胞瘤切除后生存期方面更有效。

2011 年，Senft 等[143]报道一项随机试验，分析术中低场 MRI 对对比剂增强型胶质瘤手术切除范围的影响。在使用术中 MRI 的手术中，肿瘤全切率明显高于未使用 MRI 手术，而术后神经功能障碍发生率在各组之间没有差异。该研究是首个分析术中 MRI 在胶质瘤患者中应用的随机试验，这一点值得注意，因为被招募到有术中 MRI 技术科室的参与者往往不愿意冒着错过潜在手术帮助的风险而拒绝随机设计。这一挑战解释了为什么在过去 15 年中未成功完成术中 MRI 随机研究，尽管该技术在不同的地点有不同的设置，从超低场（0.12T）[122] 到高场（3T）MRI 扫描仪。对胶质瘤手术与术中 MRI 的回顾性研究显示，术中成像后残余肿瘤体积明显减少[144]，但这类研究充其量只能提供 2 级优越性证据[91]。正如一项关于胶质母细胞瘤手术的多中心 3 期试验所显示的那样，增加切除范围将转化为延长生存期，该试验将传统手术与荧光引导手术相结合[29]。对胶质母细胞瘤手术的回顾性分析显示，当达到 98% 以上的切除范围时，中位总生存率显著提高[145]。一项单中心研究的其他有希望的数据显示，在 500 例胶质母细胞瘤患者的连续系列中，年龄、Karnofsky 表现评分和切除范围对生存有预测作用[146]。此外，切除范围小至预定规模的 78%，也能带来生存优势。这些数据支持在保留神经功能的前提下实现最大限度的切除的概念。

同年 Mehdorn 等的一篇论文也描述了在高场 iMRI 引导下手术患者具有显著生存率优势[147]。Mohammadi 等在最近的一项研究[148] 支持这些发现，正如 Haydon 和 Dacey 的评论[149] 中所说，"虽然以描述性研究为主导，但这类数据有助于逐渐增加关于 iMRI 对胶质瘤管理影响的文献。解决 iMRI 对患者生存的影响的前瞻性数据仍然匮乏。这样的研究也许将在不久的将来出现"。

iMRI 环境中的技术改进允许整合电生理逻辑监测[150]，以及尝试在 iMRI 环境中进行清醒的开颅手术[151-155]，增加了胶质瘤手术的潜在有益应用。

Coburger 等对术中荧光技术和术中 MRI 进行的调查[156] 显示，在高级别胶质瘤中，5-ALA 和 iMRI 的成像结果在边界区有明显不同；与 Gd-DTPA 增强型 iMRI 相比，5-ALA 对肿瘤检测的敏感性更高，特异性更低。对于检测切除腔边界的浸润性肿瘤，5-ALA 在敏感性和特异性方面均优于 Gd-DTPA 增强型 iMRI。因此，在 iMRI 的基础上使用 5-ALA 可能有利于最大限度地扩大切除范围。其他人也看到了这种协同效应[157, 158]；然而，也有报道认为，iMRI 优于 5-ALA 支持的手术[159]。Berger[160] 评论说，"我们越来越了解到，切除范围对无进展生存期，乃至总生存期均有显著影响，因此，作为神经外科医生，我们正在通过手术技术寻找对患者结果的下一个最大影响。超出 MRI 所描述的增强范围的切除，以及现在超出 5-ALA 阳性组织的切除，也会影响结果"。

（二）垂体瘤手术的术中磁共振成像

术中 MRI 是研究垂体瘤手术，尤其是在垂体腺瘤经蝶切除术中切除范围的主要工具。各型术中 MR 设置均已在经蝶手术中应用，效果参差不齐。其中，应用提示超低场 iMRI[161, 162]、低场 iMRI[110, 163, 164] 和高场 iMRI 使用具有益处[165-170]。毋庸置疑，高场可更好解决解剖细节问题，如鞍内及鞍旁肿瘤切除范围。低场术中磁共振成像在评估颅咽管瘤手术方面仍有局限，因术中成像定义的全切并不能杜绝复发[171]。1.5T 研究明确显示了更好的图像质量[172]，但仍缺乏长期分析数据（见第 10 章对影像引导下的垂体手术更细致的讨论）。

（三）术中 MRI 的其他适应证

迄今为止，仅少数人尝试将术中 MRI 应用于脊柱手术。Woodard 等曾发表了一个基于原始双环形线圈机型的小型病例队列。由于使用的 MR 系统具有实时兼容性，可很容易地进行扫描仪内患者的节段定位，并且在大多数情况下可记录脊髓减压程度[173]。最近，Sutherland 组发表论文展示术中 MRI 应用于经口入路的上段颈椎病变治疗[174]。

除胶质瘤和垂体瘤手术外，术中 MRI 还被应用于其他各种病变，如评估海绵体瘤的切除情况[56, 175]，也有一些报道将 iMRI 应用于小儿神经外科[176-179]。

磁共振扫描仪内手术因具有固有坐标系统而易于进行立体定向操作[124, 180, 181]。与标准无框架操作相比，应用高场 iMRI 可提高立体定向准确性[182]。另外，癫痫手术中 iMRI 可可可靠地描绘定制切除范围[112-114, 183]（关于功能神外手术和癫痫手术中图像引导的详细讨论见第 13 章和第 11 章）。

（四）术中磁共振成像和脑漂移

结合 iMRI 和基于显微镜的导航，通过立即更新图像信息，可在术中补偿脑转移的影响。利用术中图像数据更新导航，能可靠识别肿瘤残余。集成了显微镜的平视显示器可以在手术区域内看到被分割的肿瘤残余物，便于在切除腔内进行精确的定位和定向[115, 116, 184-186]。

然而，这些更新通常只包含标准的解剖学数据，因此在术前导航规划中整合的功能数据会丢失。术中高场 MRI 可以通过术中 fMRI 及术中 DTI 增强标准的解剖成像，也就是说，术中 MRI 有可能超越标准的成像。

（五）术中 DTI

胶质瘤手术主要白质纤维束的术前和术中的 DTI 成像可用 1.5T MR 扫描仪进行[12, 13, 185, 187]。由于使用运行在 MR 扫描平台的软件解决方案进行术中纤维束可视化仅需不到 1min，因此可在手术中进行整个评估。通过与共注册 b_0 弥散图像的交互式三维显示，可对主要白质纤维束位置进行快速且直观的概述。因此，纤维追踪既是一种

术前神经外科可视化方法，也是一种进一步的术中计划。在早期研究队列中，只有 1 例患者被观察到神经系统恶化（2.7%），并且被认为与纤维追踪结果误读无关。在胶质瘤手术中测得的主要白质纤维束的移位程度与此前深部肿瘤边缘的脑漂移数据非常吻合，既往报道其移位程度可超过 1cm[116, 188]。此外，白质纤维束偏移的个体化方向不定性及极大的个体间变异性也证实了此前的发现[115, 116, 189]。偏移绝对量与肿瘤体积相关，即较大的肿瘤中可发生较大变形。然而，白质纤维束的移动方向，无论是相对于开颅手术开口向外还是向内的方向，似乎都是不可预知的。甚至脑室系统的开口也不是一个可靠的参数来预测由于脑脊液的流失而导致的向内移动。

了解胶质瘤切除过程中主要白质纤维束的实际位置有助于防止过度切除，因其可损害主要白质纤维束，导致术后神经功能障碍。当纤维追踪数据被整合到导航设备中时，最好同时应用 fMRI，作为 DTI 纤维追踪算法种子区，大脑偏倚补偿特别重要，其显然会影响主要白质纤维束空间位置。相较于数学建模[190-194]，实际模拟大脑深部结构偏移行为仍有很大限制，术中 DTI 具有相对可靠的可能性，可获得纤维追踪的实际数据以代表胶质瘤大部切除后的术中情况，但仍需要进一步指导。除整合皮质脊髓束 DTI 数据外，弓状束[195-197]和视辐射[198, 199]的重建也是术中神经外科临床常规。

在导航软件中使用 DTI 跟踪算法以在手术过程中用术中 DTI 数据更新导航系统，耗时可不超过 5~10min，并能既对标准的三维解剖数据，也对主要白质纤维束位置进行补偿，消除了大脑漂移的影响[13]。

此类术中 DTI 更新数据可划定主要白质纤维束走向，而这正是对白质纤维束数据进行真正电生理验证的前提。皮质下电刺激和术前 DTI 数据的比较报道提示，部分差异结果可能受脑漂移影

响[200, 201]。Maesawa 等的研究表明，术中纤维束成像比术前纤维束成像能更准确地定位皮质脊髓束[202]。最近的一篇论文发现，在非增强型肿瘤的切除手术中，从术前基于 DTI 的纤维束成像所测得的肿瘤与皮质脊髓束间隔可以可靠地用于解释皮质下运动诱发电位反应[203]。

而实现最大安全性需要将脑电图与功能导航结合，整合术前或术中获得的 fMRI/MEG 数据和基于 DTI 的纤维追踪数据。术中皮质电图可以识别皮质兴奋的脑区，皮质下电刺激有助于在手术中识别主要的白质纤维束。最近的研究强调，功能导航和皮质下刺激具有互补性，可帮助保留锥体束。

未来的研究必须进行量化分析并减少原始 DTI 数据的空间误差[204]，改进序列设计、跟踪参数及算法。除开发序列减少图像失真，增加扩散方向数量去噪，并提高原始数据的分辨率外，进一步进展还应致力于更准确地重建神经连接模式。由于标准 DTI 无法解决成像体素内多轴突方向问题，因此无法正确识别纤维交叉区域。只有可在单个体素内解决多轴突方向的技术才能解决白质纤维交叉问题和白质插入皮质问题。

进一步挑战包括肿瘤周围水肿影响纤维追踪等。水肿、切除腔和肿瘤残留物的影响可直接阻碍正确追踪，使现有纤维根本无法看到，甚至导致错误的追踪。现已有各种技术尝试解决 DTI 纤维束成像局限性，但尚无公认标准或理想解决方案[205-207]。方法间的比较十分重要，特别体现在其可靠性和临床应用性方面[208]。

最近的一项研究通过纤维密度值与代谢物的相关性，研究了 II～IV 级胶质瘤间纤维束改变的代谢差异。通过纤维密度图和磁共振波谱成像测量纤维密度。纤维束结构完整性由同侧与对侧纤维密度之比（FD-ICR）评价。通过计算胆碱和 N–乙酰天门冬氨酸代谢物浓度，并在配准的解剖 MR 像上与 FD-ICR 值相关联进行分析。在肿瘤区域，纤维束含胆碱化合物浓度在高低级别胶质瘤间具有明显差异，并且 FD-ICR 和胆碱化合物相关性不同。在高级别胶质瘤中，纤维破坏增加与细胞膜增殖的大规模进展有关。所有患者的瘤周纤维结构均发现 N–乙酰天门冬氨酸浓度明显下降，但只有多形性胶质瘤患者的纤维密度与对侧相比有明显下降。II 级和 III 级胶质瘤的瘤周 FD-ICR 明显高于多形性胶质瘤。详细评估胶质瘤相关纤维束改变，需采用多参数 MRI 策略，以提供肿瘤结构完整性和代谢信息[209]（见第 4 章关于弥散成像和纤维束成像的进一步讨论）。

（六）术中 fMRI

1998 年，Gering 等已描述了低场 iMRI 环境下 fMRI 的可能性[210]。其使用 1.5T 术中磁体屏蔽下外周电刺激正中及胫神经作为术中 fMRI 的被动刺激范式[211]。其中电刺激采用电磁屏蔽同轴导线，屏蔽设置通过将导体屏蔽网与 MRI 连接实现。脉冲发生器位于射频屏蔽舱外，导体通过波导阵列穿入真实手术室。麻醉诱导及患者摆位后，连接刺激电极并确定运动阈值。首先进行解剖及功能 MR 扫描，随后在手术过程中和结束时再进行 2 次扫描。组块刺激范式设计为 4 个休息期与 4 个激活期交替。为了实现功能成像，需要用与前后联合平面平行的切片来作为 T_2^* 加权回波平面成像序列。fMRI 数据在采集过程中由安装在 MR 扫描仪控制台的在线统计评估软件包分析。另外，使用体感诱发电位相位倒置能够用来验证术中 fMRI。在 4 例麻醉的中央区病变患者中成功获得 11 个 fMRI 测量值并进行在线分析，发现可被术中相位确认的体感皮质激活。未观察到由刺激技术导致的神经系统恶化或并发症。因此，术中 fMRI 技术可行且能在脑漂移下实现实时脑功能区识别[211]。低场（0.3T）扫描仪进行复杂设置可实现类似结果[212]。

近期研究提出了一种结合清醒手术和 i-fMRI

的新技术，并将其命名为"清醒"i-fMRI（"awake" i-fMRI，ai-fMRI）。ai-fMRI 被应用于 7 例患者在清醒开颅手术中的感受及运动区实时定位。结果显示，ai-fMRI 可成功地检测到所有患者的双侧初级传感运动区和辅助运动区激活，表明该技术具有功能区定位可行性。7 例患者中有 2 例通过术中刺激图谱进一步验证了 ai-fMRI 可靠性。术前 fMRI 定位结果和 ai-fMRI 结果比较表明，前者受到脑漂移严重影响致使定位不准，而后者可解决该问题[213]。

但术中 fMRI 的临床必要性仍值得商榷，因在使用基于术前数据的功能导航时，大脑皮质功能区位置可在硬膜打开后确定及标记。术中外科医生可观察到皮质兴奋区偏移而无须过多猜测，因此，耗时的 fMRI 更新程序可能只在非常特定的情况下才有意义，例如，更新的 fMRI 信息被用作纤维追踪算法种子区，以重建弓状束[196, 214]，应用术中 DTI 更新重建的语言功能纤维。

（七）术中 MR 波谱和其他技术

术中磁共振波谱成像仍受到脑-空气界面效应限制，因此在术中更新 MRS 信息仍面对显著挑战。使用 1.5T 系统进行化学位移成像（chemical shift imaging，CSI）时，由于切除腔与空气界面接近，尚无法获得可靠数据。但另一方面来说，对健侧大脑半球的测量，是可能的；但此类测量尚不具有临床相关性。也许可通过成像前修改手术区域实现术中 MRS 测量。在文献中，有部分关于单体素测量的报道，用于区分肿瘤组织和手术引起的切除边界变化[215, 216]。关于术中应用灌注成像测量[217]区分肿瘤残余，以及应用动脉自旋标记成像等技术来观察血管组织的报道也较罕见。

八、前景展望

1980 年，Rey[19] 曾提出这样一个问题：未来会是神经外科医生在神经放射学家的帮助下进行手术，还是在神经放射科由神经外科医生辅助进行神经外科操作。

也许波士顿的先进多模态图像引导手术室（advanced multimodality image guided operating，AMIGO）[218] 就是答案，因为它在一种转化试验平台上展示了目前所有的功能。多学科团队治疗患者过程中可利用术中多模态成像获益。实时解剖成像技术（例如 X 线及超声）与断层成像技术（例如 CT、MRI 和 PET）相结合。此外，使用多种分子探针（例如 PET、光学成像和靶向质谱）的分子成像引导下疗法也正被评估，以提高癌症检测的灵敏度和特异性。这些技术的应用有望提高肿瘤边界区分能力，以便更彻底地切除或热消融肿瘤。除多模态成像外，还有许多面向图像引导治疗的设备，包括一些导航系统、机器人设备和治疗递送系统，帮助医生定位和治疗肿瘤和其他异常靶标。AMIGO 代表并鼓励外科医生、介入放射科医生、成像物理学家、计算机科学家、生物医学工程师、护士和技师团队之间的多学科合作和协作，以达到在技术先进但对患者友好的环境中为患者提供最安全和最有效的最先进治疗的共同目标[219]。

多模态导航允许在术后神经功能损失较小的情况下切除靠近脑功能区肿瘤，而另外的术中成像可确保达到最大切除范围。术中成像可更新术前影像数据，以补偿大脑移动影响。在标准解剖成像之外的各种术中成像技术则为复杂的肿瘤切除术进一步增加了安全性。

参 考 文 献

[1] Sanai N, Berger MS. Glioma extent of resection and its impact on patient outcome. Neurosurgery. 2008;62(4):753–764:discussion 264–266.

[2] Hervey-Jumper SL, Berger MS. Role of surgical resection in low- and high-grade gliomas. Curr Treat Options Neurol. 2014;16(4):284.

[3] Barone DG, Lawrie TA, Hart MG. Image guided surgery for the resection of brain tumours. Cochrane Database Syst Rev. 2014;1:CD009–685.

[4] Nimsky C, Ganslandt O, Kober H, Buchfelder M, Fahlbusch R. Intraoperative magnetic resonance imaging combined with neuronavigation: a new concept. Neurosurgery. 2001;48(5):1082–1089:discussion 89–91.

[5] Nimsky C, Ganslandt O, Von Keller B, Romstock J, Fahlbusch R. Intraoperative high-field-strength MR imaging: implementation and experience in 200 patients. Radiology. 2004;233(1):67–78.

[6] Steinmeier R, Fahlbusch R, Ganslandt O, et al. Intraoperative magnetic resonance imaging with the magnetom open scanner: concepts, neurosurgical indications, and procedures. A preliminary report. Neurosurgery. 1998;43(4):739–748.

[7] Steinmeier R, Rachinger J, Kaus M, Ganslandt O, Huk W, Fahlbusch R. Factors influencing the application accuracy of neuronavigation systems. Stereotact Funct Neurosurg. 2000;75(4):188–202.

[8] Ganslandt O, Buchfelder M, Hastreiter P, Grummich P, Fahlbusch R, Nimsky C. Magnetic source imaging supports clinical decision making in glioma patients. Clin Neurol Neurosurg. 2004;107(1): 20–26.

[9] Ganslandt O, Steinmeier R, Kober H, et al. Magnetic source imaging combined with image-guided frameless stereotaxy: a new method in surgery around the motor strip. Neurosurgery. 1997;41(3):621–628.

[10] Ganslandt O, Fahlbusch R, Nimsky C, et al. Functional neuronavigation with magnetoencephalography: outcome in 50 patients with lesions around the motor cortex. J Neurosurg. 1999;91(July):73–79.

[11] Nimsky C, Ganslandt O, Kober H, et al. Integration of functional magnetic resonance imaging supported by magnetoencephalography in functional neuronavigation. Neurosurgery. 1999;44(6): 1249–1255:discussion 55–56.

[12] Nimsky C, Ganslandt O, Fahlbusch R. 1.5 T: intraoperative imaging beyond standard anatomic imaging. Neurosurg Clin N Am. 2005;16(1):185–200:vii.

[13] Nimsky C, Ganslandt O, Fahlbusch R. Implementation of fiber tract navigation. Neurosurgery. 2006;58(4 Suppl 2):ONS-292-ONS-304.

[14] Nimsky C, Ganslandt O, Hastreiter P, et al. Preoperative and intraoperative diffusion tensor imaging-based fiber tracking in glioma surgery. Neurosurgery. 2005;56(1):130–137:discussion 38.

[15] Stadlbauer A, Ganslandt O, Buslei R, et al. Gliomas: histopathologic evaluation of changes in directionality and magnitude of water diffusion at diffusion-tensor MR imaging. Radiology. 2006;240(3): 803–810.

[16] Stadlbauer A, Moser E, Gruber S, Nimsky C, Fahlbusch R, Ganslandt O. Integration of biochemical images of a tumor into frameless stereotaxy achieved using a magnetic resonance imaging/magnetic resonance spectroscopy hybrid data set. J Neurosurg. 2004;101(2):287–294.

[17] Stadlbauer A, Nimsky C, Buslei R, et al. Proton magnetic resonance spectroscopic imaging in the border zone of gliomas: correlation of metabolic and histological changes at low tumor infiltration— initial results. Invest Radiol. 2007;42(4):218–223.

[18] Stadlbauer A, Prante O, Nimsky C, et al. Metabolic imaging of cerebral gliomas: spatial correlation of changes in O-(2–18F-fluoroethyl)–L-tyrosine PET and proton magnetic resonance spectroscopic imaging. J Nucl Med. 2008;49(5):721–729.

[19] Rey A. X-ray control in the operating theatre. Acta Neurochir (Wien). 1980;55(1–2):3–13.

[20] Weise L, Eibach S, Seifert V, Setzer M. Intraoperative 3D fluoroscopy in stereotactic surgery. Acta Neurochir (Wien). 2012;154(5):815–821.

[21] Waschke A, Walter J, Duenisch P, Reichart R, Kalff R, Ewald C. CT-navigation versus fluoroscopyguided placement of pedicle screws at the thoracolumbar spine: single center experience of 4,500 screws. Eur Spine J. 2013;22(3):654–660.

[22] Hott JS, Deshmukh VR, Klopfenstein JD, et al. Intraoperative Iso-C C-arm navigation in craniospinal surgery: the first 60 cases. Neurosurgery. 2004;54(5):1131–1136:discussion 36–37.

[23] Irie K, Murayama Y, Saguchi T, et al. Dynact soft-tissue visualization using an angiographic C-arm system: initial clinical experience in the operating room. Neurosurgery. 2008;62(3 Suppl 1):266–272: discussion 72.

[24] Starke RM, Dumont AS. Intraoperative imaging and assessment of cerebral blood flow in cerebrovascular surgery: hybrid operating rooms, intraoperative angiography and MRI, Doppler ultrasound, cerebral blood flow probes, endoscopic assistance, indocyanine green videography, and laser speckle contrast imaging. World Neurosurg. 2014;82(6):e693–e696.

[25] Roberts DW. Applications of fluorescent technology in neurosurgery. Neurosurg Focus. 2014;36(2):E2.

[26] Balamurugan S, Agrawal A, Kato Y, Sano H. Intra operative indocyanine green video-angiography in cerebrovascular surgery: an overview with review of literature. Asian J Neurosurg. 2011;6(2):88–93.

[27] Mielke D, Malinova V, Rohde V. Comparison of intraoperative microscopic and endoscopic ICGangiography

in aneurysm surgery. Neurosurgery. 2014;10(Suppl 3): 418–425.

[28] Zaidi HA, Abla AA, Nakaji P, Chowdhry SA, Albuquerque FC, Spetzler RF. Indocyanine green angiography in the surgical management of cerebral arteriovenous malformations: lessons learned in 130 consecutive cases. Neurosurgery. 2014;10(Suppl 2):246–251.

[29] Stummer W, Pichlmeier U, Meinel T, et al. Fluorescence-guided surgery with 5–aminolevulinic acid for resection of malignant glioma: a randomised controlled multicentre phase III trial. Lancet Oncol. 2006;7(5):392–401.

[30] Li Y, Rey-Dios R, Roberts DW, Valdes PA, Cohen-Gadol AA. Intraoperative fluorescence-guided resection of high-grade gliomas: a comparison of the present techniques and evolution of future strategies. World Neurosurg. 2014;82(12):175–185.

[31] Ritz R, Daniels R, Noell S, et al. Hypericin for visualization of high grade gliomas: first clinical experience. Eur J Surg Oncol. 2012;38(4):352–360.

[32] Ritz R, Scheidle C, Noell S, et al. In vitro comparison of hypericin and 5–aminolevulinic acidderived protoporphyrin IX for photodynamic inactivation of medulloblastoma cells. PLoS One. 2012;7 (12):e51974.

[33] Bi WL, Laws Jr. ER. Searching for the light: fluorescence guidance in glioma resection. World Neurosurg. 2014;82(1–2): 54–55.

[34] Martirosyan NL, Georges J, Eschbacher JM, et al. Potential application of a handheld confocal endomicroscope imaging system using a variety of fluorophores in experimental gliomas and normal brain. Neurosurg Focus. 2014;36(2):E16.

[35] Kantelhardt SR, Finke M, Schweikard A, Giese A. Evaluation of a completely robotized neurosurgical operating microscope. Neurosurgery. 2013;72(Suppl 1): 19–26.

[36] Assayag O, Grieve K, Devaux B, et al. Imaging of non-tumorous and tumorous human brain tissues with full-field optical coherence tomography. Neuroimage Clin. 2013;2:549–557.

[37] Reid MH. Ultrasonic visualization of a cervical cord cystic astrocytoma. Am J Roentgenol. 1978;131 (5):907–908.

[38] Sosna J, Barth MM, Kruskal JB, Kane RA. Intraoperative sonography for neurosurgery. J Ultrasound Med. 2005;24(12):1671–1682.

[39] Moiyadi AV. Objective assessment of intraoperative ultrasound in brain tumors. Acta Neurochir (Wien). 2014;156(4):703–704.

[40] Muns A, Meixensberger J, Arnold S, et al. Integration of a 3D ultrasound probe into neuronavigation. Acta Neurochir (Wien). 2011;153(7):1529–1533.

[41] Unsgaard G, Rygh OM, Selbekk T, et al. Intra-operative 3D ultrasound in neurosurgery. Acta Neurochir (Wien). 2006;148(3):235–253:discussion 53.

[42] Mair R, Heald J, Poeata I, Ivanov M. A practical grading system of ultrasonographic visibility for intracerebral lesions. Acta Neurochir (Wien). 2013;155(12):2293–2298.

[43] Prada F, Perin A, Martegani A, et al. Intraoperative contrast enhanced ultra-sound (iCEUS) for brain surgery. Neurosurgery. 2014;74(5):542–552.

[44] Serra C, Stauffer A, Actor B, et al. Intraoperative high frequency ultrasound in intracerebral highgrade tumors. Ultraschall Med. 2012;33(7):E306–E312.

[45] Hammoud MA, Ligon BL, elSouki R, Shi WM, Schomer DF, Sawaya R. Use of intraoperative ultrasound for localizing tumors and determining the extent of resection: a comparative study with magnetic resonance imaging. J Neurosurg. 1996;84(5):737–741.

[46] Le Roux PD, Berger MS, Wang K, Mack LA, Ojemann GA. Low grade gliomas: comparison of intraoperative ultrasound characteristics with preoperative imaging studies. J Neurooncol. 1992; 13(2):189–198.

[47] Woydt M, Krone A, Becker G, Schmidt K, Roggendorf W, Roosen K. Correlation of intraoperative ultrasound with histopathologic findings after tumour resection in supratentorial gliomas. A method to improve gross total tumour resection. Acta Neurochir (Wien). 1996;138(12):1391–1398.

[48] Ram Z, Bruck B, Hadani M. Ultrasound in pituitary tumor surgery. Pituitary. 1999;2(2):133–138.

[49] Arita K, Kurisu K, Tominaga A, et al. Trans-sellar color Doppler ultrasonography during transsphenoidal surgery. Neurosurgery. 1998;42(1):8185:discussion 86.

[50] Watson JC, Shawker TH, Nieman LK, DeVroom HL, Doppman JL, Oldfield EH. Localization of pituitary adenomas by using intraoperative ultrasound in patients with Cushing's disease and no demonstrable pituitary tumor on magnetic resonance imaging. J Neurosurg. 1998;89(6): 927–932.

[51] Atkinson JL, Kasperbauer JL, James EM, Lane JI, Nippoldt TB. Transcranial-transdural real-time ultrasonography during transsphenoidal resection of a large pituitary tumor. Case report. J Neurosurg. 2000;93(1):129–131.

[52] Saether CA, Torsteinsen M, Torp SH, Sundstrom S, Unsgard G, Solheim O. Did survival improve after the implementation of intraoperative neuronavigation and 3D ultrasound in glioblastoma surgery? A retrospective analysis of 192 primary operations. J Neurol Surg A Cent Eur Neurosurg. 2012;73(2):73–78.

[53] Berntsen EM, Gulati S, Solheim O, et al. Functional magnetic resonance imaging and diffusion tensor tractography incorporated into an intraoperative 3–dimensional ultrasound-based neuronavigation system: impact on therapeutic strategies, extent of resection, and clinical outcome. Neurosurgery. 2010;67(2):251–264.

[54] Gerganov VM, Samii A, Giordano M, Samii M, Fahlbusch R. Two-dimensional high-end ultrasound imaging compared to intraoperative MRI during resection of low-grade gliomas. J Clin Neurosci. 2011;18(5):669–673.

[55] Gerganov VM, Samii A, Akbarian A, Stieglitz L, Samii M, Fahlbusch R. Reliability of intraoperative high-resolution

2D ultrasound as an alternative to high-field strength MR imaging for tumor resection control: a prospective comparative study. J Neurosurg. 2009;111(3):512–519.

[56] Goren O, Monteith SJ, Hadani M, Bakon M, Harnof S. Modern intraoperative imaging modalities for the vascular neurosurgeon treating intracerebral hemorrhage. Neurosurg Focus. 2013;34(5):E2.

[57] Heiroth HJ, Etminan N, Steiger HJ, Hanggi D. Intraoperative Doppler and Duplex sonography in cerebral aneurysm surgery. Br J Neurosurg. 2011;25(5):586–590.

[58] Shalit MN, Israeli Y, Matz S, Cohen ML. Intra-operative computerized axial tomography. Surg Neurol. 1979;11(5): 382–384.

[59] Lunsford LD, Parrish R, Albright L. Intraoperative imaging with a therapeutic computed tomographic scanner. Neurosurgery. 1984;15(4):559–561.

[60] Okudera H, Kyoshima K, Kobayashi S, Sugita K. Intraoperative CT scan findings during resection of glial tumours. Neurol Res. 1994;16(4):265–267.

[61] Okudera H, Kobayashi S, Kyoshima K, Gibo H, Takemae T, Sugita K. Development of the operating computerized tomographic scanner system for neurosurgery. Acta Neurochir (Wien). 1991;111 (1–2):61–63.

[62] Hum B, Feigenbaum F, Cleary K, Henderson FC. Intraoperative computed tomography for complex craniocervical operations and spinal tumor resections. Neurosurgery. 2000;47(2):374–380:discussion 80–81.

[63] Matula C, Rossler K, Reddy M, Schindler E, Koos WT. Intraoperative computed tomography guided neuronavigation: concepts, efficiency, and work flow. Comput Aided Surg. 1998;3(4):174–182.

[64] Grunert P, Muller-Forell W, Darabi K, et al. Basic principles and clinical applications of neuronavigation and intraoperative computed tomography. Comput Aided Surg. 1998;3(4):166–173.

[65] Butler WE, Piaggio CM, Constantinou C, et al. A mobile computed tomographic scanner with intraoperative and intensive care unit applications. Neurosurgery. 1998;42(6):1304–1310:discussion 10–11.

[66] Uhl E, Zausinger S, Morhard D, et al. Intraoperative computed tomography with integrated navigation system in a multidisciplinary operating suite. Neurosurgery. 2009;64(5 Suppl 2):231–239:discussion 39–40.

[67] Hosoda T, Takeuchi H, Hashimoto N, et al. Usefulness of intraoperative computed tomography in surgery for low-grade gliomas: a comparative study between two series without and with intraoperative computed tomography. Neurol Med Chir (Tokyo). 2011;51(7):490–495.

[68] Lee CC, Lee ST, Chang CN, et al. Volumetric measurement for comparison of the accuracy between intraoperative CT and postoperative MR imaging in pituitary adenoma surgery. Am J Neuroradiol. 2011;32(8):1539–1544.

[69] Mori R, Joki T, Matsuwaki Y, Karagiozov K, Murayama Y, Abe T. Initial experience of real-time intraoperative C-arm computed-tomography-guided navigation surgery for pituitary tumors. World Neurosurg. 2013;79(2):319–326.

[70] Holloway K, Docef A. A quantitative assessment of the accuracy and reliability of O-arm images for deep brain stimulation surgery. Neurosurgery. 2013;72(1 Suppl Operative):47–57.

[71] Burchiel KJ, McCartney S, Lee A, Raslan AM. Accuracy of deep brain stimulation electrode placement using intraoperative computed tomography without microelectrode recording. J Neurosurg. 2013;119(2): 301–306.

[72] Smith AP, Bakay RA. Frameless deep brain stimulation using intraoperative O-arm technology. Clinical article. J Neurosurg. 2011;115(2):301–309.

[73] Schnell O, Morhard D, Holtmannspotter M, Reiser M, Tonn JC, Schichor C. Near-infrared indocyanine green videoangiography (ICGVA) and intraoperative computed tomography (iCT): are they complementary or competitive imaging techniques in aneurysm surgery? Acta Neurochir (Wien). 2012;154(10):1861–1868.

[74] Schichor C, Rachinger W, Morhard D, et al. Intraoperative computed tomography angiography with computed tomography perfusion imaging in vascular neurosurgery: feasibility of a new concept. J Neurosurg. 2010;112(4): 722–728.

[75] Scheufler KM, Franke J, Eckardt A, Dohmen H. Accuracy of image-guided pedicle screw placement using intraoperative computed tomography-based navigation with automated referencing. Part II: thoracolumbar spine. Neurosurgery. 2011;69(6):1307–1316.

[76] Scheufler KM, Franke J, Eckardt A, Dohmen H. Accuracy of image-guided pedicle screw placement using intraoperative computed tomography-based navigation with automated referencing, part I: cervicothoracic spine. Neurosurgery. 2011;69(4):782–795:discussion 95.

[77] Drazin D, Kim TT, Polly Jr. DW, Johnson JP. Introduction: intraoperative spinal imaging and navigation. Neurosurg Focus. 2014;36(3):Introduction.

[78] Hsieh JC, Drazin D, Firempong AO, Pashman R, Johnson JP, Kim TT. Accuracy of intraoperative computed tomography image-guided surgery in placing pedicle and pelvic screws for primary versus revision spine surgery. Neurosurg Focus. 2014;36(3):E2.

[79] Kim TT, Drazin D, Shweikeh F, Pashman R, Johnson JP. Clinical and radiographic outcomes of minimally invasive percutaneous pedicle screw placement with intraoperative CT (O-arm) image guidance navigation. Neurosurg Focus. 2014;36(3):E1.

[80] Rivkin MA, Yocom SS. Thoracolumbar instrumentation with CT-guided navigation (O-arm) in 270 consecutive patients: accuracy rates and lessons learned. Neurosurg Focus. 2014;36(3):E7.

[81] Zausinger S, Scheder B, Uhl E, Heigl T, Morhard D, Tonn JC. Intraoperative computed tomography with integrated navigation system in spinal stabilizations. Spine (Phila Pa 1976). 2009;34(26): 2919–2926.

[82] Dinesh SK, Tiruchelvarayan R, Ng I. A prospective study on the use of intraoperative computed tomography (iCT) for image-guided placement of thoracic pedicle screws. Br J Neurosurg. 2012;26 (6):838–844.

[83] Costa F, Cardia A, Ortolina A, Fabio G, Zerbi A, Fornari M. Spinal navigation: standard preoperative versus intraoperative computed tomography data set acquisition for computer-guidance system: radiological and clinical study in 100 consecutive patients. Spine (Phila Pa 1976). 2011;36(24): 2094–2098.

[84] Costa F, Tomei M, Sassi M, et al. Evaluation of the rate of decompression in anterior cervical corpectomy using an intra-operative computerized tomography scan (O-Arm system). Eur Spine J. 2012;21(2):359–363.

[85] Bandela JR, Jacob RP, Arreola M, Griglock TM, Bova F, Yang M. Use of CT-based intraoperative spinal navigation: management of radiation exposure to operator, staff, and patients. World Neurosurg. 2013;79(2):390–394.

[86] Black PM, Moriarty T, Alexander III E, et al. Development and implementation of intraoperative magnetic resonance imaging and its neurosurgical applications. Neurosurgery. 1997;41(4):831–845.

[87] Hall WA, Kowalik K, Liu H, Truwit CL, Kucharezyk J. Costs and benefits of intraoperative MR-guided brain tumor resection. Acta Neurochir Suppl. 2003;85:137–142.

[88] Hall WA, Liu H, Martin AJ, Pozza CH, Maxwell RE, Truwit CL. Safety, efficacy, and functionality of high-field strength interventional magnetic resonance imaging for neurosurgery. Neurosurgery. 2000;46(3):632–642.

[89] Nimsky C, Ganslandt O, Fahlbusch R. Comparing 0.2 Tesla with 1.5 Tesla intraoperative magnetic resonance imaging analysis of setup, workflow, and efficiency. Acad Radiol. 2005;12(9):1065–1079.

[90] Sutherland GR, Kaibara T, Louw D, Hoult DI, Tomanek B, Saunders J. A mobile high-field magnetic resonance system for neurosurgery. J Neurosurg. 1999;91(5):804–813.

[91] Kubben PL, ter Meulen KJ, Schijns OE, ter Laak-Poort MP, van Overbeeke JJ, van Santbrink H. Intraoperative MRI-guided resection of glioblastoma multiforme: a systematic review. Lancet Oncol. 2011;12(11):1062–1070.

[92] Nimsky C. Intraoperative MRI in glioma surgery: proof of benefit? Lancet Oncol. 2011;12(11): 982–983.

[93] Bradley WG. Achieving gross total resection of brain tumors: intraoperative MR imaging can make a big difference. Am J Neuroradiol. 2002;23(3):348–349.

[94] Tronnier VM, Wirtz CR, Knauth M, et al. Intraoperative diagnostic and interventional magnetic resonance imaging in neurosurgery. Neurosurgery. 1997;40(5):891–902.

[95] Mislow JM, Golby AJ, Black PM. Origins of intraoperative MRI. Neurosurg Clin N Am. 2009;20 (2):137–146.

[96] Schwartz RB, Hsu L, Wong TZ, et al. Intraoperative MR imaging guidance for intracranial neurosurgery: experience with the first 200 cases. Radiology. 1999;211(2):477–488.

[97] Seifert V, Zimmermann M, Trantakis C, et al. Open MRI-guided neurosurgery. Acta Neurochir (Wien). 1999;141(5): 455–464.

[98] Black PM, Alexander III E, Martin C, et al. Craniotomy for tumor treatment in an intraoperative magnetic resonance imaging unit. Neurosurgery. 1999;45(3):423–433.

[99] Schneider JP, Schulz T, Schmidt F, et al. Gross-total surgery of supratentorial low-grade gliomas under intraoperative MR guidance. Am J Neuroradiol. 2001;22(1):89–98.

[100] Wirtz CR, Knauth M, Staubert A, et al. Clinical evaluation and follow-up results for intraoperative magnetic resonance imaging in neurosurgery. Neurosurgery. 2000;46(5):1112–1122.

[101] Nimsky C, Ganslandt O, Tomandl B, Buchfelder M, Fahlbusch R. Low-field magnetic resonance imaging for intraoperative use in neurosurgery: a 5 year experience. Eur Radiol. 2002;12(11):2690–2703.

[102] Kober H, Moller M, Nimsky C, Vieth J, Fahlbusch R, Ganslandt O. New approach to localize speech relevant brain areas and hemispheric dominance using spatially filtered magnetoencephalography. Hum Brain Mapp. 2001;14(4):236–250.

[103] Kober H, Nimsky C, Moller M, Hastreiter P, Fahlbusch R, Ganslandt O. Correlation of sensorimotor activation with functional magnetic resonance imaging and magnetoencephalography in presurgical functional imaging: a spatial analysis. Neuroimage. 2001;14(5):1214–1228.

[104] Kober H, Nimsky C, Vieth J, Fahlbusch R, Ganslandt O. Co-registration of function and anatomy in frameless stereotaxy by contour fitting. Stereotact Funct Neurosurg. 2002;79(34):272–283.

[105] Bohinski RJ, Kokkino AK, Warnick RE, et al. Glioma resection in a shared-resource magnetic resonance operating room after optimal image-guided frameless stereotactic resection. Neurosurgery. 2001;48(4):731–744.

[106] Knauth M, Wirtz CR, Tronnier VM, Aras N, Kunze S, Sartor K. Intraoperative MR imaging increases the extent of tumor resection in patients with high-grade gliomas. Am J Neuroradiol. 1999;20(9):1642–1646.

[107] Martin CH, Schwartz R, Jolesz F, Black PM. Transsphenoidal resection of pituitary adenomas in an intraoperative MRI unit. Pituitary. 1999;2:155–162.

[108] Pergolizzi Jr. RS, Nabavi A, Schwartz RB, et al. Intra-operative MR guidance during transsphenoidal pituitary resection: preliminary results. J Magn Reson Imaging. 2001;13(1):136–141.

[109] Bohinski RJ, Warnick RE, Gaskill-Shipley MF, et al. Intraoperative magnetic resonance imaging to determine the extent of resection of pituitary macroadenomas during transsphenoidal microsurgery. Neurosurgery. 2001;49(5):1133–1144.

[110] Fahlbusch R, Ganslandt O, Buchfelder M, Schott W, Nimsky C. Intraoperative magnetic resonance imaging during transsphenoidal surgery. J Neurosurg. 2001;95(3):381–390.

[111] Schwartz TH, Marks D, Pak J, et al. Standardization of amygdalohippocampectomy with intraoperative magnetic

resonance imaging: preliminary experience. Epilepsia. 2002;43(4):430–436.

[112] Kaibara T, Myles ST, Lee MA, Sutherland GR. Optimizing epilepsy surgery with intraoperative MR imaging. Epilepsia. 2002;43(4):425–429.

[113] Buchfelder M, Fahlbusch R, Ganslandt O, Stefan H, Nimsky C. Use of intraoperative magnetic resonance imaging in tailored temporal lobe surgeries for epilepsy. Epilepsia. 2002;43(8):864–873.

[114] Buchfelder M, Ganslandt O, Fahlbusch R, Nimsky C. Intraoperative magnetic resonance imaging in epilepsy surgery. J Magn Reson Imaging. 2000;12:547–555.

[115] Nabavi A, Black PM, Gering DT, et al. Serial intraoperative magnetic resonance imaging of brain shift. Neurosurgery. 2001;48(4):787–798.

[116] Nimsky C, Ganslandt O, Cerny S, Hastreiter P, Greiner G, Fahlbusch R. Quantification of, visualization of, and compensation for brain shift using intraoperative magnetic resonance imaging. Neurosurgery. 2000;47(5):1070–1079:discussion 79–80.

[117] Nimsky C, Ganslandt O, Hastreiter P, Fahlbusch R. Intraoperative compensation for brain shift. Surg Neurol. 2001;56(6):357–364:discussion 64–65.

[118] Wirtz CR, Bonsanto MM, Knauth M, et al. Intraoperative magnetic resonance imaging to update interactive navigation in neurosurgery: method and preliminary experience. Comput Aided Surg. 1997;2:172–179.

[119] Hall WA, Martin AJ, Liu H, Nussbaum ES, Maxwell RE, Truwit CL. Brain biopsy using highfield strength interventional magnetic resonance imaging. Neurosurgery. 1999;44(4):807–814.

[120] Kaibara T, Saunders JK, Sutherland GR. Advances in mobile intraoperative magnetic resonance imaging. Neurosurgery. 2000;47(1):131–138.

[121] Nimsky C, Ganslandt O, Keller VB, Fahlbusch R. Preliminary experience in glioma surgery with intraoperative high-field MRI. Acta Neurochir Suppl. 2003;88:21–29.

[122] Livne O, Harhel R, Hadani M, Spiegelmann R, Feldman Z, Cohen ZR. Intraoperative magnetic resonance imaging for resection of intra-axial brain lesions. A decade of experience using low-field MRI, Polestar N-10, 20, 30 systems. World Neurosurg. 2014;82(5):770–776.

[123] Schulder M, Liang D, Carmel PW. Cranial surgery navigation aided by a compact intraoperative magnetic resonance imager. J Neurosurg. 2001;94(6):936–945.

[124] Schulder M, Spiro D. Intraoperative MRI for stereotactic biopsy. Acta Neurochir Suppl. 2011;109:81–87.

[125] Kim PD, Truwit CL, Hall WA. Three-Tesla high-field applications. Neurosurg Clin N Am. 2009;20 (2):173–178.

[126] Lang MJ, Kelly JJ, Sutherland GR. A moveable 3–Tesla intraoperative magnetic resonance imaging system. Neurosurgery. 2011;68(1 Suppl Operative):168–179.

[127] Truwit CL, Hall WA. Intraoperative magnetic resonance imaging-guided neurosurgery at 3–T. Neurosurgery.

2006;58(4 Suppl 2):ONS-338ONS-345:discussion ONS-45ONS-46.

[128] Lacey C, Sutherland G. Advancing neurosurgery through translational research. Neurosurgery. 2013;72(Suppl 1): 176–181.

[129] Sutherland GR, Lama S, Gan LS, Wolfsberger S, Zareinia K. Merging machines with microsurgery: clinical experience with neuroArm. J Neurosurg. 2013;118(3):521–529.

[130] Sutherland GR, Wolfsberger S, Lama S, Zarei-nia K. The evolution of neuroArm. Neurosurgery. 2013;72(Suppl 1): 27–32.

[131] Makary M, Chiocca EA, Erminy N, et al. Clinical and economic outcomes of low-field intraoperative MRI-guided tumor resection neurosurgery. J Magn Reson Imaging. 2011;34(5):1022–1030.

[132] Ramina R, Coelho Neto M, Giacomelli A, et al. Optimizing costs of intraoperative magnetic resonance imaging. A series of 29 glioma cases. Acta Neurochir (Wien). 2010;152(1):27–33.

[133] Duffau H. The conceptual limitation to rely on intraoperative MRI in glioma surgery. World Neurosurg. 2014;82(5):601–603.

[134] Nimsky C, Ganslandt O, Buchfelder M, Fahlbusch R. Glioma surgery evaluated by intraoperative low-field magnetic resonance imaging. Acta Neurochir Suppl. 2003;85:55–63.

[135] Hirschberg H, Samset E, Hol PK, Tillung T, Lote K. Impact of intraoperative MRI on the surgical results for high-grade gliomas. Minim Invasive Neurosurg. 2005;48(2):77–84.

[136] Schneider JP, Trantakis C, Rubach M, et al. Intraoperative MRI to guide the resection of primary supratentorial glioblastoma multiforme—a quantitative radiological analysis. Neuroradiology. 2005;47 (7):489–500.

[137] Busse H, Schmitgen A, Trantakis C, Schober R, Kahn T, Moche M. Advanced approach for intraoperative MRI guidance and potential benefit for neurosurgical applications. J Magn Reson Imaging. 2006;24 (1):140–151.

[138] Muragaki Y, Iseki H, Maruyama T, et al. Usefulness of intraoperative magnetic resonance imaging for glioma surgery. Acta Neurochir Suppl. 2006;98:67–75.

[139] Nimsky C, Ganslandt O, Buchfelder M, Fahlbusch R. Intraoperative visualization for resection of gliomas: the role of functional neuronavigation and intraoperative 1.5 T MRI. Neurol Res. 2006;28(5):482–487.

[140] Hatiboglu MA, Weinberg JS, Suki D, et al. Impact of intraoperative high-field magnetic resonance imaging guidance on glioma surgery: a prospective volumetric analysis. Neurosurgery. 2009;64(6): 1073–1081:discussion 81.

[141] Lenaburg HJ, Inkabi KE, Vitaz TW. The use of intraoperative MRI for the treatment of glioblastoma multiforme. Technol Cancer Res Treat. 2009;8(2): 159–162.

[142] Senft C, Franz K, Blasel S, et al. Influence of iMRI-guidance on the extent of resection and survival of patients with glioblastoma multiforme. Technol Cancer Res Treat. 2010;9(4):339–346.

[143] Senft C, Bink A, Franz K, Vatter H, Gasser T, Seifert V. Intraoperative MRI guidance and extent of resection in glioma surgery: a randomised, controlled trial. Lancet Oncol. 2011;12(11):997–1003.

[144] Kuhnt D, Ganslandt O, Schlaffer SM, Buchfelder M, Nimsky C. Quantification of glioma removal by intraoperative high-field magnetic resonance imaging: an update. Neurosurgery. 2011;69(4):852–862: discussion 62–63.

[145] Kuhnt D, Becker A, Ganslandt O, Bauer M, Buchfelder M, Nimsky C. Correlation of the extent of tumor volume resection and patient survival in surgery of glioblastoma multiforme with highfield intraoperative MRI guidance. Neuro Oncol. 2011;13(12):1339–1348.

[146] Sanai N, Polley MY, McDermott MW, Parsa AT, Berger MS. An extent of resection threshold for newly diagnosed glioblastomas. J Neurosurg. 2011;115(1):3–8.

[147] Mehdorn HM, Schwartz F, Dawirs S, Hedderich J, Dorner L, Nabavi A. High-field iMRI in glioblastoma surgery: improvement of resection radicality and survival for the patient? Acta Neurochir Suppl. 2011;109:103–106.

[148] Mohammadi AM, Sullivan TB, Barnett GH, et al. Use of high-field intraoperative magnetic resonance imaging to enhance the extent of resection of enhancing and nonenhancing gliomas. Neurosurgery. 2014;74(4):339–350.

[149] Haydon D, Dacey RJ. Use of high-field intraoperative magnetic resonance imaging to enhance the extent of resection of enhancing and nonenhancing gliomas (comment). Neurosurgery. 2014;74 (4):349.

[150] Senft C, Forster MT, Bink A, et al. Optimizing the extent of resection in eloquently located gliomas by combining intraoperative MRI guidance with intraoperative neurophysiological monitoring. J Neurooncol. 2012;109(1):81–90.

[151] Tuominen J, Yrjana S, Ukkonen A, Koivukangas J. Awake craniotomy may further improve neurological outcome of intraoperative MRI-guided brain tumor surgery. Acta Neurochir (Wien). 2013; 155(10):1805–1812.

[152] Lu J, Wu J, Yao C, et al. Awake language mapping and 3–Tesla intraoperative MRI-guided volumetric resection for gliomas in language areas. J Clin Neurosci. 2013;20(9):1280–1287.

[153] Peruzzi P, Puente E, Bergese S, Chiocca EA. Intraoperative MRI (ioMRI) in the setting of awake craniotomies for supratentorial glioma resection. Acta Neurochir Suppl. 2011;109:43–48.

[154] Parney IF, Goerss SJ, McGee K, Huston 3rd J, Perkins WJ, Meyer FB. Awake craniotomy, electrophysiologic mapping, and tumor resection with high-field intraoperative MRI. World Neurosurg. 2010;73(5):547–551.

[155] Goebel S, Nabavi A, Schubert S, Mehdorn HM. Patient perception of combined awake brain tumor surgery and intraoperative 1.5–T magnetic resonance imaging: the Kiel experience. Neurosurgery. 2010;67(3):594–600:discussion 00.

[156] Coburger J, Engelke J, Scheuerle A, et al. Tumor detection with 5–aminolevulinic acid fluorescence and Gd-DTPA-enhanced intraoperative MRI at the border of contrast-enhancing lesions: a prospective study based on histopathological assessment. Neurosurg Focus. 2014;36(2):E3.

[157] Tsugu A, Ishizaka H, Mizokami Y, et al. Impact of the combination of 5–aminolevulinic acidinduced fluorescence with intraoperative magnetic resonance imaging-guided surgery for glioma. World Neurosurg. 2011;76(12):120–127.

[158] Eyupoglu IY, Hore N, Savaskan NE, et al. Improving the extent of malignant glioma resection by dual intraoperative visualization approach. PLoS One. 2012;7(9):e44885.

[159] Roder C, Bisdas S, Ebner FH, et al. Maximizing the extent of resection and survival benefit of patients in glioblastoma surgery: high-field iMRI versus conventional and 5–ALA-assisted surgery. Eur J Surg Oncol. 2014;40(3):297–304.

[160] Berger MS. Use of 5–aminolevulinic acid helps see the way beyond MRI. Neurosurg Focus. 2014;36(2):E4.

[161] Hlavica M, Bellut D, Lemm D, Schmid C, Bernays RL. Impact of ultra-low-field intraoperative magnetic resonance imaging on extent of resection and frequency of tumor recurrence in 104 surgically treated nonfunctioning pituitary adenomas. World Neurosurg. 2013;79(1):99–109.

[162] Berkmann S, Fandino J, Muller B, Remonda L, Landolt H. Intraoperative MRI and endocrinological outcome of transsphenoidal surgery for non-functioning pituitary adenoma. Acta Neurochir (Wien). 2012;154(4):639–647.

[163] Vitaz TW, Inkabi KE, Carrubba CJ. Intraoperative MRI for transphenoidal procedures: short-term outcome for 100 consecutive cases. Clin Neurol Neurosurg. 2011;113(9):731–735.

[164] Pergolizzi Jr. RS, Nabavi A, Schwartz RB, et al. Intra-operative MR guidance during transsphenoidal pituitary resection: preliminary results. J Magn Reson Imaging. 2001;13(1):136–141.

[165] Coburger J, Konig R, Seitz K, Bazner U, Wirtz CR, Hlavac M. Determining the utility of intraoperative magnetic resonance imaging for transsphenoidal surgery: a retrospective study. J Neurosurg. 2014;120(2):346–356.

[166] Szerlip NJ, Zhang YC, Placantonakis DG, et al. Transsphenoidal resection of sellar tumors using high-field intraoperative magnetic resonance imaging. Skull Base. 2011;21(4):223–232.

[167] Boellis A, Espagnet MC, Romano A, et al. Dynamic intraoperative MRI in transsphenoidal resection of pituitary macroadenomas: a quantitative analysis. J Magn

Reson Imaging. 2014;40(3): 668–673.

[168] Netuka D, Masopust V, Belsan T, Kramar F, Benes V. One year experience with 3.0 T intraoperative MRI in pituitary surgery. Acta Neurochir Suppl. 2011;109:157–159.

[169] Nimsky C, von Keller B, Ganslandt O, Fahlbusch R. Intraoperative high-field magnetic resonance imaging in transsphenoidal surgery of hormonally inactive pituitary macroadenomas. Neurosurgery. 2006;59(1):105–114:discussion 05–14.

[170] Fahlbusch R, Keller B, Ganslandt O, Kreutzer J, Nimsky C. Transsphenoidal surgery in acromegaly investigated by intraoperative high-field magnetic resonance imaging. Eur J Endocrinol. 2005;153 (2):239–248.

[171] Nimsky C, Ganslandt O, Hofmann B, Fahlbusch R. Limited benefit of intraoperative low-field magnetic resonance imaging in craniopharyngioma surgery. Neurosurgery. 2003;53(1):7280:discussion 80–81.

[172] Hofmann BM, Nimsky C, Fahlbusch R. Benefit of 1.5–T intraoperative MR imaging in the surgical treatment of craniopharyngiomas. Acta Neurochir (Wien). 2011;153(7):1377–1390:discussion 90.

[173] Woodard EJ, Leon SP, Moriarty TM, Quinones A, Zamani AA, Jolesz FA. Initial experience with intraoperative magnetic resonance imaging in spine surgery. Spine (Phila Pa 1976). 2001;26(4): 410–417.

[174] Dhaliwal PP, Hurlbert RJ, Sutherland GS. Intraoperative magnetic resonance imaging and neuronavigation for transoral approaches to upper cervical pathology. World Neurosurg. 2012;78(12): 164–169.

[175] Gralla J, Ganslandt O, Kober H, Buchfelder M, Fahlbusch R, Nimsky C. Image-guided removal of supratentorial cavernomas in critical brain areas: application of neuronavigation and intraoperative magnetic resonance imaging. Minim Invasive Neurosurg. 2003;46(2):72–77.

[176] Vitaz TW, Hushek S, Shields CB, Moriarty T. Intraoperative MRI for pediatric tumor management. Acta Neurochir Suppl. 2003;85:73–78.

[177] Nimsky C, Ganslandt O, Gralla J, Buchfelder M, Fahlbusch R. Intraoperative low-field magnetic resonance imaging in pediatric neurosurgery. Pediatr Neurosurg. 2003;38(2):83–89.

[178] Abernethy LJ, Avula S, Hughes GM, Wright EJ, Mallucci CL. Intra-operative 3–T MRI for paediatric brain tumours: challenges and perspectives. Pediatr Radiol. 2012;42(2): 147–157.

[179] Avula S, Mallucci CL, Pizer B, Garlick D, Crooks D, Abernethy LJ. Intraoperative 3–Tesla MRI in the management of paediatric cranial tumours—initial experience. Pediatr Radiol. 2012;42(2):158–167.

[180] Nabavi A, Gering DT, Kacher DF, et al. Surgical navigation in the open MRI. Acta Neurochir Suppl. 2003;85:121–125.

[181] Hall WA, Liu H, Truwit CL. Navigus trajectory guide. Neurosurgery. 2000;46(2):502–504.

[182] Tanaka S, Puffer RC, Hoover JM, et al. Increased frameless stereotactic accuracy with high-field intraoperative magnetic resonance imaging. Neurosurgery. 2012;71(2 Suppl Operative):ons321–ons327: discussion ons27–ons28.

[183] Kelly JJ, Hader WJ, Myles ST, Sutherland GR. Epilepsy surgery with intraoperative MRI at 1.5 T. Neurosurg Clin N Am. 2005;16(1):173–183.

[184] Ferrant M, Nabavi A, Macq B, et al. Serial registration of intraoperative MR images of the brain. Med Image Anal. 2002;6(4):337–359.

[185] Hastreiter P, Rezk-Salama C, Soza G, et al. Strategies for brain shift evaluation. Med Image Anal. 2004;8(4): 447–464.

[186] Nimsky C, von Keller B, Schlaffer S, et al. Updating navigation with intraoperative image data. Top Magn Reson Imaging. 2009;19(4):197–204.

[187] Nimsky C, Ganslandt O, Hastreiter P, et al. Intraoperative diffusion tensor imaging: shifting of white matter tracts during neurosurgical procedures—initial experience. Radiology. 2005;234(1):218–225.

[188] Dorward NL, Alberti O, Velani B, et al. Postimaging brain distortion: magnitude, correlates, and impact on neuronavigation. J Neurosurg. 1998;88(4):656–662.

[189] Keles GE, Lamborn KR, Berger MS. Coregistration accuracy and detection of brain shift using intraoperative sononavigation during resection of hemispheric tumors. Neurosurgery. 2003;53(3):556–564.

[190] Chen I, Coffey AM, Ding S, et al. Intraoperative brain shift compensation: accounting for dural septa. IEEE Trans Biomed Eng. 2011;58(3):499–508.

[191] Soza G, Grosso R, Labsik U, et al. Fast and adaptive finite element approach for modeling brain shift. Comput Aided Surg. 2003;8(5):241–246.

[192] Miga MI, Roberts DW, Kennedy FE, et al. Modeling of retraction and resection for intraoperative updating of images. Neurosurgery. 2001;49(1):7584:discussion 84–85.

[193] Roberts DW, Miga MI, Hartov A, et al. Intraoperatively updated neuroimaging using brain modeling and sparse data. Neurosurgery. 1999;45(5):1199–1206:discussion 206–207.

[194] Vigneron LM, Noels L, Warfield SK, Verly JG, Robe PA. Serial FEM/XFEM-based update of preoperative brain images using intraoperative MRI. Int J Biomed Imaging. 2012;2012:872783.

[195] Zhao Y, Chen X, Wang F, et al. Integration of diffusion tensor-based arcuate fasciculus fibre navigation and intraoperative MRI into glioma surgery. J Clin Neurosci. 2012;19(2):255–261.

[196] Kuhnt D, Bauer MH, Becker A, et al. Intraoperative visualization of fiber tracking based reconstruction of language pathways in glioma surgery. Neurosurgery. 2012;70(4):911–919:discussion 19–20.

[197] Richter M, Zolal A, Ganslandt O, Buchfelder M, Nimsky C, Merhof D. Evaluation of diffusiontensor imaging-based global search and tractography for tumor surgery close to

the language system. PLoS One. 2013;8(1):e50132.

[198] Sun GC, Chen XL, Zhao Y, et al. Intraoperative high-field magnetic resonance imaging combined with fiber tract neuronavigation-guided resection of cerebral lesions involving optic radiation. Neurosurgery. 2011;69(5):1070–1084:discussion 84.

[199] Chen X, Weigel D, Ganslandt O, Buchfelder M, Nimsky C. Prediction of visual field deficits by diffusion tensor imaging in temporal lobe epilepsy surgery. Neuroimage. 2009;45(2):286–297.

[200] Kamada K, Todo T, Masutani Y, et al. Combined use of tractography-integrated functional neuronavigation and direct fiber stimulation. J Neurosurg. 2005;102(4):664–672.

[201] Kinoshita M, Yamada K, Hashimoto N, et al. Fiber-tracking does not accurately estimate size of fiber bundle in pathological condition: initial neurosurgical experience using neuronavigation and subcortical white matter stimulation. Neuroimage. 2005;25(2):424–429.

[202] Maesawa S, Fujii M, Nakahara N, Watanabe T, Wakabayashi T, Yoshida J. Intraoperative tractography and motor evoked potential (MEP) monitoring in surgery for gliomas around the corticospinal tract. World Neurosurg. 2010;74(1):153–161.

[203] Shahar T, Rozovski U, Marko NF, et al. Preoperative imaging to predict intraoperative changes in tumor-to-corticospinal tract distance: an analysis of 45 cases using high-field intraoperative magnetic resonance imaging. Neurosurgery. 2014;75(1):23–30.

[204] Merhof D, Soza G, Stadlbauer A, Greiner G, Nimsky C. Correction of susceptibility artifacts in diffusion tensor data using non-linear registration. Med Image Anal. 2007;11(6):588–603.

[205] Farquharson S, Tournier JD, Calamante F, et al. White matter fiber tractography: why we need to move beyond DTI. J Neurosurg. 2013;118(6):1367–1377.

[206] Fernandez-Miranda JC. Editorial: beyond diffusion tensor imaging. J Neurosurg. 2013;118 (6):1363–1365:discussion 65–66.

[207] Tournier JD, Mori S, Leemans A. Diffusion tensor imaging and beyond. Magn Reson Med. 2011;65 (6):1532–1556.

[208] Nimsky C. Fiber tracking—we should move beyond diffusion tensor imaging. World Neurosurg. 2014;82(12):35–36.

[209] Stadlbauer A, Hammen T, Buchfelder M, et al. Differences in metabolism of fiber tract alterations in gliomas: a combined fiber density mapping and magnetic resonance spectroscopic imaging study. Neurosurgery. 2012;71(2):454–463.

[210] Gering DT, Weber DM. Intraoperative, real-time, functional MRI. J Magn Reson Imaging. 1998;8 (1):254–257.

[211] Gasser T, Ganslandt O, Sandalcioglu E, Stolke D, Fahlbusch R, Nimsky C. Intraoperative functional MRI: implementation and preliminary experience. Neuroimage. 2005;26(3):685–693.

[212] Gasser T, Szelenyi A, Senft C, et al. Intraoperative MRI and functional mapping. Acta Neurochir Suppl. 2011;109:61–65.

[213] Lu JF, Zhang H, Wu JS, et al. "Awake" intraoperative functional MRI (ai-fMRI) for mapping the eloquent cortex: is it possible in awake craniotomy? Neuroimage Clin. 2012;2:132–142.

[214] Kuhnt D, Bauer MH, Egger J, et al. Fiber tractography based on diffusion tensor imaging compared with high-angular-resolution diffusion imaging with compressed sensing: initial experience. Neurosurgery. 2013;72(Suppl 1):165–175.

[215] Pamir MN, Ozduman K, Yildiz E, Sav A, Dincer A. Intraoperative magnetic resonance spectroscopy for identification of residual tumor during low-grade glioma surgery: clinical article. J Neurosurg. 2013;118(6):1191–1198.

[216] Roder C, Skardelly M, Ramina KF, et al. Spectroscopy imaging in intraoperative MR suite: tissue characterization and optimization of tumor resection. Int J Comput Assist Radiol Surg. 2014;9(4): 551–559.

[217] Roder C, Bender B, Ritz R, et al. Intraoperative visualization of residual tumor: the role of perfusion-weighted imaging in a high-field intraoperative magnetic resonance scanner. Neurosurgery. 2013;72(2 Suppl Operative):ONS151–ONS158.

[218] Jolesz FA. Intraoperative imaging in neurosurgery: where will the future take us? Acta Neurochir Suppl. 2011;109:21–25.

[219] National Center for Image Guided Therapy (NCIGT. org). Advanced Multimodality Image Guided Operating (AMIGO) Suite. Available from: <http://www.ncigt.org/pages/AMIGO>; 2014.

第 8 章　图像引导的脑组织活检手术
Image-Guided Brain Biopsy

Peter C. Warnke　Ashley Ralston　著
闫　峰　译　汤　劼　校

一、为什么在 PET、MR 和分子影像时代我们仍然需要脑活检

神经影像学的黄金时代给临床医生带来了许多愿景，其中包括脑组织的活检手术（尤其是针对颅内肿瘤病变的有创活检）可能很快就会过时，取而代之的将是联合使用 MR 波谱、血容量定量描述、表观扩散系数图和其他复杂的成像等对人体组织进行以非侵入性、无创为特征的检查[1, 2]。这些高级神经影像手段与代谢成像相结合就如正电子发射断层扫描具有与病变组织受体相结合特征一样。似乎这类高级神经影像学检查应该可以取代脑活检诊断，然而事实却并不是这样，脑活检从未被取代，这是什么原因呢[3]？

随着分子影像学的巨大进步，我们现在已可以使用高效灵敏度和特异性的与正电子发射同位素相关的 β- 淀粉样蛋白特定配体，来诊断早期的阿尔茨海默病。那么为什么我们仍然要对大脑中的肿瘤和其他病变进行活检，并且在可预见的未来我们还会继续这样做吗？

首先要回答第一个问题，就必须参照以目前作为诊断金标准的脑活检手术与神经影像诊断技术，用各自的诊断率相比较。该金标准是基于大量立体定向活检序列研究而设定的，尤其是一些大规模连续活检队列，高达 5000 个典型病例的系列[4]。基本上涵盖整个 WHO 肿瘤谱的大多数，

总体的诊断率为 95.4%，术中即刻确诊率高达 90.3%。这些系列研究的诊断率是在目前出现的应用于神经病理分析之前取得的，在结合现代分子技术方法后，诊断率有了进一步提高，如检查杂合性 1p、19q、IDH1 基因丢失，PTEN、p53、EGFR 突变和众多其他分子标记等[5]。

要回答第二个问题则带有一定的推测性，前提是在未来仍然继续应用疾病的分子病理学诊断是相对安全的。仅在肿瘤方面，WHO 脑肿瘤分类的连续几个版本显示，现在用于获得特定诊断的分子标记呈指数增长，实际上大大减少了单纯的影像形态学成分。此外，多个分子标志物与治疗效果和预后的各个方面的相关性使得治疗医生在做出治疗决定之前必须拥有尽可能多的分子信息[6]。这最终将导致个性化治疗。因此，如果需要包括细胞类型、WHO 分级和分子特征的诊断，那么组织病理将是必不可少的，甚至是强制性的[7]。同时，活检将继续存在，并且可能会增加对活检的需求。由于我们对疾病过程的分子理解同样随着大脑非肿瘤性疾病的加速发展而增加，包括脱髓鞘疾病、自身免疫过程、血管炎等，即使在非肿瘤病变领域，这种需求即通过活检来实现特定的"分子"诊断（如果有的话）将变得更加紧迫[8, 9]。

从历史上看，与组织学诊断相比，依靠影像形态学的放射诊断曾导致 20%～30% 的病例

误诊[10]。在对 174 例幕上神经胶质瘤的研究中，根据磁共振成像特征将病变分为高级别和低级别[11]。有坏死、水肿、不规则对比增强和白质受累者被归类为高级别，而那些 T_1 弥漫性低信号、T_2 高信号和极小的占位效应或水肿被归类为低级别。与仅基于影像学的低级别胶质瘤诊断相比，诊断为高级别的肿瘤具有更高的诊断准确性。在随后进行的 174 例活检中，95% 的患者得到了确凿的组织学诊断，这与最近关于立体定向活检的研究报道相当。根据影像学诊断为高级别的患者中，只有 10% 具有不同的组织学诊断，从而改变了治疗过程，而根据影像学被推定为低级别的患者中，有 30% 是不一致的。误诊的低级别肿瘤中，10 例为病理级别较高的间变性星形细胞瘤，10 例为非肿瘤。因此，该数据表明，即使是简单的组织病理诊断也是必要的，以防止对高级别神经胶质瘤的治疗不足和对非肿瘤病变的错误治疗，也包括对炎症或感染的诊断。某些病变位置，如病变位于胼胝体中可能会提高影像学诊断的准确性，因为该组中位于胼胝体的 10 个病变中 10 个均是高级别胶质瘤，但其他研究未发现位置相关性和影像诊断的准确性[12]。

与基于影像学的术前诊断相比，可变性术语已被用于定义组织学诊断的一致和不一致。一些研究使用不一致来表示等级或组织学被错误诊断，有些研究要求两者都不正确。在对 3166 例立体定向手术的回顾中，506 例（16%）病例显示 MRI 和组织学诊断之间存在一些不一致[11]。

这对于临床决策显然是不可接受的，尤其是当考虑到伴随不良反应的积极治疗时。因此，对于肿瘤及非肿瘤性病变，组织学检查对于获得明确诊断仍然必不可少。添加 MR 波谱、PET 或其他先进的分子成像技术并没有显著影响误诊率，因为灵敏度提高了，而非特异性[13, 14]，如 MRS。

在某些情况下，功能成像甚至可能会产生误导。例如，以 $^{18}F-$ 脱氧葡萄糖利用率增加为特征

提示病变是高级别病变，然而活检则证实是低级别病变 WHO I 级（图 8-1）的时候，但这也不应把用于指导活检的功能 / 生理成像与提供诊断的目标相混淆。因为在这种情况下，功能成像是对提高诊断率有一定帮助的，同时减少了潜在的采样误差[15-19]。

如上所述，随着神经肿瘤学领域的进步，肿瘤的分子特征正在增加，并可能成为金标准。最近，蛋白质组学被引入作为肿瘤遗传分析的补充，该技术已呈现小型化，并联合质谱加速分析，因此该技术甚至可以在术中使用[20, 21]。同样，这项技术也必须在获得可用的病变组织的情况下才能进行分析。

二、用于脑活检的多模式成像：CT、MR、PET、MRS、SPECT

在脑活检的惯例中，目前神经外科医生通常使用增强 MRI 进行定位和目标选择[12, 22, 23]。头部 CT 与增强 CT 曾是标准成像方式中首选的；然而，随着 MRI 良好的解剖分辨率和大多数医院现有的 MRI 配备，目前 CT 仅适用于无法接受 MRI 的患者。与 MRI 兼容的立体定向框架现在是标准的，MRI 兼容的基准点也是标准的，无论

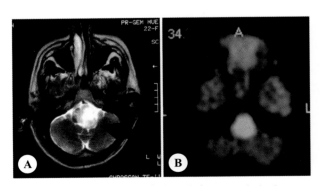

▲ 图 8-1　脑桥神经胶质瘤其 T_2 加权 MRI（A）和 FDG PET（B）影像

FDG PET 上的高葡萄糖摄取率怀疑是恶性胶质瘤，但后续活检证明这是毛细胞星形细胞瘤 WHO I 级，患者（9 岁）存活了 7.3 年

是基于框架的还是无框架的立体定向方法。而所有基于 MRI 的步骤中仅剩的问题就是图像失真的程度。由于扫描仪的磁场不是完全均匀的，这会导致在视野边缘更明显的失真。场强较低时失真很小，但随着场强 3T 及以上的增加而增加，由于更好的图像质量，这已成为现代标准。甚至 7T 和 9.4T MRI 现在也已用于临床，并呈现出色的图像质量。

虽然图像失真对于较大或位于中心的病变仅有轻微的临床相关性，但图像失真对于直径小于 10mm 的更外围病灶的却是一个重要因素 [24]。针对 MR 失真及其对靶向精度的影响的一种较好的解决方案是将其与立体定向 CT 融合，将 MRI 重新格式化为 CT 的极好的线性几何结构，而不会失去空间和解剖分辨率。作为现在所有商用立体定向系统的标准功能，无论是基于帧还是无帧图像融合，基本上都消除了刚性基准点的 MRI 失真问题 [25, 26]。

虽然 CT 和 MRI 构成了活检的解剖和形态依据的基础，但其他功能影像模式也大大丰富了立体定向活检的配置。就像 PET，主要是利用氟脱氧葡萄糖摄取的 FDG PET 和氨基酸 PET、MR 波谱成像（主要是质子光谱）、局部脑血容量成像，以及在较小程度上使用 201Tl 反射 Na/K-ATP 酶的单光子发射断层扫描活动 [16-18, 27, 28]。结合这些技术可以更好地提供肿瘤靶向生物学相关部分（图 8-2）。

这些功能影像模式主要用于定标出肿瘤内部的生物学性质最活跃的区域，该区域通常也是肿瘤实体中恶性最高的部分，这直接决定了患者的预后。同样，确定肿瘤中恶性程度最高的区域对于找到合适的治疗方法至关重要。这已在许多（但主要是回顾性的）单中心调研中进行了报道。

一项针对 20 例脑干胶质瘤患者的研究，他们通过增强 MRI 和 FDG PET 扫描的轨迹进行了计划和活检，评估了将 PET 添加到术中计划的好处。MRI 的对比度增强与高 FDG 摄取区域或

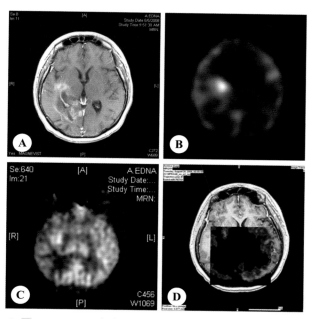

▲ 图 8-2 MRI（A）、T1-SPECT（B）、动脉自旋标记血流图像（C）和立体定向轨迹靶向融合到立体定向 MRI 的高 Na/K-ATP 酶的 SPECT 区域（D）

活检样本中肿瘤分级增加的区域无关。然而，高 FDG/ 甲硫氨酸 –PET 摄取的区域在 20/20 例患者中均得到确切诊断。与单独使用对比 MRI 计划相比，当使用融合到立体定向 MRI 的 PET 引导轨迹时，8 例患者中有 2 例患者的 MR 引导活检未能确诊，另外 4 例患者的肿瘤级别诊断更高 [29]。

FDG PET 已在小型研究中显示可准确区分低级别和高级别胶质瘤；然而，该技术无法区分不同的组织病理学诊断。在比较常规（20min）和延迟（30min）间隔的 FDG 摄取时，低级别和高级别之间存在显著差异。一般来说，低级别肿瘤是低代谢的，高级别肿瘤是高代谢的。尽管如此，FDG 摄取无法区分星形细胞瘤、少突胶质细胞瘤或少突星形细胞瘤 [30]。

还有一种选择涉及添加磁共振波谱，如果执行得当，可以提高诊断准确性。该技术的实现依赖于操作员，同时需要能够可靠且可重复地执行此类成像技术的相应设施 [31, 32]。

MRS 相对于 PET 的主要缺点在于，如果没有第三种形态学 MRI（厚度）来对体素进行插值，

则不可能对 MRS 感兴趣的更大区域进行基于体素的融合。使用化学位移成像融合与解剖 MRI 是可能的，但仍然承担插值的负担。

对 30 例接受 MRS 引导活检的患者和 39 例仅接受 MRI 形态学引导活检的患者进行比较，所有 30 例接受 MRS 指导的患者和 35 例（90%）接受 MRI 指导的患者得到了确诊[3]。虽然这项研究显示了 MRS 有提高诊断准确性的趋势，但单纯 MRI 引导活检的诊断成功率低于目前大多数研究的平均水平。采样偏差可能影响了这些结果，因为大多数患者在手术过程中只采集了一份活检标本。多项研究表明，随着活检标本数量的增加，诊断率也会增加。

铊（Tl）单光子发射计算机断层扫描（single photon emission computed tomography，SPECT）也显示了类似的发现。一项将 Tl-SPECT 添加到脑活检计划的 MRI 的研究调查了增加的 Tl 摄取是否与增加的肿瘤组织学分级相关。尽管 Tl 摄取较高的区域有分级增加的趋势，但这在统计上并不显著[33]。

与对比增强 MRI 相比，^{99m}Tc-GHA SPECT 已被证明具有较低的诊断准确性。29 例患者接受了 SPECT，然后进行了活检，其中 6 例患者根据 SPECT 被归类为低级别，14 例患者为高级别。6 人中有 4 人的组织病理学诊断正确诊断出低级别病变；然而，没有区分星形胶质细胞和少突胶质细胞病变。在高级别病变中，不同的组织学包括间变性星形细胞瘤、少突胶质细胞瘤、胶质母细胞瘤，其中 1 例被发现是转移性腺癌[34]。

尽管将 MRS 或 Tl-SPECT 集成到 MRI 手术计划中可能会增加脑活检的诊断率，但这需要将相应的患者转诊到有上述技术成熟的中心。而且使用 MRI、PET 或 SPECT 等当前的成像技术也常难以实现明确诊断，各种病理学诊断的可能性更表明了脑组织活检取样的必要性，综上得出的结论是，病变应在开始治疗前进行脑活检是必要的。

三、开放式、无框或基于框架的立体定向活检

活检是在基于框架或无框架的立体定向引导下进行的，并参考前文提到的图像模式进行定位。应避免所谓的开放活检或切除活检，因为它们具有开颅手术的额外风险，因为现代成像包括牵引成像和 fMRI 应允许神经外科医生先验地决定肿瘤是否可切除（如果考虑进行切除）。对于非肿瘤性或可疑病变，开放式方法已过时，因为与立体定向活检相比没有优势，只会增加发病率，并且可以通过对整个病变进行连续活检来克服"更多组织"的感知优势，与开颅活检获取的表面标本相比，立体定向活检技术能提供更完整的组织学和分子特征[12, 35]。

对于脑室内病变或延伸到脑室的肿瘤，一直提倡在视觉下进行内镜活检，但与图像引导立体定向活检相比，诊断率令人失望，而出血的发生率相当高，尽管大部分是临床无症状的[36]。

传统上使用具有良好机械稳定性及刚性基准进行成像的立体定向框架系统，其精度为 0.3～0.7mm，已在超过 10 000 个病例中得到验证。以圆弧为中心的系统（Leksell Elekta、CRW、Integra）或极坐标系统（Riechert、Inomed、MHT、Freiburg、Germany）在很多大型研究队列中应用，结果满意。依赖皮肤基准点的无框架系统也已使用 10 多年，并显示出可靠的准确性和类似的诊断结果。考虑到患者的头部仍然需要固定，并且通常用 Mayfield 头架钉系统固定，因此在这种情况下，所谓的"无框架"在某种程度上成为一种语言讨巧。这将"无框架"部分减少到三个钉脚，而不是用于立体定向框架的经典四个钉脚。它避免了在手术开始前将患者置于框架中的需要，并允许将图像采集与活检手术分开。随着术中 CT 和 MRI 的出现，以及将相对冗长的 MRI 与术中 CT 的图像融合，现代螺旋 CT 扫描仅需要 3min

（首选方法），这种优势变得极其相对。无框架系统具有更多的功能性，这一论点也是相对的，例如，如果外科医生在活检后决定在同期进行开放性切除术。对于框架的弓，尤其是 Riechert 框架，只需通过一次扭转即可移开整个手术区，鉴于术中诊断与永久性切片的结果高度一致，我们经常使用这种方法[4]。

使用基于框架的系统有另一个重要优势是能够通过病变附近、病变的最大直径进行连续活检，然后再次返回到周围组织中。

这种方法受到经验丰富的团体的青睐，其优势在于它提供了有关特定肿瘤的更多信息，而不仅仅是组织学诊断。生长模式、侵袭性和实际肿瘤边界可以根据真实的细胞结构来确定，而不仅仅是根据可能具有欺骗性的成像[37, 38]。此外，通过每毫米的活检，分子和细胞轮廓可以构建具有深远临床意义的肿瘤，如放射野的规划[39, 40]。当随后使用高度适形疗法（如质子束疗法或调强放射疗法或立体定向放射外科手术）时，后者变得更加重要。例如，将活检结果和轨迹纳入放射外科计划已成为间质放射外科不可或缺的一部分（图 8–3）。

使用术中 MRI 的立体定向活检被认为更安全，并可能导致更高的诊断率。与大型经典立体定向系列数据的比较并未证实这一说法，也未显示发病率降低[41-43]。

四、活检器械：Seldinger 针、Backlund 螺旋针、活检钳

许多不同的活检针可用于基于框架或无框架的立体定向活检系统中。目前存在两种主要的选择：侧切针或微型外科镊子（图 8-4）。Seldinger 针、Nashold 针和 Backlund 螺旋针是侧切活检器械的一些例子。这些产生的样本大小为 2mm ×（8～10）mm。该仪器的拥护者将保留的

细胞结构作为优于活检钳的优势，后者通常提供 1～2mm³ 的较小活检样本。然而，侧切针往往具有更高的症状性出血发生率，这可能与样本量增加或针在肿瘤组织内转动时的撕裂性质有关。最重要的是，使用侧切针不可能通过病变进行连续活检，或者只能以多次通过为代价，从而进一步增加出血的风险。活检钳是通过活检套管引入

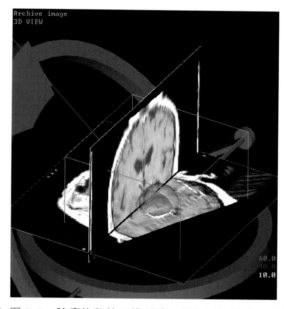

▲ 图 8–3 肿瘤体积的三维重建，叠加活检轨迹和等剂量配置，用于作为活检程序一部分的 125 例间质放射外科治疗的低级别胶质瘤

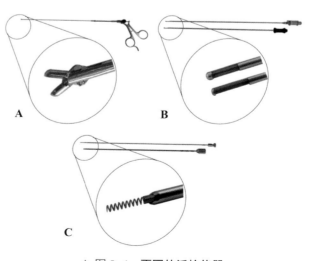

▲ 图 8–4 不同的活检仪器
A. 活检钳钳夹；B. Seldinger 针；C. Backlund 螺旋针

的，该套管保持相同的轨迹，并且在连续活检期间不会移动，因为只有活检钳使用校准的深度计每毫米推进。

在一项 150 例活检的研究中，所有患者均使用侧切 Sedan 针进行活检，出血率为 4.7%（3.3% 的无症状性出血，1.4% 为症状性出血）[44]。另一项主要使用 1mm 杯形钳的研究，在 500 例患者中，96% 的患者得到了诊断。在此研究中使用杯形钳与 500 例患者中 2 例（0.4%）的症状性出血有关[45]。

比较这两种仪器的出血率的能力是有限的，因为这些研究是在不同的医院、由不同的外科医生进行的，有许多不匹配的变量。

先前的回顾性研究显示有症状的出血率为 2.5%～4.8%[46-48]。Bernstein、Sawin 和 Kulkarni 等的研究均显示恶性胶质瘤的症状性出血在统计学上显著增加，这与 Kreth 的研究不一致[49, 50]。然而，与其他研究相比，无症状出血的情况有所增加。Bernstein 的研究中有 1/3 的患者使用了显微钳进行活检，有 2/3 的患者使用了侧切针进行活检。尽管没有给出数字，但该研究报道称两种仪器之间的出血率没有差异。

除了上述回顾性研究外，还有两项前瞻性研究指定了不同工具的使用。在 2 年的时间里，326 例患者接受了基于框架的立体定向活检，98% 的患者获得了诊断。计划是通过增强头部 CT 引导实现的，所有活检均使用杯状微型钳进行，取 1mm³ 组织样本。然而患有恶性胶质瘤或肿瘤位于功能区的患者没有并发症发病率增加的风险；然而，常规术后头部 CT 中发现恶性胶质瘤的无症状出血率确实增加（$P=0.02$）。总体而言，在这些研究中使用杯状微型钳产生的有症状出血率为 0.9%[50]。

相比之下，一项包括 90 例脑肿瘤活检的前瞻性研究显示，临床明显出血率为 10%，无症状出血率为 55%。本研究中进行的活检均使用侧切活检针进行[49]。

五、肿瘤与非肿瘤性病变

脑活检仍然是诊断几种非局灶性、非肿瘤疾病过程的金标准。有趣的是，即使在假定的肿瘤病例中，一个系列也显示 158 次活检中有 28 次（18%）没有肿瘤诊断；这些还有其他病因，包括脱髓鞘，以及感染和炎症反应[51]。尽管诊断不常见，但在 CT 或 MRI 上，肿瘤性多发性硬化（multiple sclerosis，MS）中的急性脱髓鞘可表现为环状增强病变。与开放活检或尝试切除相比，这些应接受立体定向活检进行诊断，同时将风险降至最低。对于没有癌症病史且根据病史和体格检查怀疑 MS 的年轻患者，应考虑急性脱髓鞘[52]。

多灶性病变代表立体定向活检可能在另一组患者中有用。在一项单中心审查中，2081 例接受立体定向活检的患者中有 158 例患有多灶性病变。许多这些多灶性病变在诊断后仍为胶质瘤，其中 57% 为低级别，10% 为 AA，11% 为 GBM。淋巴瘤在性质上也通常是多灶性的，在该队列中的发生率为 10%。一些更罕见的实体包括血管病、结核瘤或脑脓肿[53]。此外，立体定向活检已成功用于诊断脑内 Whipple 病患者的脑内 MRI 表现为进行性痴呆和多灶性 T_2 高信号的病变[54]。

与局灶性或多灶性脑病相比，一项针对 64 例患者的研究试图诊断导致脑病的弥漫性疾病[55]。34 例患者具有诊断性，21 例患者出现异常但未明确诊断，9 例患者未确诊。20 例患者（31%）的管理模式被改变了。那些患有局灶性或多灶性疾病的患者获得诊断的可能性更高。大多数非诊断样本来自那些患有弥漫性疾病的患者，并显示出非特异性神经胶质增生和炎症的证据。

血管炎可以是弥漫性的或多灶性的，通常需要对脑膜和脑组织进行组织取样。因此，评估血管炎的诊断程序通常涉及开颅活检。

立体定向活检也可能有助于诊断脑脓肿，随后进行针头引流，以充分减少脓肿以进行足够的抗生素治疗。

尽管在 HAART 疗法（高效抗逆转录病毒疗法）时代不太常见，但 HIV 病毒对 CNS 的影响和对机会性感染的偏好导致了对受获得性免疫缺陷综合征影响的患者进行脑活检时的特殊考虑。许多表现为低 CD4 计数和多发颅内病变的患者接受弓形虫病经验性治疗。只有当他们治疗失败时，才会进行进一步的检查。AIDS 患者还常见其他几种病因，包括原发性中枢神经系统淋巴瘤、进行性多灶性白质脑病（progressive multifocal leukoencephalopathy，PML）和其他不太常见的肿瘤。在大量 AIDS 患者中，243 例接受了立体定向活检以诊断对弓形虫病常规治疗无效的脑部病变。除了 38 例患者（15%）的弓形虫病诊断外，其他诊断包括原发性中枢神经系统淋巴瘤 [（primary central nervous system lymphoma，PCNSL）33%]、PML（29%）、脑炎（12%）、脓肿（3.6%）和其他肿瘤（3%）。重要的是要注意，这些活检是对已经接受弓形虫病治疗的患者进行的，那些有反应的患者不包括在评价中。因此，本研究中的病因分布可能偏向于弓形虫病[56]。

还有一个较小的队列显示了分布的差异，弓形体病为 31%，PML 为 29%，非霍奇金淋巴瘤为 18%。89% 的人做出了明确的诊断，而 11% 的人没有诊断[57]。

一些研究表明，经验性弓形体病治疗可能会导致过度毒性（肝脏、骨髓），如果治疗失败后需要活检，可能会影响组织诊断。隐球菌治疗及地塞米松可能会影响大脑中的炎症反应和活检样本的结果。因此，一些作者建议早期活检以确认诊断并采用适当的治疗方法以提高生存率[58]。

六、非局灶性疾病：白血病和神经退行性疾病

各种神经退行性疾病的诊断通常在尸检时完成。阿尔茨海默病在临床上经常被误诊为额颞叶痴呆（frontotemporal dementia，FTD）或皮质基底层痴呆（corticobasalar dementia，CBD）。为了在死亡前准确诊断这些过程，已经研究了几种成像技术。一般来说，这些疾病会导致脑容量减少，这可以通过测量心室、灰质和某些解剖结构（包括海马体）的容量来评估。将 MRI 上的顶叶灰质体积与 DTI 上的胖胝体白质体积相结合，能够提高诊断的准确性；然而，这种方法只达到了 89% 的准确率。随着新疗法的出现，正确的诊断对于参加试验和启动适当的治疗变得越来越重要。在选定的病例中，立体定向脑活检提供了一种微创方法来准确诊断这些患者，以便参加试验并指导适当的治疗[59]。

乳头多瘤空泡病毒（JC）病毒通常与免疫功能低下患者的进行性多灶性白质脑病相关，可以通过脑脊液的 DNA 聚合酶链反应（polymerase chain reaction，PCR）进行评估。脑脊液评估显示敏感性为 93%，特异性为 99%；但是，如果脑脊液评估未显示诊断，建议进行立体定向脑活检以进行及时诊断和治疗。

七、结果：诊断率

从历史上看，活检的诊断率是变化的，对于非局灶性病变可低至 30%，对于 >15mm 的局灶性病变可高达 97%～99%[60, 61]。立体定向技术（框架与无框架）对诊断率的影响远小于该中心活检的病例数量经验和是否具有专业的神经病理学家等因素。

通过连续活检来构建病变的复合图像需要经验丰富的神经病理学家，但也依赖以高度的可靠性来分析肿瘤异质性和生长模式。随后，为了将组织学和分子发现与图像特征相关联，我们常规通过引导活检钳的活检套管植入一个体素大小（0.8mm×0.8mm）的钛标记物，该标记位于活检

路径的最低点处。通过插入内部管心针（MHT Freiburg）将其推到目标位置（图 8-5）。

这也允许使用 MRI 和 CT 进行进一步的连续术后成像，将治疗效果与最初活检的肿瘤联系起来。最后同样重要的是，它消除了是否取材到病变的争论，因为术后 MRI 明确了活检部位。此外，通过连续活检也可以大大减少采样误差，尤其当通过肿瘤的最大径，最大限度地采用每毫米进行活检次数时，这样使得采样误差将会变得较罕见。

一项大型回顾性研究将术中病理结果与最终诊断进行了比较。在对 4589 例患者进行的 5000 次活检中，95.4% 得到了诊断。术中诊断与活检的最终诊断一致，90% 的活检与最终诊断一致，81% 的组织学和分级完全相关，9% 部分相关（组织学或分级）[4]。间变性星形细胞瘤和少突胶质细胞瘤有更大的不一致，而Ⅱ级星形细胞瘤和胶质母细胞瘤将术中诊断与最终病理诊断进行比较时，两者具有更高的一致性。

幕下病变的诊断率下降，中脑病变仅 73.5% 获得明确诊断，而小脑仅病变中仅 72.6% 获得明确诊断。

虽然上述研究是最大的，但也完成了几项较小的研究。一组 326 例患者的结果相似，但最终正确诊断率较低（84%）。某些病理具有较低的立体定向活检产量，包括少突胶质细胞瘤和间变性少突胶质细胞瘤。对临床病史及肿瘤位置的了解可提高诊断率[50]。

一个由 20 例根据成像怀疑患有低级别胶质瘤，并且接受了立体定向活检的患者组成的较小队列中，50% 的病变被确认为低级别星形细胞瘤；然而，9 例活检显示为Ⅲ级星形细胞瘤，1 例患者被诊断为脑炎。因此，50% 的患者的治疗计划受到影响。必须重视获得组织学诊断，以防止高级别肿瘤治疗不足或非肿瘤性病变治疗不当[22]。

与既往的对照研究相比，通过冰冻切片分析术中病理诊断的可用性提高了诊断率。在其他相似的研究队列中，诊断率从 89% 增加到 98%[62]。

八、并发症

与开放式开颅手术相比，脑活检被认为是微创治疗局灶性和一些非局灶性病变。但在尽可能微创的情况下，仍然需要让活检针穿过脑组织才能到达选定的目标。随着活检器械的穿过，出血风险也存在，几项研究表明该风险为 1%～4%。高血压和高血糖控制不佳的患者，出血并发症的风险也会增加。血糖高于 200mg/dl 的患者术后功能障碍的风险也显著增加[63]。某些部位（如基底节和丘脑病变）显示有出血风险增加的趋势。但当通过单一路径进行多次活检时，则不会增加发病风险。然而，活检穿刺次数的增加与基底神经节和丘脑区活检术后神经功能缺陷的风险增加有关。在国际标准化比值（international normalized

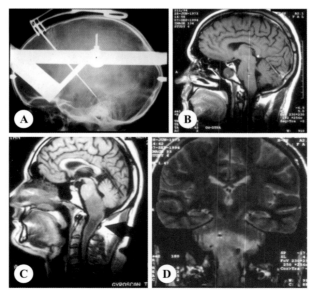

▲ 图 8-5 脑干肿瘤的活检轨迹
A. 选择冠状前入路通过该脑桥病变的最大直径进行活检，打开活检钳；B. 在活检轨迹的最尾部留下一个钛标记；C. 首选通过经额入路接近的弥漫性桥髓病变；D. 植入旁正中脑桥病变的钛标记

ratio，INR）（＞1.4）或血小板低于 150 000 的患者中观察到这种趋势更显著。对几项研究的回顾，总共 7624 例患者，平均总体出血率为 2.4%，死亡率为 0.8%[64]。其他并发症包括感染和癫痫发作，在所有研究中发生率不到 1%。

在上述对 5000 例活检的回顾性文献中，并发症的发生率（2.7%）和死亡率（0.7%）与其他研究相类似。总体而言，脑活检的主要并发症仍然是出血，有 2.7% 的发病率，约 1.3% 的患者会残留永久性功能缺陷。重要的是，这项研究利用微型活检钳进行了连续活检取材（样本为 2~10 个），并且没有遇到增加并发症的发病率或死亡率风险[4]。

Kreth 的一项前瞻性研究与这些大型回顾性研究一致。采集的样本数量并未显示增加出血风险；然而，使用两个以上穿刺道的活检取样显示出有使出血风险增加的趋势。在 326 例患者中有 22 例使用了两个取材区域，每个患者获取 4~25 个组织样本。通过单因素或多因素分析，肿瘤位置、组织学类型和占位效应均不是影响出血风险的重要因素。Karnofsky 功能评分、年龄和活检样本数量也不是重要因素[50]。

有趣的是，术前诊断为获得性免疫缺陷综合征而接受脑活检的患者出血率较高，32 例患者中有 4 例（12.5%）出现症状性出血，3 例死亡。由于出血率增加且需要诊断，因此制订了术前凝血病方案以减少出血和死亡率。这涉及输注新鲜冷冻血浆 FFP、血小板，以及施用去氨加压素（DDAVP）以促进凝块形成和稳定性。使用这些措施的报道中，218 例患者发生了 9 起并发症（4%）和 5 起死亡（2%）[56]。

其他罕见的并发症包括沿活检轨迹形成继发性肿瘤。肿瘤细胞的播种非常罕见，并且在少数病例报道中与使用无须管套的螺旋针（Backlund）进行的活检有关[65]。

九、重要区域与功能区的活检：脑干、松果体区、鞍上区

尽管有关的文献报道大相径庭，但松果体区、脑干和鞍上区会增加立体定向活检的风险，这仍然是传统观点。

通过将高分辨率 MRI 和 MR 血管成像与 CT 扫描融合并基于框架的精准测算，可以安全地到达这些区域，并且可以实现较高诊断率[66, 7, 67, 68]。这些区域取活检病理的方法必须依照相应的可视化血管结构影像来量身定制。

对一项基于 30 例的立体定向脑干活检的回顾性研究，其诊断率可达 93%，仅有 2 例存在暂时性神经功能缺损。其中使用了 2 种穿刺路径，即经额和经小脑入路。对于中线病变，经额入路被证明更安全[69]。

在前面提到的 Tilgner 等的综述中，32% 的活检部位包括基底神经节、丘脑、小脑和脑干在内的重要区域。这些显示出略低的诊断率，尽管没有发现这具有统计学意义。仅根据位置，出血风险也没有增加[4]。

我们更喜欢在脑干活检中用经额通路，因为它遵循平行于主要纤维束的轨迹，因此降低了中断功能通路的风险。

通常，我们对脑干进行连续的活检以覆盖病变的整个直径（图 8-5）。进入松果体区的方法取决于大脑内静脉的位置 / 移位。可以选择额叶冠状缝前的路径，如果静脉干扰，则可以选择颞顶路径到达毗邻大脑内静脉水平以下的肿瘤。

十、未来发展方向：分子神经病理学

如本章前文所述，与所有成像方法相比，组织病理学具有最高的诊断灵敏度和特异性，目前没有任何成像方法可以提供特定的生物学诊断。

除了准确的诊断之外，随着肿瘤学的发展，许多肿瘤特异性疗法正在根据个体肿瘤的分子特性进行研究，这使得肿瘤的分子分析成为强制性的，因此要求进行组织活检。分子神经病理学在确定预后、结果和治疗反应方面变得越来越重要，并将在可预见的未来成为金标准。随着单细胞 PCR 的出现和越来越敏感的分子技术的使用，立体定向活检肯定会提供足够的组织量，并且仍然是提供取材最优、侵入性最小的技术。

结论

立体定向脑活检手术是一种极其安全可靠的技术，为众多中枢神经系统疾病提供组织学诊断，而这不仅限于肿瘤性疾病。未来当个体疾病的分子诊断和分子指纹识别得到全面实施时，可能更重要的是，立体定向活检将更多地用于建立中枢神经系统疾病个性化治疗的分子基础。对像大脑这样精密的器官进行活检时，应将功能甚至分子成像相结合，使靶点更精准。

参 考 文 献

[1] Broggi M, Broggi G. Stereotactic biopsy: an established procedure, but still modern? World Neurosurg. 2014;S1878–8750(14):00896–1.

[2] Thompson TP, Lunsford LD, Kondziolka D. Distinguishing recurrent tumor and radiation necrosis with positron emission tomography versus stereotactic biopsy. Stereotact Funct Neurosurg. 1999;73 (14):9–14.

[3] Chernov MF, Muragaki Y, Ochiai T, et al. Spectroscopy-supported frame-based image-guided stereotactic biopsy of parenchymal brain lesions: comparative evaluation of diagnostic yield and diagnostic accuracy. Clin Neurol Neurosurg. 2009;111(6):527–535.

[4] Tilgner J, Herr M, Ostertag C, Volk B. Validation of intraoperative diagnoses using smear preparations from stereotactic brain biopsies: intraoperative versus final diagnosis—influence of clinical factors. Neurosurgery. 2005;56(2):257–265.

[5] Eigenbrod S, Trabold R, Brucker D, et al. Molecular stereotactic biopsy technique improves diagnostic accuracy and enables personalized treatment strategies in glioma patients. Acta Neurochir. 2014;156(8):1427–1440.

[6] Thon N, Eigenbrod S, Grasbon-Frodl EM, et al. Novel molecular stereotactic biopsy procedures reveal intratumoral homogeneity of loss of heterozygosity of 1p/19q and TP53 mutations in World Health Organization grade II gliomas. J Neuropathol Exp Neurol. 2009;68(11):1219–1228.

[7] Kickingereder P, Willeit P, Simon T, Ruge MI. Diagnostic value and safety of stereotactic biopsy for brainstem tumors: a systematic review and meta-analysis of 1480 cases. Neurosurgery. 2013;72 (6):873–881.

[8] Arun T, Tomassini V, Sbardella E, et al. Targeting ASIC1 in primary progressive multiple sclerosis: evidence of neuroprotection with amiloride. Brain. 2013;136(Pt 1):106–115.

[9] Shyam Babu C, Satishchandra P, Mahadevan A, et al. Usefulness of stereotactic biopsy and neuroimaging in management of HIV-1 Clade C associated focal brain lesions with special focus on cerebral toxoplasmosis. Clin Neurol Neurosurg. 2013;115(7):995–1002.

[10] Arbit E, Galicich JH. Importance of image-guided stereotactic biopsy to confirm diagnosis in an oncological setting. Ann Surg Oncol. 1994;1(5):368–372.

[11] Callovini GM. Is it appropriate to redefine the indication for stereotactic brain biopsy in the MRI era? Correlation with final histological diagnosis in supratentorial gliomas. Minim Invasive Neurosurg. 2008;51(2):109–113.

[12] Kuhn SA, Romeike B, Walter J, Kalff R, Reichart R. Multiplanar MRI-CT fusion neuronavigation-guided serial stereotactic biopsy of human brain tumors: proof of a strong correlation between tumor imaging and histopathology by a new technical approach. J Cancer Res Clin Oncol. 2009;135(9):1293–1302.

[13] Setzer M, Herminghaus S, Marquardt G, et al. Diagnostic impact of proton MR-spectroscopy versus image-guided stereotactic biopsy. Acta Neurochir. 2007;149(4):379–386.

[14] Burtscher IM, Skagerberg G, Geijer B, Englund E, Stahlberg F, Holtas S. Proton MR spectroscopy and preoperative diagnostic accuracy: an evaluation of intracranial mass lesions characterized by stereotactic biopsy findings. Am J Neuroradiol. 2000;21(1):84–93.

[15] Pirotte B, Goldman S, David P, et al. Stereotactic brain biopsy guided by positron emission tomography (PET) with [F-18]fluorodeoxyglucose and [C-11]methionine. Acta Neurochir Suppl. 1997;68:133–138.

[16] Levivier M, Goldman S, Pirotte B, et al. Diagnostic yield of stereotactic brain biopsy guided by positron emission tomography with [18F]fluorodeoxyglucose. J Neurosurg. 1995;82(3):445–452.

[17] Bader JB, Samnick S, Moringlane JR, et al. Evaluation

of l-3-[123I]iodo-alpha-methyltyrosine SPET and [18F] fluorodeoxyglucose PET in the detection and grading of recurrences in patients pretreated for gliomas at follow-up: a comparative study with stereotactic biopsy. Eur J Nucl Med. 1999;26(2):144–151.

[18] Reithmeier T, Cordeiro J, Mix M, Trippel M, Rottenburger C, Nikkhah G. Impact of automated hotspot detection for (18)FET PET-guided stereotactic biopsy. Acta Neurochir Suppl. 2013;117:93–99.

[19] Goldman S, Levivier M, Pirotte B, et al. Regional glucose metabolism and histopathology of gliomas. A study based on positron emission tomography-guided stereotactic biopsy. Cancer. 1996;78 (5):1098–1106.

[20] Santagata S, Eberlin LS, Norton I, et al. Intraoperative mass spectrometry mapping of an oncometabolite to guide brain tumor surgery. Proc Natl Acad Sci U S A. 2014;111(30):11121–11126.

[21] Agar NY, Golby AJ, Ligon KL, et al. Development of stereotactic mass spectrometry for brain tumor surgery. Neurosurgery. 2011;68(2):280–289.

[22] Kondziolka D, Lunsford LD. The role of stereotactic biopsy in the management of gliomas. J Neurooncol. 1999;42(3): 205–213.

[23] McGirt MJ, Bulsara KR, Cummings TJ, et al. Prognostic value of magnetic resonance imagingguided stereotactic biopsy in the evaluation of recurrent malignant astrocytoma compared with a lesion due to radiation effect. J Neurosurg. 2003;98(1):14–20.

[24] Waters JD, Gonda DD, Reddy H, Kasper EM, Warnke PC, Chen CC. Diagnostic yield of stereotactic needle-biopsies of sub-cubic centimeter intracranial lesions. Surg Neurol Int. 2013;4(Suppl 3): S176–181.

[25] Kim HY, Lee SI, Jin SJ, Jin SC, Kim JS, Jeon KD. Reliability of stereotactic coordinates of 1.5-tesla and 3-tesla MRI in radiosurgery and functional neurosurgery. J Korean Neurosurg Soc. 2014;55 (3):136–141.

[26] Choudhri AF, Chin EM, Klimo P, Boop FA. Spatial distortion due to field inhomogeneity in 3.0 tesla intraoperative MRI. Neuroradiol J. 2014;27(4):387–392.

[27] Massager N, David P, Goldman S, et al. Combined magnetic resonance imaging- and positron emission tomography-guided stereotactic biopsy in brainstem mass lesions: diagnostic yield in a series of 30 patients. J Neurosurg. 2000;93(6):951–957.

[28] Goldman S, Levivier M, Pirotte B, et al. Regional methionine and glucose uptake in high-grade gliomas: a comparative study on PET-guided stereotactic biopsy. J Nucl Med. 1997;38 (9):1459–1462.

[29] Pirotte BJ, Lubansu A, Massager N, Wikler D, Goldman S, Levivier M. Results of positron emission tomography guidance and reassessment of the utility of and indications for stereotactic biopsy in children with infiltrative brainstem tumors. J Neurosurg. 2007;107(5 Suppl):392–399.

[30] Mertens K, Acou M, Van Hauwe J, et al. Validation of 18F-FDG PET at conventional and delayed intervals for the discrimination of high-grade from low-grade gliomas: a stereotactic PET and MRI study. Clin Nucl Med. 2013;38(7):495–500.

[31] Frati A, Pichierri A, Bastianello S, et al. Frameless stereotactic cerebral biopsy: our experience in 296 cases. Stereotact Funct Neurosurg. 2011;89(4):234–245.

[32] Son BC, Kim MC, Choi BG, et al. Proton magnetic resonance chemical shift imaging (1H CSI)- directed stereotactic biopsy. Acta Neurochir. 2001;143(1):45–49.

[33] Hemm S, Rigau V, Chevalier J, et al. Stereotactic coregistration of 201Tl SPECT and MRI applied to brain tumor biopsies. J Nucl Med. 2005;46(7):1151–1157.

[34] Santra A, Kumar R, Sharma P, Bal C, Julka PK, Malhotra A. Detection of recurrence in glioma: a comparative prospective study between Tc-99m GHA SPECT and F-18 FDG PET/CT. Clin Nucl Med. 2011;36(8):650–655.

[35] Kourbeti IS, Vakis AF, Ziakas P, et al. Infections in patients undergoing craniotomy: risk factors associated with post-craniotomy meningitis. J Neurosurg. 2014:1–7.

[36] Balossier A, Blond S, Touzet G, et al. Endoscopic versus stereotactic procedure for pineal tumour biopsies: Comparative review of the literature and learning from a 25-year experience. Neurochirurgie. 2014; pii: S0028-3770(14):00079-4.

[37] Jenkinson MD, du Plessis DG, Smith TS, Joyce KA, Warnke PC, Walker C. Histological growth patterns and genotype in oligodendroglial tumours: correlation with MRI features. Brain. 2006;129 (Pt 7):1884–1891.

[38] Kelly PJ, Daumas-Duport C, Scheithauer BW, Kall BA, Kispert DB. Stereotactic histologic correlations of computed tomography- and magnetic resonance imaging-defined abnormalities in patients with glial neoplasms. Mayo Clin Proc. 1987;62(6):450–459.

[39] Walker C, du Plessis DG, Fildes D, et al. Correlation of molecular genetics with molecular and morphological imaging in gliomas with an oligodendroglial component. Clin Cancer Res. 2004;10 (21):7182–7191.

[40] Walker C, du Plessis DG, Joyce KA, et al. Molecular pathology and clinical characteristics of oligodendroglial neoplasms. Ann Neurol. 2005;57(6):855–865.

[41] Burkhardt JK, Neidert MC, Woernle CM, Bozinov O, Bernays RL. Intraoperative low-field MRguided frameless stereotactic biopsy for intracerebral lesions. Acta Neurochir. 2013;155(4):721–726.

[42] Schulder M, Spiro D. Intraoperative MRI for stereotactic biopsy. Acta Neurochir Suppl. 2011;109:81–87.

[43] Quinn J, Spiro D, Schulder M. Stereotactic brain biopsy with a low-field intraoperative magnetic resonance imager. Neurosurgery. 2011;68(1 Suppl Operative):217–224.

[44] Shakal AA, Mokbel EA. Hemorrhage after stereotactic biopsy from intra-axial brain lesions: incidence and avoidance. J Neurol Surg Part A, Central Eur Neurosurg. 2014;75(3):177–182.

[45] Apuzzo ML, Chandrasoma PT, Cohen D, Zee CS, Zelman V. Computed imaging stereotaxy: experience and

perspective related to 500 procedures applied to brain masses. Neurosurgery. 1987;20 (6):930–937.

[46] Kongkham PN, Knifed E, Tamber MS, Bernstein M. Complications in 622 cases of frame-based stereotactic biopsy, a decreasing procedure. Can J Neurol Sci. 2008;35(1):79–84.

[47] Sawin PD, Hitchon PW, Follett KA, Torner JC. Computed imaging-assisted stereotactic brain biopsy: a risk analysis of 225 consecutive cases. Surg Neurol. 1998;49(6):640–649.

[48] Hall WA, Liu H, Martin AJ, Truwit CL. Comparison of stereotactic brain biopsy to interventional magnetic-resonance-imaging-guided brain biopsy. Stereotact Funct Neurosurg. 1999;73(14):148–153.

[49] Kulkarni AV, Guha A, Lozano A, Bernstein M. Incidence of silent hemorrhage and delayed deterioration after stereotactic brain biopsy. J Neurosurg. 1998;89(1):31–35.

[50] Kreth FW, Muacevic A, Medele R, Bise K, Meyer T, Reulen HJ. The risk of haemorrhage after image guided stereotactic biopsy of intra-axial brain tumours—a prospective study. Acta Neurochir. 2001;143(6):539–545.

[51] Whiting DM, Barnett GH, Estes ML, et al. Stereotactic biopsy of non-neoplastic lesions in adults. Cleve Clin J Med. 1992;59(1):48–55.

[52] Maarouf M, Kuchta J, Miletic H, et al. Acute demyelination: diagnostic difficulties and the need for brain biopsy. Acta Neurochir. 2003;145(11):961–969.

[53] Meshkini A, Shahzadi S, Alikhah H, Naghavi-Behzad M. Role of stereotactic biopsy in histological diagnosis of multiple brain lesions. Asian J Neurosurg. 2013;8(2):69–73.

[54] Mendel E, Khoo LT, Go JL, Hinton D, Zee CS, Apuzzo ML. Intracerebral Whipple's disease diagnosed by stereotactic biopsy: a case report and review of the literature. Neurosurgery. 1999;44 (1):203–209.

[55] Wong SH, Jenkinson MD, Faragher B, Thomas S, Crooks D, Solomon T. Brain biopsy in the management of neurology patients. Eur Neurol. 2010;64(1):42–45.

[56] Gildenberg PL, Gathe Jr. JC, Kim JH. Stereotactic biopsy of cerebral lesions in AIDS. Clin Infect Dis. 2000;30(3):491–499.

[57] Alesch F, Armbruster C, Budka H. Diagnostic value of stereotactic biopsy of cerebral lesions in patients with AIDS. Acta Neurochir. 1995;134(34):214–219.

[58] Nicolato A, Gerosa M, Piovan E, et al. Computerized tomography and magnetic resonance guided stereotactic brain biopsy in nonimmunocompromised and AIDS patients. Surg Neurol. 1997;48 (3):267–276.

[59] McMillan CT, Avants BB, Cook P, Ungar L, Trojanowski JQ, Grossman M. The power of neuroimaging biomarkers for screening frontotemporal dementia. Hum Brain Mapp. 2014;35(9):4827–4840.

[60] Heper AO, Erden E, Savas A, et al. An analysis of stereotactic biopsy of brain tumors and nonneoplastic lesions: a prospective clinicopathologic study. Surg Neurol. 2005;64(Suppl 2):S82–88.

[61] Gralla J, Nimsky C, Buchfelder M, Fahlbusch R, Ganslandt O. Frameless stereotactic brain biopsy procedures using the Stealth Station: indications, accuracy and results. Zentralbl Neurochir. 2003;64 (4):166–170.

[62] Dammers R, Schouten JW, Haitsma IK, Vincent AJ, Kros JM, Dirven CM. Towards improving the safety and diagnostic yield of stereotactic biopsy in a single centre. Acta Neurochir. 2010;152 (11):1915–1921.

[63] McGirt MJ, Woodworth GF, Coon AL, et al. Independent predictors of morbidity after imageguided stereotactic brain biopsy: a risk assessment of 270 cases. J Neurosurg. 2005;102(5):897–901.

[64] Chen CC, Hsu PW, Erich Wu TW, et al. Stereotactic brain biopsy: Single center retrospective analysis of complications. Clin Neurol Neurosurg. 2009;111(10):835–839.

[65] Marx T, Rainov NG, Heidecke V, Burkert W. Secondary tumor formation after stereotactic biopsy for intracerebral metastatic disease. Surg Neurol. 2001;55(1):41–45.

[66] Regis J, Bouillot P, Rouby-Volot F, Figarella-Branger D, Dufour H, Peragut JC. Pineal region tumors and the role of stereotactic biopsy: review of the mortality, morbidity, and diagnostic rates in 370 cases. Neurosurgery. 1996;39(5):907–912:discussion 912–904.

[67] Yap L, Crooks D, Warnke P. Low grade astrocytoma of the pituitary stalk. Acta Neurochir. 2007;149 (3):307–311:discussion 311–302.

[68] Dellaretti M, Reyns N, Touzet G, et al. Stereotactic biopsy for brainstem tumors: comparison of transcerebellar with transfrontal approach. Stereotact Funct Neurosurg. 2012;90(2):79–83.

[69] Goncalves-Ferreira AJ, Herculano-Carvalho M, Pimentel J. Stereotactic biopsies of focal brainstem lesions. Surg Neurol. 2003;60(4):311–320.

第9章　多模态图像引导脑肿瘤切除术

Multimodal Image-Guided Brain Tumor Resection

Xiaolei Chen　著

程　也　译　汤　劼　校

在过去的几十年里，脑肿瘤的诊断成像取得了很大进展。目前使用的影像模态包括 CT、MRI、PET、MEG、SPECT 等。每种模态的图像都有其一定的优点和缺点，这意味着需要多种模态的结合来优化检测的灵敏性和特异性，进而还可以对脑肿瘤进行组织病理的预测。

然而，如何将这些图像技术应用到手术领域对神经外科医生来说仍具有挑战性。脑肿瘤切除术的一个关键方面是准确区分肿瘤和正常组织，准确找到肿瘤边缘并切除对于患者的预后至关重要。另一个同样重要的方面是确定和保护周围功能神经结构（大脑皮质功能区和主要的白质纤维束），这些结构在手术视野下通常是"不可见"的。

将成像技术引入手术室有可能跨越神经放射学和神经外科之间的鸿沟，从而实现术中图像引导的神经外科手术。

图像引导的神经外科也称神经导航，目前被认为是现代神经外科最重要的成就之一。它可以使术前甚至术中的手术区可视化，图像数据可用于描绘肿瘤边缘及附近功能区结构的信息。最终目的是在不引起新的神经功能缺损的情况下实现最大程度的脑肿瘤切除。

在过去的几十年中，图像引导神经外科在神经肿瘤学领域取得了重大进展。对于脑肿瘤切除术，许多焦点都集中在多模态功能脑成像和导航。本章的目的是概述图像引导脑肿瘤切除术的当前模式。我们专注于该技术的临床应用，以准确定义肿瘤边缘，周围功能结构的定位，以及纠正脑漂移。此外，还包括了针对术前神经功能缺损患者的多模式图像引导神经外科手术，以及术前功能呈现和术中基于直接皮质刺激（direct cortical stimulation，DCS）的脑成像之间的比较。

一、影像引导脑肿瘤切除的类型

（一）脑肿瘤切除的无框解剖导航

Kelly 于 1982 年首次描述了基于框架的计算机辅助解剖导航[1]。1989 年，Roberts 报道了一种无框架的基于显微的导航系统[2]。在标准解剖导航（也称为无框立体定位）中，手术区域的真实空间被配准到仅基于解剖数据的三维图像空间中。这种能在手术过程中客观地确定肿瘤的轮廓和边缘的可能性非常具有意义。因此，在过去30年里，这种图像引导或导航脑肿瘤切除术受到越来越多人的关注。到目前为止，基于解剖信息的标准无框架解剖导航已成为许多神经外科医院及医生的常规工具。然而，描绘周围功能区神经结构也很重要，这样才能保护神经功能。然而仅通过解剖导航，周围的功能区结构通常在手术视野中还是"看不见"的。为了解决这个问题，解剖导航通过整合来其他模态的数据，从而成为所谓的"多模态图像导航"。

（二）多模态影像引导脑肿瘤切除术

平衡最大限度的肿瘤切除与最小程度的神经功能损伤是至关重要的。通过术中成像，可以实现最大限度地扩大切除范围（extent of resection，EoR）。最近的研究表明，切除肿瘤体积98%以上的患者具有更好的生存相关预后，特别具有良好 Karnofsky 性能评分（Karnofsky performance scores，KPS）的年轻患者 [3-6]。此外，多模态导航可以非常有助于减少术后神经功能缺损 [7-9]。随着手术技术和围术期影像技术的进步，多模态影像引导下脑肿瘤切除术在技术上是可行的。有了这项技术，现在可以最大限度地去除包括胶质瘤在内的恶性肿瘤，即使涉及功能关键区域，也大大减少并发症的产生。不同来源的图像和处理信息代表功能性大脑皮质、主要白质束、不同的代谢状态等，结合在一起用于临床导航。

对于涉及功能性大脑皮质的肿瘤切除术，功能成像可以与无框架神经导航相结合，实现在术中定位病变和大脑功能活跃的区域，如运动区、视觉皮质和语言相关区域 [10]。

在一项回顾性研究中，Ganslandt 等分析了脑磁图对脑胶质瘤切除的影响 [11]。当功能数据与无框架立体定向装置结合使用时，术后神经功能缺失总发生率为 6.2%。这些数据表明，在先进术前脑导航的帮助下可指导患者更好选择。因此，术前识别功能复杂的脑区既能胶质瘤手术的风险评估也可通过功能导航指导术中决策以降低术后神经功能缺损的风险。临床上，基于 MEG 的导航使用较少，主要是因为其可用性有限且硬件投资成本高。近年来，基于血氧水平依赖的 fMRI 已被广泛用于无创功能性脑成像。在对患者进行大脑危险区域手术时获取图像后处理，然后创建统计图，显示手术相关大脑区域血流变化。将这些数据与传统的高分辨率解剖 MRI 进行配准，并出现在神经导航图像上。从 20 世纪 90 年代后期开始，已经报道了一些系列的患者，证明了这种技术在切除涉及功能区大脑皮质的脑肿瘤中的影响 [12-14]。然而，迄今为止，仍然没有针对 fMRI 在脑肿瘤手术中使用前瞻性的多中心试验。

fMRI 或 MEG 可以帮助定位功能性大脑皮质。然而，在肿瘤切除过程中，对更深层结构（如主要白质束）的损伤也会导致神经功能缺损。弥散张量成像（diffusion tensor imaging，DTI）可用于显示主要白质束的形态，如锥体束。了解与肿瘤相关纤维束走形有助于减少新的术后神经功能缺损的发生率 [15-16]。扩散成像数据与导航数据 [17-19] 的配准有助于术中保护神经功能区结构。

除了功能和结构数据外，代谢成像数据也可用于集成到多模式导航设置中。PET 和磁共振波谱（magnetic resonance spectroscopy，MRS）成像可提供有关弥漫性肿瘤边缘的代谢信息。将代谢图整合到神经导航数据集中可以实现肿瘤代谢状态和组织病理学的空间相关性 [20, 21]。

仅凭常规解剖 MRI 图像往往难以勾画出胶质瘤的不均匀轮廓。目前最先进的组织成像使用 T_2 加权 MRI 和对比增强 MRI 作为可视化血脑屏障受损区域的技术，可能无法完全描绘肿瘤的范围，并可能导致模糊或误导性结果 [22-23]。确定肿瘤与正常脑组织边界区的位置和范围是治疗计划中需要主要解决问题之一。

PET 已被用于基于代谢成像的肿瘤描绘和图像引导下的切除 [24]。目前的工作是研究胶质瘤特异性示踪剂在活检和切除手术指导中的临床价值 [25-27]。这些 PET 图像采用医学数字成像和通信（digital imaging and communications in medicine，DICOM）格式，可集成到标准神经导航系统中，用于术中多模式图像引导的脑肿瘤切除术。然而，这种技术的使用受到 PET 示踪剂的局限性，特别是那些对脑肿瘤具有强烈特异性的示踪剂。

质子磁共振波谱成像（^{1}H-MRSI）是一种成本相对较低的非侵入性工具，用于研究脑损伤中代谢变化的空间分布，比 PET 更广泛可用。对于 MRS 成像，通过对每个体素水平上感兴趣的代谢物的峰面积进行积分来计算，从而实现代谢可视化[28-29]。几项研究报道了脑肿瘤中含胆碱化合物（Cho）水平的升高，以及 N- 乙酰天冬氨酸（NAA）和肌酸（Cr）的代谢强度的降低[30-32]。含胆碱化合物由胆碱、磷酸胆碱和甘油磷酸胆碱组成。这些代谢物的强度通常在存在肿瘤组织时升高，这种现象被普遍认为是由于代谢物在快速分裂的肿瘤细胞中膜合成增加[33-34]。NAA 被认为是主要包含在神经元内的标志物[35]。Cho 增加和 NAA 减少的范围与肿瘤浸润的范围相适应[22, 36]。原则上，NAA 和 Cho 的代谢图可以区分坏死、实体瘤和不同程度的肿瘤浸润、组织水肿。2004 年 Stadlbauer 等首次报道了基于 MRI/MRS 混合数据集的描绘和分割，从而指导脑肿瘤切除和活检[21]。

（三）光学影像引导脑肿瘤切除术

术中荧光的使用已被证明是神经外科应用中的有效工具，近年来，荧光模块已成功与手术显微镜集成，并得到广泛应用。

对于脑肿瘤切除术，可使用集成荧光模块的主要荧光团是 5- 氨基酮戊酸（5-aminolevulinic acid，5-ALA）。2006 年欧洲进行的一项随机对照试验证明，5-ALA 诱导荧光在高级别胶质瘤切除中成功应用[37]。此后，该技术已在国际神经外科领域被采用，作为高级别胶质瘤手术的辅助手段。在美国，目前的监管限制了这种荧光剂的使用[38]。正在进行的多中心试验的结果将决定其是否会在常规实践中得到批准。

5-ALA 在恶性胶质瘤组织中引发荧光卟啉的合成和积累，主要是原卟啉Ⅸ（PPⅨ），并被用于术中肿瘤组织鉴定[37-41]。借助配备滤光片的标准手术显微镜[38, 42, 43]，可以使这种荧光在肉眼上可见，并且可以高度预测恶性神经胶质瘤组织[38, 40, 42, 44, 45]。然而，邻近组织中缺乏可见荧光，

无法高度预测正常组织，因为取自这些区域的活检样本经常被肿瘤细胞浸润，对应的阴性预测值较低。高分辨率光谱法[46, 47] 等非视觉方法允许在这些区域以更高的灵敏度检测 PPⅨ。

近年来，一种新的荧光团，即荧光素钠，已在医学领域广泛应用了 50 多年，已成功应用到脑肿瘤切除术中。它首先用于眼科领域，在神经外科，目前被鞘内注射，以帮助检测内镜经鼻手术期间检测脑脊液泄漏[48]。从历史上看，荧光素已用于多种用途的神经外科手术，包括动静脉畸形手术、动脉瘤手术、搭桥手术和肿瘤手术。

尽管荧光素荧光在神经外科领域具有广阔的期望，但在手术领域还没有确实的术中荧光成像技术。最近，一种新的显微镜集成荧光模块被开发出来，使外科医生能够使用低剂量的药物观察荧光素荧光，同时能够在几乎自然光环境下在手术室显微镜下继续显微手术[49]。

通过显微镜集成模块观察到的荧光素荧光是手术室中一种很有前途且潜在的多功能实用工具，并且不会干扰显微手术工作流程[49]。通过操作员的眼睛实时看到荧光及周围大脑解剖结构的能力使外科医生能够更好地了解手术区域的解剖结构。荧光素荧光的使用是肿瘤神经外科的一种有潜在价值的工具。这种荧光技术允许外科医生定位和标定自然光下无法看到的、靠近表面的病变。

以近乎自然光颜色看到非荧光组织使外科医生能够在荧光模式引导下连续进行肿瘤切除。与目前使用的 5-ALA 相比，该技术的另一个优势是其易于使用。5-ALA 需要在麻醉诱导前至少 3h 口服给药，这对于手术时间安排不是很方便，并且患者需要在手术后 24h 处于黑暗环境中[38]。另一个很大的优势是 5-ALA，到目前为止，在中国和美国等几个国家还没有正式允许临床常规使用，而荧光素钠则没有这个限制。虽然荧光素荧光与 5-ALA 荧光相比具有潜在优势，但其准确

性和特异性尚未确定。这是因为在理论上，任何血脑屏障受损的地方都可以检测到荧光素荧光，因此，在肿瘤切除腔周围，这种技术的特异性和准确性可能会受到影响。

（四）术中多模态影像引导

术中成像已用于检测胶质瘤中的切除残余，在20%~60%的病例中可以进一步切除[9, 50-52]。术中高场强MRI与基于显微镜的导航相结合并，作为在手术领域呈现多模态数据的通用界面，似乎是最有希望的手术模式之一，可以避免不必要的肿瘤残留，同时保留神经功能。单独导航虽然有用，但由于脑漂移，随着切除的进行，其准确性会降低。通过更新的术中成像，可以更新导航数据，从而可以纠正脑漂移，并且可以可靠地定位最初遗漏的肿瘤残留物。

大体全切除通常意味着对于高级别胶质瘤切除增强的肿瘤组织，低级别胶质瘤切除 T_2/FLAIR 信号变化区域。术后MRI是手术结果评估的金标准，但理想情况下，评估应使用术中成像数据，或者作为替代方案，使用术后早期MRI（最好在手术后48h内）评估。在手术前后评估肿瘤体积有助于评估手术成功和综合治疗结果，但需要定义准确且经过验证的体积方法来测量EoR。

尽管存在准确测量术前和术后肿瘤体积的方法，但尚无评估肿瘤切除范围的客观方案。许多神经外科中心正在使用已建立的具有 T_2/FLAIR 序列的术前和术后MRI在其临床常规进行3D体积测量。创建计算机辅助肿瘤体积算法，可以比较手术技术和临床试验，将推动肿瘤切除的客观评估取得进一步进展。此外，术中成像技术的引入，如术中MRI神经生理学和生物活性荧光标志物及其各种组合，现在可以直接观察肿瘤组织并进行术中评估。

多模态功能数据[9, 17, 37, 44, 53-55]，如fMRI或DTI数据也可以在术中获取并直接用于术中导航

更新，这在临床常规中可能是一项耗时的工作，尤其是在语音连接光纤可视化的情况下，一些复杂的耗时的非标准跟踪算法必须被应用。

或者，非线性配准技术或来自模式识别分析的复杂技术可以允许将包含功能信息的术前MR数据集与术中MR图像体积相匹配[56]。这也可能是在iMRI不可用的情况下的一种方法，但其他成像模式可以提供有关大脑配置的术中3D信息，以便高分辨率多模态数据可以非线性地注册到"低质量"术中数据上。这种替代iMRI的方法可能是术中超声[57-59]，尤其是术中3D超声，评估神经胶质瘤切除范围的图像质量在不同的成像方式之间是否真的相同仍然是一个需要探讨的问题。

二、临床应用

（一）多模态影像探测肿瘤边缘

肿瘤治疗方式包括手术切除肿瘤及其邻近组织，其中可能含有浸润性肿瘤细胞。EoR越来越被认为是手术治疗和患者预后的关键[60-61]。肿瘤及其浸润成分的不完全切除可能会增加复发的风险。外科医生区分病变组织和健康组织的能力受限于对肿瘤边缘的视觉感知。这种肿瘤及其边界的定义，无论是浸润性的还是界限清楚的，都是至关重要的。在不完全切除后，在手术边缘发现肿瘤阳性组织。尽可能切除肿瘤边缘可以降低乳腺癌[62, 63]、喉癌[64, 65]、直肠癌[66]、前列腺癌[67]和多形性胶质母细胞瘤[68]等原发性肿瘤的复发。从视觉上区分肿瘤组织和健康组织的手术方法可以帮助外科医生最大限度地切除患者的肿瘤细胞，并最大限度地减少可能形成阳性边缘的残余细胞的数量[4-6]。

对于图像引导的脑肿瘤切除术，肿瘤边缘的准确定义至关重要。越来越多外科技术被用以帮助肿瘤的最佳切除，并且用于指导外科医生。目前主要是根据CT和MRI获得的解剖多模态图像

引数据集来定义肿瘤边缘。然而，由于恶性神经胶质瘤在肿瘤块和周围大脑之间没有明显的边缘，因此仅通过解剖图像实现大体肿瘤切除对神经外科医生来说是一项重大挑战。为了解决这个问题，许多新的成像技术被集成到导航系统中，包括代谢成像 [21, 24, 28, 29] 灌注成像 [69] 和荧光成像 [37, 38]。

代谢成像（例如 PET、MRS 等）可以通过 DICOM 格式集成到标准神经导航系统中，从而使代谢成像引导的脑肿瘤切除成为可能。几项研究报道了使用 PET 数据集定义肿瘤边缘以进行导航脑肿瘤切除术 [24]。然而，这种技术有很多局限性。一种更可靠的技术是用 MRS 通过代谢定义肿瘤边缘。Stadlbauer 等开发了一种基于肿瘤浸润引起的代谢变化来改善内在脑肿瘤成像的方法 [20]。^{1}H-MRSI 已用于研究脑肿瘤和正常脑中 Cho、Cr 和 NAA 的空间分布。作者开发了一种 MRI 和 MRSI 数据集的配准方法。将生化信息整合到无框架立体定向

系统中，可以对 T_2 加权信号正常但 ^{1}H-MRSI 变化异常的大脑区域进行活检取样。组织学发现显示，仅通过 ^{1}H-MRSI 显像，发现正常组织分化的区域中肿瘤浸润的概率为 4%~17%。根据这些结果，作者得出结论，与常规 MRI 肿瘤诊断相比，在导航中集成的高空间分辨率 ^{1}H-MRSI 可以更好确定肿瘤边界。然而，基于这些信息辅助扩展切除边缘的临床远期结果目前还无法得知。

在我们医院，在 1.5T MRI 的标准光谱成像技术基础上，我们开发了一种将原始 MRS 化学位移图像导入标准导航系统的方法，然后对肿瘤进行全自动分割，包括 Cho 的浸润区或基于正常脑物质中 Cho/NAA 的高斯分布计算的比率图 [70]。计算得到的分割肿瘤的光谱图像用于计算由于病变引起的病理性脑代谢面积。通过这种方式，可以实现低成本、生化信息引导的特定脑肿瘤的勾画和切除（图 9-1 和图 9-2）。

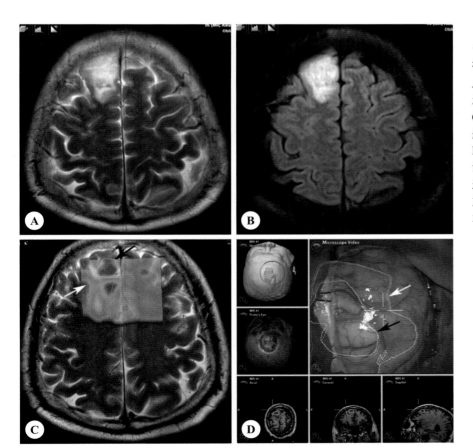

◀ 图 9-1　将 MRS 图像集成到神经导航

A 和 B. T_2 加权和 FLAIR 图像显示位于右侧额叶的非强化病变；C. 将 MRS 图像集成到多模式导航计划中，我们分别根据常规 MRI（白箭）和基于 MRS 的代谢图像（黑箭）定义不同的肿瘤边缘；D. 术中代谢切缘和基于 T_2 加权图像的切缘很容易覆盖在手术野上

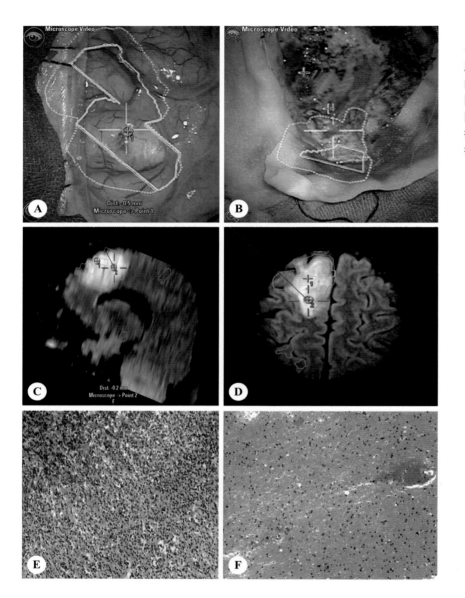

◀ 图 9-2　**A 至 D.** 基于代谢成像的肿瘤核心（**ROI1**）和基于解剖成像的肿瘤边缘（**ROI2**）的不同感兴趣区域的组织样本；**E 和 F.** 而取自 T_2 图像的区域（**F**）的组织样本的肿瘤细胞浓度远低于 **MRS** 描绘的肿瘤核心（**E**）

新的成像技术，如灌注成像，也可用于指导肿瘤边界区的勾画。Roder 等近期报道[69]，评估了使用术中灌注加权成像作为检测残留肿瘤和指导其切除的辅助手段。对 22 例高级别胶质瘤切除术中接受术中扫描的患者进行灌注加权 iMRI 检查。在所有情况下，都生成了诊断性局部脑血容量（regional cerebral blood volume，rCBV）灌注图。灌注图结果提示，22 例中有 4 例（18%）实现了胶质瘤的大体全切除，这在肉眼和组织病理学上得到证实，而在 22 例中的 18 例（82%）中，灌注加权 iMRI 显示热点表明次全切除肿瘤。

一种有前景的肿瘤残留识别方法是应用肿瘤特异性荧光探针，然后进行术中荧光成像以识别残留肿瘤。这种技术可以让外科医生更敏感地识别肿瘤边缘和浸润健康组织的侵袭性细胞。这种技术可以导致更完整的肿瘤切除，从而改善患者的预后。荧光成像在生物科学中被广泛用于研究组织和单个细胞的结构和功能。迄今为止，已开发的荧光探针针对细胞类型、蛋白质、基因组信息和离子浓度[71, 72]。检测硬件的进步现在可以实现近乎实时的体内图像采集[73]。荧光成像的速度和灵敏度激发了人们对确定该技术的术中应用的兴趣。来自欧洲[37, 38, 46]和中国[40]的报道提供了可信的证据，对于高级别恶性胶质瘤，5-ALA 荧光引导手术比传统的神经导航引导手术可提高诊断准确性和肿瘤切除范围，并且有效提高生活质量和延长高危患者生存。然而，这种方法的特异性和敏感性都需要进一步验证。

在美国，只有很少的荧光剂被 FDA 批准用于人体体内。因此，上述试剂尚未广泛使用。然而，随着技术的改进，其他批准的荧光临床药物可能会进入临床应用[49, 74]。

（二）周围功能结构的定位

众所周知，EoR 是高级别[5, 6, 45]和低级别胶质瘤[75]患者的重要预后因素。另一个同样重要的方面是保护附近的功能结构和术后健康相关的生活质量（health-related quality of life，HRQoL）。由 iMRI 支持的多模态神经导航不仅可以在术中"可视化"并帮助保护功能复杂的大脑结构，而且还可以通过帮助识别残留肿瘤和提供成像数据来更新神经导航以呈现肿瘤切除的程度，从而补偿脑漂移带来的不准确性。

多模态成像引导在脑肿瘤切除过程中对定位周围功能结构的定位作用已经得到证实[8, 10, 24]。在我们纳入的所有病例中，多模态神经导航均成功整合到标准的神经外科工作流程中，并有助于脑肿瘤切除，尤其是那些涉及功能结构的肿瘤。多模态神经导航可以整合 fMRI 和 DTI 图像，使周围的功能性大脑皮质（运动、感觉、视觉和语言皮质等）和主要白质束可以在显微镜下的手术区域中描绘出来。我们发现，在高级别和低级别胶质瘤患者中，使用高场强 iMRI 的多模态神经导航对于肿瘤切除控制和术中多模态脑成像（DTI 纤维跟踪、MR 血管造影）似乎是安全和合理的[12, 76-78]。

对于功能皮质的描述，可以使用基于任务的 BOLD fMRI 扫描。精心设计和正确执行的运动任务（例如手指敲击）可以很好地描绘运动皮

质。图 9-3 显示了一名 30 岁的右利手男性，患有难治性癫痫。他有一个位于左侧额叶的病变（图 9-3A 和 B）。术前功能性磁共振成像显示运动皮质激活。在多模式导航图像上显示并标记了右足（图 9-3D，黄色）、右手（图 9-3D，蓝色、白箭）和嘴唇（图 9-3D，浅绿色）的运动皮质位置。开颅前，在手术野显微镜下可以叠加运动皮质、锥体、感觉束等多模态功能图像，让这些"看不见"的功能结构在显微镜下"看得见"。使用该技术，可以根据肿瘤的轮廓和周围的功能结构设计皮肤切口和骨瓣开窗位置。

术中，硬脑膜切开后，还可以看到肿瘤本身（图 9-3E，绿色轮廓）与周围正常脑的颜色和质地非常相似。从这个角度来看，必须使用图像引导导航来帮助定位和切除肿瘤，同时保护周围的功能运动皮质。

最终的 iMRI 图像证实了肿瘤的完全切除，保留了中央前回（图 9-4）。患者随访 30 个月，无肿瘤进展，无神经功能缺损。

对于视觉皮质相关导航，标准视觉任务（如黑白交替棋盘任务）可用于视觉皮质的术前 fMRI 描绘，然后将这些图像导入导航系统。例如，图 9-5 和图 9-6 显示了一位 46 岁的女性，主要使用与视觉系统相关的导航进行操作。MRI 图像显示右侧枕叶深部病变（图 9-5A）。因为手术方法可能涉及视觉皮质和视辐射，我们进行了术前 fMRI 与视觉任务并描绘了视觉皮质，而右侧的视辐射则通过基于 DTI 的纤维跟踪来描绘。将多模态图像集成到导航系统中并用于术中导航（图 9-5A）。硬脑膜打开后，根据功能性磁共振成像结果标记视觉皮质并保护，然后完全切除病变，术后情况非常稳定。在术后 1 个月的随访中，患者出现了非常轻微且临床上不明显的视野缺损（图 9-6C 和 D）。组织学诊断为胶质母细胞瘤 WHO Ⅳ级。患者接受标准化疗（替莫唑胺）和放射治疗。随访 24 个月，无肿瘤进展（图 9-6）。

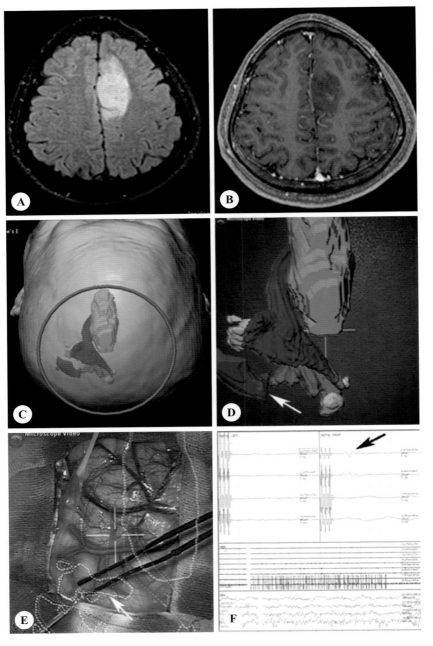

▲ 图 9-3　A 和 B. 一名 30 岁右利手男性难治性癫痫患者，左侧额叶发现病变。C 和 D. 术前多模式导航图像。功能性磁共振成像显示运动皮质激活。右足（黄色），右手（蓝色、白箭）和嘴唇（浅绿色）的运动皮质被显示。锥体束和感觉束分别用紫色和粉红色标记。E 和 F. 术中手运动皮质 DCS

　　对于语言皮质定位，基于任务的 BOLD fMRI 是否具有足够的敏感性和特异性来描绘主要语言功能区域（即 Broca 和 Wernicke 区域）仍然存在争议[79-86]。然而，近年来，更多将语言 fMRI 结果与 DCS 结果相关联的研究证实，精心设计和正确执行的 fMRI 协议可以使语言皮质定位更加准确和可靠[79, 81, 84]。这些数据表明，随着技术的进一步改进，基于 BOLD fMRI 的语言功能成像可能成为靠近语言相关脑结构的肿瘤患者的良好术前诊断和术中导航工具。图 9-7 和图 9-8 显示了我们的语言皮质相关导航流程。一名 48 岁的右利手男性出现位于左侧额盖叶的病变（图 9-8A 和 B）。术前 fMRI 描绘了假定的 Broca 区域的额叶语言激活，就在病变之前并与病变密切相关（图 9-8C，白箭）。这些图像被集成到导航系统中，并用于语言皮质相关的导航。硬脑膜打开后

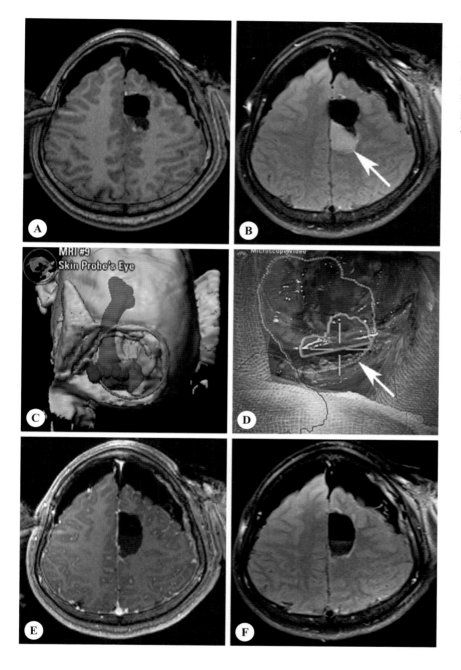

◀ 图 9-4　**A** 和 **B.** 初始 **iMRI** 显示病灶后部和内侧部分残存肿瘤（白箭）；**C** 和 **D.** 更新导航计划，使肿瘤残体图像在显微镜下叠加到手术野上；**E** 和 **F.** 引导术中第二次 **MRI** 确认的肿瘤残体切除

立即在显微镜下通过导航描绘 fMRI 激活。通过这种方式，可以完全切除肿瘤，同时保留 fMRI 定义的功能区域。术中和术后 MRI 图像证实了肿瘤的大体全切除（星形细胞瘤 WHO Ⅱ 级）。患者没有语言障碍，也没有癫痫发作。随访 48 个月，无肿瘤进展，无癫痫。

保护周围白质纤维束也是必不可少的。基于 DTI 的纤维导航可以让通常"不可见"的纤维束在手术区域的显微镜下"可见"。目前，常规用于术中纤维导航的主要纤维束包括椎体束、感觉束、视辐射和弓形束。

图 9-9 显示了一个多模式导航的案例，是一名 25 岁的右利手男性患有顽固性癫痫，包括锥体束、视辐射和 AF 均被展示。常规 MRI 显示位于左岛叶的非增强性肿瘤（图 9-9A 至 C）。术前多模态成像显示肿瘤被功能的结构包围，包括锥

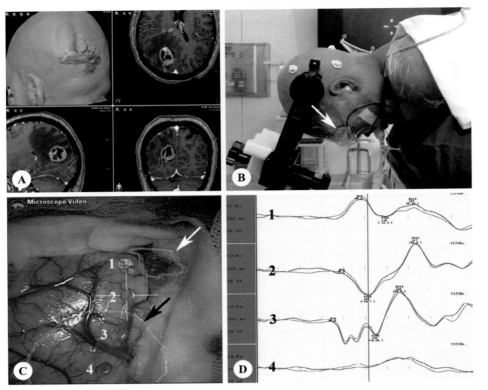

◀ 图 9-5 视觉皮质相关导航

A. 钆增强 MRI 显示右侧枕叶皮质下不均匀增强病变；B. 一个 LED 闪光贴片（白箭）黏附并固定在患者眼睛上；C. 在硬脑膜打开后，将电极放置在以 fMRI 为基础的导航所示的视觉皮质周围（白箭）；D. 在重复 LED 闪光刺激下，成功记录 1 号电极的视觉诱发电位（VEP）

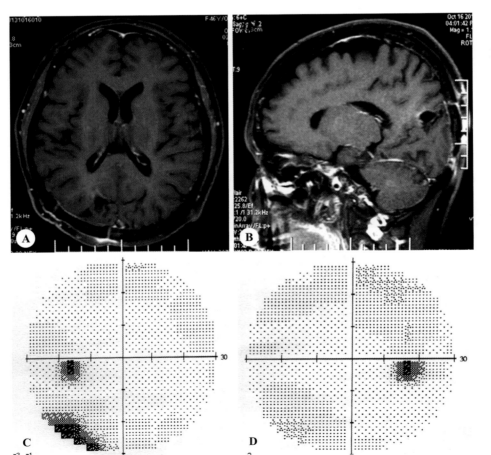

◀ 图 9-6 患者随访 24 个月 MRI 及视野检查结果

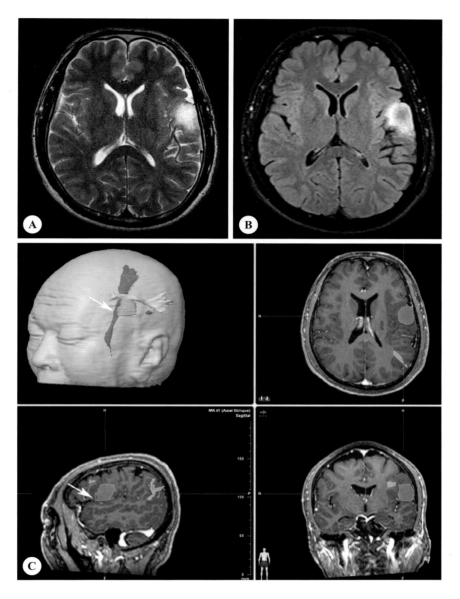

▲ 图 9-7　语言皮质相关的导航案例

A 和 B. MRI 显示左侧额盖叶病变；C. 术前脑功能成像显示额叶语言皮质（白箭）位于病变前方（绿色），与病变关系非常密切。周围的弓形束（黄色）也可见

体束、感觉束、AF 和 fMRI 定义的语言区域（图 9-9D）。借助基于显微镜的导航，周围的功能结构的轮廓可以覆盖在手术区域中（图 9-9E 和 F），这有助于外科医生规划皮质切口和手术通道。通过 iMRI 和多模式导航，岛叶肿瘤（星形细胞瘤 WHO Ⅱ 级）被完全切除，而周围的功能纤维束得以保留。患者已被随访 48 个月，没有肿瘤进展或癫痫发作（图 9-9K 和 L）。

（三）"脑漂移"的修正

肿瘤切除、脑肿胀、使用脑牵开器和脑脊液引流都会导致术中脑组织变形，即脑漂移[87]。因此，在仅依赖于术前图像数据的导航系统中，手术过程中其精度会降低。用高场强的术中 MRI 影像数据更新导航系统是纠正脑漂移影响的最可靠方法。术中成像提供了纠正脑漂移影响的可能性，因为它提供了术中实时物理结构的呈现，包括脑变形和肿瘤切除的带来的结构影响。

术中高场强 MRI 和基于显微镜的导航整合在一起有助于这种术中导航信息的更新[52]，在我们中心，导航更新是通过术中图像数据与术前图像数据的严格配准来完成的，然后对肿瘤残余进

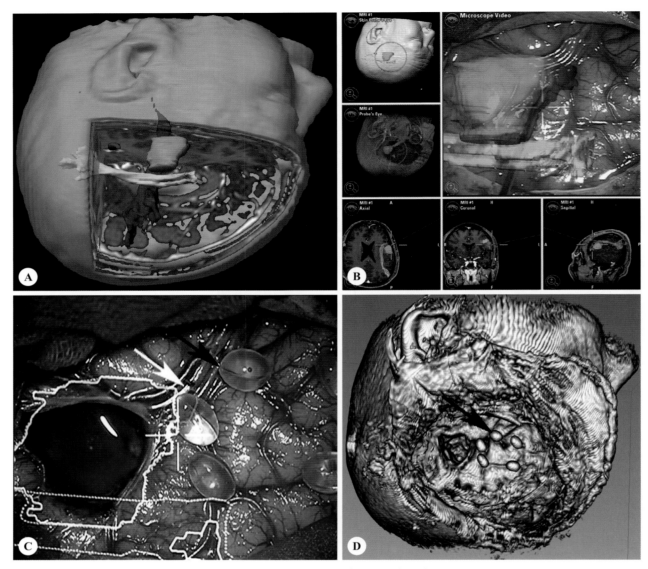

▲ 图 9-8　图 9-7 同例患者的术中照片

硬脑膜打开后，当"脑移位"不是很明显时，沿着 Broca 皮质边缘（C，白箭）放置几个气体灭菌的维生素 E 胶囊（C，黑箭），这是在显微镜下导航显示的。iMRI 显示，标记物在 T_1 和 T_2 加权图像上都有很高的强度。D 为三维重建体绘制图像。标记可以清晰地看到

行后续分割，最后配准在恢复初始患者图像上。或者，可以通过将自动配准矩阵附加到头部线圈的上部来实现术中图像配准，就像使用术前图像数据进行初始患者配准过程一样[88]。因此，将术前图像数据的配准坐标系应用于术中图像，用作术中影像即刻更新。更新的图像数据允许可靠的"脑漂移"校正和肿瘤残余物的识别。

基于显微镜的图像获取与手术区域中分割的

肿瘤残余的直接可视化在切除腔中的精确定位和定向中起着至关重要的作用。

（四）对于术前神经功能缺失患者的多模式导航

对于已有神经功能缺失患者，可能难以执行相关的基于任务的 fMRI 来定位相关的功能对应的大脑皮质。为了定位运动或感觉皮质，可以执

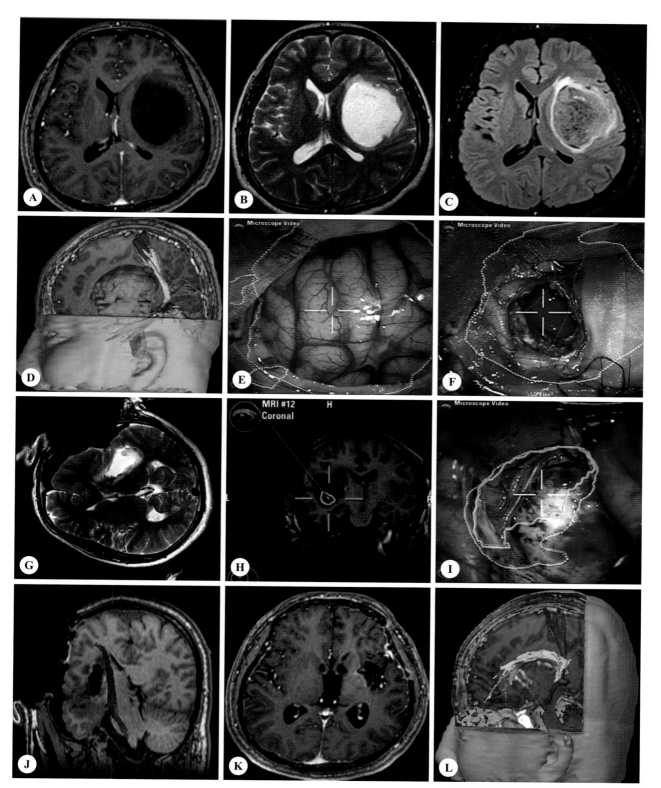

▲ 图 9-9　左侧岛状胶质瘤病例中的椎体束导航

A 至 C. 常规 MRI；D. 术前多模态成像显示肿瘤周围有许多功能的结构，包括锥体束、感觉束、弓状束、额叶和颞叶语言区；E 和 F. 借助基于显微镜的导航，可以在手术区域中覆盖周围功能结构的轮廓；G 至 J. 第一次 iMRI 扫描描绘了切除腔后缘的肿瘤残余，而术中基于 DTI 的纤维跟踪证实左锥体束和弓形束完好无损，在显微镜下将肿瘤残余轮廓注入手术区域；K 和 L.48 个月的随访图像显示没有肿瘤进展行反相 SSEP 来定位中央沟，从而区分中央前回和中央后回[89-91]。即使在全身麻醉下，这种方法也准确可靠。

在已有语言缺陷的患者中，很难可靠地获得基于 fMRI 的语言功能区域定位。基于 DTI 的纤维跟踪可以帮助定位语言功能区域（如 Broca 和 Wernicke 区域）。Henning[92] 等报道，他们在 13 例患者中通过弓形束纤维追踪来定位主要语言区域的方法。他们的研究表明，AF 的纤维束成像是识别主要语言区域部分的有用工具。使用纤维束成像作为定位程序来确定主要语言区域有助于描绘患者特定的解剖结构，因此有助于降低术后永久性神经功能缺损的风险。

（五）脑图谱导航

在人脑图谱导航中，通常使用两种基本策略来获取有关皮质功能表示的信息：①主动方法：观察直接引发/消除大脑活动的效果；②被动方法：在任务执行期间记录大脑活动[93]。使用主动方法的技术包括直接皮质刺激、经颅电刺激（transcranial electric stimulation，TES）和经颅磁刺激。

Bartholow 于 1874 年提出了人类电刺激脑导航的第一个概念[94]。10 年后的 1886 年，Horsley 及其同事 Jackson 应用电刺激来定位拇指区域并决定切除该区域，因为它是癫痫发作的源头[95]。在 20 世纪 20 年代后期，Penfield 在尝试治疗顽固性癫痫患者的同时开发了术中脑图谱导航技术[96]。他的技术被全世界接受并用于癫痫手术。他还对一些脑肿瘤患者进行了清醒开颅手术[96]。在取得这些开创性成就之后，将脑图技术用于脑肿瘤手术是其在癫痫手术中使用后的进一步应用，并且在过去的 20 年中开始更广泛地应用起来[97]。

在用于脑图谱导航的各种方法中，尤其是语言区域研究，DCS 仍然是最成熟的方法，被认为是功能性脑图谱导航的"黄金标准"。该技术实

现术中标测以描绘主要功能性皮质及其与肿瘤的关系，并有助于找到最安全的经皮质到达肿瘤的途径和最大范围的肿瘤切除术，同时通过保留功能组织将术后并发症降至最低[98]。然而，与其他肿瘤切除手术一样，它是侵入性的，并且与延长手术时间、清醒开颅手术和患者不适有关。甚至有一项小型随机研究报道称，在接受清醒开颅手术治疗功能性皮质肿瘤的患者中，失血较多、神经功能缺损较多且细胞减灭程度较低[99]。DCS 的一个主要限制是它只能在已经做出手术决定后在术中应用，但对于手术方法和过程的计划，还需要功能皮质的术前功能图。此外，在某些情况下，术前精确定位功能区域的能力可能成为神经外科干预可行性的决定因素。在术中，有创的主动方法（例如清醒开颅术和脑图）会来带许多风险，包括癫痫发作、情绪激动、气道问题、手术时间延长、患者不适等。除了临床和科学因素外，还可能存在全球患者文化因素，例如是否可以接受清醒开颅手术。此外，术中脑图谱导航需要一个具有清醒麻醉、电生理学和神经心理学专业知识的专业团队，神经外科医生和麻醉师及团队的所有成员都必须愿意接受这种方法。非侵入性或侵入性较小的脑图谱导航方法也可以在术前使用，成为在许多无法进行清醒脑图谱导航的中心提供替代方法。这种情况可能是近年来使用被动方法的脑图研究超过使用主动方法的脑图研究的原因。

使用被动方法的技术包括 MEG、脑电图（electroencephalography，EEG）、PET、fMRI 等。其中，fMRI 已被视为脑肿瘤手术期间使用的多模式导航数据的重要组成部分。多个案例系列证明，fMRI 可以用来描绘运动皮质的位置，与"金标准"DCS 结果有很好的相关性[100-103]。同样，几个案例系列表明，fMRI 也可用于估计与脑肿瘤相关的语音和语言中涉及的皮质区域的位置[13, 104]。尽管发表的证据较少，但 fMRI 也可

用于绘制认知功能图，如脑肿瘤患者的分析[105]。所有这些发现表明，fMRI 是脑肿瘤患者手术治疗的有用工具。原因在于，首先，通过揭示功能区与肿瘤的关系，fMRI 可用作术前手术计划的工具[106]。其次，定义病变与功能区的关系可能有助于确定是否需要通过 DCS 进行术中标测以实现安全切除。对于涉及语言区域的大脑映射，有几份报道表明 fMRI 与运动区域映射相比不太准确[82, 83, 107]。例如，与 fMRI 映射相比，使用 DCS 映射语音区域时，Giussani 及其同事报道了相互矛盾的结果[82]。这种数据不一致可能是因为 DCS 抑制了投射纤维，而 fMRI 描绘了流向神经元活动增加的区域的血流增加[108]。差异的另一个可能原因可能与使用与术中映射期间使用的功能相对应的 fMRI 任务的难度有关[13, 83]。然而，随着成像技术的进步和 fMRI 算法的改进，用于语言图谱的 fMRI 近年来取得了长足的进步[109-111]。

主动大脑图谱方法调查大脑的特定区域是否对实现特定的认知或行为功能至关重要，因此能够回答有关大脑和功能之间因果关系的问题。使用这种方法的非侵入性技术包括 TES 和 TMS。无创方法的优点是安全性更高，患者成本负担低，其中 TMS 是最重要的方法。

TMS 是一种非侵入性技术，它通过一种放置在患者头部附近的线圈中产生短暂电流的装置，利用磁刺激在大脑皮质中产生电流。已经有许多关于 TMS 在神经康复研究和治疗中的技术和潜力的一般性评论[112]。图像处理的最新进展实现通过将 MRI 模式与 TMS 结合使用 3D 数字化仪来测量刺激线圈的位置，并将该位置映射到 MRI 数据集，从而改进当前的 TMS 构图策略。刚性固定在刺激线圈上的无框架立体定向系统用于实时将头皮刺激部位与潜在的大脑解剖结构相关联。通过将 TMS 图与使用 DCS 输出图获得的皮质输出图相关联，验证了这项新技术的准确性[113, 114]。生成的多模态数据集也可以集成到

标准导航系统中，并用于多模态神经导航[113-115]。Shamov 等[116] 最近报道，多模态影像引导脑肿瘤切除术，使用 TMS 进行术前计划，手术时间从平均 420min [7h（使用 DCS）] 减少到平均 220min（使用 TMS），用于体积超过 50cm³ 的岛盖肿瘤患者。

通常用于获取功能性皮质表征的神经成像技术（如 fMRI、PET、EEG 或 MEG）具有局限性：fMRI 和 PET 以低时间分辨率提供大脑活动的间接测量，而 EEG 和 MEG 缺乏空间分辨率。这些方法都不能提供对大脑活动和行为之间因果关系。然而，将此类神经影像学和神经生理学方法与 TMS 相结合提供了独特的优势：① MRI 或 PET 激活可以指导刺激的位置；②实时脑电图记录可以指导何时刺激。随着新的、更集中的经颅磁刺激系统的发展，通过小幅度地移动线圈，以及检测下的，可控的，肌肉收缩水平下进行略微超过阈值的刺激，图像的分辨率可以进一步提高。使用这种细致的图谱，TMS 可能被证明是一种非侵入性和无痛研究人类皮质连接的不可或缺的工具。此外，将 TMS 集成到多模式神经导航中，不仅可用于术前功能图谱，还可用于术前规划手术入路和术中规划脑回缩方向和脑肿瘤切除术的手术路径。

在非侵入性脑映射方法（fMRI、MEG 等）和侵入性"黄金标准"DCS 之间，存在一种可能的中间方法，称为内在信号的术中光学成像（imaging of intrinsic signals, iOIS）。这是一种大脑成像技术，可以以微米和毫秒的分辨率可视化脑室。它已被证明是功能性脑图谱[117-120] 和病变描绘[121-123] 的潜在有用的神经外科工具。iOIS 通常被描述为一种"侵入性"成像技术，因为它需要手术才能使皮质可见。然而，由于 iOIS 是在手术室通过将电荷耦合器件（charge-coupled device, CCD）摄像头和光学滤光片连接到手术范围内进行的，因此与目前术中电生理技术的

"金标准"相比，它是无创的，后者需要将电极直接放置在大脑上或插入大脑并施加电流。电极直接进入或进入大脑并施加电流。由于感觉诱发电位很强，即使在麻醉的大脑中，使用 iOIS 的初级感觉皮质功能映射也可以在完全麻醉的患者中进行。由于感觉诱发电位很强，即使在麻醉的大脑中，使用 iOIS 的初级感觉皮质功能映射也可以在完全麻醉的患者中进行。然而，语言图谱需要有意识的患者，因此对于在功能区附近或位于功能区的患者，术中脑图谱（适用于任何技术，包括 iOIS）要求患者在局部麻醉下保持清醒，并在手术室中配合才能完成语言图谱。近年来，随着技术的进步，iOIS 在微米级手术中脑功能图谱和病灶描绘方面显示出巨大的前景。iOIS 可以通过从手术显微镜的图像中创建功能和病变图来显

著改善神经外科医生的视力。更精确的个体化术中地图可能会改善手术结果，尤其是切除位于或接近功能皮质的脑肿瘤。

在我们的机构中，我们通常使用基于 fMRI 图像的多模式神经导航、基于 DTI 的纤维跟踪等进行脑肿瘤切除。我们还在尝试将 iOIS 图像集成到标准手术工作流程中，同时尝试 TMS 集成。表 9-1 总结并比较了上述不同模式与传统"金标准"在清醒开颅下的 DCS。我们相信，这种新的多式联运方法可以作为 DCS 的有希望的替代方案。

三、未来发展方向

技术进步日益提高颅内手术的精度，影像引导神经外科是该领域最有前途的发展之一，对脑

表 9-1　直接皮质电刺激和传统多模态导航法对比

	直接皮质电刺激	功能性磁导航	白质纤维束导航	经颅磁刺激	iOIS
优势	• 病灶与功能区关系的术中显示 • 功能性大脑皮质和主要皮质下纤维束的术中定位	• 病灶与功能区关系的术前描述 • 决定是否术中皮质电映射 • 术前手术计划 • 语言区侧别确定	• 术前确定病变和主要白质纤维束关系 • 决定是否术中皮质电映射 • 术前手术计划	• 病灶与功能区关系的术前描述 • 术前手术计划 • 言语皮质构图	• 病灶与功能区关系的术前描述 • 功能性大脑皮质和主要皮质下纤维束的术中定位
局限性	• 无法术前计划 • 失败或术中诱发癫痫风险 • 延长手术时间 • 患者和外科医生的心理负担	• 对语言区、运动区确定 • 受脑肿瘤影像 • 在有严重神经功能缺损的患者中难以获得	• 空间分辨率低 • 对交叉显微显示差 • 图像扭曲	• 空间分辨率低 • DCS 验证未完全确认	• 临床上不易使用的硬件 • 复杂的数据后处理 • DCS 验证未完全确认
有创	是	否	否	否	部分
可术前计划	否	是	是	是	否
术中唤醒	是	否	否	否	是
覆盖解剖结构	否	是	是	是	是
3D 立体成像	否	是	是	是	否
需要患者配合	高	高	低	低	中
外科医生和麻醉师的压力	高	低	低	低	低

iOIS. 内在信号的术中光学成像；DCS. 直接皮质刺激

肿瘤患者管理的潜在影响是显而易见的。由术中成像支持的多模式神经导航在脑肿瘤手术中的使用是安全、可靠的，并且对于评估在手术过程中边界无法清晰显示的内在浸润性脑肿瘤的 EoR 最有用。虽然一些回顾性分析已经记录了通过模式神经导航应用到胶质瘤手术可有效提高 EoR，但与标准显微神经外科脑瘤切除术相比，仍然缺乏可能证明多模式神经导航和 iMRI 优势的前瞻性随机研究。近年来，越来越多的研究，包括一项前瞻性随机临床试验，证明神经导航和 iMRI 对延长胶质瘤患者的生存期具有显著的积极影响[124, 125]。尽管先前的研究提出了有益的效果，但今天要促进 iMRI 的使用还有很多工作要做，并且需要进行后续研究。

与使用荧光卟啉在术中可视化肿瘤组织相比，使用 iMRI 进行多模式神经导航的一个明显优势是实施功能性和先进的结构性脑成像，以及对非增强性低级别胶质瘤的鉴别。未来，全谱高级脑成像数据（如灌注成像、代谢成像等）有望集成到神经导航系统中，并在术中"可视化"。除了术前功能数据集，在不久的将来，术中多模态功能脑成像数据可能能够描绘出有说服力的大脑结构，同时考虑到大脑移位或其他术中变化。

结论

在过去的 30 年里，多模式图像引导的脑肿瘤切除术得到了发展。这些进步使神经外科医生能够在术中监测和改变评估残余肿瘤及附近雄辩结构的外科手术，同时考虑到肿瘤切除、脑水肿发展和脑脊液丢失引起的变化。

多模式功能性神经导航可以更彻底地切除低发病率的危险区域的肿瘤。多模态功能成像数据与 PET 数据和 MRS 信息的联合配准可以添加代谢信息，从而实现真正的多模态导航。持续的技术革新将继续为脑肿瘤外科医生提供更多设备工具，而未来的研究目标将是对技术持续验证。

参考文献

[1] Kelly PJ, Alker Jr GJ, Goerss S. Computer-assisted stereotactic microsurgery for the treatment of intracranial neoplasms. Neurosurgery. 1982;10(3):324–331.

[2] Roberts DW, Strohbehn JW, Friets EM, Kettenberger J, Hartov A. The stereotactic operating microscope: accuracy refinement and clinical experience. Acta Neurochir Suppl. 1989;46:112–114.

[3] Hentschel SJ, Sawaya R. Optimizing outcomes with maximal surgical resection of malignant gliomas. Cancer Control. 2003;10(2):109–114.

[4] Sanai N, Berger MS. Operative techniques for gliomas and the value of extent of resection. Neurotherapeutics. 2009;6(3):478–486.

[5] Sanai N, Polley MY, McDermott MW, Parsa AT, Berger MS. An extent of resection threshold for newly diagnosed glioblastomas. J Neurosurg. 2011;115(1):3–8.

[6] Oppenlander ME, Wolf AB, Snyder LA, et al. An extent of resection threshold for recurrent glioblastoma and its risk for neurological morbidity. J Neurosurg. 2014;120(4):846–853.

[7] Nimsky C, Ganslandt O, Fahlbusch R. 1.5 T: intraoperative imaging beyond standard anatomic imaging. Neurosurg Clin N Am. 2005;16(1):185–200:vii.

[8] Nimsky C, Ganslandt O, Fahlbusch R. Functional neuronavigation and intraoperative MRI. Adv Tech Stand Neurosurg. 2004;29:229–263.

[9] Nimsky C, Ganslandt O, Buchfelder M, Fahlbusch R. Intraoperative visualization for resection of gliomas: the role of functional neuronavigation and intraoperative 1.5 T MRI. Neurol Res. 2006;28 (5):482–487.

[10] Nimsky C, Ganslandt O, Kober H, et al. Integration of functional magnetic resonance imaging supported by magnetoencephalography in functional neuronavigation. Neurosurgery. 1999;44 (6):1249–1255:discussion 1255–1256.

[11] Ganslandt O, Buchfelder M, Hastreiter P, Grummich P, Fahlbusch R, Nimsky C. Magnetic source imaging supports clinical decision making in glioma patients. Clin Neurol Neurosurg. 2004;107 (1):20–26.

[12] Kamada K, Houkin K, Takeuchi F, et al. Visualization of the eloquent motor system by integration of MEG, functional,

and anisotropic diffusion-weighted MRI in functional neuronavigation. Surg Neurol. 2003;59(5):352–361.

[13] Signorelli F, Guyotat J, Schneider F, Isnard J, Bret P. Technical refinements for validating functional MRI-based neuronavigation data by electrical stimulation during cortical language mapping. Minim Invasive Neurosurg. 2003;46(5):265–268.

[14] Wilkinson ID, Romanowski CA, Jellinek DA, Morris J, Griffiths PD. Motor functional MRI for pre-operative and intraoperative neurosurgical guidance. Br J Radiol. 2003;76(902):98–103.

[15] Clark CA, Barrick TR, Murphy MM, Bell BA. White matter fiber tracking in patients with spaceoccupying lesions of the brain: a new technique for neurosurgical planning. Neuroimage. 2003;20 (3):1601–1608.

[16] Hendler T, Pianka P, Sigal M, et al. Delineating gray and white matter involvement in brain lesions: three-dimensional alignment of functional magnetic resonance and diffusion-tensor imaging. J Neurosurg. 2003;99(6):1018–1027.

[17] Nimsky C, Ganslandt O, Merhof D, Sorensen AG, Fahlbusch R. Intraoperative visualization of the pyramidal tract by diffusion-tensor-imaging-based fiber tracking. Neuroimage. 2006;30 (4):1219–1229.

[18] Coenen VA, Krings T, Mayfrank L, et al. Three-dimensional visualization of the pyramidal tract in a neuronavigation system during brain tumor surgery: first experiences and technical note. Neurosurgery. 2001;49(1):8692:discussion 92–93.

[19] Nimsky C, Grummich P, Sorensen AG, Fahlbusch R, Ganslandt O. Visualization of the pyramidal tract in glioma surgery by integrating diffusion tensor imaging in functional neuronavigation. Zentralbl Neurochir. 2005;66(3):133–141.

[20] Stadlbauer A, Moser E, Gruber S, et al. Improved delineation of brain tumors: an automated method for segmentation based on pathologic changes of 1H-MRSI metabolites in gliomas. Neuroimage. 2004;23(2):454–461.

[21] Stadlbauer A, Moser E, Gruber S, Nimsky C, Fahlbusch R, Ganslandt O. Integration of biochemical images of a tumor into frameless stereotaxy achieved using a magnetic resonance imaging/magnetic resonance spectroscopy hybrid data set. J Neurosurg. 2004;101(2):287–294.

[22] Dowling C, Bollen AW, Noworolski SM, et al. Preoperative proton MR spectroscopic imaging of brain tumors: correlation with histopathologic analysis of resection specimens. Am J Neuroradiol. 2001;22(4):604–612.

[23] Kondziolka D, Lunsford LD, Martinez AJ. Unreliability of contemporary neurodiagnostic imaging in evaluating suspected adult supratentorial (low-grade) astrocytoma. J Neurosurg. 1993;79(4):533–536.

[24] Braun V, Dempf S, Tomczak R, Wunderlich A, Weller R, Richter HP. Multimodal cranial neuronavigation: direct integration of functional magnetic resonance imaging and positron emission tomography data: technical note. Neurosurgery. 2001;48(5):1178–1181.

[25] Reithmeier T, Cordeiro J, Mix M, Trippel M, Rottenburger C, Nikkhah G. Impact of automated hotspot detection for (18)FET PET-guided stereotactic biopsy. Acta Neurochir Suppl. 2013;117: 93–99.

[26] Preuss M, Werner P, Barthel H, et al. Integrated PET/MRI for planning navigated biopsies in pediatric brain tumors. Childs Nerv Syst. 2014;30(8):1399–1403.

[27] Misch M, Guggemos A, Driever PH, et al. F-FET-PET guided surgical biopsy and resection in children and adolescence with brain tumors. Childs Nerv Syst. 2015;31(2):261–267.

[28] Luyten PR, Marien AJ, Heindel W, et al. Metabolic imaging of patients with intracranial tumors: H-1 MR spectroscopic imaging and PET. Radiology. 1990;176(3):791–799.

[29] van Der Veen JW, Weinberger DR, Tedeschi G, Frank JA, Duyn JH. Proton MR spectroscopic imaging without water suppression. Radiology. 2000;217(1):296–300.

[30] Majos C, Alonso J, Aguilera C, et al. Adult primitive neuroectodermal tumor: proton MR spectroscopic findings with possible application for differential diagnosis. Radiology. 2002;225(2):556–566.

[31] Ott D, Hennig J, Ernst T. Human brain tumors: assessment with in vivo proton MR spectroscopy. Radiology. 1993;186(3):745–752.

[32] Negendank WG, Sauter R, Brown TR, et al. Proton magnetic resonance spectroscopy in patients with glial tumors: a multicenter study. J Neurosurg. 1996;84(3):449–458.

[33] Miller BL. A review of chemical issues in 1H NMR spectroscopy: N-acetyl-L-aspartate, creatine and choline. NMR Biomed. 1991;4(2):47–52.

[34] Michaelis T, Merboldt KD, Bruhn H, Hanicke W, Frahm J. Absolute concentrations of metabolites in the adult human brain in vivo: quantification of localized proton MR spectra. Radiology. 1993;187 (1):219–227.

[35] Urenjak J, Williams SR, Gadian DG, Noble M. Proton nuclear magnetic resonance spectroscopy unambiguously identifies different neural cell types. J Neurosci. 1993;13(3):981–989.

[36] Croteau D, Scarpace L, Hearshen D, et al. Correlation between magnetic resonance spectroscopy imaging and image-guided biopsies: semiquantitative and qualitative histopathological analyses of patients with untreated glioma. Neurosurgery. 2001;49(4):823–829.

[37] Stummer W, Pichlmeier U, Meinel T, Wiestler OD, Zanella F, Reulen HJ. Fluorescence-guided surgery with 5-aminolevulinic acid for resection of malignant glioma: a randomised controlled multicentre phase III trial. Lancet Oncol. 2006;7(5):392–401.

[38] Stummer W, Novotny A, Stepp H, Goetz C, Bise K, Reulen HJ. Fluorescence-guided resection of glioblastoma multiforme by using 5-aminolevulinic acid-induced porphyrins: a prospective study in 52 consecutive patients. J Neurosurg. 2000;93(6):1003–1013.

[39] Colditz MJ, Jeffree RL. Aminolevulinic acid (ALA)-

protoporphyrin IX fluorescence guided tumour resection. Part 1: Clinical, radiological and pathological studies. J Clin Neurosci. 2012;19 (11):1471–1474.

[40] Zhao S, Wu J, Wang C, et al. Intraoperative fluorescence-guided resection of high-grade malignant gliomas using 5–aminolevulinic acid-induced porphyrins: a systematic review and meta-analysis of prospective studies. PLoS One. 2013;8(5):e63682.

[41] Behbahaninia M, Martirosyan NL, Georges J, et al. Intraoperative fluorescent imaging of intracranial tumors: a review. Clin Neurol Neurosurg. 2013;115(5):517–528.

[42] Roberts DW, Valdes PA, Harris BT, et al. Coregistered fluorescence-enhanced tumor resection of malignant glioma: relationships between delta-aminolevulinic acid-induced protoporphyrin IX fluorescence, magnetic resonance imaging enhancement, and neuropathological parameters. Clinical article. J Neurosurg. 2011;114(3):595–603.

[43] Widhalm G, Wolfsberger S, Minchev G, et al. 5–Aminolevulinic acid is a promising marker for detection of anaplastic foci in diffusely infiltrating gliomas with nonsignificant contrast enhancement. Cancer. 2010;116(6):1545–1552.

[44] Diez VR, Tejada SS, Idoate GMA, de Eulate RG, Dominguez EP, Aristu MJ. Surgery guided by 5–aminolevulinic fluorescence in glioblastoma: volumetric analysis of extent of resection in singlecenter experience. J Neurooncol. 2011;102(1):105–113.

[45] Eyupoglu IY, Buchfelder M, Savaskan NE. Surgical resection of malignant gliomas: role in optimizing patient outcome. Nat Rev Neurol. 2013;9(3):141–151.

[46] Stummer W, Stocker S, Wagner S, et al. Intraoperative detection of malignant gliomas by 5–aminolevulinic acid-induced porphyrin fluorescence. Neurosurgery. 1998;42(3):518–525.

[47] Valdes PA, Leblond F, Kim A, et al. Quantitative fluorescence in intracranial tumor: implications for ALA-induced PpIX as an intraoperative biomarker. J Neurosurg. 2011;115(1):11–17.

[48] Placantonakis DG, Tabaee A, Anand VK, Hiltzik D, Schwartz TH. Safety of low-dose intrathecal fluorescein in endoscopic cranial base surgery. Neurosurgery. 2007;61(3 Suppl):161–165.

[49] Rey-Dios R, Cohen-Gadol AA. Technical principles and neurosurgical applications of fluorescein fluorescence using a microscope-integrated fluorescence module. Acta Neurochir (Wien). 2013;155 (4):701–706.

[50] Schwartz RB, Hsu L, Wong TZ, et al. Intraoperative MR imaging guidance for intracranial neurosurgery: experience with the first 200 cases. Radiology. 1999;211(2):477–488.

[51] Sun GC, Chen XL, Zhao Y, et al. Intraoperative high-field magnetic resonance imaging combined with fiber tract neuronavigation-guided resection of cerebral lesions involving optic radiation. Neurosurgery. 2011;69(5):1070–1084.

[52] Nimsky C, Ganslandt O, Von Keller B, Romstock J, Fahlbusch R. Intraoperative high-fieldstrength MR imaging: implementation and experience in 200 patients. Radiology. 2004;233(1): 67–78.

[53] Sutherland GR, Kaibara T, Louw D, Hoult DI, Tomanek B, Saunders J. A mobile high-field magnetic resonance system for neurosurgery. J Neurosurg. 1999;91(5):804–813.

[54] Eyupoglu IY, Hore N, Savaskan NE, et al. Improving the extent of malignant glioma resection by dual intraoperative visualization approach. PLoS One. 2012;7(9):e44885.

[55] Senft C, Forster MT, Bink A, et al. Optimizing the extent of resection in eloquently located gliomas by combining intraoperative MRI guidance with intraoperative neurophysiological monitoring. J Neurooncol. 2012;109(1):81–90.

[56] Archip N, Clatz O, Whalen S, et al. Non-rigid alignment of pre-operative MRI, fMRI, and DT-MRI with intra-operative MRI for enhanced visualization and navigation in image-guided neurosurgery. Neuroimage. 2007;35(2):609–624.

[57] Tirakotai W, Miller D, Heinze S, Benes L, Bertalanffy H, Sure U. A novel platform for imageguided ultrasound. Neurosurgery. 2006;58(4):710–718.

[58] Comeau RM, Sadikot AF, Fenster A, Peters TM. Intraoperative ultrasound for guidance and tissue shift correction in image-guided neurosurgery. Med Phys. 2000;27(4):787–800.

[59] Letteboer MM, Willems PW, Viergever MA, Niessen WJ. Brain shift estimation in image-guided neurosurgery using 3–D ultrasound. IEEE Trans Biomed Eng. 2005;52(2): 268–276.

[60] Lacroix M, Abi-Said D, Fourney DR, et al. A multivariate analysis of 416 patients with glioblastoma multiforme: prognosis, extent of resection, and survival. J Neurosurg. 2001;95(2):190–198.

[61] McGirt MJ, Chaichana KL, Gathinji M, et al. Independent association of extent of resection with survival in patients with malignant brain astrocytoma. J Neurosurg. 2009;110(1):156–162.

[62] Kreike B, Hart AA, van de Velde T, et al. Continuing risk of ipsilateral breast relapse after breastconserving therapy at long-term follow-up. Int J Radiat Oncol Biol Phys. 2008;71(4):1014–1021.

[63] Mannell A. Breast-conserving therapy in breast cancer patients—a 12–year experience. S Afr J Surg. 2005;43(2): 28–30.

[64] Crespo AN, Chone CT, Gripp FM, Spina AL, Altemani A. Role of margin status in recurrence after CO2 laser endoscopic resection of early glottic cancer. Acta Otolaryngol. 2006;126(3):306–310.

[65] Soudry E, Hadar T, Shvero J, et al. The impact of positive resection margins in partial laryngectomy for advanced laryngeal carcinomas and radiation failures. Clin Otolaryngol. 2010;35(5):402–408.

[66] Nagtegaal ID, Quirke P. What is the role for the circumferential margin in the modern treatment of rectal cancer. J Clin Oncol. 2008;26(2):303–312.

[67] Wright JL, Dalkin BL, True LD, et al. Positive surgical margins at radical prostatectomy predict prostate cancer specific mortality. J Urol. 2010;183(6):2213–2218.

[68] Stummer W, Reulen HJ, Meinel T, et al. Extent of resection and survival in glioblastoma multiforme: identification of and adjustment for bias. Neurosurgery. 2008;62(3):564–576.

[69] Roder C, Bender B, Ritz R, et al. Intraoperative visualization of residual tumor: the role of perfusion-weighted imaging in a high-field intraoperative magnetic resonance scanner. Neurosurgery. 2013;72(2 Suppl Operative):ons151–ons158.

[70] Zhu W, Chen X, Zhang J, et al. Automated proton magnetic resonance spectroscopy imaging guided frameless stereotactic biopsy of intracranial lesions. Zhonghua Wai Ke Za Zhi. 2014;52 (4):280–284.

[71] He X, Wang K, Cheng Z. In vivo near-infrared fluorescence imaging of cancer with nanoparticlebased probes. Wiley Interdiscip Rev Nanomed Nanobiotechnol. 2010;2(4):349–366.

[72] Taraska JW, Zagotta WN. Fluorescence applications in molecular neurobiology. Neuron. 2010;66 (2):170–189.

[73] Gheonea DI, Cartana T, Ciurea T, Popescu C, Badarau A, Saftoiu A. Confocal laser endomicroscopy and immunoendoscopy for real-time assessment of vascularization in gastrointestinal malignancies. World J Gastroenterol. 2011;17(1):21–27.

[74] Sankar T, Delaney PM, Ryan RW, et al. Miniaturized handheld confocal microscopy for neurosurgery: results in an experimental glioblastoma model. Neurosurgery. 2010;66(2):410–417.

[75] Sanai N, Chang S, Berger MS. Low-grade gliomas in adults. J Neurosurg. 2011;115(5):948–965.

[76] Li FY, Chen XL, Sai XY, et al. Application of intraoperative magnetic resonance imaging and multimodal navigation in surgical resection of glioblastoma. Zhonghua Wai Ke Za Zhi. 2013;51 (6):542–546.

[77] Li J, Chen X, Zhang J, et al. Intraoperative diffusion tensor imaging predicts the recovery of motor dysfunction after insular lesions. Neural Regen Res. 2013;8(15):1400–1409.

[78] Zheng G, Chen X, Xu B, et al. Plasticity of language pathways in patients with low-grade glioma: a diffusion tensor imaging study. Neural Regen Res. 2013;8(7):647–654.

[79] Kunii N, Kamada K, Ota T, Kawai K, Saito N. A detailed analysis of functional magnetic resonance imaging in the frontal language area: a comparative study with extraoperative electrocortical stimulation. Neurosurgery. 2011;69(3):590–596.

[80] Hirsch J, Ruge MI, Kim KH, et al. An integrated functional magnetic resonance imaging procedure for preoperative mapping of cortical areas associated with tactile, motor, language, and visual functions. Neurosurgery. 2000;47(3):711–721.

[81] Kamada K, Sawamura Y, Takeuchi F, et al. Expressive and receptive language areas determined by a non-invasive reliable method using functional magnetic resonance imaging and magnetoencephalography. Neurosurgery. 2007;60(2):296–305.

[82] Giussani C, Roux FE, Ojemann J, Sganzerla EP, Pirillo D, Papagno C. Is preoperative functional magnetic resonance imaging reliable for language areas mapping in brain tumor surgery? Review of language functional magnetic resonance imaging and direct cortical stimulation correlation studies. Neurosurgery. 2010;66(1):113–120.

[83] Roux FE, Boulanouar K, Lotterie JA, Mejdoubi M, LeSage JP, Berry I. Language functional magnetic resonance imaging in preoperative assessment of language areas: correlation with direct cortical stimulation. Neurosurgery. 2003;52(6):1335–1345.

[84] Genetti M, Grouiller F, Vulliemoz S, et al. Noninvasive language mapping in patients with epilepsy or brain tumors. Neurosurgery. 2013;72(4):555–565.

[85] Herholz K, Reulen HJ, von SHM, et al. Preoperative activation and intraoperative stimulation of language-related areas in patients with glioma. Neurosurgery. 1997;41(6):1253–1260.

[86] Peck KK, Bradbury M, Petrovich N, et al. Presurgical evaluation of language using functional magnetic resonance imaging in brain tumor patients with previous surgery. Neurosurgery. 2009;64 (4):644–652.

[87] Nabavi A, Black PM, Gering DT, et al. Serial intraoperative magnetic resonance imaging of brain shift. Neurosurgery. 2001;48(4):787–797:discussion 797–798.

[88] Rachinger J, von KB, Ganslandt O, Fahlbusch R, Nimsky C. Application accuracy of automatic registration in frameless stereotaxy. Stereotact Funct Neurosurg. 2006;84(23):109–117.

[89] Simon MV, Cole AJ, Chang EC, et al. An intraoperative multimodal neurophysiologic approach to successful resection of precentral gyrus epileptogenic lesions. Epilepsia. 2012;53(4): e75–e79.

[90] Sheth SA, Eckhardt CA, Walcott BP, Eskandar EN, Simon MV. Factors affecting successful localization of the central sulcus using the somatosensory evoked potential phase reversal technique. Neurosurgery. 2013;72(5):828–834.

[91] Simon MV, Sheth SA, Eckhardt CA, et al. Phase reversal technique decreases cortical stimulation time during motor mapping. J Clin Neurosci. 2014;21(6):1011–1017.

[92] Henning SL, Seidel K, Wiest R, Beck J, Raabe A. Localization of primary language areas by arcuate fascicle fiber tracking. Neurosurgery. 2012;70(1):56–64.

[93] Krings T, Chiappa KH, Foltys H, Reinges MH, Cosgrove GR, Thron A. Introducing navigated transcranial magnetic stimulation as a refined brain mapping methodology. Neurosurg Rev. 2001;24 (4):171–179.

[94] Bartholow R. Experimental investigation into the functions of the human brain. Am J Med Sci. 1874;67:305–313.

[95] Horsley V. Remarks on ten consecutive cases of operations upon the brain and cranial cavity to illustrate the details and

safety of the method employed. Br Med J. 1887;1(1373): 863–865.

[96] Penfield W. No Man Alone. A Neurosurgeon's Life. Boston, MA: Little Brown; 1977.

[97] Keles GE, Lundin DA, Lamborn KR, Chang EF, Ojemann G, Berger MS. Intraoperative subcortical stimulation mapping for hemispherical perirolandic gliomas located within or adjacent to the descending motor pathways: evaluation of morbidity and assessment of functional outcome in 294 patients. J Neurosurg. 2004;100(3):369–375.

[98] Berger MS. Lesions in functional ("eloquent") cortex and subcortical white matter. Clin Neurosurg. 1994;41:444–463.

[99] Gupta DK, Chandra PS, Ojha BK, Sharma BS, Mahapatra AK, Mehta VS. Awake craniotomy versus surgery under general anesthesia for resection of intrinsic lesions of eloquent cortex—a prospective randomised study. Clin Neurol Neurosurg. 2007;109(4):335–343.

[100] Pirotte B, Neugroschl C, Metens T, et al. Comparison of functional MR imaging guidance to electrical cortical mapping for targeting selective motor cortex areas in neuropathic pain: a study based on intraoperative stereotactic navigation. Am J Neuroradiol. 2005; 26(9):2256–2266.

[101] Pirotte B, Voordecker P, Neugroschl C, et al. Combination of functional magnetic resonance imaging-guided neuronavigation and intraoperative cortical brain mapping improves targeting of motor cortex stimulation in neuropathic pain. Neurosurgery. 2005;56(2 Suppl):344–359.

[102] Bartos R, Jech R, Vymazal J, et al. Validity of primary motor area localization with fMRI versus electric cortical stimulation: a comparative study. Acta Neurochir (Wien). 2009;151 (9):1071–1080.

[103] Spena G, Nava A, Cassini F, et al. Preoperative and intraoperative brain mapping for the resection of eloquent-area tumors. A prospective analysis of methodology, correlation, and usefulness based on clinical outcomes. Acta Neurochir (Wien). 2010;152(11):1835–1846.

[104] Bizzi A, Blasi V, Falini A, et al. Presurgical functional MR imaging of language and motor functions: validation with intraoperative electrocortical mapping. Radiology. 2008;248(2):579–589.

[105] Ota T, Kamada K, Aoki S, Saito N. Visualization of calculation centres by functional MRI for neurosurgery. Br J Neurosurg. 2009;23(4):406–411.

[106] Hall WA, Kim P, Truwit CL. Functional magnetic resonance imaging-guided brain tumor resection. Top Magn Reson Imaging. 2009;19(4):205–212.

[107] Kapsalakis IZ, Kapsalaki EZ, Gotsis ED, et al. Preoperative evaluation with FMRI of patients with intracranial gliomas. Radiol Res Pract. 2012;2012:727–810.

[108] Najib U, Bashir S, Edwards D, Rotenberg A, Pascual-

Leone A. Transcranial brain stimulation: clinical applications and future directions. Neurosurg Clin N Am. 2011;22(2):233–251:ix.

[109] Bauer PR, Reitsma JB, Houweling BM, Ferrier CH, Ramsey NF. Can fMRI safely replace the Wada test for preoperative assessment of language lateralisation? A meta-analysis and systematic review. J Neurol Neurosurg Psychiatry. 2014;85(5):581–588.

[110] Gutbrod K, Spring D, Degonda N, et al. Determination of language dominance: Wada test and fMRI compared using a novel sentence task. J Neuroimaging. 2012;22(3):266–274.

[111] Bick AS, Mayer A, Levin N. From research to clinical practice: implementation of functional magnetic imaging and white matter tractography in the clinical environment. J Neurol Sci. 2012;312(12):158–165.

[112] Kobayashi M, Pascual-Leone A. Transcranial magnetic stimulation in neurology. Lancet Neurol. 2003;2(3):145–156.

[113] Krieg SM, Sollmann N, Hauck T, Ille S, Meyer B, Ringel F. Repeated mapping of cortical language sites by preoperative navigated transcranial magnetic stimulation compared to repeated intraoperative DCS mapping in awake craniotomy. BMC Neurosci. 2014;15:20.

[114] Picht T, Krieg SM, Sollmann N, et al. A comparison of language mapping by preoperative navigated transcranial magnetic stimulation and direct cortical stimulation during awake surgery. Neurosurgery. 2013;72(5):808–819.

[115] Saisanen L, Kononen M, Julkunen P, et al. Non-invasive preoperative localization of primary motor cortex in epilepsy surgery by navigated transcranial magnetic stimulation. Epilepsy Res. 2010;92 (23):134–144.

[116] Shamov T, Spiriev T, Tzvetanov P, Petkov A. The combination of neuronavigation with transcranial magnetic stimulation for treatment of opercular gliomas of the dominant brain hemisphere. Clin Neurol Neurosurg. 2010;112(8):672–677.

[117] Cannestra AF, Bookheimer SY, Pouratian N, et al. Temporal and topographical characterization of language cortices using intraoperative optical intrinsic signals. Neuroimage. 2000;12(1):41–54.

[118] Cannestra AF, Pouratian N, Bookheimer SY, Martin NA, Beckerand DP, Toga AW. Temporal spatial differences observed by functional MRI and human intraoperative optical imaging. Cereb Cortex. 2001;11(8):773–782.

[119] Nariai T, Sato K, Hirakawa K, et al. Imaging of somatotopic representation of sensory cortex with intrinsic optical signals as guides for brain tumor surgery. J Neurosurg. 2005;103(3):414–423.

[120] Schwartz TH. The application of optical recording of intrinsic signals to simultaneously acquire functional, pathological and localizing information and its potential role in neurosurgery. Stereotact Funct Neurosurg. 2005;83(1):36–44.

[121] Cannestra AF, Pouratian N, Forage J, Bookheimer SY,

Martin NA, Toga AW. Functional magnetic resonance imaging and optical imaging for dominant-hemisphere perisylvian arteriovenous malformations. Neurosurgery. 2004;55(4):804–812.

[122] Popescu MA, Toms SA. In vivo optical imaging using quantum dots for the management of brain tumors. Expert Rev Mol Diagn. 2006;6(6):879–890.

[123] Toms SA, Lin WC, Weil RJ, Johnson MD, Jansen ED, Mahadevan-Jansen A. Intraoperative optical spectroscopy identifies infiltrating glioma margins with high sensitivity.

Neurosurgery. 2007;61(1 Suppl):327–335.

[124] Senft C, Bink A, Franz K, Vatter H, Gasser T, Seifert V. Intraoperative MRI guidance and extent of resection in glioma surgery: a randomised, controlled trial. Lancet Oncol. 2011;12(11):997–1003.

[125] Kuhnt D, Becker A, Ganslandt O, Bauer M, Buchfelder M, Nimsky C. Correlation of the extent of tumor volume resection and patient survival in surgery of glioblastoma multiforme with highfield intraoperative MRI guidance. Neuro Oncol. 2011;13(12):1339–1348.

第 10 章　垂体手术中的影像引导与显示
Image Guidance and Visualization in Pituitary Surgery

Wenya Linda Bi　Ian F. Dunn　Edward R. Laws, Jr.　著
刘小海　译　汤劼　校

垂体手术的发展与影像学中的可视化技术的进步密不可分。根据其生长的范围和方式，垂体肿瘤可以位于硬膜外，亦可位于硬膜内。此外，鞍区的特殊位置（被两侧的颈动脉和四对脑神经包围，后方是基底动脉，上方是视交叉）造成了对外科医生巨大的挑战，需要对其三维立体结构有精确的理解。因此，对静态图像及可操作解剖范围的认知，对于垂体手术的安全和成功是至关重要的。

一、历史演进

垂体手术中的图像引导开始于 X 线的发现（表 10-1）[14]。在 Roentgen 于 1895 年发现 X 线后，其在全世界迅速应用开来（图 10-1），在 1899 年的 Anglo-Boer 战争中就开始出现使用了具有 X 线的战地医疗单位。Harvey Cushing 博士在认识到 X 线成像巨大作用后立即接受了它的应用，并于 1896 年将 X 线成像引入临床诊治中（图 10-2）。不久后，在临床表现有肢端肥大症和视力丧失的患者中进行头颅 X 线，可以显示鞍区病理性增大。蝶鞍和鞍上区域的异常钙化被发现与颅咽瘤相关。早在 1907 年经蝶手术用于治疗垂体瘤之前，Schloffer 使用 X 线平片对鞍区病变进行诊断[1]。X 线平片不仅用于垂体腺瘤的诊断，而且从 1909 年起，还用于指导放射源的位置和治疗

垂体瘤（图 10-3）。

约翰斯・霍普金斯大学的 Walter Dandy 在

表 10-1　神经外科术中影像学的发展

成像技术	日　期
伦琴射线照相术	1907 年 [1]
脑室造影，脑气造影	1918 年 [2, 3]
脑室镜	1922 年 [4]
血管造影术	20 世纪 20 年代 [5]
透视，图像增强器	20 世纪 60 年代 [6]
手术显微镜	20 世纪 60 年代 [7]
CT	1974 年
MRI	1980 年
超声成像	20 世纪 80 年代 [8]
代谢 / 核成像	20 世纪 80 年代 [9]
荧光成像	20 世纪 90 年代 [10]
光学成像	20 世纪 90 年代 [11]
iMRI	1994 年 [12]
脑垂体及颅底内镜技术	1996 年 [13]
纳米科技	21 世纪初

CT. 计算机断层扫描；MRI. 磁共振成像；iMRI. 术中磁振成像

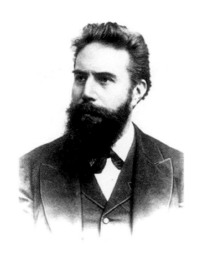

▲ 图 10-1　**Wilhelm Roentgen 画像**

1895 年，Wilhelm Roentgen 发现了 X 线电磁辐射，并因此获得 1901 年的诺贝尔物理学奖，这一发现彻底改变了医学诊断

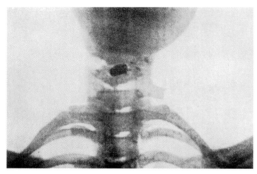

▲ 图 10-2　**X 线影像早期神经外科应用**

1896 年 11 月，Harvey Cushing 医生在约翰斯·霍普金斯医院拍摄了颈部中弹后出现 Brown-Séquard 综合征患者 C_6 椎体中的一颗子弹的 X 线片

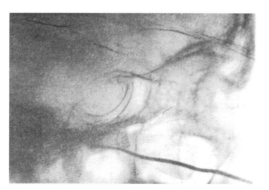

▲ 图 10-3　**垂体瘤早期放疗**

1910 年，Oskar Hirsch 在蝶窦蝶鞍下的探针末端经鼻植入镭"炸弹"时拍摄的颅骨 X 线片。X 线片显示扩大的蝶鞍和"双层鞍底"，诊断为垂体大腺瘤

1918 年发明了脑室造影[2]，1 年后又发明了气脑造影（图 10-4）[3]。这些革命性的影像技术能够显示垂体及其他肿瘤的鞍上延伸，并在早期的质子束放射治疗和伽玛刀放射治疗中用于靶向定位肿瘤。Dandy 也是最早使用内镜治疗脑积水的人之一，他利用内镜成像能力烧灼脑室脉络丛，其作为另一个重要的工具，并最终在垂体手术中发挥关键作用。

20 世纪 20 年代后期，葡萄牙的 Egas Moniz（Antonio Caetano de Abreu Freire Egas Moniz）引入脑血管造影是另一个影像学进步（图 10-5）[5]。最初，它被证明有助于鉴别垂体肿瘤和鞍内动脉瘤，但直到应用很久以后才成为垂体肿瘤诊断的主要辅助工具：血管造影的间接证据（例如大脑前动脉抬高）有助于垂体大腺瘤的早期诊断（图 10-6）。后来，随着血管造影变得更加精细化，垂体和垂体腺瘤的实际血液供应可以被描绘出来，反映这些肿瘤的解剖和生理相关性[16]。

在 20 世纪 50 年代和 60 年代，X 线断层扫描能较好地显示蝶鞍的细节，并能显示由鞍内病变引起的骨性蝶鞍的局灶性改变[17]。然而，这些图像仍然不能直接显示垂体或周围的神经血管结构。在同一时期，锝核显像被发明，并偶尔用于诊断大垂体和鞍旁肿瘤。正电子发射核扫描的第一次尝试也发生在那个时候。

20 世纪 60 年代，法国 Gerard Guiot 和加拿大 Jules Hardy 提出了 X 线透视技术，用于垂体手术的实时监测（图 10-7 和图 10-8）[6]。这一技术进步，连同手术显微镜和垂体微腺瘤概念的引入，改变了垂体手术的整个过程[7, 19, 20]。在 20 世纪之交采用的经蝶窦垂体瘤切除方法得到重新采用和振兴，并与内镜技术一道，扩大到垂体肿瘤及其他各种前颅底其他病变的治疗中。

利用诊断性超声进行颅内成像对垂体瘤的手术治疗的帮助并不大。在去除鞍底骨质后，可以使用低频的超声成像探头对鞍内物进行成像。

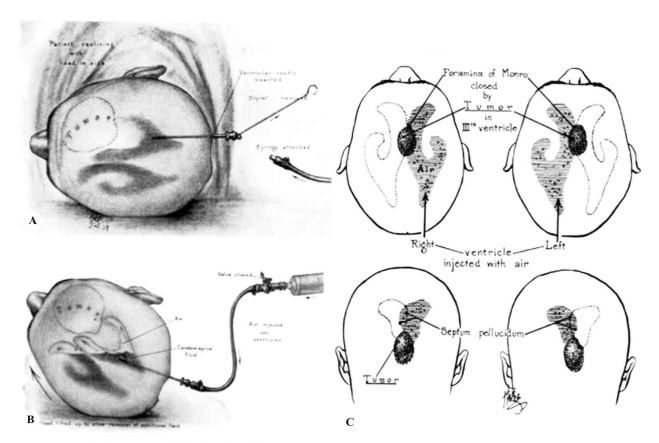

▲ 图 10-4　脑室造影和气脑造影。由 **Walter Dandy** 医生进行的早期脑室造影和气脑造影图
A. 脑脊液从枕骨刺孔流出，之后将注射器附在钝针的末端，将空气引入脑室；B. 头部倾斜，使新的流体流向针尖，注入的空气上升到顶部；C. 由于第三脑室肿瘤阻塞，向扩张的侧脑室注入空气未能充满对侧侧脑室和第三脑室（引自 Dandy W, Surgery of the Brain, 1945.）

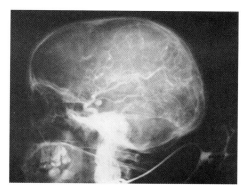

▲ 图 10-5　神经外科血管造影
早期血管造影显示的颅内动脉瘤（引自 Dr. Norman Dott of Edinburgh.）

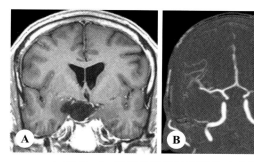

▲ 图 10-6　脑垂体肿瘤使得脑前动脉移位
CT 血管造影显示垂体大腺瘤引起的大脑前动脉抬高

目前还没有一种真正有效的仪器可以用于检测垂体微腺瘤。经蝶窦垂体手术中利用的是食管超声探头，已被证明在特定的病例中是有用的，

可以显示颈动脉和蝶鞍周围其他血管结构的血流[21, 22]，但这种探头不是为一般用途而开发的。超声多普勒微血管探针在垂体瘤手术过程中鉴别血管结构是很有用途的。

包括垂体腺瘤在内的各种脑肿瘤成像的一个

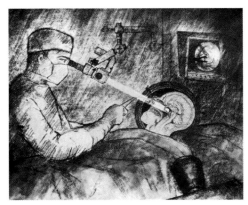

▲ 图 10-7　垂体手术中的透视及手术显微镜

插图显示 Hardy 医师利用透视成像和手术显微镜，革命性地改变了垂体手术（引自 personal collection of Dr. Edward R. Laws, Jr.）

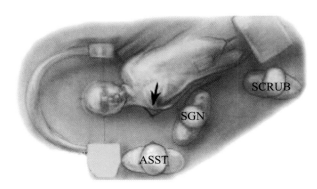

▲ 图 10-8　垂体手术 X 线透视

在经鼻前颅底手术中，将透视镜置于床头的手术室设置，以协助肿瘤定位。SGN. 主刀；ASST. 一助；SCRUB. 器械护士（改编自 Jane et al.[18]）

关键进展是 CT 的引入。CT 在诊断多种类型的脑肿瘤及描述这些肿瘤对周围组织的影响方面具有革命性意义。CT 不仅取代了以前的成像技术，在某些情况下甚至取代了常规的物理和神经系统检查。CT 引导下的手术，如最常见的颅内病变活检，已成为现实，并成为实用、有效和准确的图像引导颅内手术的榜样。

CT 引导的神经导航的初步尝试被引入，首先是机械关节臂和指针，然后是红外探测器，声波和电磁方法在三维空间中定位目标（见第 1 章）。在这些进展之后，MRI 的引入在改善垂体肿瘤和其他颅内病变的影像学诊断和治疗方面又向前迈

进了一步。现在可以精确地成像大脑的解剖学和生理学，以及影响大脑的病变（图 10-9）。fMRI 对垂体疾病影响的较高皮质功能有了新的认识（图 10-10）。在 iMRI 发展的早期，主要与磁体有关的新技术问题使 MRI 引导手术的引入变得困难和棘手。iMRI 设备的费用是其实际发展的另一个障碍。目前，这些问题已经在很大程度上得到了克服，高效的 iMRI 设备已被常规使用，为包括垂体肿瘤在内的许多颅内问题患者提供了巨大的好处。

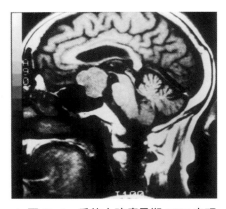

▲ 图 10-9　垂体大腺瘤早期 MRI 表现

在 20 世纪 80 年代早期，MRI 在医疗实践中的应用彻底改变了垂体手术的诊断和计划（引自 1984, Mayo Clinic）

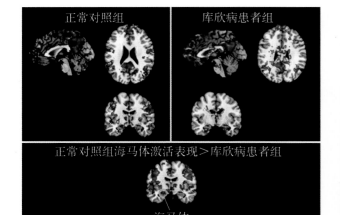

▲ 图 10-10　功能成像是垂体瘤神经认知改变的窗口

正常对照组和库欣病患者组的 fMRI 显示，在记忆回忆任务中，有混乱的定位，与库欣病患者组相比，正常对照组的海马体激活不同

二、现代图像引导方式

目前，头颅 X 线平片在垂体肿瘤的诊治中已经很少使用，而脑室造影、气脑造影和多层断层摄影术已不再使用，取而代之的是 CT 和 MRI。CT 和 MRI 具有更高分辨率，取代传统检查，可以不断升级数据块，在术前和术中决策中具有重要意义。核代谢成像可能有一些潜在的用途，特别是在激素分泌型垂体腺瘤中，例如泌乳素腺瘤、生长激素腺瘤及 TSH 腺瘤。

除了术前影像外，手术显微镜和内镜本身也体现了影像引导下垂体切除术的进步[13, 20]。垂体病变的手术在之前大多使用显微镜完成，但是由于内镜独特的抵近观察优势，现在被越来越多地使用（图 10-11）。内镜对手术区域的抵近观察可以更精确地显示手术区域、术中操作距离和神经血管结构之间的最佳手术通道。3D 内镜具有与 2D 高清内镜相当的手术优势，但拥有更短的学习曲线，更容易被快速掌握[23]。此外，扩大经鼻入路将可及范围从鞍区鞍旁病变扩展到所有的前颅底病变[24, 25]。与手术入路转变相辅相成的是颅底手术的整合原则：通过移除颅底骨质得到最大化暴露，保护正常的组织和结构，同时进行功能性和解剖性重建。因此，在教学医院的疑难或复发肿瘤的病例中，无论采用何种手术方式，图像引导技术被广泛使用。同时，由于图像数据融合越发便利（CT、MRI、fMRI、PET-CT、数字血管造影、超声多普勒成像），融合后的数据集和

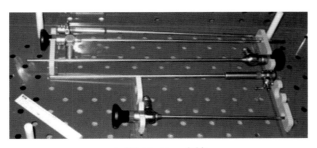

▲ 图 10-11　内镜
用于经鼻前颅底手术的短、长、直和有角度的内镜

图像矩阵，更有利于图像引导。

（一）图像引导在垂体手术中的适应证及益处

计算机神经导航下的图像引导，常使用 CT 或 MR 图像，具备多个优势。在对患者头部进行位置摆放时，要提供一个最佳的、可重复的鼻孔到蝶鞍通道。从人体工程学的角度来看，对手术极有帮助，并且可以避免在矢状面上发生向前到前颅底或向后到斜坡脑干的定位错误。在图像引导下，蝶鞍与蝶窦的关系可以在暴露过程中准确地确定并进行实时定位。蝶鞍增大、鞍底变薄、蝶鞍及床突的不对称等特征均可以得到确认。视神经管和鞍旁颈动脉及它们各自与中线和海绵窦的关系也是可以明确。手术中中线部位的显示对于避免发生并发症至关重要。在图像引导下，可以清楚地确认犁骨，同样也可以判断颈动脉的位置和走形。

随着神经外科医生越来越多地使用经鼻内镜治疗垂体瘤和其他前颅底病变，图像引导也成为手术成功和避免发生并发症的必要条件。充分仔细地阅读 MR 片可以明确手术区域与视神经交叉及大脑动脉环重要血管分支等结构的相对关系。这些结构间的接触、粘连、推挤移位和变形可以在内镜下观察到，并通过图像引导得以确认。对于较大的肿瘤，图像导航可以帮助并确保肿瘤全切。

（二）图像引导的局限性

现代图像引导存在一定的局限性。由于目前基于计算机的图像引导技术需要将患者头部位置和三维图像数据集进行配准，因此，可能很难获得必要的精度，特别是前后方向上的难度大。如果患者相对于基准线发生滑动或移动，即出现错误注册，而不准确的图像引导会限制该技术的应用。

手术内镜提供的图像引导和可视化也可能存在一定局限性。光路和相机及其电子连接可能产生的相关技术问题。在某些情况下，保持摄像头不被血或其他黏液遮挡是很困难的。内镜套筒里的气泡会影响手术术中视野。明智的做法是提前预测到这些问题，并配备备用内镜或手术显微镜等替代品。

值得注意的是，图像引导并不能取代对解剖关系的认识。但是，图像引导应用越来越像手术显微镜一样普遍，体现了显微神经外科的原则：在最大程度直接可视化的情况下切除病变，以提高手术安全性。

（三）术前诊断成像

垂体专科医生，通常利用颅底 CT 来了解颅底骨性解剖结构，包括经鼻内镜手术中所经过的鼻中隔、鼻甲和鼻旁窦等到达鞍底的结构[26]。蝶窦内的骨性分隔通常可以提示颈内动脉的位置，可以作为术前计划的标志。颅底 CT 在再次经鼻手术或扩大经鼻手术时尤其重要。CT 也可用于显示肿瘤的钙化，例如颅咽管瘤的钙化部分。然而，目前绝大多数垂体肿瘤及鞍旁病变的解剖诊断都是通过 MRI 来完成的，而且 MRI 的准确性和实用性也在不断提高。

一些新的 MRI 序列已被用于显示垂体病变。MRI 可以显示垂体大腺瘤压迫变形的海绵窦、视神经视交叉、下丘脑或及第三脑室结构。在多数病例中，术前 MRI 也可以显示被肿瘤压迫变形正常垂体的位置[27]。但是针对垂体微腺瘤，即使应用高分辨 MRI，仍然存在诊断上的挑战。目前用于检测微腺瘤的方法是动态增强 MRI。基于正常腺垂体相对于垂体腺瘤的优先血供，病变在给予增强剂后，与正常腺体相比显示为低信号[28, 29]。由于目前高分辨静态 MRI 的显像良好，一些中心已经不再进行动态 MRI 检查[30]。垂体微腺瘤通常由于激素过量的临床表现而被诊断，功能性

垂体腺瘤的另一种诊断和随访策略是代谢显像。对于定位诊断困难的微腺瘤，岩下窦取血或选择性海绵窦取血是一种备选方法，但是这种方法也伴随侵入性导管手术的相关风险。

（四）代谢成像

激素分泌型垂体腺瘤，特别是导致肢端肥大症或库欣综合征的垂体腺瘤，常常导致很高的医学负担。由于生长激素或皮质醇的高水平状态，患者面临一系列心血管、呼吸、内分泌、关节炎和脑血管疾病等，并伴有不可逆的病理改变。高激素水平状态常常导致这些肿瘤微腺瘤阶段即被诊断。因此，准确的诊断和早期发现复发是至关重要的。对于功能性垂体肿瘤，除了常规 CT 或 MRI 检查外，还有一个辅助诊断方法是代谢成像。PET 能够更好地测量血流、葡萄糖代谢、氧利用、蛋白质合成、炎症和化疗和放疗后的代谢变化（图 10-12）。几个标签代谢物，包括 ^{11}C-L- 甲硫氨酸（MET）、[18]FDG、[11]C-L- 甲基螺哌隆、[11]C-raclopride 和 ^{11}C-L-deprenyl，都被研究用于垂体腺瘤的 PET 代谢显像[9, 32]。放射性同位素标记的受体配体结合使得垂体腺瘤肿瘤具备特异性标志，例如生长激素抑制素[32]。同时，代谢成像也可以提高对罕见的垂体转移瘤的鉴别诊断。

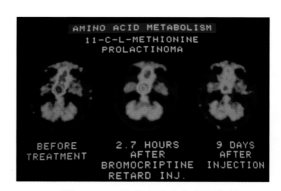

▲ 图 10-12　泌乳素腺瘤代谢影像学
PET 显像显示泌乳素大腺瘤患者在注射溴隐亭前大量摄取 ^{11}C-L- 甲硫氨酸，在治疗后 2.7h 和 9 天代谢摄取逐渐减少（图片由 Dr. Carin Muhr, Akademiska Hospital, Uppsala, Sweden 提供）

（五）术中 MRI 及垂体手术

无论何种方式的术前影像，只是提供了诊断数据和手术入路相关数据，并没有考虑到手术过程中切除病变时导致的组织移位。低场强 MRI 的发展促进了 iMRI 的发展，进一步提高了手术切除的目标[12, 34-36]。不仅是激素分泌型肿瘤（除了药物敏感的泌乳素腺瘤外），针对无功能腺瘤，通过安全的神经血管间隙，增加肿瘤切除率至关重要[37, 38]。iMRI 显示，在显微镜或内镜经鼻蝶窦手术后，30%～66% 的垂体大腺瘤出现肿瘤残余，通常促使在大多数病例中进一步切除肿瘤[37, 39]。

我们中心在利用术中 MR 切除垂体病变方面积累了丰富经验。在先进的多模态图像引导手术（advanced multimodality image guided operating，AMIGO）室中，从初始的 0.5T 低场强 MR 磁体已经过渡到当前的 3T 高场强磁体。AMIGO 可以将 iMRI 与手术内镜系统和计算机辅助神经导航系统结合，进行图像引导（图 10-13）。我们认为是这个理念适合于垂体大腺瘤的手术切除。此时，对于这些大腺瘤，根治性切除更容易完成，并且术中也可以对视神经和交叉进行有效的减压（图 10-14）。术中 MR 的另一个目标是减少术中并发症的发生，如肿瘤包膜或其他部位出血、颅内积气等。

一组包括 22 例垂体病变患者的结果已经体现了 AMIGO 在垂体手术中的潜力（表 10-2）。我们的做法是在术前获得 MRI 基线研究。在大多数情况下，病变可以在内镜和图像引导下以标准的方式暴露和切除。肿瘤腔内填充止血明胶海绵（Gelfoam）或腹部脂肪，并进行 iMRI。T_1 加权加或不加钆增强剂和 T_2 加权轴位图像序列在评估残留肿瘤方面是被证明是最有用的。利用正常垂体与腺瘤血供差异的动态增强 MR 序列被证实并没有更多帮助。如果有必要，手术会继续进

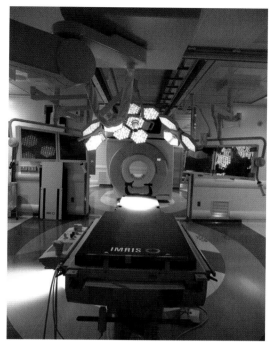

▲ 图 10-13　高级多模态图像引导手术间

在哈佛大学医学院附属 Brigham 妇女医院的 AMIGO 可以将 iMRI 与内镜系统和计算机辅助导航系统结合，并可以进一步结合血管造影和 PET 成像系统

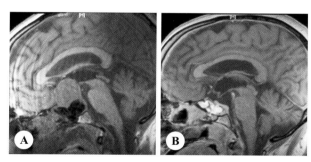

▲ 图 10-14　iMRI 提高了垂体大腺瘤切除范围

A. 术中经鼻内镜切除垂体大腺瘤的矢状 MRI 显示首次切除后鞍隔上方有残留肿瘤；B. 随后肿瘤被完全切除

行。如果需要进一步的肿瘤切除，可能会再做一次 iMRI 来确认结果。在约 30% 的患者中，iMRI 显示需要进行进一步的肿瘤切除。同时，AMIGO 并不增加并发症发生率。

值得注意的是，手术伪影有时会影响 iMRI 的解读，导致假阳性和假阴性结果。最终，如 iMRI 所建议的，决定是否继续切除残留病变，取决于术者经验及术中神经放射学专家的建议。术

表 10-2　哈佛大学医学院附属 Brigham 妇女医院
AMIGO 中垂体腺瘤病例系列

腺瘤亚型	数　量
裸细胞型垂体腺瘤（包括 1 例非典型腺瘤）	13 例
GH 腺瘤	3 例
GH 和 PRL 共分泌腺瘤（非典型腺瘤）	1 例
泌乳素生长激素细胞型腺瘤	1 例
ACTH 腺瘤	1 例
FSH 腺瘤	1 例
FSH/LH 腺瘤	1 例
颅咽管瘤	1 例

垂体病变（共 22 例，直径均＞10mm），均使用术中 MRI，按组织学分型
GH. 生长激素；PRL. 催乳素；ACTH. 促肾上腺皮质激素；FSH. 促卵泡激素；LH. 促黄体激素

中 MR 的经验对于解读这些复杂的现象至关重要。

尽管 iMRI 设备越来越普及，但考虑到各医学中心的病例数量、操作成本、标准经蝶入路内镜提供数据等，iMRI 常规应用于垂体手术并不十分可行。一项针对单纯内镜下切除与 iMRI 评估后内镜下切除的切除范围比较显示，85% 的病例的内镜下评估是准确的[40]。有趣的是，内镜检查未发现的残留肿瘤，通常局限于鞍内及鞍上部分。尽管内镜提供了良好的各角度视野，但依然造成肿瘤残留的原因包括坚硬肿瘤的外观与正常垂体相似，以及随着手术进展导致的逐渐充血垂体的颜色变化[41]。无可否认，与手术显微镜相比，内镜在经蝶入路提供了更好的海绵窦和鞍上区域的视野，在前颅底手术中也是一个强有力的图像指导工具。

（六）术中辅助成像模式

除了 iMRI 提供的对肿瘤切除范围的即时反馈外，我们还探索了一些分子辅助成像物质来帮助指导垂体肿瘤手术。正常垂体和典型的低血管腺瘤之间存在不同的毛细血管密度差异，可以在功能测定中加以利用。术中影像引导中最常用的代谢剂是 5-ALA，在胶质瘤中应用广泛，也有一些应用于垂体腺瘤的报道[42, 43]。活性 5-ALA 代谢物原卟啉Ⅸ通常聚集在肿瘤细胞中，因此可以在手术中光学检测侵袭性肿瘤边缘。与胶质瘤相比，5-ALA 对垂体腺瘤的荧光检测具有广谱敏感性[42, 43]。5-ALA 荧光技术在垂体腺瘤切除术中的实际应用，包括术中微腺瘤的识别、浸润肿瘤边界或肿瘤残留的检测，仍有待验证。

最近，在近红外光滤光片照射下，注射吲哚菁绿也被证明是一种安全鉴别正常垂体腺瘤和荧光较低腺瘤的方法[44]。此外，与正常硬脑膜相比，肿瘤侵袭硬脑膜表达了更高水平的荧光。这项技术需要配备红外滤光片，这是一种并不容易获得的装置。然而，在鞍区暴露后采用这一步骤对手术流程的干扰最小，类似于硬膜切开前应用多普勒检查颈内动脉位置。

三、未来发展方向

随着光学分辨率和无创成像的研究进展，未来可能出现生物数据和功能数据充分整合的图像引导系统。患者体内的分子成像可以提供侵袭性肿瘤边界或残余肿瘤的细胞水平的精确检测。一个正在积极发展的原型是基于质谱的探测器，它可以区分垂体前叶和垂体后叶中不同的激素分泌细胞类型。手术后，束状图和光学相干断层扫描可以早期预测视神经及交叉减压术后的视力恢复。在过去的 1 个世纪里，垂体外科的技术进步已经成为应用于其他神经外科领域的先兆。术前、术中及术后影像的无缝融合无疑将继续开辟新的领域。

参 考 文 献

[1] Schloffer H. Erfolgreiche Operationen eines Hypophentamors auf nasalem Wege. Wien Klin Wochenschr. 1907;20: 621–624.

[2] Dandy W. Ventriculography following the injection of air into the cerebral ventricles. Ann Surg. 1918;68:5–11.

[3] Dandy W. Roentgenography of the brain after the injection of air into the spinal canal. Ann Surg. 1919;70:397–403.

[4] Dandy W. Cerebral ventriculoscopy. Johns Hopkins Hosp Bull. 1922;33:189.

[5] Moniz E. Arterial encephalography: importance in the localization of cerebral tumours. Rev Neurol (Paris). 1927;34:72–90.

[6] Hardy J, Wigser SM. Trans-sphenoidal surgery of pituitary fossa tumors with televised radiofluoroscopic control. J Neurosurg. 1965;23(6):612–619.

[7] Hardy J. [Surgery of the pituitary gland, using the open trans-sphenoidal approach. Comparative study of 2 technical methods]. Ann Chir. 1967;21(15):1011–1022.

[8] Chandler WF, Knake JE, McGillicuddy JE, Lillehei KO, Silver TM. Intraoperative use of real-time ultrasonography in neurosurgery. J Neurosurg. 1982;57(2):157–163.

[9] Bergstrom M, Muhr C, Lundberg PO, Langstrom B. PET as a tool in the clinical evaluation of pituitary adenomas. J Nucl Med. 1991;32(4):610–615.

[10] StummerW, Stocker S,Wagner S, et al. Intraoperative detection of malignant gliomas by 5–aminolevulinic acid-induced porphyrin fluorescence. Neurosurgery. 1998;42(3):518–525:discussion 525–516.

[11] Boppart SA, Brezinski ME, Pitris C, Fujimoto JG. Optical coherence tomography for neurosurgical imaging of human intracortical melanoma. Neurosurgery. 1998;43(4): 834–841.

[12] Black PM, Moriarty T, Alexander 3rd E, et al. Development and implementation of intraoperative magnetic resonance imaging and its neurosurgical applications. Neurosurgery. 1997;41(4):831–842.

[13] Carrau RL, Jho HD, Ko Y. Transnasal-transsphenoidal endoscopic surgery of the pituitary gland. Laryngoscope. 1996;106(7):914–918.

[14] Roentgen W. Ueber eine neue Art von Strahlen: vorla¨ufige Mitteilung. Sitzungsber Physmed Ges Wu¨rzburg. 1895;137: 132–141.

[15] Medvei VC. The birth of endocrinology: part II. In: Medvei VC, ed. The History of Clinical Endocrinology. 2nd ed. New York: Parthenon; 1993:159–194.

[16] Powell DF, Baker Jr. HL, Laws Jr. ER. The primary angiographic findings in pituitary adenomas. Radiology. 1974;110(3):589–595.

[17] Littleton Jr C, Winter F. Polydirectional body section tomography: a new diagnostic method. Am J Roentgenol. 1963;89:1179–1193.

[18] Jane Jr JA, Thapar K, Kaptain GJ, Maartens N, Laws Jr. ER. Pituitary surgery: transphenoidal approach. Neurosurgery. 2002;51(2):435–444.

[19] Hardy J, Ciric IS. Selective anterior hypophysectomy in the treatment of diabetic retinopathy. A transsphenoidal microsurgical technique. JAMA. 1968;203(2):73–78.

[20] Hardy J. Transphenoidal microsurgery of the normal and pathological pituitary. Clin Neurosurg. 1969;16:185–217.

[21] Yamasaki T, Moritake K, Hatta J, Nagai H. Intraoperative monitoring with pulse Doppler ultrasonography in transsphenoidal surgery: technique application. Neurosurgery. 1996;38(1):95–97: discussion 97–98.

[22] Dusick JR, Esposito F, Malkasian D, Kelly DF. Avoidance of carotid artery injuries in transsphenoidal surgery with the Doppler probe and micro-hook blades. Neurosurgery. 2007;60(4 Suppl 2):322–328: discussion 328–329.

[23] Barkhoudarian G, Del Carmen Becerra Romero A, Laws ER. Evaluation of the 3–dimensional endoscope in transsphenoidal surgery. Neurosurgery. 2013;73(1 Suppl Operative):ons74–78.

[24] Kassam A, Snyderman CH, Mintz A, Gardner P, Carrau RL. Expanded endonasal approach: the rostrocaudal axis. Part I. Crista galli to the sella turcica. Neurosurg Focus. 2005;19(1):E3.

[25] Kassam A, Snyderman CH, Mintz A, Gardner P, Carrau RL. Expanded endonasal approach: the rostrocaudal axis. Part II. Posterior clinoids to the foramen magnum. Neurosurg Focus. 2005;19(1):E4.

[26] Miki Y, Kanagaki M, Takahashi JA, et al. Evaluation of pituitary macroadenomas with multidetectorrow CT (MDCT): comparison with MR imaging. Neuroradiology. 2007;49(4):327–333.

[27] Cho CH, Barkhoudarian G, Hsu L, Bi WL, Zamani AA, Laws ER. Magnetic resonance imaging validation of pituitary gland compression and distortion by typical sellar pathology. J Neurosurg. 2013;119(6):1461–1466.

[28] Bartynski WS, Lin L. Dynamic and conventional spin-echo MR of pituitary microlesions. Am J Neuroradiol. 1997;18(5): 965–972.

[29] Portocarrero-Ortiz L, Bonifacio-Delgadillo D, Sotomayor-Gonzalez A, Garcia-Marquez A, Lopez-Serna R. A modified protocol using half-dose gadolinium in dynamic 3–Tesla magnetic resonance imaging for detection of ACTH-secreting pituitary tumors. Pituitary. 2010;13(3): 230–235.

[30] Tabarin A, Laurent F, Catargi B, et al. Comparative evaluation of conventional and dynamic magnetic resonance imaging of the pituitary gland for the diagnosis of Cushing's disease. Clin Endocrinol. 1998;49(3): 293–300.

[31] Fujimura M, Ikeda H, Takahashi A, Ezura M, Yoshimoto T, Tominaga T. Diagnostic value of superselective bilateral cavernous sinus sampling with hypothalamic stimulating

hormone loading in patients with ACTH-producing pituitary adenoma. Neurol Res. 2005;27(1):11–15.

[32] Muhr C. Positron emission tomography in acromegaly and other pituitary adenoma patients. Neuroendocrinology. 2006;83(3–4):205–210.

[33] Pepe G, Moncayo R, Bombardieri E, Chiti A. Somatostatin receptor SPECT. Eur J Nucl Med Mol Imaging. 2012;39(Suppl 1):S41–51.

[34] Steinmeier R, Fahlbusch R, Ganslandt O, et al. Intraoperative magnetic resonance imaging with the magnetom open scanner: concepts, neurosurgical indications, and procedures: a preliminary report. Neurosurgery. 1998;43(4):739–747:discussion 747–738.

[35] Tronnier VM, Wirtz CR, Knauth M, et al. Intraoperative diagnostic and interventional magnetic resonance imaging in neurosurgery. Neurosurgery. 1997;40(5):891–900.

[36] Fahlbusch R, Ganslandt O, Buchfelder M, Schott W, Nimsky C. Intraoperative magnetic resonance imaging during transsphenoidal surgery. J Neurosurg. 2001;95(3):381–390.

[37] Nimsky C, von Keller B, Ganslandt O, Fahlbusch R. Intraoperative high-field magnetic resonance imaging in transsphenoidal surgery of hormonally inactive pituitary macroadenomas. Neurosurgery. 2006;59(1):105–114:discussion 105–114.

[38] Bellut D, Hlavica M, Schmid C, Bernays RL. Intraoperative magnetic resonance imaging-assisted transsphenoidal pituitary surgery in patients with acromegaly. Neurosurg Focus. 2010;29(4):E9.

[39] Bohinski RJ, Warnick RE, Gaskill-Shipley MF, et al. Intraoperative magnetic resonance imaging to determine the extent of resection of pituitary macroadenomas during transsphenoidal microsurgery. Neurosurgery. 2001;49(5):1133–1143.

[40] Theodosopoulos PV, Leach J, Kerr RG, et al. Maximizing the extent of tumor resection during transsphenoidal surgery for pituitary macroadenomas: can endoscopy replace intraoperative magnetic resonance imaging? J Neurosurg. 2010;112(4):736–743.

[41] Jane Jr. JA, Laws Jr. ER. Endoscopy versus MR imaging. J Neurosurg. 2010;112(4):734:discussion 735.

[42] Eljamel MS, Leese G, Moseley H. Intraoperative optical identification of pituitary adenomas. J Neurooncol. 2009;92(3):417–421.

[43] Marbacher S, Klinger E, Schwyzer L, et al. Use of fluorescence to guide resection or biopsy of primary brain tumors and brain metastases. Neurosurg Focus. 2014;36(2):E10.

[44] Litvack ZN, Zada G, Laws Jr. ER. Indocyanine green fluorescence endoscopy for visual differentiation of pituitary tumor from surrounding structures. J Neurosurg. 2012;116(5):935–941.

第 11 章　影像与癫痫：手术成功的关键
Imaging and Epilepsy: The Key to Surgical Success

Wael Asaad　G. Rees Cosgrove　著
陈思畅　译　　樊晓彤　校

毫无疑问，癫痫患者外科治疗前的评估和选择是决定治疗成败的最重要因素。

——Francis MacNaughton 和
Theodore Rasmussen，1975 年

20%～30% 的癫痫患者会出现难治性发作，抗癫痫药物对其控制效果很差[1]。局灶性癫痫往往是最难控制的，但幸运的是，这些患者是最适合手术治疗的。癫痫外科旨在准确定位致痫灶，并在不造成严重的、不可逆的神经功能缺损的前提下将其切除。

在现代神经影像学出现之前，临床症状学和脑电图是定位致痫灶最重要的手段。虽然当时已经有一些脑成像技术，但头颅 X 线、气脑造影和血管造影等仅仅提供了病变或脑萎缩的间接证据。计算机断层扫描能够直接显示脑实质和异常组织病变，但中窝的病变由于骨性伪影，所以通常显示较差。

磁共振成像对脑实质成像则敏感得多，能够区分低级别肿瘤病变、炎症病变、特发性胶质增生、创伤后损伤，以及细微的局灶性萎缩和发育不良。本章将回顾不断发展的神经影像技术及其在难治性局灶性癫痫患者现代评估和管理中的应用和重要性。

一、背景

癫痫外科的主要挑战是准确定位发作的起始区域和范围。为此，术前评估策略需要参考多方面信息，包括病史、体格检查、癫痫症状学的详细描述、视频或脑电图下捕捉到的惯常发作、先进的神经影像和神经心理学评估。综合所有这些信息，就可以对癫痫发作可能来自大脑的哪个区域提出假说。这些检查结果的一致性高则能意味着定位的可信度更高，如果这些检查互相有矛盾，则提示需要进行额外的检查（例如侵入性颅内电极），亦或该患者无法通过手术治疗。

问题总是在于如何判断所获得的不同检查结果的价值及权重，决定哪项检查更加重要而哪项又需要忽略。这需要由经验丰富的团队来做出高质量的临床判断，这是外科手术抉择的本质。有一点很重要，即我们需要牢记症状的表征意义。例如，如果发作的临床症状是舌右侧的异常感觉，强烈提示源自舌部的感觉运动皮质，那就必须重点关注左侧中央后回的下部。同样，如果患者的癫痫发作总是以手臂抬高、头部及上躯干朝向手臂的强直性旋转起始，则符合辅助运动（区）起源的特点，应特别注意考察对侧额上回后部。

过去，明确的发作期脑电图定位是判定发作起始最重要的因素[2]。然而，脑电图定位的局限性在面对颞叶深部或中线旁皮质的致痫灶时尤为

明显。通常，如果神经影像学提示存在清晰的局灶性结构性病变，并与癫痫症状学相一致，则是手术成功的最佳预测指标。例如，复杂部分性发作与定位于同侧颞叶的异常脑电图表现相一致，MRI 显示此处存在明显的海马体积缩小、胶质细胞增生，则高度预示着术后能实现癫痫的治愈。如果在脑部任何部位发现边界清晰的病灶，并且至少与其他术前检查的结果不抵触，则高度提示手术预后良好[3]。

许多中心的临床经验表明，对能发现病灶并切除之的难治性癫痫，手术预后最佳。因此，任何术前评估的目标都是"发现病/痫灶"。出现现代神经影像学之后，实现这一目标变得更有可能。

二、先进神经影像

先进神经影像涉及领域可分为结构成像、代谢成像和功能成像。目前可用的成像方式包括 CT、MRI、PET/SPECT 和脑磁图（magnetoencephalography，MEG）。脑的结构成像主要依靠 CT 和 MRI。虽然 CT 在某些情况下仍然有用，但 MRI 几乎已经完全取代 CT 成为首选的成像方法，特别是在检测大脑中存在的细微结构病变，如皮质发育不良。正电子发射断层扫描（positron emission tomography，PET）和单光子发射计算机断层扫描（single photon emission computed tomography，SPECT）已经成为检测大脑代谢异常的有效成像技术。功能成像在研究中可以采用活化 PET（activation PET，aPET）的方式，但主要还是采用功能性 MRI 或 MEG 进行。

不同成像方式的空间分辨率不同，并可以提供互补的信息，有助于关联症状、解读彼此。例如，MRI 提供了最佳的空间分辨率，CT 可以更好地显示骨骼解剖和颅内钙化，而 PET/SPECT 可以在外观结构正常的大脑内显示明显的脑叶性的低代谢。MRI 还可以通过识别病变本身或显示细微的局灶性萎缩、胶质增生、脑室不对称或白质改变来提供信息，直接或间接地反映病理过程。

（一）结构影像

MRI 是癫痫的首选成像方式，用于筛查所有难治性癫痫患者。一般不进行常规的 CT 检查，除非有特殊问题，或者患者因为体内的植入设备不兼容而无法进行 MRI 检查。

对难治性癫痫患者的 MRI 序列的选择在不同中心内会有差异，但通常是 1.5T 或 3T 的轴向全脑薄层、T_1 加权容积成像、轴向 T_2 FSE 和 FLAIR 序列[4]。如果怀疑有任何皮质异常信号，可对感兴趣区域在冠状或斜向上进行薄扫以获得额外的切面。对于创伤后或脑卒中后癫痫患者，有时也有必要附加易感性加权序列以便寻找含铁血黄素。如果怀疑患者罹患颞叶癫痫，可另外垂直于海马长轴行 T_2 和 FLAIR 的斜冠位薄扫。可以对海马的大小、信号和内部结构实现最佳的成像，以诊断颞叶内侧癫痫（mesial temporal sclerosis，MTS）和海马萎缩（图 11-1）。

在更高强度的磁场出现之前，表面线圈可贴近放置在感兴趣区域，以更好地改善空间分辨率[5]。当怀疑某区域存在病变时，放置在该目标区域的表面线圈提供了更详细的解剖信息，极大地提高了诊断的准确性。这些线圈只能改善其正下方区域的成像，因此，根据临床信息来合理放置线圈是非常重要的（图 11-2）。

很多研究机构现在已经拥有 7T 磁共振，11T 磁共振也在研发中。3T 及以上 MRI 的优势在于，整个成像体积的空间分辨率翻倍，因此可以检查全部的脑实质（图 11-3）。这些更高场强的磁共振提供了更高的分辨率和对比度，有可能观察到更细微的解剖变化[6]。此外，这些设备呈现的图像效果还可以通过使用新一代表面线圈得以增强，可以观察到令人震撼的解剖细节。然而，在较高的场强下，运动伪影会相应地显著

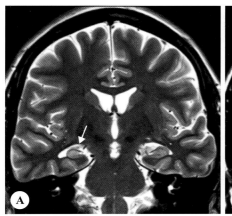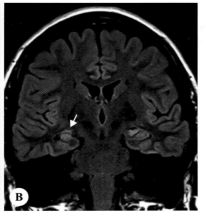

◀ 图 11-1　一名有难治性复杂部分性发作的婴儿，有热性惊厥史

患儿的 T_2 加权（A）和 FLAIR（B）斜冠状位 MRI。注意，在 T_2 加权图像上，右侧海马的体积轻微减少，内部结构丧失，FLAIR 图像上信号强度增加

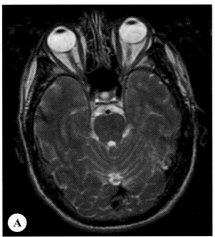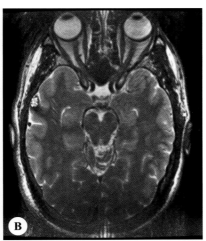

◀ 图 11-2　该难治性癫痫患者表现为复杂部分性发作，头皮脑电图上在右侧颞部导联有非常活跃的间期棘波放电

标准 T_2 快速自旋回波的磁轴向图像（A）和放置颞部表面线圈获得的图像（B），可以清楚地分辨出一个小的海绵状血瘤样的异常结构。回顾之前的标准 MRI 影像，可见该位置上的可疑之处，但显示得不够清楚，不足以做出明确的诊断

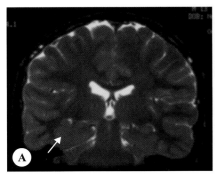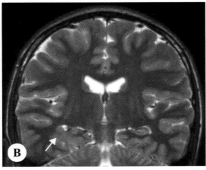

◀ 图 11-3　1 例难治性癫痫发作的男童

1.5T（A）和 3.0T（B）冠状位 T_2 加权 MRI。1.5T 图像初步看无明显异常，但仔细观察也可看到沿侧副沟发育不良的皮质和右侧颞叶脑室周围灰质（在 3T 图像上可更清晰地见到）

增加，并可能对影像的解读产生干扰。3T 及以上的高场强确实能够提高磁共振的清晰度和分辨率，更确凿地辨识病灶，但经回顾发现，在大多数情况下，这些病变在 1.5T 磁共振中也可以看到。它们的区别在于诊断的确切程度，这在外科决策时非常重要。

MRI 体积数据也可以用来精确创建患者个体化的脑表面模型[7]。检查皮质构筑可以有助于寻找脑回、脑沟形态的细微异常。这些三维图像也可以用来显示皮质下异常结构的位置和范围，因为可以使用现成的计算机图像处理工具对相关的灰质、白质进行检测（图 11-4）。

如果采用适当的信号处理技术，即使是使用常见的磁共振扫描仪也可能获取更多的信息。例如，定量测量的应用可以在目测的基础上进一步深化认识，比如在颞叶癫痫患者海马萎缩或FLAIR信号升高的情况下[8]，半自动的计算机算法进步实现了对颞叶癫痫患者局部脑区体积的测量，包括海马、杏仁核和海马旁回皮质。这些测量可以就脑局部体积的细微下降警示临床医生，提示海马的相对萎缩[9]。

同时，自动化的形态测定可以检测皮质厚度和脑回或脑沟构型的细微变化，这些变化提示了存在致痫灶的可能[10, 11]。利用这种算法，可以将皮质灰质和皮质下白质之间的"灰–白边界"描绘清楚，并将这些信息渲染到彩色码度的皮质厚度图之中。皮质厚度通常为2～4mm，但在不同的 Brodmann 分区会有所不同。皮质发育不良往往以灰质增厚和结构紊乱为特征，而有些细微的

皮质发育不良在标准成像上很难看到，有时可以用上述这些技术检测到。至少，在初始的 MR 序列基础上，可以对皮质厚度图上观察到出现增厚的区域进行更仔细、更针对性的检查（图 11-5）。定量成像还可以确定每个脑叶的灰质和白质的总体积，就受训过的判读者而言，可以对直接目测不能探及的轻微的脑叶异常有提示作用[12]。

弥散张量成像（diffusion tensor imaging，DTI）是一种相对较新的脑白质成像技术。白质纤维束的方向性是根据沿纤维束或垂直于纤维束的水分子的不同方向迁移率（称为各向异性）进行颜色编码的。轴突束完整且平行的部位，各向异性高；轴突束在空间上杂乱或混杂的部位，各向异性低。通过这些彩色的各向异性图可以分析各脑叶中的各向异性率是否正常，从而对异常的联系进行间接的测量。该技术在癫痫外科中的应用仍在研究中[13, 14]。

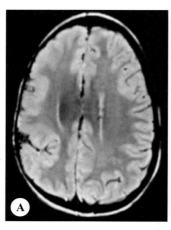
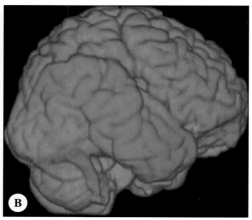

◀ 图 11-4　轴位 T₁ 加权 MRI（A）显示儿童因右大脑半球脑裂畸形导致难治性全面性癫痫，3D 表面渲染处理（B）可以更清楚地显示外侧裂周围脑回异常的情况

注意：侧裂加深并延伸到顶叶，可以观察到宽而平的脑回和正常脑沟形态的缺失

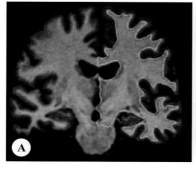
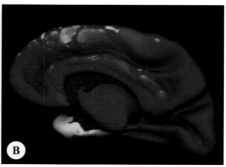

◀ 图 11-5　皮质厚度图展示灰白质分界的界定（A），三维渲染上以黄色来标记比周边更厚的皮质区域，该患者为右侧颞区侧脑室异位症患者（B）。注意，异常的皮质增厚提示存在更广泛的皮质发育不良，并可能延伸到矢状面旁的额叶皮质

A 图由 Anders Dale，MGH NMR 提供

使用多元素驱动平衡单脉冲 T_1 和 T_2（McDESPOT）测量髓鞘纤维密度，是一项更新的技术，也可能在评估癫痫患者的白质方面发挥重要作用，尤其是儿科患者[15]。利用这项技术，将受试者的髓鞘纤维密度与对照数据库进行年龄匹配后的比较，突出呈现两者的差异之处。这些差异经可视化后呈现出来，可以用来对感兴趣的皮质区域进行重点检查（图 11-6）。

（二）代谢成像

近几十年来，PET 或 SPECT 的代谢影像已被尝试用于检测难治性癫痫患者的脑代谢异常。PET 和 SPECT 通常在发作间期进行，并寻找与周围皮质相比代谢低下的皮质区域（图 11-7）。虽然被视作一种定位致痫皮质的主要方法，但并不像预期的那样总是有用。PET/SPECT 检查经常可以在颞叶起源的复杂部分性发作的癫痫患者中确认颞叶皮质的低代谢，其占比为 60%～70%[16, 17]。对特定的颞叶外（癫痫起源）患者，当 MRI 上确认或怀疑有结构性病变时，也可利用 PET 界定异常的范围。

PET/SPECT 较低的空间分辨率可能是其灵敏度相对不理想的原因。但这两项检查更多的是定性而不是定量，因此观测者必须寻找局部皮质的代谢差异来探查异常之处。许多中心试图通过在发作期行 SPECT 检查来提高灵敏度，这需要在发作时注射放射性同位素，然后寻找发作期 SPECT 和发作间期 SPECT 之间的差别[18]。该技术属于减影的范畴（图 11-8）。在癫痫发作时注射放射性示踪剂，它会集中在皮质代谢最高的部

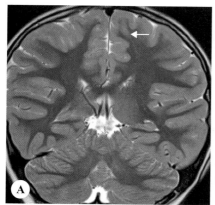
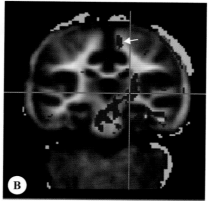

◀ 图 11-6 6 岁女童的冠状位 T_2 加权 MRI，该患者患有严重的难治性癫痫，包括了右侧辅助运动区的发作

A. 磁共振未发现明显异常，但是仔细阅片可以看到左侧额上回的异常"拖漏样"信号；B.McDESPOT 成像显示在同一区域有髓鞘磷脂密度下降，同时在更深的白质纤维束内有更弥漫的髓鞘磷脂丢失

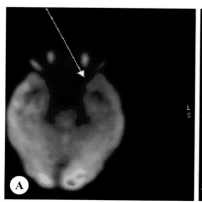
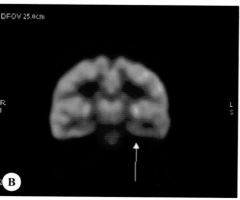
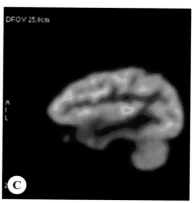

▲ 图 11-7 成人难治性颞叶癫痫发作间期的轴位（A）、冠状位（B）和矢状位（C）的 PET 图像，可以观察到左侧颞区的代谢下降，主要累及颞叶下部和内侧结构

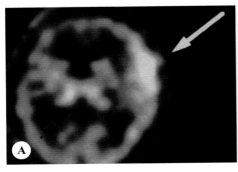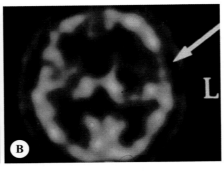

◀ 图 11-8　怀疑额叶或颞叶起源的局灶/全身性癫痫患者的发作期和发作间期轴位 SPECT 图像
A. 围发作期注射放射性同位素后显示左侧额下区域的摄取增加；B. 怀疑同一区域在发作间期有局灶性代谢减低

位。在癫痫发作的最初阶段（前 30～60s），这个区域最有可能是发作起始的区域。当发作扩散到周围皮质、其他脑叶和对侧大脑半球时，这些区域的代谢也会转高。发作期 SPECT 的问题在于能否及时注射示踪剂，这显然是一个现实的挑战。因此，所显示的高代谢区域可能不是发作起始的区域，而是癫痫所扩散到的区域，从而提供了错误的定位信息。尽管发作期 SPECT 在少数情况下非常有用，特别是对局灶性癫痫持续状态而言，但所有的发作期 SPECT 数据需要谨慎地加以解读。

（三）功能成像

一旦对癫痫灶的定位有了把握，下一步就是在不造成任何不可逆性的神经功能损伤的前提下将其切除。功能性神经影像在这方面可以提供很大帮助，可以通过 aPET、fMRI 或 MEG 获取。活化 PET 可以定位感觉、运动、语言和更高级的皮质功能，但需要回旋加速器来现场制备 ^{15}O 同位素。世界范围内仅有极少数中心能满足这一要求而开展 aPET 检查，fMRI 几乎已经完全取代了 aPET 而作为首选。

fMRI 激活性任务期间发生在皮质区域的 T_2 加权血氧水平相关（blood oxygen level-dependent，BOLD）信号的变化反映了皮质血流的变化，可替代性地反映神经活动。这些 BOLD 信号变化非常小，因此在激活性任务 30s 内获得的多个时期的信号应该与对照或静止状态下相同体积的皮质相比较。由于 fMRI 的信噪比很低，并且对移动的容忍度很低，因此要想能成功完成检查，对 fMRI 有许多实际要求，但任务范式的设计是获得有意义的数据的关键所在。与基线相比，将具有显著统计学意义上的变化的皮质区域进行赋色，并将其融合到患者大脑的 3D 模型中，以便进行术前规划（图 11-9）。在大约 90% 的受试者中，感觉和运动区可成功定位，而语言区定位的成功率则有 60%～70%，但我们应对所有这些信息进行谨慎的解读。当没有出现预期的激活时尤其要保持警惕[19]。谨慎的术者会使用这些信息来预制手术方案，必要时结合唤醒后皮质功能评定及切除技术来使用。

脑磁图亦可以用于定位感觉、运动、听觉和语言功能的皮区，基于重复执行特定任务来计算磁源偶极，这与头皮电极记录皮质诱发的躯体运动和感觉诱发电位的方式非常相似。脑磁图的优点是比疏隔分布的头皮脑电电极有多得多的记录探头，记录的磁信号不会因颅骨和头皮而衰减[20]。但市面上的脑磁图机器价格昂贵，需要专用的屏蔽空间，因此神经外科医生在实际中往往无法用上。

通过头皮记录的"棘波放电"期间的磁信号来定义发作间期癫痫活动的单源偶极子，MEG 也可以作为定位癫痫起源的工具[21]。MEG 提供了极佳的空间和时间分辨率，对这些很小的磁信号，经计算机分析可以指出棘波放电的源头，甚至可以追踪发作随时间在相邻脑区的传播（图 11-10）。

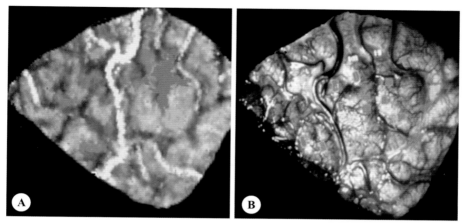

▲ 图 11-9　**26 岁男性，新发癫痫，表现为发作性的咳嗽和言语中止**
MRI 显示左侧中央下回（黄色）有一个小的强化病灶。患者经受了 fMRI 来进行舌的感觉运动定位（淡紫色）和语言定位（绿色），图像上叠加了皮质静脉结构（A）。手术在患者清醒状态下进行，患者的右侧舌肌收缩和感觉反应相关区域（淡紫色），语言终止区域（绿色）均在皮质表面进行了标记（B）。在对患者进行语言测试的同时，成功地进行了病灶切除术，没有神经功能缺陷。病理显示为节细胞胶质瘤

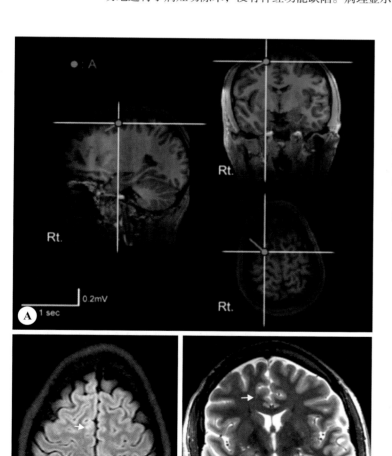

◀ 图 11-10　**19 岁男性，主要在夜间发作，最开始出现左大腿刺痛，接着是左臂的强直性伸展和右臂的屈曲。白天的发作与频繁跌倒有关**
发作间期头皮脑电图无明显异常，发作期脑电图提示双侧起始。MEG 提示右侧额叶存在偶极子（A），重新解读 MRI 可以看到右侧旁中央小叶皮质异常信号（B），冠状位 MRI 提示灰质内的发育不良（C），手术切除后患者癫痫无发作，病理提示为 FCD Ⅱ b 型

三、讨论

癫痫手术的目标是精确定位致痫灶，并在不造成严重和不可逆神经功能损伤的前提下将其切除，因此评估所有术前信息，并制订妥善的手术计划是癫痫外科医生的职责。我们一定要记住，所有的信息都是相互关联的，不同方式获取的信息有不同的定位价值。在大多数病例中，在神经影像学上发现与临床症状学和脑电图异常一致的病灶是手术成功的最重要决定因素。一些临床研究已经证实，在 MRI 上发现局灶性病变是良好预后的最佳预测指标。

有一项研究纳入了 135 例颞叶切除术后随访 5 年以上的患者，根据 MRI 结果分为三组，发现异物及组织病变的患者有 69% 无癫痫发作，MRI 显示海马硬化的患者有 50% 无癫痫发作，而磁共振阴性的患者中只有 21% 无癫痫发作[22]。在非颞叶起源的癫痫中，发现病灶则更为重要。在一项对 70 例额叶癫痫患者的长期研究中，磁共振阴性的患者仅有不到 15% 的患者在手术后 5 年无癫痫发作[23]。Mayo 诊所也发表了类似的结果，在一项包含 51 例患者的研究中，磁共振阴性患者术后 1~2 年无癫痫发作的占比不到 50%[24]。非颞叶致痫患者的预后统计令人相当沮丧，手术效果较差，因此在有些中心，除非存在 MRI 可见的病灶，否则对颞叶外癫痫不考虑手术。

对所见的致痫灶或病灶切除不彻底是手术预后不良的一个重要负面因素。在这种情况下，癫痫病灶可能累及了重要的功能区皮质，为了减少损伤神经功能的风险，只能对致痫灶进行有限的切除。功能性成像往往会对手术有一定帮助，可以更有把握地勾勒出需要保留的区域。但大多数情况下，采用（术中）唤醒技术行功能评估，据此进行审慎的切除往往是最重要的决定因素。

虽然磁共振可见的病灶往往是（手术）成功的最好预示，但是有时其他术前评估的信息也可能有相同甚至更大的价值。例如，症状学表现为突兀的单侧运动或感觉性发作，即使磁共振上不能轻易辨认出明显的病灶，通常也可以可靠地预测致痫灶位置（图 11-11）。因此，很显然所有的术前信息都是互补的，在最终确定手术计划之前必须仔细考虑所有的信息。经验丰富的临床医生能够判断术前评估的哪些部分是最重要的，哪些在决策过程中的权重占比更高。

结论

在癫痫外科，判断手术预后是否理想的最重要依据在于是否甄别出某一致痫/病灶，可以此解释患者的发作机制。对癫痫外科团队而言，全力以赴寻找这一致痫/病灶是重中之重。故而，所有术前评估信息都是为了准确定位局灶性癫痫发作的起源、致痫病灶的范围和重要的皮质功能区的边界，避免神经功能损伤，因为不完全的切除预示着失败。最终，在这个多学科团队中，外科医生有责任对手术方案的各个方面做出最终决定。

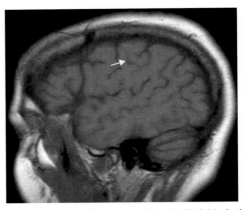

▲ 图 11-11　42 岁女性，患有难治性局灶性癫痫，发作开始时舌头右侧有刺痛感，随后舌头向左偏斜，言语停止

每天癫痫发作达 10~12 次，但发作期头皮脑电图不能定位。多次行 1.5T、3T MRI 检查均未见异常。仔细检查她的磁共振影像，在左侧 Rolandic 区下部发现一个异常脑沟垂直于中央沟穿过中央后回。行硬膜下电极植入后发现此区域为癫痫起始，手术切除该区域后癫痫完全缓解。病理显示皮质发育不良

随着影像设备的发展和已有设备的新应用，对"无病灶"的案例，相信终能揭示其中的结构异常，从而极大地促进外科治疗的发展。虽然我们有许多新的和强大的神经成像工具，可以显著地提高我们取得手术成功的概率。但我们也要记住曾经 Lars Leksell 的格言："会使用工具的傻瓜仍然是傻瓜。"据此原则，尽可能做出最好的决策，最大限度地提高患者手术成功的机会是至关重要的。

参 考 文 献

[1] Kwan P, Brodie MJ. Early identification of refractory epilepsy. N Engl J Med. 2000;342:314–319.

[2] Cascino GD. Video-EEG monitoring in adults. Epilepsia. 2002;43(Suppl 3):80–93.

[3] Tellez-Zenteno JF, Dhar R, Wiebe S. Long-term seizure outcomes following epilepsy surgery: a systematic review and meta-analysis. Brain. 2005;128:1188–1198.

[4] Lessor RP, Modic MT, Weinstein MA, et al. MRI in patients with intractable epilepsy. Arch Neurol. 1986;43:367–371.

[5] Grant PE, Barkovich AJ, Wald LL, Dillon WP, Laxer KD, Vigneron DB. High-resolution surfacecoil MR of cortical lesions in medically refractory epilepsy: a prospective study. Am J Neuroradiol. 1997;18(2):291–301.

[6] Knake S, Triantafyllou C, Wald LL, et al. 3 T phased array MRI improves the presurgical evaluation in focal epilepsies: a prospective study. Neurology. 2005;65:1026–1031.

[7] Xu C, Pham DL, Rettmann ME, Yu DN, Prince JL. Reconstruction of the human cerebral cortex from magnetic resonance images. IEEE Trans Med Imaging. 1999;18(6):467–480.

[8] Keller SS, Roberts N. Voxel-based morphometry of temporal lobe epilepsy: an introduction and review of the literature. Epilepsia. 2008;49(5):741–757.

[9] Bernasconi N, Bernasconi A, Caramanos Z, Antel SB, Andermann F, Arnold DL. Mesial temporal damage in temporal lobe epilepsy: a volumetric MRI study of the hippocampus, amygdala and parahippocampal region. Brain. 2003;126:462–469.

[10] Bernasconi A, Bernasconi N, Bernhardt BC, Schrader D. Advances in MRI for 'cryptogenic' epilepsies. Nat Rev Neurol. 2011;7(2):99–108.

[11] Hong SJ, Kim H, Schrader D, Bernasconi N, Bernhardt BC, Bernasconi A. Automated detection of cortical dysplasia type II in MRI-negative epilepsy. Neurology. 2014;83(1):48–55.

[12] Peng SJ, Harnod T, Tsai JZ, et al. Evaluation of subcortical grey matter abnormalities in patients with MRI-negative cortical epilepsy determined through structural and tensor magnetic resonance imaging. BMC Neurol. 2014;14:104:May 14.

[13] Ahmadi ME, Hagler Jr DJ, McDonald CR, et al. Side matters: diffusion tensor imaging tractography in left and right temporal lobe epilepsy. Am J Neuroradiol. 2009;30(9):1740–1747.

[14] Chen Q, Lui S, Li CX, et al. MRI-negative refractory partial epilepsy: Role for diffusion tensor imaging in high field MRI. Epilepsy Res. 2008;80(1):83–89.

[15] Spader HS, Ellermeier A, O'Muircheartaigh J, et al. Advances in myelin imaging with potential clinical application to pediatric imaging. Neurosurg Focus. 2013;34(4):E9.

[16] Engel Jr J, Kuhl DE, Phelps ME, Crandall PH. Comparative localization of epileptic foci in partial epilepsy by PCT and EEG. Ann Neurol. 1982;12:529–537.

[17] Lee BI, Marklan ON, Siddiqui AR, et al. Single photon emission computed tomography (SPECT) brain imaging, intractable complex partial seizures. Neurology. 1986;36:1471–1477.

[18] Marks DA, Katz A, Hoffer P, Spencer SS. Localization of extratemporal epileptic foci during ictal single photon emission computed tomography. Ann Neurol. 1992;31:250–255.

[19] Cosgrove GR, Buchbinder BR, Jiang H. Functional magnetic resonance imaging for intracranial navigation. Neurosurg Clin N Am. 1996;7(2):313–322.

[20] Lau M, Yam D, Burneo JG. A systematic review on MEG and its use in the presurgical evaluation of localization-related epilepsy. Epilepsy Res. 2008;79:97–104.

[21] Knake S, Halgren E, Shiraishi H, et al. The value of multichannel MEG and EEG in the presurgical evaluation of 70 epilepsy patients. Epilepsy Res. 2006;69(1):80–86.

[22] Berkovic SF, McIntosh AM, Kalnins RM, et al. Preoperative MRI predicts outcome of temporal lobectomy: an actuarial analysis. Neurology. 1995;45(7):1358–1363.

[23] McIntosh AM, Averill CA, Kalnins RM, et al. Long-term seizure outcome and risk factors for recurrence after extratemporal epilepsy surgery. Epilepsia. 2012;53(6):970–978.

[24] Wetjen NM, Marsh WR, Meyer FB, et al. Intracranial electroencephalography seizure onset patterns and surgical outcomes in nonlesional extratemporal epilepsy. J Neurosurg. 2009;110(6):1147–1152.

第12章 图像引导下的非介入性的脑血管外科手术
Image-Guided Open Cerebrovascular Surgery

Rajiv Khajuria Bradley A. Gross Rose Du 著
马永杰 译 樊晓彤 校

图像引导是脑血管神经外科医生的一项重要工具。从经久不衰的术中数字减影血管造影（digital subtraction angiography DSA）到目前术中吲哚菁绿血管造影（indocyanine green videoangiography，ICG-VA）所带来的进步，动脉瘤的有效闭塞、血管畸形的切除和搭桥术后桥血管通畅情况都可以在术中影像指导下得到验证。在本章中，我们将回顾在脑血管神经外科中使用到的影像引导辅助技术，主要是动脉瘤、动静脉瘘、海绵状血管畸形、烟雾病的外科治疗等方面。

一、动脉瘤

颅内动脉瘤是脑动脉的异常局灶性突起，最常发生在大脑动脉环主要动脉的分支点，这里的血管壁在结构上尤其薄弱[1, 2]。颅内80%以上的动脉瘤位于前循环，最常发生在颈内动脉与后交通动脉的交界处、前交通动脉复合体处或大脑中动脉的分叉处[1-4]。尸检显示成人颅内动脉瘤的患病率为1%～5%，大多数是偶发的小动脉瘤[1, 2, 5]。由动脉瘤破裂引起的蛛网膜下腔出血（subarachnoid hemorrhage，SAH）有着高致残率和高死亡率[1, 2, 6-10]。患者通常表现为急性发作的剧烈头痛，常伴有恶心或呕吐，可有意识丧失[1, 2]。这样的起病表现预后往往是极差的；大约12%的患者在接受治疗前死亡，40%的住院

患者在蛛网膜下腔出血发生后存活不超过1个月，超过30%的幸存者有明显的神经功能受损[1, 2, 6-10]。即使是被认为有良好预后的患者也常伴有持续的认知功能障碍[9]。

能够检出颅内动脉瘤的诊断性影像学检查包括传统血管造影、磁共振血管成像（magnetic resonance angiography，MRA）和计算机断层血管成像（computed tomography angiography，CTA）[1, 11-15]。使用导管的传统血管造影是检出颅内动脉瘤的金标准，它能确定动脉瘤的解剖特性，特别是瘤颈解剖、动脉瘤与邻近分支血管的关系，是否存在子囊，以及动脉瘤破裂的位置[16-20]。

动脉瘤的治疗方法包括保守观察、介入栓塞和手术夹闭[1, 2]。显微手术夹闭可用于因复杂的瘤颈或子囊结构而不能进行介入栓塞的动脉瘤、有症状的动脉瘤和典型的大脑中动脉分叉处动脉瘤。手术夹闭的最终目标是使动脉瘤与颅内循环完全阻断、隔绝且不残留瘤颈，同时保留载瘤血管、分支血管和穿支血管的血流[1, 2]。然而，现实中并不总是能实现这一目标。在术后血管造影研究中，动脉瘤残留率的发生率为2%～8%，载瘤动脉或分支动脉闭塞的发生率是4%～12%[21-25]。不完美的手术也会带来显著的后果，因为动脉瘤残留与动脉瘤再生长和破裂的发生风险显著相关[7, 26-28]。此外，动脉瘤再出血和非预期血管闭塞与术后致残性脑卒中的风险显著相关[29]。如果

出现非预期的瘤颈残留或血管闭塞，可能需要重新探查。因此，术中确认动脉瘤完全夹闭和载瘤血管的通畅是至关重要的。

（一）数字减影血管造影：金标准

有史以来，数字减影血管造影都是神经外科针对脑血管病判断术中和术后疗效的金标准。诊断性血管造影需要在股动脉置管，通常用 4F 或 5F 造影导管。在透视引导下，导管通过导丝引导进入可能存在动脉瘤的血管（通常是颈内动脉或椎动脉）进行脑血管造影。虽然这种方法很少发生并发症，但相关风险确实存在，包括潜在的穿刺相关性并发症（腹股沟血肿、穿刺血管夹层和腹膜后血肿），以及与置管相关的并发症（血管夹层和栓子脱落，每一种情况都可能导致脑卒中），即使这些并发症发生率较低[21, 30-39]。

DSA 可以实时减去颅骨等背景结构，使图像中只留下不透明的血管[40]，其原理为在注入对比剂之前，首先进行第一次成像生成数字信号，对比剂通过血管时再将此数字信号减去形成透视图像，即为减影过程[40, 41]。减影图像由称为数字图像处理系统的硬件组件完成[40]。多项研究表明，术中血管造影是一种极为准确的方法，可用于检测动脉瘤是否夹闭充分，可在术中调整夹子位置[30-32, 34]。在大多数情况下，术中 DSA 与术后

DSA 的结果一致[30-32, 34]。

尽管 DSA 的并发症较为罕见，除了上述的一般并发症外，在一些复杂病例中平均增加 30min 的手术时间就可能超过脑组织的缺血耐受而产生并发症。事实上，术中 DSA 引导下的调整动脉瘤夹位置与高达 33% 的脑卒中率有相关性[29]。此外，尽管 DSA 有很高的对比度分辨率，但它的空间分辨率有限，无法观察细小的穿支血管[42-44]。而另一个需要考虑的问题则是辐射暴露[40]。因此，与 DSA 相比，使用更简单、更方便、更安全的术中评估工具，提供有关血管流量和动脉瘤通畅性的有用信息，是动脉瘤手术中常规使用 DSA 的一种非常理想的替代方法。

（二）吲哚菁绿血管造影可以高分辨率显示血管构筑

吲哚菁绿血管造影（图 12-1）是一种简单、可靠、相对安全和经济有效的方法，它可以在手术中以高分辨率观察、记录任何大小的血管中的血流[45, 46]。ICG 是一种近红外（near-infrared，NIR）荧光无毒三碳菁染料，于 1956 年被美国食品和药品监督管理局批准用于心脏循环和肝功能评估，并于 1975 年被批准用于眼科血管造影[45-47]。ICG 的吸收峰和发射峰分别为 805nm 和 835nm，位于内源性发色团吸收较低

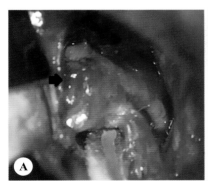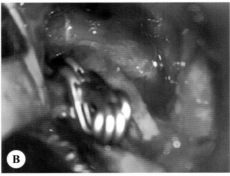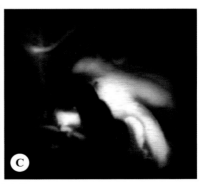

▲ 图 12-1　吲哚菁绿血管造影在动脉瘤夹闭术中的应用
前交通动脉瘤（A，箭）用两个跨血管动脉瘤夹夹住（B）。吲哚菁绿血管造影证实载瘤血管通畅（包括跨血管动脉瘤夹内的大脑前动脉）和动脉瘤夹闭（C）

的组织光学窗内。因此，NIR 光可以穿透几毫米到几厘米深度的组织。ICG 在静脉注射 1～2s 内迅速与脂蛋白结合并可以停留在循环中[45-47]。ICG 在体内不参与代谢，它由肝脏迅速排泄到胆汁中[45-47]。其血浆半衰期比较短暂，一般为 3～4min，允许在术中重复注射。它不会在肠道中再吸收，也不进入肝肠循环[45-47]。ICG 荧光造影推荐剂量为 0.2～0.5mg/kg，每天最大剂量不应超过 5mg/kg[46]。

该技术使用集成在手术显微镜中的 NIR 相机来检测和获取实时高空间分辨率和高对比度图像[45, 46]。静脉注射 ICG 染料后，在 750～800nm 的激发波段下用 NIR 光照亮术野，同时在 800nm 以上的较长波段观察荧光发射[45, 46]。光学滤片同时屏蔽环境光和激发光，而仅收集 ICG 诱导的荧光。这样可以在屏幕上显示动脉、毛细血管和静脉相的实时血管造影图像，并由非增强相机记录以供进一步分析[45, 46]。手术期间也可以根据需要回放。与 DSA 相比，ICG-VA 还具有重要的潜在优势，它可以显示显微神经外科夹闭术后小穿支血管的血流[48, 49]。尽管评估血流还有其他方法，包括微血管多普勒和超声血管流量探头，但这些方法与 DSA 一样，缺乏检测穿支血管通畅性的能力[50-54]。

脑血管外科引入 ICG-VA 后，多项研究报道了该技术在判断动脉瘤术后残留和载瘤血管或分支血管损伤中的应用[44-46, 55-57]。这种染料没有任何不良反应[44-47, 49, 55-58]。在动脉瘤手术期间使用 ICG-VA，术中可以调整动脉瘤夹位置，在 3～5min 的时间内检测并解决载瘤血管狭窄或小穿支动脉闭塞的问题[44-46, 48, 55-57]，因此可以减少术后的缺血性损伤。多项研究报道 ICG-VA 与术后、术中 DSA 的一致性率为 90%～100%[44, 45, 55-57]。因此，与仅使用 DSA 评估动脉瘤夹闭充分性的报道相比，使用 ICG-VA 的病例其瘤夹调整率亦相似[30, 32, 33, 37]。可能会导致 ICG-VA 评估与

DSA 评估不一致的因素包括深部位置的动脉瘤（前交通、基底动脉）和具有复杂血流模式的动脉瘤[44, 56, 58]。

虽然 ICG-VA 已成为术中常规评估夹闭效果的首选方法，但该技术仍然存在一些局限性，所以在某些特定病例中 ICG-VA 不能准确检测到瘤颈后方或微小的残留，可能需要使用术中 DSA[44, 56, 58]。根据所选手术入路提供的视野和观察区域受限是 ICG-VA 的主要局限性[44-46, 55, 56, 58]。它只能显示远隔分支血管的近端部位，而在 DSA 中，远端血流可以在远离夹闭部位的不同分支之间进行比较[44]。此外，使用该技术不能观察到被血凝块、动脉瘤或脑组织遮挡的血管[44, 45, 55, 56]。因此，ICG-VA 对深部动脉瘤的显示效果较差，据报道，深部动脉瘤发生瘤颈残留的概率也比表浅动脉瘤高[44, 56, 58]。所以，对于那些巨大的、厚壁的和复杂的动脉瘤，可能需要通过术中 DSA 来验证所见。特别是在复杂动脉瘤需要重建并行搭桥的情况下，尽管术中常规使用 ICG-VA，但我们仍应定时行传统 DSA 来确认搭桥的通畅性和动脉瘤夹闭情况（图 12-2）。ICG-VA 的另一个局限性是在钙化、含有动脉粥样硬化斑块和部分或完全性血栓形成的动脉瘤中的应用，在这些情况下荧光信号会减弱，从而影响 ICG 血管造影结果[45, 55, 56]。在这种情况下，术者可能很难发现任何动脉瘤残留。此外，短时间内重复使用 ICG 可能导致假阳性结果[42, 44]。此外，应仔细辨认近端、远端血管，确保血液充盈的方向是从近端到远端的，以免对动脉瘤远端分支的逆行充盈造成误判[42-44]。由于 ICG-VA 不是一种定量的方法，任何存疑或延迟的荧光造影都应通过其他技术（例如微血管多普勒或术中 DSA）来进行验证[42-44]。

尽管有这些局限性，ICG-VA 相对于 DSA 的优点使其更适应常规使用。ICG-VA 的结果可在 3min 内获得，可以在严重脑缺血发生前立

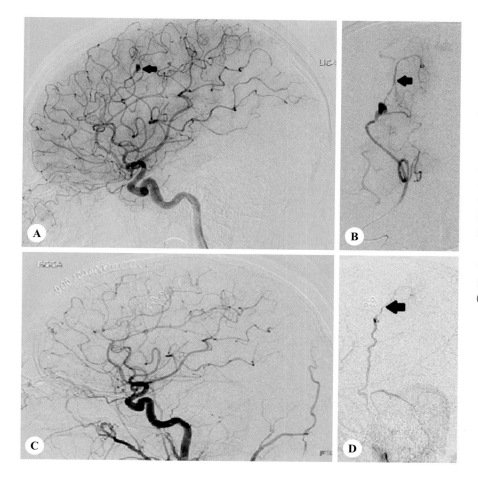

◀ 图 12-2　数字减影血管造影评估复杂真菌性动脉瘤孤立术后搭桥的通畅性
本例 MCA 远端真菌性动脉瘤（A，颈内动脉造影侧位图，箭）位于供应运动皮质的中央沟前支，通过超选注射阿米妥钠（B，超选 MCA 远端注射，箭表示远端中央沟前支）证实。动脉瘤被孤立并进行 EC-IC 搭桥手术，将颞浅动脉顶支末端与真菌性动脉瘤远端中央沟前支吻合。C 中颈内动脉造影侧位图证实，动脉瘤消失。超选颈外动脉造影显示，经 EC-IC 搭桥可到达中央沟前支（D. 箭）。患者术后神经功能完好

即移除动脉瘤夹或纠正其位置[42-46, 49, 55, 56, 58]。此外，这种方式的成像可以根据需要重复进行。因此，ICG-VA 是一种进行术中质量评估和记录手术结果的简单工具。术中获得的图像可存储在显微镜视频记录上，以供术后进一步分析[43, 45]。此外，ICG-VA 具有远高于 DSA 的空间分辨率，使术者可以在手术视野内观察到所有血管的通畅情况，包括直径为亚毫米级的小穿支动脉或皮质动脉[44, 45, 48, 49]。因此，即使在需要术中 DSA 的复杂病例中，ICG-VA 技术也可以为无法评估穿支血管通畅情况的术中 DSA 进行补充。ICG-VA 除了对患者有益之外，对术者和术间工作人员来说也更安全，因为它不会涉及潜在的辐射危害[45, 46]。最后，ICG-VA 还比 DSA 更简单、更快、侵袭性更小、成本效益更高，因此是脑血管手术中常规用来监测和改善预后的重要工具[45, 46]。

（三）无框架立体定向技术辅助真菌性动脉瘤定位

虽然位于大脑动脉环的囊状动脉瘤不需要术中立体定位，但复杂的远端真菌性动脉瘤常可通过无框架立体定向导航来指导开颅手术入路。真菌性动脉瘤通常是由于感染性心内膜炎的脓毒性栓子进入到远端血管形成的，而海绵窦血栓性静脉炎或脑膜炎引起的炎症浸润也可能导致颅内近端循环的感染性动脉瘤[59-61]。如果动脉瘤位于非功能区的血管上，则通常可以介入闭塞血管；如果动脉瘤位于功能区的血管，则采取近端夹闭远端搭桥的治疗（图 12-2）[59, 62]。

尽管缺乏更大的研究系列的文献报道，但从一些病例报道来看，无框架立体定向导航技术对于定位远端真菌性动脉瘤（推荐采用开颅手术）

是有用的[62-65]。真菌性动脉瘤的治疗证明 CTA 和 MRA 引导下的无框架立体定向技术是有用的辅助手段，它降低了致残率和死亡率，改善了患者的预后[63, 66, 67]。这种（基于）影像的技术可以实现更小、更精确定位的开颅手术。从正确的方向上对动脉瘤和相邻动脉进行三维成像有助于识别和分离动脉瘤[63, 64, 67]。

二、动静脉畸形

动静脉畸形是由软脑膜动脉供血的动静脉短路，它不经过中间毛细血管直接引流到静脉系统。研究表明，在一般人群中 AVM 的患病率约为 0.01%[68-70]。在大约 50% 的病例中，AVM 以颅内出血起病，最常见的起病时期是 30 岁[68, 71-74]。癫痫发作、占位效应和盗血是 AVM 可能出现的其他临床症状[72]。AVM 每年的破裂风险估计为 2%～4%，深部 AVM、单纯深静脉引流的 AVM、合并相关动脉瘤的 AVM 和既往发生过破裂的 AVM 破裂风险更大[75, 76]。因 AVM 破裂导致的出血是毁灭性的；其中 5%～10% 患者死亡，约 40% 患者有持续性神经功能缺损[68, 72]。分析 AVM 血管解剖构筑的金标准仍然是治疗前的血管造影，包括评估有无 AVM 相关动脉瘤、有无静脉回流梗阻和静脉引流的形式[72, 77]。AVM 治疗的最终目标是完全闭塞 AVM 以防止出血，同时保持患者的功能[72, 77]。次全治疗不能很好地预防后续出血，并可能导致疾病恶化。与其他治疗方法相比，手术切除可以即刻治愈 AVM，并且手术切除的总体闭塞率最高[77-81]。在手术治疗过程中，要对供血动脉周围组织进行游离，确保切断 AVM 引流静脉之前，切断所有供血动脉[77, 81-83]。病灶切除后，必须进行正式的血管造影，以评估是否有残留的畸形[77, 81-83]。

（一）无框架立体定向技术在动静脉畸形手术中的应用

我们通常进行术前 MRI 检查，并将其和术前 CTA 结合运用于神经导航。增强 CT 和 CTA 不仅能显示 AVM 的三维解剖特征，还能显示病变与颅底附近骨结构的关系[84]。此外，CTA 还能同时显示 AVM 的供血和引流血管[84]。即使在 AVM 出血的情况下，CTA 也能提供良好的血管对比度，因此在定位 AVM 方面通常优于 MR 的影像[84]。增强 MRI 和 MRA 同样能显示 AVM 的解剖特征，与 CT 相比，其在观察实质解剖结构方面具有更高的分辨率[66, 85]。

神经导航是确定皮肤切口和开颅入路的有效辅助手段[66, 84, 85]。除了 ICG-VA 外，在开颅手术后还可以使用无框架立体定向的手段辅助区分供血动脉和引流静脉[66, 84, 85]。这在沿深部的脑室边缘切除的最后阶段尤其重要，因为 AVM 病灶会影响术中观察，可能会导致出血。在进行了术前栓塞的情况下，能直接可见的栓塞血管可以作为与神经导航相关的术中基准，以方便进一步术中定位并分析脑的移位。总体而言，无框架立体定向技术可以减少 AVM 切除术的手术时间和失血量[66, 84, 85]。

虽然无框架立体定向技术被用来对 AVM 进行准确定位和识别构筑，但它并不能确认 AVM 是否被（完全）切除。高质量的 DSA 仍然是 AVM 手术中评估血管血流的"金标准"，并且在手术结束时作为必要的检查手段，可以确保完全切除病变，许多中心进行 DSA 检查时，患者是在手术麻醉下转移到专用的血管造影室进行 DSA 检查[30, 32, 34, 77, 86]。

（二）吲哚菁绿血管造影指导 AVM 切除

ICG-VA 提供了一种快速的术中实时分析动脉期、静脉早期、毛细血管期和静脉期的方法，对 AVM 血管的识别非常有帮助[87-90]。它可以在显露切除的早期帮助将供血动脉与引流静脉分开，在晚期可定性检测引流静脉早显。然而，ICG-VA 在 AVM 手术中有几个局限性。例如手术入路可能会限制 ICG-VA 的显示效果，对于必须通过狭长入路才能到达的深部 AVM 来说，ICG-VA 的作用往往是有限，只有在部分切除 AVM 之后，深部 AVM 才能显影[87-90]。此外，ICG 荧光易被血管内的组织、血凝块或钙化所遮蔽。尤其是在破裂的病变中，荧光造影前即使尽可能多地清除血肿，也可能无法实现充分的可视化[87-90]。除此之外，ICG-VA 不能可靠地评估切除后主要引流静脉中是否有血流，因为残余的病灶可能会引流到未暴露的深层引流静脉中。用该技术检测残留的 AVM 病灶是不可靠的，尤其是当病灶被血凝块覆盖或病灶呈弥散状，或病灶上方被脑实质覆盖时[87-90]。ICG 只有在浅静脉引流的情况下才能识别残留病灶，并且前提是残余的病灶向该浅静脉引流（图 12-3）。而如果出现了残留的 AVM 病灶显影或引流静脉早显，则 ICG 就体现出其价值；然而，如果上述两种情况未出现也不能确定 AVM 被成功切除。总之，仅靠 ICG-VA 技术本身并不能改善临床结果[87-90]。

尽管存在以上局限性，ICG-VA 仍可能对一些适合该技术的特定浅表 AVM 有益。ICG-VA 的优点包括可以快速获得信息并立即整合到术

野中，也可以在 DSA 检查前发现未完全切除的 AVM 病灶[87-90]。这能减少术中和术后所需的血管造影的次数。因此，虽然 ICG-VA 不适合作为确认残余病灶的唯一影像学方式，但它可能是术中 DSA 的一个有用的辅助工具，并能缩短手术时间[87-90]。而传统的血管造影仍然是评估 AVM 是否完全切除的金标准[77, 87-90]。

（三）吲哚菁绿血管造影在动静脉瘘中的作用

ICG-VA 还可运用于脑和脊髓动静脉瘘的治疗中。与脑 AVM 类似，ICG-VA 可在闭塞瘘口前后，对是否成功闭塞瘘口提供传统脑血管造影之前的初步判定依据（图 12-4）。DSA 是诊断 AVF 的金标准[77, 91]。该技术可以清楚显示动静脉瘘口、早显静脉、毛细血管、供血动脉和引流静脉，并可识别异常的逆行引流[92-97]。对脊髓 AVF 的病例，尤其是当患者处于俯卧位行术中 DSA 时，需要在细小的节段动脉置入导管，这是有挑战性的。

ICG-VA 能在术中实时、准确地检测 AVF。此外，如果术后 ICG 造影提示静脉早期仍存在异常静脉影，便可快速发现瘘口闭塞不全。AVF 的完全切断可以通过动静脉瘘的即刻消失和静脉丛的延迟充盈来判定 AVF 是否被完全切断[92-97]。然而，前面提到的 ICG-VA 在 AVM 中的局限性也

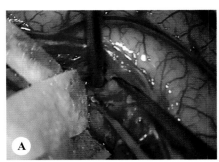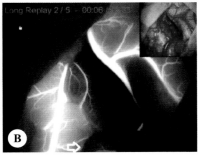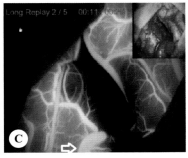

▲ 图 12-3　动静脉畸形手术中的吲哚菁绿血管造影

A 和 B. 术中切除浅表动静脉畸形后的吲哚菁绿血管造影（A），显示引流静脉无进一步早显（B，箭）；C. 显示了随后正常静脉期的静脉充盈，提示动静脉畸形闭塞，但需要传统数字减影血管造影证实

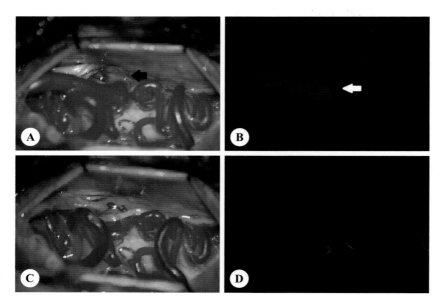

这种硬脊膜 AVF（Ⅰ型）在硬膜囊和神经根管的界面处有一个典型的瘘口（A，箭）。吲哚菁绿血管造影显示早显静脉（B，箭）。断开后（C）未见瘘口显影（D，静脉期）

适用于在 AVF 手术中的应用。例如，只有对手术显微镜下可见的结构才可以评估。这些血管需要充分显露以便观察，而荧光透射则会被血凝块、钙化或动脉粥样硬化所遮盖 [92-97]。与 AVM 一样，脑血管造影对于确定完全闭塞是必要的。

三、海绵状血管畸形

海绵状血管畸形（cavernous malformations，CM）又可以称作海绵状血管瘤，是包括中枢神经系统在内的全身血管性病变。CM 是由内皮细胞排列形成的血窦样结构，不侵入脑实质，有着类似于紫色分叶状桑葚的外观。这些病变易出现无症状性小出血 [98, 99]。尸检和 MRI 研究表明，一般人群中 CM 的患病率为 0.3%～0.6% [98, 99]。虽然在所有年龄组都存在有症状的病变，但检测到 CM 的发病高峰通常在 30—50 岁，女性和男性发病率无明显差异 [98, 100, 101]。CM 的大多数病例是散发的，但也可以遗传 [98-100]。家族型通常与多发性海绵状血管瘤有关，其癫痫和神经功能缺损的发生率较高 [98, 102]。CM 的常见症状有癫痫或局灶性神经功能缺损，这是由于低压性出血产生的血肿对周围脑组织产生了压迫。MRI 是检测 CM 首选的影像学工具，它在 T$_2$ 加权序列上表现为典型的周围呈低信号的含铁血黄素沉积带 [77, 98, 99]。CM 在血管造影上是阴性的 [98, 103]。

有症状的 CM 患者应考虑手术切除 [77, 98, 99]。手术治疗的预后是非常好的 [104, 105]。CM 手术的目标是切除整个病灶，以消除出血的风险，同时保留周围正常的血管系统和相关的发育性异常静脉 [77, 98, 99, 105]。

无框架立体定向技术和术中 MRI 指导 CM 切除

手术最关键的部分是术前计划和划分 CM 周围的脑功能区，因为入路方向上的任何偏差都可能导致难以发现实质内的小病灶。将病灶所在区域解剖标志的知识和立体定向导航相结合可以为治疗提供最高的精确度 [66, 106-110]。CM 的定位常规使用基于 MRI 的无框架立体定向技术，因为它是规划开颅、选择最佳入路和设计皮肤切口的有用辅助工具。这种技术在病灶分离过程中提供了极好的解剖保障，尤其适用于深部病变，可以将损伤周围功能区脑组织所引起的永久性神经功能缺陷的风险降到最低 [66, 106-110]。

术中 MRI 可以实时可靠地评估手术结果 [106]。

如果需要进一步切除病灶，术中 MRI 也可以更新或重新规划导航，直到最大程度地切除病灶。

与传统手术结果相比，术中 MRI 和神经导航的手术结局更好，可以降低手术相关并发症的发生率[66, 106-110]。因此，CM 是开放式脑血管手术中最常见的颅骨无框架立体定向技术适应证之一。局限性在于有无术中 MRI 的条件，如果无法使用术中 MRI，该技术就缺乏提供实时信息的能力[66, 107-110]。然而，术中 MRI 的使用频率越来越高，甚至功能性 MRI 或 DTI 也越来越多，这使术者能够准确识别功能区皮质，并重新制订基于高精度实时数据的手术策略[106]。特别在一次手术需要处理多个病灶的情况下，术中 MRI 不可或缺，因为每个病灶的切除都可能导致相关的脑组织移位和解剖改变，这使术前影像数据的潜在不可靠性增强[106]。

四、烟雾病

烟雾病指进行性颅内血管狭窄和异常侧支"烟雾状"血管的形成，是缺血和出血事件的重要发病来源。在大多数病例中，烟雾病不可避免地会继续进展[111-114]。未经治疗的烟雾病预后很差[115-117]。该疾病的诊断基于其特征性的影像学表现，可以通过 CTA、MRA 或 DSA 发现[111, 118-122]。为了让患者取得最佳预后，早期识别和及时干预、治疗是至关重要的[111]。

治疗烟雾病的目的是通过对流向受累大脑半球的血流的改善和减少烟雾病相关侧支血管来预防脑卒中事件[111]。外科治疗使用颈外动脉作为缺血大脑半球新血流的来源与颅内动脉吻合，通常是连接大脑中动脉（颅外至颅内动脉搭桥、EC-IC 搭桥）[111, 123-126]。

直接搭桥手术是预防患者脑卒中的有效方法，而在儿童中，经颞浅动脉和（或）颞肌的间接搭桥是一种潜在的有效方法[127]。对于成人的直接搭桥术，对搭桥通畅性的术中评估是至关重要的。

ICG-VA 评估搭桥通畅性

在 EC-IC 搭桥通畅性评估中，术中的直接检查缺乏足够的可靠性[128-130]。历史上，DSA 是术中评估通畅性的金标准[131]。然而，如前所述，DSA 是一项存在局限性的技术，包括其侵袭性、有限的空间分辨率、高成本、技术人员所需的扎实专业知识、耗时和辐射暴露[131, 132]。ICG-VA 这一技术克服了所有这些局限性。它是一种简单、经济且耐受性良好的技术，用于术中快速评估搭桥通畅性，具有较高的图像质量和空间分辨率，有助于识别吻合口狭窄或血管闭塞[132, 133]。搭桥通畅性可以通过注射荧光染料后所观察到的移植血管的充盈情况来判断（图 12-5）[132, 133]。术中 ICG-VA 的发现与术后 DSA 或 CTA 的结果一致[132, 133]。如果必要，ICG 造影可在染料清除后的 15min 内重复进行[132, 133]。而重复注射并不会影响患者安全和图像质量[132, 133]。除了可用于评

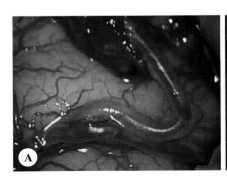
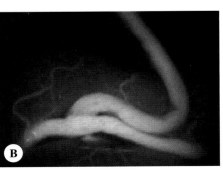

◀ 图 12-5　吲哚菁绿血管造影在搭桥手术中的应用
A. 颅内外（EC-IC）血管搭桥；
B. 吲哚菁绿血管造影确认通畅

估搭桥通畅性，ICG-VA 也可以作为一种有用且可靠的辅助工具来确定 EC-IC 搭桥手术中合适的受体血管[134]。虽然 ICG-VA 是一种有价值的术中工具，但对术后早期评估搭桥通畅性而言，CTA 和 MRA 仍然是理想的无创技术。此外，传统的血管造影仍然是 EC-IC 搭桥患者术后有价值的影像学检查，因为它不仅提供了搭桥通畅方面的形态学信息，而且还提供了搭桥后颅内充盈程度的动态信息[131]。

五、讨论

ICG-VA 虽然是相对较新的技术，但业已成为脑血管神经外科不可或缺的辅助工具，它能提供动脉、毛细血管和静脉期的实时血管造影图像。这些实时图像都能被记录下来，并且可以根据需要回放。在动脉瘤手术中，该技术可用于检测动脉瘤术中是否有动脉瘤残留，载瘤血管或分支血管是否有损伤，以便术中调整动脉瘤夹，并消除潜在的后续手术的必要性[44-48, 55-57]。它也优于传统所用的 DSA，因为它可以在显微神经外科夹闭术后显示小穿支血管的血流，这一点至关重要，因为在动脉瘤的抵近、分离或夹闭阶段，穿支动脉可能会被扭曲或闭塞[48, 49]。在浅表 AVM 手术中，ICG-VA 可帮助区分供血动脉和引流静脉，也可以轻松看到过路血管。在特定的病例中，ICG-VA 有可能通过评估引流静脉的早期显影来估计潜在的残留病灶。ICG-VA 还能检测未完全切除的动静脉畸形病灶以减少术中和术后所需的血管造影的次数，缩短手术时间[87-90]。在 AVF 的治疗过程中，ICG-VA 可以实时、准确地检测出瘘口，并在术中显示引流静脉。此外，它能有效检测到未完全闭塞的瘘口[92-97]。在 EC-IC 搭桥术后，ICG-VA 可提供邻近脑动脉和移植血管的高质量图像，并在术中识别、修正无功能的搭桥，以避免后续的额外手术和搭桥手术相关并发症[132, 133]。

然而，ICG-VA 也有局限性，包括视野受限和荧光会被钙化、动脉粥样硬化斑块、组织和血凝块遮挡的问题。这些局限性使得该技术在被动脉瘤夹和周围组织遮蔽下对动脉瘤瘤颈残留的显示作用减小。ICG-VA 对深部动脉瘤和 AVM 的诊断价值也比较低[44-49, 55-57, 87, 92-97]。尽管存在这些局限性，ICG-VA 仍已广泛应用于脑血管外科手术，因为这是一种相对安全、时间短、成本低的方法，在这些方面优于血管造影。在 ICG-VA 缺乏足够可靠性的情况下，包括由 DSA 证实的复杂动脉瘤和动静脉瘘，使用脑血管造影不仅是必需的，同时也是诊断的金标准。

无框架立体定向技术通常用于定位 AVM、CM 和真菌性动脉瘤。它可以指导开颅的位置和范围，同时也可以在血管畸形切除过程中提供术中定位。iMRI 虽然耗时且不总是可用，但在 CM 切除术中仍是一种有用的辅助手段，它可以说明脑移位的情况，能解决基于术前成像的无框架立体定向技术的局限性。

结论

DSA、ICG-VA 和无框架立体定向技术是脑血管神经外科医生使用的主要图像指导工具。DSA 仍然是评价动静脉瘘闭塞、复杂动脉瘤闭塞和 EC-IC 搭桥术后动力学的金标准。ICG-VA 可作为单纯动脉瘤闭塞、早期 EC-IC 搭桥通畅度、辅助 AVM 和 AVF 切除的单一检查评价手段。无框架立体定向技术在血管畸形神经外科手术中应用广泛，并且在 CM 切除术中可通过 iMRI 发挥更大作用。

参考文献

[1] Schievink WI. Intracranial aneurysms. N Engl J Med. 1997;336(1):28–40.

[2] Brisman JL, Song JK, Newell DW. Cerebral aneurysms. N Engl J Med. 2006;355(9):928–939.

[3] Kassell NF, Torner JC, Haley Jr. EC, Jane JA, Adams HP, Kongable GL. The international cooperative study on the timing of aneurysm surgery. Part 1: overall management results. J Neurosurg. 1990;73(1): 18–36.

[4] Fox JL. Intracranial Aneurysms. New York: Springer-Verlag; 1983.

[5] Wiebers DO, Whisnant JP, Huston III J, et al. Unruptured intracranial aneurysms: natural history, clinical outcome, and risks of surgical and endovascular treatment. Lancet. 2003;362(9378):103–110.

[6] Schievink WI, Wijdicks EF, Parisi JE, Piepgras DG, Whisnant JP. Sudden death from aneurysmal subarachnoid hemorrhage. Neurology. 1995;45(5):871–874.

[7] Fogelholm R, Hernesniemi J, Vapalahti M. Impact of early surgery on outcome after aneurysmal subarachnoid hemorrhage. A population-based study. Stroke. 1993;24(11):1649–1654.

[8] Inagawa T, Tokuda Y, Ohbayashi N, Takaya M, Moritake K. Study of aneurysmal subarachnoid hemorrhage in Izumo City, Japan. Stroke. 1995;26(5):761–766.

[9] Tidswell P, Dias PS, Sagar HJ, Mayes AR, Battersby RD. Cognitive outcome after aneurysm rupture: relationship to aneurysm site and perioperative complications. Neurology. 1995;45(5):875–882.

[10] Johnston SC, Selvin S, Gress DR. The burden, trends, and demographics of mortality from subarachnoid hemorrhage. Neurology. 1998;50(5):1413–1418.

[11] Huston III J, Nichols DA, Luetmer PH, et al. Blinded prospective evaluation of sensitivity of MR angiography to known intracranial aneurysms: importance of aneurysm size. Am J Neuroradiol. 1994;15(9):1607–1614.

[12] Pertuiset B, Haisa T, Bordi L, Abou Ouf S, Eissa M. Detection of a ruptured aneurysmal sac by MRI in a case of negative angiogram. Successful clipping of an anterior communicating artery aneurysm. Case report. Acta Neurochir (Wien). 1989;100(1–2):84–86.

[13] Curnes JT, Shogry ME, Clark DC, Elsner HJ. MR angiographic demonstration of an intracranial aneurysm not seen on conventional angiography. Am J Neuroradiol. 1993;14(4):971–973.

[14] Schwartz RB, Tice HM, Hooten SM, Hsu L, Stieg PE. Evaluation of cerebral aneurysms with helical CT: correlation with conventional angiography and MR angiography. Radiology. 1994;192(3):717–722.

[15] Hope JK, Wilson JL, Thomson FJ. Three-dimensional CT angiography in the detection and characterization of intracranial berry aneurysms. Am J Neuroradiol. 1996;17(3):439–445.

[16] Dammert S, Krings T, Moller-Hartmann W, et al. Detection of intracranial aneurysms with multislice CT: comparison with conventional angiography. Neuroradiology. 2004;46(6):427–434.

[17] Chappell ET, Moure FC, Good MC. Comparison of computed tomographic angiography with digital subtraction angiography in the diagnosis of cerebral aneurysms: a meta-analysis. Neurosurgery. 2003;52(3):624–631.

[18] White PM, Wardlaw JM, Easton V. Can noninvasive imaging accurately depict intracranial aneurysms? a systematic review. Radiology. 2000;217(2):361–370.

[19] Kouskouras C, Charitanti A, Giavroglou C, et al. Intracranial aneurysms: evaluation using CTA and MRA. Correlation with DSA and intraoperative findings. Neuroradiology. 2004;46(10):842–850.

[20] Okahara M, Kiyosue H, Yamashita M, et al. Diagnostic accuracy of magnetic resonance angiography for cerebral aneurysms in correlation with 3D-digital subtraction angiographic images: a study of 133 aneurysms. Stroke. 2002;33(7):1803–1808.

[21] Alexander TD, Macdonald RL, Weir B, Kowalczuk A. Intraoperative angiography in cerebral aneurysm surgery: a prospective study of 100 craniotomies. Neurosurgery. 1996;39(1):10–17.

[22] Drake CG, Allcock JM. Postoperative angiography and the "slipped" clip. J Neurosurg. 1973;39(6): 683–689.

[23] Macdonald RL, Wallace MC, Kestle JR. Role of angiography following aneurysm surgery. J Neurosurg. 1993;79(6):826–832.

[24] Feuerberg I, Lindquist C, Lindqvist M, Steiner L. Natural history of postoperative aneurysm rests. J Neurosurg. 1987;66(1):30–34.

[25] Rauzzino MJ, Quinn CM, Fisher III WS. Angiography after aneurysm surgery: indications for "selective" angiography. Surg Neurol. 1998;49(1):32–40.

[26] David CA, Vishteh AG, Spetzler RF, Lemole M, Lawton MT, Partovi S. Late angiographic followup review of surgically treated aneurysms. J Neurosurg. 1999;91(3): 396–401.

[27] Hernesniemi J, Vapalahti M, Niskanen M, et al. One-year outcome in early aneurysm surgery: a 14 years experience. Acta Neurochir (Wien). 1993;122(12):1–10.

[28] Ohman J, Heiskanen O. Timing of operation for ruptured supratentorial aneurysms: a prospective randomized study. J Neurosurg. 1989;70(1):55–60.

[29] Batjer HH, Frankfurt AI, Purdy PD, Smith SS, Samson DS. Use of etomidate, temporary arterial occlusion, and intraoperative angiography in surgical treatment of large and giant cerebral aneurysms. J Neurosurg. 1988;68(2):234–240.

[30] Barrow DL, Boyer KL, Joseph GJ. Intraoperative

angiography in the management of neurovascular disorders. Neurosurgery. 1992;30(2):153–159.

[31] Chiang VL, Gailloud P, Murphy KJ, Rigamonti D, Tamargo RJ. Routine intraoperative angiography during aneurysm surgery. J Neurosurg. 2002;96(6):988–992.

[32] Derdeyn CP, Moran CJ, Cross DT, Grubb Jr. RL, Dacey Jr. RG. Intraoperative digital subtraction angiography: a review of 112 consecutive examinations. Am J Neuroradiol. 1995;16(2): 307–318.

[33] Klopfenstein JD, Spetzler RF, Kim LJ, et al. Comparison of routine and selective use of intraoperative angiography during aneurysm surgery: a prospective assessment. J Neurosurg. 2004;100(2):230–235.

[34] Martin NA, Bentson J, Vinuela F, et al. Intraoperative digital subtraction angiography and the surgical treatment of intracranial aneurysms and vascular malformations. J Neurosurg. 1990;73(4): 526–533.

[35] Origitano TC, Schwartz K, Anderson D, Azar-Kia B, Reichman OH. Optimal clip application and intraoperative angiography for intracranial aneurysms. Surg Neurol. 1999;51(2):117–124.

[36] Payner TD, Horner TG, Leipzig TJ, Scott JA, Gilmor RL, DeNardo AJ. Role of intraoperative angiography in the surgical treatment of cerebral aneurysms. J Neurosurg. 1998;88(3): 441–448.

[37] Tang G, Cawley CM, Dion JE, Barrow DL. Intraoperative angiography during aneurysm surgery: a prospective evaluation of efficacy. J Neurosurg. 2002;96(6):993–999.

[38] Yanaka K, Asakawa H, Noguchi S, et al. Intraoperative angiography evaluation of the microsurgical clipping of unruptured cerebral aneurysms. Neurol Med Chir (Tokyo). 2002;42(5):193–200.

[39] Kivisaari RP, Porras M, Ohman J, Siironen J, Ishii K, Hernesniemi J. Routine cerebral angiography after surgery for saccular aneurysms: is it worth it? Neurosurgery. 2004;55(5):1015–1024.

[40] Castillo M, Ramalho J. Vascular Imaging of the Central Nervous System: Physical Principles, Clinical Applications, and Emerging Techniques. Hoboken, NJ: John Wiley & Sons Inc; 2013.

[41] Menken M, United States Congress Office of Technology Assessment. For sale by the Supt of Docs., U.S. G.P.O. The Cost Effectiveness of Digital Subtraction Angiography in the Diagnosis of Cerebrovascular Disease. Washington, DC: Congress of the U.S. 1985.

[42] Dashti R, Laakso A, Niemela M, Porras M, Hernesniemi J. Microscope integrated indocyanine green video-angiography in cerebrovascular surgery. Acta Neurochir Suppl. 2011;109: 247–250.

[43] Dashti R, Laakso A, Niemela M, et al. Application of microscope integrated indocyanine green video-angiography during microneurosurgical treatment of intracranial aneurysms: a review. Acta Neurochir Suppl. 2010;107:107–109.

[44] Dashti R, Laakso A, Niemela M, Porras M, Hernesniemi

J. Microscope-integrated near-infrared indocyanine green videoangiography during surgery of intracranial aneurysms: the Helsinki experience. Surg Neurol. 2009;71(5):543–550.

[45] Raabe A, Nakaji P, Beck J, et al. Prospective evaluation of surgical microscope-integrated intraoperative near-infrared indocyanine green videoangiography during aneurysm surgery. J Neurosurg. 2005;103(6):982–989.

[46] Raabe A, Beck J, Gerlach R, Zimmermann M, Seifert V. Near-infrared indocyanine green video angiography: a new method for intraoperative assessment of vascular flow. Neurosurgery. 2003;52(1): 132–139.

[47] Alander JT, Kaartinen I, Laakso A, et al. A review of indocyanine green fluorescent imaging in surgery. Int J Biomed Imaging. 2012;2012:940585.

[48] de Oliveira JG, Beck J, Seifert V, Teixeira MJ, Raabe A. Assessment of flow in perforating arteries during intracranial aneurysm surgery using intraoperative near-infrared indocyanine green videoangiography. Neurosurgery. 2007;61(3 Suppl):63–72.

[49] de Oliveira JG, Beck J, Seifert V, Teixeira MJ, Raabe A. Assessment of flow in perforating arteries during intracranial aneurysm surgery using intraoperative near-infrared indocyanine green videoangiography. Neurosurgery. 2008;62(6 Suppl 3):1300–1310.

[50] Bailes JE, Tantuwaya LS, Fukushima T, Schurman GW, Davis D. Intraoperative microvascular Doppler sonography in aneurysm surgery. Neurosurgery. 1997;40(5):965–970:discussion 970–962.

[51] Charbel FT, Hoffman WE, Misra M, Hannigan K, Ausman JI. Role of a perivascular ultrasonic micro-flow probe in aneurysm surgery. Neurol Med Chir. 1998;38(Suppl):35–38.

[52] Firsching R, Synowitz HJ, Hanebeck J. Practicability of intraoperative microvascular Doppler sonography in aneurysm surgery. Minim Invasive Neurosurg. 2000;43(3):144–148.

[53] Marchese E, Albanese A, Denaro L, Vignati A, Fernandez E, Maira G. Intraoperative microvascular Doppler in intracranial aneurysm surgery. Surg Neurol. 2005;63(4):336–342.

[54] Stendel R, Pietila T, Al Hassan AA, Schilling A, Brock M. Intraoperative microvascular Doppler ultrasonography in cerebral aneurysm surgery. J Neurol Neurosurg Psychiatr. 2000;68(1):29–35.

[55] Roessler K, Krawagna M, Dorfler A, Buchfelder M, Ganslandt O. Essentials in intraoperative indocyanine green videoangiography assessment for intracranial aneurysm surgery: conclusions from 295 consecutively clipped aneurysms and review of the literature. Neurosurg Focus. 2014;36(2):E7.

[56] Gruber A, Dorfer C, Standhardt H, Bavinzski G, Knosp E. Prospective comparison of intraoperative vascular monitoring technologies during cerebral aneurysm surgery. Neurosurgery. 2011;68(3): 657–673.

[57] Li J, Lan Z, He M, You C. Assessment of microscope-

integrated indocyanine green angiography during intracranial aneurysm surgery: a retrospective study of 120 patients. Neurol India. 2009;57 (4):453–459.

[58] Washington CW, Zipfel GJ, Chicoine MR, et al. Comparing indocyanine green videoangiography to the gold standard of intraoperative digital subtraction angiography used in aneurysm surgery. J Neurosurg. 2013;118(2):420–427.

[59] Ducruet AF, Hickman ZL, Zacharia BE, et al. Intracranial infectious aneurysms: a comprehensive review. Neurosurg Rev. 2010;33(1):37–46.

[60] Nakahara I, Taha MM, Higashi T, et al. Different modalities of treatment of intracranial mycotic aneurysms: report of 4 cases. Surg Neurol. 2006;66(4):405–409.

[61] Dhomne S, Rao C, Shrivastava M, Sidhartha W, Limaye U. Endovascular management of ruptured cerebral mycotic aneurysms. Br J Neurosurg. 2008;22(1):46–52.

[62] Peters PJ, Harrison T, Lennox JL. A dangerous dilemma: management of infectious intracranial aneurysms complicating endocarditis. Lancet Infect Dis. 2006;6(11):742–748.

[63] Carvalho FG, Godoy BL, Reis M, Gasparetto EL, Wajnberg E, de Souza JM. Frameless stereotactic navigation for intraoperative localization of infectious intracranial aneurysm. Arq Neuropsiquiatr. 2009;67(3B):911–913.

[64] Dashti R, Hernesniemi J, Niemela M, et al. Microneurosurgical management of distal middle cerebral artery aneurysms. Surg Neurol. 2007;67(6):553–563.

[65] Carlson JD, Liu JK, Dogan A, Sincoff E, Anderson GJ, Delashaw Jr. JB. Use of frameless stereotactic computed tomography venography for intraoperative localization of dural arterial venous fistulas: case report. Surg Neurol. 2008;70(5):521–525.

[66] Golfinos JG, Fitzpatrick BC, Smith LR, Spetzler RF. Clinical use of a frameless stereotactic arm: results of 325 cases. J Neurosurg. 1995;83(2):197–205.

[67] Origitano TC, Anderson DE. CT angiographic-guided frameless stereotactic-assisted clipping of a distal posterior inferior cerebellar artery aneurysm: technical case report. Surg Neurol. 1996;46(5): 450–453:discussion 453–454.

[68] ApSimon HT, Reef H, Phadke RV, Popovic EA. A population-based study of brain arteriovenous malformation: long-term treatment outcomes. Stroke. 2002;33(12):2794–2800.

[69] Brown Jr. RD, Wiebers DO, Torner JC, O'Fallon WM. Incidence and prevalence of intracranial vascular malformations in Olmsted County, Minnesota, 1965 to 1992. Neurology. 1996;46(4):949–952.

[70] Al-Shahi R, Fang JS, Lewis SC, Warlow CP. Prevalence of adults with brain arteriovenous malformations: a community based study in Scotland using capture-recapture analysis. J Neurol Neurosurg Psychiatr. 2002;73(5):547–551.

[71] Brown Jr. RD, Wiebers DO, Torner JC, O'Fallon WM. Frequency of intracranial hemorrhage as a presenting symptom and subtype analysis: a population-based study of intracranial vascular malformations in Olmsted Country, Minnesota. J Neurosurg. 1996;85(1):29–32.

[72] Friedlander RM. Clinical practice. Arteriovenous malformations of the brain. N Engl J Med. 2007; 356(26):2704–2712.

[73] Ondra SL, Troupp H, George ED, Schwab K. The natural history of symptomatic arteriovenous malformations of the brain: a 24-year follow-up assessment. J Neurosurg. 1990;73(3):387–391.

[74] Stapf C, Mast H, Sciacca RR, et al. Predictors of hemorrhage in patients with untreated brain arteriovenous malformation. Neurology. 2006;66(9):1350–1355.

[75] Gross BA, Du R. Natural history of cerebral arteriovenous malformations: a meta-analysis. J Neurosurg. 2013;118(2): 437–443.

[76] Gross BA, Du R. Rate of re-bleeding of arteriovenous malformations in the first year after rupture. J Clin Neurosci. 2012;19(8):1087–1088.

[77] Gross BA, Du R. Diagnosis and treatment of vascular malformations of the brain. Curr Treat Options Neurol. 2014;16(1):279.

[78] Heros RC, Korosue K, Diebold PM. Surgical excision of cerebral arteriovenous malformations: late results. Neurosurgery. 1990;26(4):570–577:discussion 577–578.

[79] Spetzler RF, Martin NA. A proposed grading system for arteriovenous malformations. J Neurosurg. 1986;65(4): 476–483.

[80] Pikus HJ, Beach ML, Harbaugh RE. Microsurgical treatment of arteriovenous malformations: analysis and comparison with stereotactic radiosurgery. J Neurosurg. 1998;88(4):641–646.

[81] Gross BA, Du R. Surgical and radiosurgical results of the treatment of cerebral arteriovenous malformations. J Clin Neurosci. 2012;19(7):1001–1004.

[82] Clatterbuck RE, Hsu FP, Spetzler RF. Supratentorial arteriovenous malformations. Neurosurgery. 2005;57(1 Suppl):164–167.

[83] Hashimoto N. Microsurgery for cerebral arteriovenous malformations: a dissection technique and its theoretical implications. Neurosurgery. 2001;48(6):1278–1281.

[84] Coenen VA, Dammert S, Reinges MH, Mull M, Gilsbach JM, Rohde V. Image-guided microneurosurgical management of small cerebral arteriovenous malformations: the value of navigated computed tomographic angiography. Neuroradiology. 2005;47(1):66–72.

[85] Russell SM, Woo HH, Joseffer SS, Jafar JJ. Role of frameless stereotaxy in the surgical treatment of cerebral arteriovenous malformations: technique and outcomes in a controlled study of 44 consecutive patients. Neurosurgery. 2002;51(5):1108–1116:discussion 1116–1108.

[86] Munshi I, Macdonald RL, Weir BK. Intraoperative angiography of brain arteriovenous malformations. Neurosurgery. 1999;45(3):491–497.

[87] Hanggi D, Etminan N, Steiger HJ. The impact of microscope-integrated intraoperative nearinfrared indocyanine green videoangiography on surgery of

arteriovenous malformations and dural arteriovenous fistulae. Neurosurgery. 2010;67(4):1094–1103:discussion 1103–1094.

[88] Killory BD, Nakaji P, Gonzales LF, Ponce FA, Wait SD, Spetzler RF. Prospective evaluation of surgical microscope-integrated intraoperative near-infrared indocyanine green angiography during cerebral arteriovenous malformation surgery. Neurosurgery. 2009;65(3):456–462.

[89] Ng YP, King NK, Wan KR, Wang E, Ng I. Uses and limitations of indocyanine green videoangiography for flow analysis in arteriovenous malformation surgery. J Clin Neurosci. 2013;20 (2):224–232.

[90] Zaidi HA, Abla AA, Nakaji P, Chowdhry SA, Albuquerque FC, Spetzler RF. Indocyanine green angiography in the surgical management of cerebral arteriovenous malformations: lessons learned in 130 consecutive cases. Neurosurgery. 2014;10(Suppl 2):246–251.

[91] Nagata S, Morioka T, Natori Y, Matsukado K, Sasaki T, Yamada T. Factors that affect the surgical outcomes of spinal dural arteriovenous fistulas. Surg Neurol. 2006;65(6):563–568.

[92] Colby GP, Coon AL, Sciubba DM, Bydon A, Gailloud P, Tamargo RJ. Intraoperative indocyanine green angiography for obliteration of a spinal dural arteriovenous fistula. J Neurosurg Spine. 2009;11 (6):705–709.

[93] Hanel RA, Nakaji P, Spetzler RF. Use of microscope-integrated near-infrared indocyanine green videoangiography in the surgical treatment of spinal dural arteriovenous fistulae. Neurosurgery. 2010; 66(5):978–984.

[94] Kato N, Tanaka T, Suzuki Y, et al. Multistage indocyanine green videoangiography for the convexity dural arteriovenous fistula with angiographically occult pial fistula. J Stroke Cerebrovasc Dis. 2012;21(8):918:e911–e915.

[95] Oh JK, Shin HC, Kim TY, et al. Intraoperative indocyanine green video-angiography: spinal dural arteriovenous fistula. Spine. 2011;36(24):E1578–E1580.

[96] Schuette AJ, Cawley CM, Barrow DL. Indocyanine green videoangiography in the management of dural arteriovenous fistulae. Neurosurgery. 2010;67(3):658–662.

[97] Wang G, Ma G, Ma J, et al. Surgical treatment of spinal vascular malformations performed using intraoperative indocyanine green videoangiography. J Clin Neurosci. 2013;20(6):831–836.

[98] Smith ER, Scott RM. Cavernous malformations. Neurosurg Clin N Am. 2010;21(3):483–490.

[99] Zabramski JM, Wascher TM, Spetzler RF, et al. The natural history of familial cavernous malformations: results of an ongoing study. J Neurosurg. 1994;80(3):422–432.

[100] Gault J, Sarin H, Awadallah NA, Shenkar R, Awad IA. Pathobiology of human cerebrovascular malformations: basic mechanisms and clinical relevance. Neurosurgery. 2004;55(1):1–16.

[101] Baumann SB, Noll DC, Kondziolka DS, et al. Comparison of functional magnetic resonance imaging with positron emission tomography and magnetoencephalography to identify the motor cortex in a patient with an arteriovenous malformation. J Image Guid Surg. 1995;1(4):191–197.

[102] Labauge P, Laberge S, Brunereau L, Levy C, Tournier-Lasserve E. Hereditary cerebral cavernous angiomas: clinical and genetic features in 57 French families. Societe Francaise de Neurochirurgie. Lancet. 1998;352(9144):1892–1897.

[103] Kesava PP, Turski PA. MR angiography of vascular malformations. Neuroimaging Clin N Am. 1998; 8(2): 349–370.

[104] Scott RM, Barnes P, Kupsky W, Adelman LS. Cavernous angiomas of the central nervous system in children. J Neurosurg. 1992;76(1):38–46.

[105] Amin-Hanjani S, Ogilvy CS, Ojemann RG, Crowell RM. Risks of surgical management for cavernous malformations of the nervous system. Neurosurgery. 1998;42(6):1220–1227.

[106] Sun GC, Chen XL, Zhao Y, et al. Intraoperative MRI with integrated functional neuronavigationguided resection of supratentorial cavernous malformations in eloquent brain areas. J Clin Neurosci. 2011;18(10):1350–1354.

[107] Zhao J, Wang Y, Kang S, et al. The benefit of neuronavigation for the treatment of patients with intracerebral cavernous malformations. Neurosurg Rev. 2007;30(4):313–318.

[108] Leal PR, Houtteville JP, Etard O, Emery E. Surgical strategy for insular cavernomas. Acta Neurochir. 2010;152(10):1653–1659.

[109] Grunert P, Charalampaki K, Kassem M, Boecher-Schwarz H, Filippi R, Grunert Jr. P. Frame-based and frameless stereotaxy in the localization of cavernous angiomas. Neurosurg Rev. 2003;26(1):53–61.

[110] Tirakotai W, Sure U, Benes L, Krischek B, Bien S, Bertalanffy H. Image-guided transsylvian, transinsular approach for insular cavernous angiomas. Neurosurgery. 2003;53(6):1299–1304.

[111] Scott RM, Smith ER. Moyamoya disease and moyamoya syndrome. N Engl J Med. 2009;360(12): 1226–1237.

[112] Suzuki J, Takaku A. Cerebrovascular "moyamoya" disease. Disease showing abnormal net-like vessels in base of brain. Arch Neurol. 1969;20(3):288–299.

[113] Imaizumi T, Hayashi K, Saito K, Osawa M, Fukuyama Y. Long-term outcomes of pediatric moyamoya disease monitored to adulthood. Pediatr Neurol. 1998;18(4):321–325.

[114] Kuroda S, Ishikawa T, Houkin K, Nanba R, Hokari M, Iwasaki Y. Incidence and clinical features of disease progression in adult moyamoya disease. Stroke. 2005;36(10):2148–2153.

[115] Choi JU, Kim DS, Kim EY, Lee KC. Natural history of moyamoya disease: comparison of activity of daily living in surgery and non surgery groups. Clin Neurol Neurosurg. 1997;99(Suppl 2):S11–S18.

[116] Kurokawa T, Chen YJ, Tomita S, Kishikawa T, Kitamura K. Cerebrovascular occlusive disease with and without the

moyamoya vascular network in children. Neuropediatrics. 1985;16(1):29–32.

[117] Ezura M, Takahashi A, Yoshimoto T. Successful treatment of an arteriovenous malformation by chemical embolization with estrogen followed by conventional radiotherapy. Neurosurgery. 1992;31 (6):1105–1107.

[118] Yamada I, Suzuki S, Matsushima Y. Moyamoya disease: comparison of assessment with MR angiography and MR imaging versus conventional angiography. Radiology. 1995;196(1):211–218.

[119] Katz DA, Marks MP, Napel SA, Bracci PM, Roberts SL. Circle of Willis: evaluation with spiral CT angiography, MR angiography, and conventional angiography. Radiology. 1995;195(2):445–449.

[120] Takanashi JI, Sugita K, Niimi H. Evaluation of magnetic resonance angiography with selective maximum intensity projection in patients with childhood moyamoya disease. Eur J Paediatr Neurol. 1998;2(2):83–89.

[121] Fujiwara H, Momoshima S, Kuribayashi S. Leptomeningeal high signal intensity (ivy sign) on fluid-attenuated inversion-recovery (FLAIR) MR images in moyamoya disease. Eur J Radiol. 2005; 55(2):224–230.

[122] Yamada I, Matsushima Y, Suzuki S. Moyamoya disease: diagnosis with three-dimensional time-offlight MR angiography. Radiology. 1992;184(3):773–778.

[123] Smith ER, Scott RM. Surgical management of moyamoya syndrome. Skull Base. 2005;15(1):15–26.

[124] Isono M, Ishii K, Kobayashi H, Kaga A, Kamida T, Fujiki M. Effects of indirect bypass surgery for occlusive cerebrovascular diseases in adults. J Clin Neurosci. 2002;9(6):644–647.

[125] Veeravagu A, Guzman R, Patil CG, Hou LC, Lee M, Steinberg GK. Moyamoya disease in pediatric patients: outcomes of neurosurgical interventions. Neurosurg Focus. 2008;24(2):E16.

[126] Czabanka M, Pena-Tapia P, Scharf J, et al. Characterization of direct and indirect cerebral revascularization for the treatment of European patients with moyamoya disease. Cerebrovasc Dis. 2011; 32(4):361–369.

[127] Scott RM, Smith JL, Robertson RL, Madsen JR, Soriano SG, Rockoff MA. Long-term outcome in children with moyamoya syndrome after cranial revascularization by pial synangiosis. J Neurosurg. 2004;100(2 Suppl Pediatrics):142–149.

[128] Mendelowitsch A, Taussky P, Rem JA, Gratzl O. Clinical outcome of standard extracranialintracranial bypass surgery in patients with symptomatic atherosclerotic occlusion of the internal carotid artery. Acta Neurochir. 2004;146(2):95–101.

[129] Schmiedek P, Piepgras A, Leinsinger G, Kirsch CM, Einhupl K. Improvement of cerebrovascular reserve capacity by EC-IC arterial bypass surgery in patients with ICA occlusion and hemodynamic cerebral ischemia. J Neurosurg. 1994;81(2):236–244.

[130] Sundt Jr. TM, Siekert RG, Piepgras DG, Sharbrough FW, Houser OW. Bypass surgery for vascular disease of the carotid system. Mayo Clin Proc. 1976;51(11):677–692.

[131] Yanaka K, Fujita K, Noguchi S, et al. Intraoperative angiographic assessment of graft patency during extracranial-intracranial bypass procedures. Neurol Med Chir. 2003;43(10):509–512.

[132] Woitzik J, Horn P, Vajkoczy P, Schmiedek P. Intraoperative control of extracranial-intracranial bypass patency by near-infrared indocyanine green videoangiography. J Neurosurg. 2005;102(4):692–698.

[133] Awano T, Sakatani K, Yokose N, et al. Intraoperative EC-IC bypass blood flow assessment with indocyanine green angiography in moyamoya and non-moyamoya ischemic stroke. World Neurosurg. 2010; 73(6):668–674.

[134] Pena-Tapia PG, Kemmling A, Czabanka M, Vajkoczy P, Schmiedek P. Identification of the optimal cortical target point for extracranial-intracranial bypass surgery in patients with hemodynamic cerebrovascular insufficiency. J Neurosurg. 2008;108(4):655–661.

第 13 章　功能神经外科：脑深部电刺激术和基因治疗

Functional Neurosurgery: Deep Brain Stimulation and Gene Therapy

R. Mark Richardson　著

王开亮　译　　樊晓彤　校

自 20 世纪上叶立体定向框架技术发展以来，基于框架的立体定向已经成为各种神经外科手术中的成熟技术[1, 2]。虽然脑深部电刺激术（DBS）最初基于脑图谱，但使用立体定向框架的脑深部电刺激术（DBS）从开始到从消融的转化都是通过图像引导实现的。在 20 世纪 60 年代使用 DBS 治疗疼痛的过程中，首先以气脑造影开始，并在 20 世纪 80 年代末使用 MRI 和现代 DBS 模式而延续至今。现在，图像引导的手术导航系统使 DBS 手术可以通过皮肤或骨性标志物结合光学或电磁仪器追踪技术进行无框架立体定向[3-5]。无论哪种平台，DBS 电极的植入都是基于术前 MRI 的靶点定位，大多数中心通过微电极记录（microelectrode recordings，MER）进行术中电生理确认，以验证电极的实际位置。然而，实时 MRI 引导方面的研究进展正在改变这种模式。本章涵盖了功能神经外科的图像引导在三个重要领域内的进展：①升级了术前靶点结构及相关神经束成像的可视化技术，以优化 DBS 的目标靶点的选择；②发展了 iMRI 技术，对于 MRI 可见的刺激靶点，可实时显示 DBS 电极的放置位置；③发展了基于 iMRI 的基因治疗输送技术，来治疗帕金森病（Parkinson's disease，PD）。

一、脑深部电刺激术

在美国，DBS 在 1997 年和 2002 年经美国 FDA 批准分别用于治疗原发性震颤（essential tremor，ET）和帕金森病。随后，根据人道主义获得设备豁免（humanitarian device exemptions，HDE），DBS 在 2003 年被批准用于治疗肌张力障碍，在 2009 年被批准用于治疗强迫症（obsessive-compulsive disorder，OCD）。2010 年，欧盟又批准 DBS 用于治疗癫痫。尽管到目前为止，运动障碍和癫痫的目标刺激靶点都是一些灰质结构，但强迫症和抑郁症等精神性疾病作为适应证，其新兴靶点是白质纤维束。我们将具体介绍 FDA 所批准的在 MRI 上定位 DBS 刺激靶点的方法，并进一步讨论如何结合纤维束成像来完善传统的灰质靶点的选择，以及神经精神疾病适应证的最佳刺激靶点。

二、传统框架 DBS 的常规考量

在立体定向手术中，外科医生必须进行图像的空间注册，来使 MRI 的空间与实时的物理空间尽可能地匹配。这通常是通过使用刚性固定框架和市面上可获得的神经导航软件来完成的。术前

MRI 可以在手术当天利用和立体定向框架所锚接的 MRI 定位装置获得。或者，也可以使用 CT 定位器锚接框架后获取容积 CT 图像，并与最近的 MRI 融合实现。我们更倾向于后一种方法，因为它缩短了患者在手术当天的扫描时间，也缩短了患者佩戴刚性立体定向框架的时间。因为许多运动障碍性疾病的患者需要镇静，甚至是全身麻醉来获得高质量的 MRI，故而患者可以提前在门诊扫描 MRI，避免麻醉药对运动症状或认知功能的潜在长时间影响，进而影响参与清醒期的 DBS 手术。虽然在 CT 和 MRI 融合的过程中可能会给靶点定位带来一些误差，但在临床实践中，只要外科医生对自动配准融合的结果进行仔细、反复的检查，一般不会造成很严重的影响。而如果单独使用 MRI，定位标志点的失真是一个潜在的错误来源，因为磁场是不均匀的，在扫描区域的周边部分有最大的潜在失真[6]。

靶点的定位通常是综合间接和直接方法来完成的。间接定位依赖于前联合（anterior commissure，AC）和后联合（posterior commissure，PC）的可视化，以及这些结构与手术靶点的已知位置和距离关系。直接定位则依赖于实际手术靶点的可视化，进而生成立体定向的空间坐标。为了能最好地观察到前后联合，通常要扫描一个 T_1 加权的容积图像。我们使用磁化预处理快速梯度回波（magnetization-prepared rapid gradient echo，MPRAGE）序列，这种扫描类型旨在最大限度地减少失真误差[7]，同时通过校准，可将扫描平面的切片平行于 AC-PC 线。该序列是一种三维容积梯度回波图像，覆盖了 1.5mm 厚的全脑切片，层间距离为零。还可进行 MRI 的增强扫描，用于在规划穿刺路径时避开血管。

在神经导航软件中使用 T_1 序列，根据标准的 AC-PC 坐标能有效地设置靶点，并在下一步的 T_2 序列扫描中对靶点位置进行微调。通过这种方式，可以结合斜面、平面视图等角度下经由

目标核团的入径进行考量来完成最终的靶点选择。考虑到患者的脑沟解剖结构，入颅点应尽可能靠近冠状缝，这为在丘脑底核团（subthalamic nucleus，STN）、苍白球内侧部（globus pallidus internus，GPi）和丘脑腹侧中间核（ventral intermediate nucleus of the thalamus，Vim）放置电极提供了一个有利的矢状路径角度。这个位置的优点是为术中再次确认框架的坐标设置提供了一个机会，通过目测颅骨上的入颅点与冠状缝的距离，进而判断、确认预设入颅点与实际点是否在同一个位置。冠状缝就额部而言不算靠前，因此术后不会影响患者容貌；但对初级运动皮质而言，则处于较前方的位置（一般在前面两个脑回），当偶尔发生入点处皮质下出血时，相关的致残率可以降到最低。如果是基于 CT 的框架扫描，识别冠状缝线就很简单了。在做路径规划时，我们除了避免穿过脑室，还在穿刺路径和任何在影像学上可见的血管之间留出了至少一个标准导引套管宽度的距离（2.1mm）。在放置电极时最好避免穿过脑室，因为可能会额外增加术后患者出现意识障碍[8]、靶点偏移[9, 10]和出血[11]的风险。

为了实现基底节靶点的可视化，可以扫描轴位 T_2 容积成像，可以是在涵盖目标区域而平行于 AC-PC 平面的几个层面。T_2 快速自旋回波（T_2 FSE）和反转恢复（FSE/IR）技术已经使用了十多年[12]。与单纯的间接或基于图谱的定位相比，在 MRI 上直接识别靶点可使得定位的准确性提高，这一点已在多项研究中得到报道（Brunenberg 等的综述回顾）[13]。然而，每台 MRI 扫描仪都是不同的，由有经验的神经放射学家或 MR 物理学家对定位序列进行优化扫描是至关重要的。在特定的扫描仪器上选择适当的序列，并定期对 MRI 扫描仪进行调整，可以将失真程度降到最低，经常使用模体测试可以确定是否存在误差。在 1.5T 扫描仪上获得的图像通常足以用于立体定向的规划，但我们更倾向于用 3T 扫描仪来显示靶点，

因为信噪比的提高会使分辨率更高。虽然磁场强度的增加也增加了图像失真的可能性，但据估算，在脑深部靶点周围 10mm 的立方体区域内，3T MR 失真引起的误差<0.3mm[14]。Alterman 教授和 Tagliati 教授主张只使用轴向的 FSE/IR，因为它能较好地抵抗磁敏感伪影，而且在倒置图像上识别 AC 和 PC 比较容易[15]。这些作者只采用间接方法来定位 DBS 植入的靶点，发现即使对 FSE/IR 不能很好地显示 STN 靶点，也可以在 80% 的病例中通过一个或两个 MER 针道来确定靶点位置[16]。

超高场强（7T）MRI 可以获得脑内靶点的更多结构细节（图 13-1）。在 7T 条件下获得的人脑解剖成像展示出更高的图像分辨率和对比度，大大改善了 DBS 靶点的解剖学界定，可以识别这些目标靶点的内部空间构筑关系[17]。例如，7T 图像显示了 STN 相对黑质的清晰分界线，GPe

和 GPi 之间的内髓板，以及对包括 Vim 在内的丘脑内部核团的直观显示。相对于在 1.5T MRI 上获得的标准临床图像，Duchin 等对接受 DBS 手术、进行术前评估的受试者进行了 7T MRI 几何失真量的研究[18]。与 1.5T MRI 一样，7T 图像可以与 CT 图像进行配准，在中脑区域表现出最小的附加失真。这些失真可以通过基于脑区的线性注册算法来纠正，表明了使用 7T MRI 进行 DBS 靶点定位的可行性。在该小组的另一份报道中，7T 的弥散成像可以更大程度地描述特定的连接模态，可以被用来实现生成个体化的基底神经节和丘脑核团亚分区的精细划分，其结果与静息态 fMRI 所得的功能连接图谱一致[19]。尽管 7T MRI 设备并不普及，目前也没有 7T MRI 扫描仪被 FDA 批准用于临床，但在未来，超高场强成像可能会展现出其在 DBS 精准定位方面的无限价值。

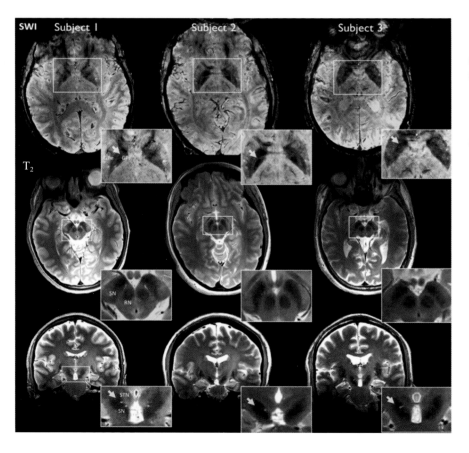

◀ 图 13-1　7T MRI 的结构成像

（上排）三个受试者在苍白球（GP）、壳核和丘脑水平上的轴位高分辨率磁敏感成像。白箭表示 GPe 和 GPi 之间的边界，被称为苍白球内髓板（最上面的插图）。（中行）三个受试者在黑质（SN）和红核（RN）水平的轴位高分辨率 T₂ 加权图像。（底排）三个受试者在 STN 和 SN 水平上的冠状位 T₂ 加权图像。冠状位图像提供了良好的对比度，使 SN 和 STN 沿外侧－内侧轴的区分成为可能，如每个插图中的白箭所示（经许可转载，引自参考文献 [19]）

三、术前影像和靶点选择

（一）丘脑底核

STN 是目前治疗 PD 最常用的靶区。用于 STN 靶点定位的典型成像序列是 T_2 加权的 FSE。为了减少成像所需的时间，扫描的厚度只需要包含目标靶区在内即可，不需要全颅扫描[20]。已有多个研究组报道了使用磁敏感加权成像（susceptibility-weighted imaging，SWI）和其他 T_2 序列，利用这些成像方法对铁沉积的高敏感性来划定 STN 边界[13, 21, 22]。在 3T 条件下，T_2^*-FLASH 2D 成像显示出在 STN 可视化方面所具有的优异的可靠性，特别是在冠状位视图方面，尽管 SWI 对 STN 的对比度 – 噪声比值也明显高于标准 T_2 加权成像[23]［注意 FLASH 是快速低角度拍摄（fast low angle shot）的首字母缩写。不同的 MRI 设备制造商对这种类型的序列使用不同的名称。西门子使用 FLASH 这个名字，GE 使用 SPGR（扰相梯度回波）这个名字，飞利浦使用 CE-FFE-T_1 表示对比剂增强的快速场回波］。这在改善 STN 后部的可视化方面效果尤其明显。高分辨率三维 T_2 加权血管造影（HR 3D SWAN）是另一种被证明其分辨率优于标准 T_2 FSE 的序列[24]。Lefranc 等利用术中 CT 确定的微电极位置，显示了术中电生理结果与 MRI 解剖位置的良好对应关系。到目前为止，使用更高分辨率的图像进行术前规划是否会带来更好的临床效果还尚未见报道。此外，使用弥散加权成像来观察基底节中白质纤维束与规划电极位置之间的关系[25]，可能在 STN 靶点定位中发挥着越来越大的作用。

STN 背外侧（感觉运动区）部分的精确定位，对于获得对运动症状的最佳治疗效果，以及最大限度地减少运动和非运动性不良反应至关重要。在轴位 T_2 加权图像上，在 AC-PC 线下 4mm 处开始定位，但由于个别患者的解剖结构不同，

为获得更好地显示 STN，可以向上或向下改变 1mm（间接坐标为 x= ± 12，y=-3，z=-4）。在这个平面上，可以通过识别红核和 STN 的内侧边界辅助定位。定位的靶点是 STN 内 – 外侧方向的中心，在前 – 后方向上与红核的前缘对齐（图 13-2），这个位置是 STN 感觉运动区的假定中心[27]。然后，在个体的大脑解剖结构所允许的情况下，可以在矢状面和冠状面调整穿刺路径，以使路径穿过 STN 背外侧的距离最优化。神经导航软件中的平面内路径视图也可用于预测微电极记录时进入 STN 的深度（图 13-3）。

丘脑底区中用于改善 PD[28] 和 ET[29, 30] 的运动症状的靶点是尾侧未定带区域（cZI），这是一个水平延伸的灰质神经细胞区域，将豆核束和丘脑核束分开。然而，这一结构在标准的 T_2 成像上是不可见的，因此，通常将电极放在 STN 后背侧部分的后内侧区域[28]，基于尸检的结果证实这一区域可能是 cZI 的区域。然而，在 3T MRI 上，T_2^*-FLASH 2D 图像确实可以看到 cZI 区，虽然只有喙部。因此，目前对 cZI 的靶点定位需要从解剖学图谱中获得。

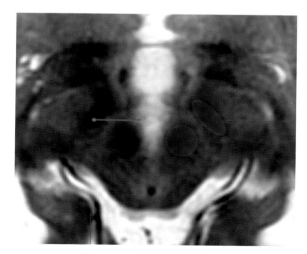

▲ 图 13-2　丘脑底核团靶点定位

在 T_2 加权序列上可以看到丘脑底核团的区域在 AC-PC 平面下 4mm 处，并与 AC-PC 平面平行。从中线到 STN 的后外侧画一条线，与红核前缘对齐，目标放在 STN 中心的这条线上。AC. 前联合；PC. 后联合

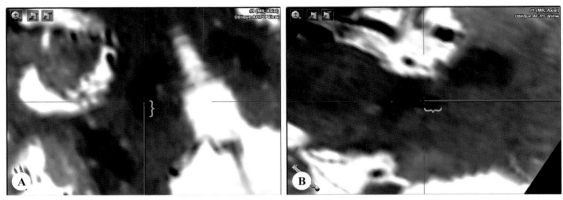

▲ 图 13-3　平面内路径视图

计划软件可用于预测在 MER 过程中进入目标核团的深度。在冠状斜面（A）和矢状斜面（B）平面视图中，括号表示进入到 STN 的距离

（二）苍白球

苍白球内侧部（GPi）是治疗肌张力障碍最广泛使用的刺激靶点。GPi 也被广泛用于治疗 PD，并被证明具有与 STN 刺激相似的疗效[32]。与 STN 一样，GPi 也有自己的功能亚区划分，从而决定了电极应放置在 GPi 的感觉运动区或后外侧部分[33-35]。用于定位 GPi 的典型扫描序列包括 T_2 FSE 和 FSE/IR，同时扫描这两种序列，选择 GPi 成像最清楚的那个序列来定位 DBS 靶点可能更适合在临床应用。与 STN 成像的结果类似，研究表明在 3T MRI 时，GPi 用 T_2^*-FLASH 2D 序列的显示效果最好；与标准 T_2 加权成像相比，SWI 对 GPi 的对比度 – 噪声比明显更高（图 13-4）。然而，我们发现，翻转 IR 图像往往能提供更好的可视化效果。此外，纤维束概率追踪法已被应用于探索背侧和腹侧 GPi 的连接模式，腹侧 GPi 与初级感觉皮质和后部运动皮质区域的连接性更强，背侧 GPi 与运动和运动前区域的连接性更强[37]。这一结果表明，在未来的 DBS 靶点定位中，弥散加权成像可越来越多地用于可视化基底节核团的不同功能、解剖亚区。

GPi 靶点可以在 AC-PC 平面内进行选择（间接坐标为 x=21，y=2，z=0）。沿着 GPi 和内囊的边界测量一条线，并将其分为 3 份。目标放在苍

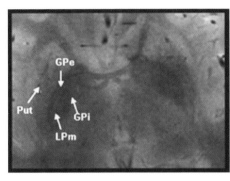

▲ 图 13-4　T_2^*-FLASH 2D 序列中苍白球区域的轴位视图
图中标明了 GPi 和周围的结构。GPi. 苍白球内侧部；GPe. 苍白球外侧部；Put. 壳核；LPm. 内髓板（经许可转载，引自参考文献 [36]）

白球 – 内囊边界处后 1/3 和前 2/3 交界处的外侧 3～4mm 处，也就是内髓层（GPi 和 GPe 之间的白质边界）的内侧 1mm 处（图 13-5）。然后，可以利用神经导航软件中的"探针视图"，将计划中的路径延伸到目标以外的苍白球底部，以验证该路径末端是在视束的外侧以外，或正好在视束的外侧终止。

（三）丘脑

在 1.5T 或 3T 的标准 T_1 和 T_2 加权 MRI 上，丘脑的单个核团不能被直观地划分出来。其他研究组已经报道了使用专门的 MRI 序列来可视化 Vim 核团，从而用于治疗 ET。有人提出了在 3T

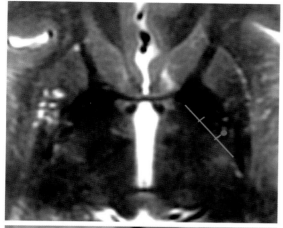

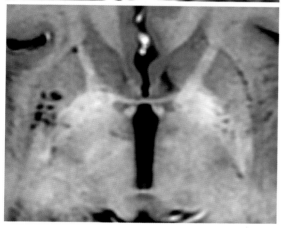

▲ 图 13-5　苍白球内侧部的定位

在反转恢复序列的 AC-PC 平面上看到的苍白球内侧部的区域。苍白斑边界被分为 3 份。靶点在分界线后 1/3，垂直于分界线向外侧 3～4mm。AC. 前联合；PC. 后联合

下使用优化的三维 MPRAGE 方案，以最大限度地提高丘脑灰质和白质之间的对比度[38]。这种优化的结果可以可靠地识别出丘脑的 4 个大核团：前、外侧、内侧和后侧核团。多个研究组将概率弥散纤维束成像（diffusion tractography imaging，DTI）技术应用于 Vim-DBS 病例中的有效和无效刺激位置的回顾性分析中。从有效刺激位点追踪的神经束表明，控制震颤最有效的 DBS 靶点所在的丘脑区域可能与初级运动皮质连接概率最高[39]，或与运动前区具有较强的连接[40]。DTI 在 Vim-DBS 定位中的前瞻性应用研究还未见报道。使用静息态 fMRI 根据运动皮质、小脑上部和丘脑之间的功能连接来区分 Vim 核团的应用已

见诸报道[41]。

因此，在基于 Vim-DBS 的 ET 常规治疗过程中，常规通过立体定向坐标和标准容积 T_1 梯度回波成像间接定位来完成对 Vim 核团的定位，然后再考虑第三脑室的宽度来进行直接定位。我们常用的定位方法是，坐标是 x= ± 12mm，y=+6mm（以 PC 为基准），z=0，并将目标修改为在 AC-PC 平面的 MRI 图像上距第三脑室外侧边缘 10mm[42]。

（四）腹侧内囊 / 腹侧纹状体

相对于运动障碍疾病选择灰质核团进行刺激，人们越来越认识到直接刺激白质纤维束对治疗精神障碍类疾病的重要性。目前批准的可用于治疗强迫症的靶点为腹侧内囊 / 腹侧纹状体（VC/VS），如此命名是因为刺激靶点除了包括邻近的腹侧纹状体外，还包括内囊前肢[43]。虽然各中心的扫描序列各异，但总的来说，T_2 加权扫描序列常被用来更好地区分灰、白质。在世界范围内，DBS 治疗强迫症的经验中，相对于内囊前部切开术，目标靶点已经逐渐移到了内囊前肢的后方，这主要是根据临床结果所做的调整。目前靶点的中心位置是在内囊前肢和腹侧纹状体的交界处，距离 AC 的后缘 1～2mm 处，可能只有最远处的触点在伏隔核的尾侧（图 13-6）。Nuttin 等详细指出，在轴位图像上，靶点位于 AC-PC 平面上，选择 AC 的后边界距离中线约 6mm 处[44]（图 13-7）。

在 OCD 和难治性抑郁的治疗中，McIntyre 及其同事在分析白质纤维束与 DBS 治疗效果的关系方面处于领先地位[45]。通过结合临床数据、弥散张量成像和基于个体的神经刺激的计算机模型来确定 VC/VS DBS 激活的特定神经通路，他们发现临床治疗有效者在该模型中多激活 VS 的内 - 外侧方向或伏隔核的背侧 - 外侧方向的神经纤维通路[46]。同样，共同的神经通路在受到刺激但无效的患者中也被识别出来。随后，更复杂

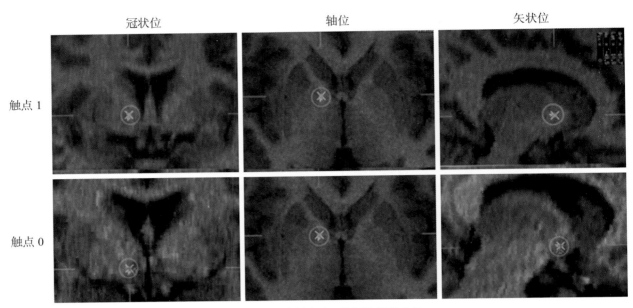

▲ 图 13-6　腹侧内囊 / 腹侧纹状体定位

强迫症患者的两个深部电极触点的植入后位置（圆圈内 X）。右侧触点 0 和触点 1 的中心位置在冠状位、轴位和矢状位层面的位置（经许可转载，引自参考文献 [43]）

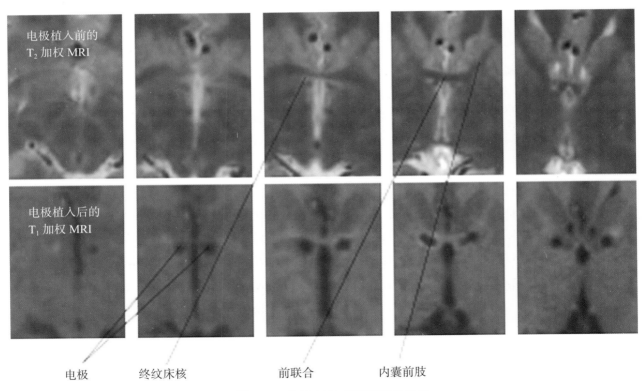

▲ 图 13-7　腹侧内囊 / 腹侧纹状体定位

术前（上排）T$_2$ 加权 MRI，轴位相邻序列，平行于 AC-PC，垂直于正中矢状面。术后（下排）T$_1$ 加权 MRI，显示了电极触点在终纹的位置。AC. 前联合；PC. 后联合（经许可转载，引自参考文献 [44]）

的针对 TRD 患者的个体化的纤维束激活模型被用来研究 DBS 刺激胼胝体下扣带回白质 [47]。全脑纤维束追踪与临床刺激参数构建的刺激激活组织体积模型相结合，表明所有的 DBS2 年反应者都通过他们的刺激激活组织激活了双侧的通路：①内侧额叶皮质通过胼胝体小束和钩束；②嘴部和背侧扣带回皮质通过扣带束；③皮质下核团。然而，在那些无反应者中并没有一致地显示这些激活连接 [48]。这项正在进行的工作表明，激活皮质、皮质下结构和扣带回通路的特定组合可能是获得治疗效果的必要条件，而电极位置的微小差异可能在直接刺激激活的神经通路的过程中产生巨大差异。

（五）术后影像

有 3 种常见的方法可以用来验证植入电极的位置：术中 CT、术后 CT 和术后 MRI。我们倾向于对所有患者进行术后 MRI 检查，因为这些扫描已被证明是相当安全的，尽管 MRI 制造商对电极植入类的 MRI 扫描相关指南十分严格 [49]。尽管伪影比 CT 的要大，而且稍微偏心，但 MRI 和 CT 所检测到的电极位置间的差异不到 1mm [50]。术后 MRI 的价值在于不需要与术前 MRI 融合，所以任何潜在残留的术中脑移位都可以被观察到。而如果需要的话，也可以将术前和术后的 MRI 图像相融合，以估计电极放置的误差。在多个中心，电极植入的患者数以千计，均已经在 1.5T MRI 中进行了扫描，目前并没有相关重大并发症的报道 [51]。

一些研究组已经发表了他们在 DBS 植入术中使用 CT 的方法 [52-55]。这也是一种检查电极位置的方法，因为 CT 上无法直接显示靶点，故而不能实时显示电极植入过程中在解剖学上的靶区内位置，这个位置则必须通过与术前 MRI 的融合才能推断出来。尽管如此，这种方法仍能很精确地将电极放置到解剖学上所选定的靶点，据报

道其误差范围在 1.5mm 左右 [56]。

四、MRI 引导的术中实时 DBS

（一）前瞻性的立体定向技术

正如前文所述，基于框架和无框架的立体定向手术都依赖于手术前所获得的图像。图像注册到手术空间需要图像融合和设置框架坐标（基于框架的立体定向技术）或使用神经导航系统进行基准点注册（无框架立体定向）。然而，打开硬膜后，脑脊液的流出和空气的进入产生双重作用，可能会导致不可预知的、不同程度的脑移位，甚至可以发生在深部的结构中 [57, 58]。由于这些原因，立体定向手术无法在设备植入手术的过程中对大脑和靶点区域实现真正的可视化，因此就本质而言，很容易受到术中无法检测到的注册步骤、脑漂移和配准技术等方面的潜在错误所导致的不准确性的影响。

在过去 10 年里，加州大学旧金山分校开发了一种基于头颅骨安装的靶点定位装置的实时术中磁共振成像方法 [59]。这种方法旨在提高 DBS 植入的安全性和准确性，以便在术中对植入靶点和 DBS 电极实现可视化。这一方案是基于前瞻性立体定向的概念，即在磁共振系统中对固定于颅骨的路径导管进行校准 [60]。这种方法最初应用于脑部活检 [61, 62]，后来用于 DBS 电极的植入 [61, 63, 64]。这种方法可以立即发现并发症，不需要 iMER 的定位，并减少了对脑的穿刺。这种策略的主要特点包括：①在一次手术中整合了术前计划、电极植入和术中实时磁共振，确认 DBS 电极的放置，患者需要躺在 MRI 扫描框架内；②通过安装在颅骨骨孔的路径导管而不是传统的立体定向框架和弧弓系统进行路径的校准和 DBS 电极的植入；③在 MRI 扫描所得的立体空间中定义靶点坐标，而不是单独基于基准点的空间定义；④全麻下患者取仰卧位，不需要进行 MER

或术中刺激测试；⑤颅骨钻孔和颅内空气进入后，可扫描、获得靶点图像进行校准[64]。

在第一代平台中，可采用一种市售的颅骨固定导向装置（Nexframe MR, Medtronic, Minneapolis, Minnesota），通过 1.5T iMRI 将 DBS 电极植入 PD 患者的 STN[64]。其准确性优于基于框架和无框架立体定向的 DBS，临床效果相当，并发症发生率低。随后，随着第二代应用平台 ClearPoint 系统（MRI Interventions, Inc., Irvine, California）的开发，这一方案得到了补充，该系统基于一个专门设计的穿刺路径导引装置（SMARTFrame）和专适于这一用途的控制软件[59]。这一平台被批准用于 3T 磁共振扫描仪，但在这一磁场强度下，应仔细评估图像失真的可能性，目前仍然需要 MR 物理学家在一个特定位置的 3T 扫描仪上建立初步的扫描参数。然而，随着这项技术的成熟，3T 场强可能会成为 iMRI 引导手术的最佳成像环境。

（二）ClearPoint 定位系统

使用 ClearPoint 系统进行 DBS 植入可以在真正的术中磁共振成像环境下或诊断性磁共振成像扫描仪中进行。该平台与目前所有可用的磁共振成像扫描仪兼容。下面所描述的例子大多是在诊断性 MRI 扫描仪中进行的同步的、双侧的电极植入手术。在将患者转移到磁共振扫描室之前，手术患者首先要剃头，并在冠状缝的位置以含有肾上腺素的局部麻醉药浸润头皮。因为在 MRI 环境中不能使用 Bovie 电凝止血系统，提前浸润头皮有利于开口时的头皮止血。患者头部被限制在一个固定装置中，可以是 MRI Interventions 公司生产的集成成像线圈装置，也可以是允许在头部两侧放置两个环形线圈的装置。患者在磁共振成像孔的头端进行准备和铺单，这种情况下，如果手术在诊断性扫描仪中进行，这个区域就变成了一个微型的无菌手术室。在头部两侧，以冠状缝

线附近为中心，放置一个可粘贴的、MRI 可见的网格。将患者移到磁力等中心点，获得带有对比剂增强的容积 T_1 扫描图。前额的上部以放置在磁铁中心为最佳，以便将等中心点定位在与外部穿刺路径套管和脑深部靶点大致等距的位置。

控制软件（ClearPoint）安装在磁共振控制室的一个独立工作站上，并通过网络链接与磁共振系统的主机进行通信，通过网络链接发送数字成像和通信（digital imaging and communications in medicine，DICOM）数据。通常工作流程在软件中分为三个不同的阶段：钻孔规划（入颅点），目标选择和路径可视化（靶点），以及校准路径导管和插入监测装置（导航）。该软件可以进行单侧或双侧手术，磁共振室内的第二个显示器为外科医生提供了工作流程中每一步骤的可视化。使用 ClearPoint，根据标准的 AC-PC 坐标系统来选择目标，在这个阶段不考虑目标解剖位置的直接可视化。选择适当的穿刺路径，然后将这些路径的入颅点投射到控制软件自动识别、重建的标记网格中。该软件提供了网格坐标，在该坐标上为既定的穿刺路径提供入颅点的坐标位置（图 13-8A）。与基于框架的手术相比，如果使用集成线圈/头颅固定系统，外侧的进入点是受限制的，这是因为目前该硬件限制了定位装置的安放，此外还增加了在较小孔径磁场环境中发生钻孔碰撞的风险。因此，对于脑室比较大（外科医生又不打算穿过脑室）而不得不需要较外侧的入颅点的患者，基于框架的 DBS 手术可能是更好的选择。用一把定制的锋利的螺丝刀在指定的网格坐标处穿过皮肤，用来在颅骨上标记入颅点的位置（图 13-8B）。必须确保标记工具不会因为头皮的不慎移动而发生偏移。直接通过这些标记做一个冠状切口。虽说所选择的各个路径若是循着由外侧向内侧的次序规划，那么同时进行 GPi 定位是可能的，但由于所需的颅骨钻孔间距较近，无法同时安装 2 个路径导向基

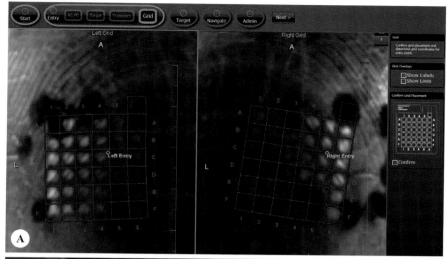

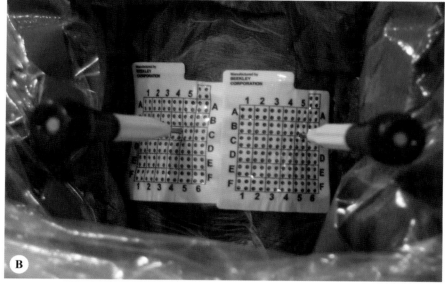

◀ 图 13-8　使用 ClearPoint 术中 –MRI 平台标记颅骨的入颅点
A. 软件对放置在头皮上的充满增强剂的网格进行分割，并将所选路径的入颅点位置投射到适当的网格位置；B. 使用标记工具来刺穿网格并穿入颅骨。打开后，颅骨标记表明了打开后钻孔位置应处于标记位置的中心部位

座，因此传统旁矢状面的 GPi 穿刺路径需要逐侧植入。

ClearPoint 系统的核心部件是安装在颅骨上的路径导管，或称 SMARTFrame，它包含一个 MR 可见的靶向套管。两个运动度（俯仰和旋转）使框架围绕球形尖端旋转，球形尖端是空间中的一个固定点。因此，一旦 SMARTFrame 被安装固定，入颅点也就固定了。俯仰和旋转的调整允许靶向套管沿着与计划路径平行的轨迹进行微调。另外两组控制（x-y 阶段）允许用户将平行的路径与计划的路径校准对齐。然而，x-y 平台提供的校准范围是有限的，在任一正交方向的最大偏移量为 2.5mm。在垂直于默认的未进行俯仰和旋转角度的校准的平面上，通过内置在框架底部的 3 个 MR 可见的基准点进行成像获得坐标位置，使软件能够检测到框架相对于患者和靶点的角度。随后，向外科医生提供调整入颅点的指示。SMARTFrame 的调整是通过一个控制器转动路径导管上的旋钮进行的，该控制器连接到框架上，其长度足以允许在患者保持在等中心时从磁铁头部进行调整。

一旦钻好了孔，在安装 SMARTFrame 之前，必须决定是否要大面积打开硬膜，以使得脑漂移发生在针对靶点位置的序列再次扫描之前。

在随后的步骤中，我们倾向于一旦路径校准后，就使用锋利的针头刺破硬膜。然而，人们可能更希望在细针穿刺时看到皮质表面，特别是在怀疑皮质入点附近有血管时。如果要在两侧打开硬膜，应在此阶段进行，以便脑漂移发生在靶点解剖位置扫描之前。

一旦硬脑膜被大面积打开，或决定在以后的步骤中使用尖锐的细针，而 SMARTFrame 已经安装在骨孔上，患者就会被移到磁场中。通过扫描获得一个新的容积 T_1 加权图像，以及一个 T_2 FSE 和（或）IR 局部序列，大致以 AC-PC 平面为中心。这些序列与基于 MER 手术的常规术前 MRI 所获得的序列相同。可以通过直接观察解剖结构，选择目标靶点（图 13-9）。此时，最后的穿刺路径就取决于路径导管的固定位置，需要确认与最初的计划路径基本一致。如果按照预期的皮质入颅点来考量，SMARTFrame 未能理想安装，则软件允许外科医生使用 x-y 平台将目标套管的尖端偏移 2mm。如果采取这种操作，必须预计到在随后的步骤中必须更多地依靠俯仰和旋转来调整，因为 x-y 平台上的（剩余）空间此时可能已经很小了。就这个问题而言，如果目标在设备的角度范围之外，或者在电极

植入过程中预计会发生碰撞，软件会发出警告。

在导航步骤中，软件沿路径导管的底座生成扫描平面，采集成像数据，将这些数据手动输入扫描仪器的软件中。该图像被传回工作站，工作站对目标套管的位置进行检测，并提供调整俯仰和旋转控制的指令，使靶点套管与所需的路径相吻合。在进行调整后，可以进行同样的图像扫描，这个过程重复进行，直到软件预测路径导管与靶点的误差在 2mm 以内。接下来，软件提供新的参数，用于沿着指定的穿刺路径获取斜冠状面和斜矢状面。当这些扫描数据被发送到工作站时，软件会自动检测靶点套管的实际路径，通过线性拟合预测靶点的深度，并确定 x-y 平面内与目标的距离（图 13-10）。外科医生根据软件的指示，调整 x-y 平面平移的距离，以纠正这个预测误差，这个过程将会反复进行，直到达到一个可接受的预测误差值。在 ClearPoint 平台上，预测的二维矢量误差应该实现＜0.5mm。然而，不同的 MRI 扫描仪在植入的瓷质导针与所选靶点的位置方面可能会有重复性的偏倚。例如，我们通常会延循这样的路径，即使用西门子 Magnetom 扫描仪植入瓷质导针时，鉴于瓷质导针有落在靶

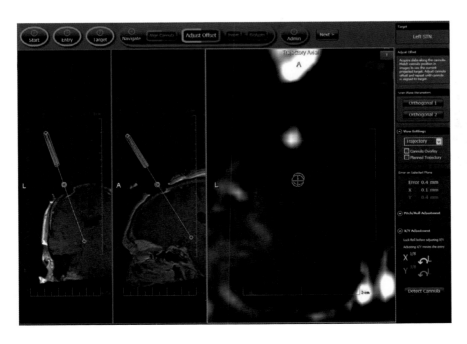

◀ 图 13-9　在 ClearPoint 中校准路径并预测误差

最后沿 x-y 方向平移后的屏幕截图，显示预测误差为 0.4mm。开放圆圈指示路径略微偏向靶点的前方，在这例患者中，考虑到这个特定扫描仪朝后方的轻微偏向，这是一个预置的误差

点后方的倾向，为了使预测误差接近于零，所以总是在向前的方向上按照预测误差留余。

在这个阶段，软件提供了电极的长度，以设置植入深度的止点，使其在植入时止于靶点位置。SMARTFrame 配备了一个刚性的、不导电的、钝的瓷质导针，该导针被层压在塑料中（直径 1.4mm），使产生的 MR 伪影最小。在插入 DBS 电极之前，在瓷质导针上设置一个深度限位，并将其固定在一个可剥离的塑料鞘中。插入导针后，在植入电极前进行扫描，以验证靶点位置的正确性，确认无并发症。如果在安装 SMARTFrames 之前，硬脑膜还没有被大面积打开，可以使用锋利的瓷质导针在一次操作中将硬脑膜和蛛网膜一起刺穿。随后将钝的导针插入剥离鞘中时，可在部分插入后获取 MR 图像，以排除脑部偏移造成的皮质下出血，也可一步到位将钝导针插至靶点。需要注意的是，如果硬脑膜在之前的阶段被打开，那么外科医生可采用传统的方式，用手术刀和电凝，或用锋利的细针打开蛛网膜，关键是在插入细针时，肉眼直视下确保皮质的移位最小，以减少皮质下出血的风险。一旦硬质导针被放置到靶点深度，最后的评估步骤则

是通过比较细针位置与预定靶点的距离来确定植入误差。如果植入精度不可接受，软件可以计算出 x-y 平台上所需的调整，外科医生可以取出钝性导针和鞘，进行调整，然后重新植入。

当外科医生确定瓷质导针已经被放置到离预定靶点的可接受距离内时，将导针从塑料剥离鞘中取出，并插入 DBS 电极（图 13-11）。剥离塑料外鞘，进行最后的扫描以确认电极位置。在测量 DBS 电极的植入长度时，我们在植入 STN（靶点平面通常在 AC-PC 线下 4mm）时通常增加 2mm，在植入 GPi（目标平面通常在 AC-PC 线水平）时增加 4mm。这是考虑到了在 STN 的腹侧边界留下 0 号触点，或者以 GPi 为靶点时，在视束的上外侧留下 0 号触点。

（三）微电极定位对比 iMRI 引导的 DBS

尽管有些作者认为，在没有术中微电极记录帮助的前提下，仅凭术前 MRI[56] 或结合阻抗监测[65-67] 就可以成功植入 DBS 电极，但使用接近实时的 MRI 来指导电极放置，可以确保电极被放置到预定的靶点。据报道，基于框架和无框架的立体定向 DBS 电极放置的精确度通常

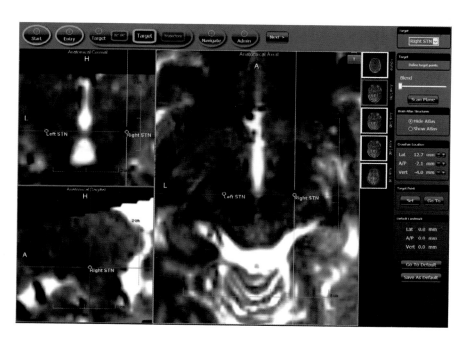

◀ 图 13-10　在 ClearPoint 中定位 STN 靶点
靶点的选择是通过对脑结构的实时成像来实现的

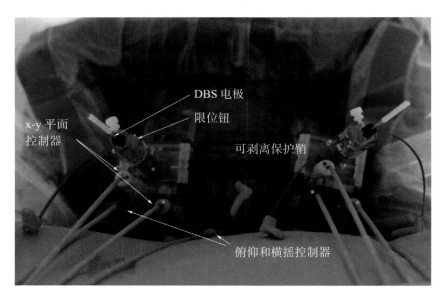

x-y 平面控制器

DBS 电极

限位钮

可剥离保护鞘

俯仰和横摇控制器

◀ 图 13-11　通过双侧 SmartFrames 植入 DBS 电极
电极已被放置到靶点深度，一旦电极的位置被磁共振证实，电极外的套管（保护鞘）将被移除

为 2~3mm[4]。在尸检和灵长类动物的研究中，ClearPoint 系统的准确度可使保障电极被放置在离预定靶点不到 1mm 的地方[59, 68]；截至本文付梓，以摘要形式报道的临床中的相关误差也类似。亚毫米级的准确度比使用标准的框架式立体定向技术结合术前 MRI 所获得的准确度要高，尽管也有报道使用 3T MRI 与术中 CT[56] 或单独的 MRI[65] 融合，不使用微电极记录，误差在 1.5mm。

在患者的治疗效果方面，既定的 MRI 可见解剖靶点与根据术中电生理学确定的靶点是否一样，最终将由长期研究来证明，目前还没有这方面的数据。然而，疗效相当的预期是基于许多团队既往在基于框架的微电极指导下进行 DBS 的经验。STN 和 GPi 是基于 iMRI 的"成熟"靶点，因为它们在 MRI 上很容易看到，其内部和周围的解剖结构都很明确，而且有大量文献将电极位置与临床结果联系起来[69]。在这一集体经验中，成功植入 DBS 电极的术中标准是基于电生理性的，或是通过检测 STN 或 GPi 细胞的运动相关电生理反应，或是通过宏刺激减少帕金森病症状。许多研究小组将术后 MRI 上的电极位置与单细胞放电、刺激引起的相关不良反应的阈值和临床成功率进行了回顾性的关联分析，证明 MR 成像定

义的 STN 背外侧区域和 GPi 的后外侧区域与感觉运动亚区紧密相关。随着神经纤维束成像方法的改进，以及有可能在靶点规划中包含患者个体化的高分辨率白质纤维束成像，其他刺激靶点也可能会逐渐适宜采用 iMRI 引导定位。

五、iMRI 引导下的基因治疗载体的输送

尽管最近在该领域的试验失败了，但人们对基因治疗和直接给药的方法来治疗 PD 的最终成功仍抱有很高的期望。目前，美国正在进行两项临床试验，研究基于 AAV2 载体的治疗方法。AADC 是多巴胺合成的最后限速酶（NCT01973543），而 GDNF 则是一种有效的神经营养因子（NCT01621581）。这些试验通过 iMRI 对流增强递送（convection-enhanced delivery, CED）对载体分布进行实时成像，试图克服之前 PD 药物递送试验中阻止药物达到疗效靶点过程中可能存在的障碍[70, 71]。

CED 是一个术语，指的是利用压力梯度在脑实质内产生大量流动，即通过向直接放置在靶点结构中的套管注入溶液来驱动间质内大分子的

对流[72]。这种方法允许治疗剂绕过血脑屏障且不受单纯扩散的限制，从而均匀地分布在大量的脑组织中。继 CED 在帕金森病非人灵长类动物（nonhuman primates，NHP）的 AAV2-AADC 临床前研究中成功使用后[73-76]，CED 已被用于向 PD 患者提供这种基因疗法，并在最初的 I 期试验中取得了令人鼓舞的结果[77, 78]。然而，仅仅使用 CED 还不足以确保临床前的成果向临床的最佳转化。对慢性 GDNF 蛋白输注试验中所使用的不同输注技术的全面分析强调了可变套管的设计和放置对产生不同结果的重要性[79]。事实上，AAV2-AADC 试验中，通过 CED 对患者进行输注后的成像分析发现，在没有实时可视化的情况下，对壳核的覆盖比例在一些病例中较低[80]。

为了尽快将临床前脑内给药研究的成果更大程度地转化为成功的临床试验，经过几年的发展，并在 NHP 中进行广泛的建模，形成了一种实时图像引导的 CED 方案[81]。"实时可视化输入"为神经外科医生提供了关于物理和解剖扩散参数的快速反馈，并在优化基因转移及减少不良反应方面十分重要[82]。最初由 Oldfield 及其同事提出，使用白蛋白链接的替代性示踪剂来完成实时 CED[83]，而目前则采用 iMRI 监测结合钆相关示踪剂来监测所输注的治疗药物的分布[84]。Lonser 等将治疗药剂和钆-二乙烯三胺五乙酸一同输注，用于治疗内源性脑干病变的患者[85]，而钆特罗则被证明是一种准确的示踪剂，可用于观察 AAV2 载体的分布，以及随后在非人灵长类动物中的转基因表达[70, 86]。

对非人灵长类动物的输注研究表明，不同的目标结构在细胞结构上的差异，特别是灰质和白质之间的差异，是决定输注分布的一个重要解剖学因素。例如，对放射冠的输注明确显示了随着白质纤维的容积分布变化，因为壳核的白质纤维有限，限制了该核团的可输注容积。壳核输注的重要潜在隐患已被发现，包括向前外侧方向的渗漏，可以通过信号增强成像来观察，该信号沿着连接大脑纹状体外侧动脉和大脑中动脉的血管周围空间，在外侧裂和岛叶皮质周边终止[87]。尽管有这种渗漏的可能性，但 iMRI 实时监测技术允许外科医生在任何时候停止输注，从而在一定程度上实现对壳核或类似结构的精准输注。此外，实时 iMRI 需要验证套管置入的每一步和尖端都位于灰质结构的安全区域内，离任何白质边界不超过 3mm，以最小程度地减少输注渗漏[8]。

iMRI CED 在神经肿瘤学的初步临床应用中显示出了安全性和可行性，加上临床前数据所显示的在对输液过程的控制和对治疗分布的预测方面的进步，使得这种治疗策略被目前脑内直接给药的临床试验所采用。ClearPoint 系统在设计时就考虑到了这一点，为此还提供了定制化的 CED 导管。该平台最初在非人灵长类动物中得到验证[68]，专门用于模拟向壳核提供基因治疗载体的参数[70]。在这个范例中，之前的发现是，Gd/AAV2-GDNF 共同输注的实时成像预测了目标结构内 GDNF 表达的解剖学分布，这在 NHP 模型中得到了证实[86]。在壳核内预设套管放置位置和输液量最有可能实现 GDNF 转基因的表达，现在已被应用于 AAV2-GDNF 的临床给药。对壳核的精准输注在最初的患者试验中已经被观察到（图 13-12）。在未来，应努力将纤维束成像研究纳入 iMRI 给药程序中[89]，并扩大这一临床应用，进而改善对药物沿白质纤维通路分布的预测。例如，已经开发的一种预测药物在灰质结构内分布的自动算法，该算法可对目标结构和渗漏区域进行自动分割，并预测套管的最佳位置，以最大限度地覆盖输注区域和减少渗漏[90]。在输注过程中，可以通过连续的 MRI 扫描来实时监测输液的渗漏证据，如果发现向脑脊液或沿血管周围间隙的渗漏，可以终止输注。渗漏的主要问题是，一旦发生，除了需要担心病毒载体或其他药剂通过 CSF 而弥散分布之外，将失去按照预定的解剖范

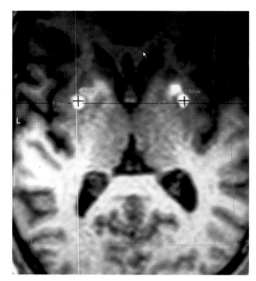

▲ 图 13-12　**iMRI 指导下的 AAV2-GDNF 输注**
对比剂与病毒载体的共同输注使 PD 患者双侧壳核中的治疗剂实时可视（图片由 Dr. John Heiss 提供）

围和药物浓度向目标有效输送治疗药物的能力。

六、讨论

功能神经外科的图像引导，从以图谱为基础的方法发展到使用标准 T_1 和 T_2 加权序列的单模式术前 MRI，再发展到术中的靶点实时成像和术中电生理记录技术。随着弥散加权纤维束成像的不断改进，这些序列将在运动障碍疾病领域和神经精神障碍疾病领域所涉及的纤维束通路上的靶点定位中发挥越来越大的作用。虽然目前尚未验证纤维束成像的方法能达到可靠地观察基底节的纤维束（例如苍白球传出纤维）所需的精细分辨率，但研究者在这方面的努力一直没有中断[19]。随着相关软件工具的出现，将功能性的数据（例如微电极记录）实时纳入术前计划正在成为可能，这些软件工具能够将磁共振数据、三维脑图谱、MER 数据和植入后 CT 数据进行交互式三维建模、实现可视化，并基于刺激参数来预测激活组织体积，以此作为预设的整体刺激范围[91]，或者将数百名患者的生理学数据储存在中央资料库中[92]。

然而，目前可用的临床导航系统将多模态数据自动融合的能力有限，因此迄今为止，这些应用仅限于研究领域。

（手术）机器人系统能切实完成成像数据和功能数据模态自动融合，并实现立体定向手术实际步骤的自动化。关于这一技术演变的最重要例子，Benabid 博士和他在格勒诺布尔的研究组率先使用 NeuroMate 机械臂进行了手术。该研究组使用不断发展的手术机器人系统植入了共计 1500 多根电极，证明了手术机器人在整合数据、进行复杂计算和执行重复性任务方面的有效性[93]。立体定向技术很适合应用机器人系统进行术中辅助，这是因为大脑在刚性框架内的位置相对稳定，而且能够结合成像数据在立体定向空间内进行靶点定位。与图像相关的手术机器人系统并不能取代神经外科医生，但在提高手术精确度和速度方面提供了帮助。然而，到目前为止，机器人系统的费用对许多中心来说是难以承受的。虽然目前技术可以实现真正的自动化、图像引导、监督控制的机器人系统，但其安全性和有效性仍需要经验丰富的神经外科医生进行实时的动态评估。为了继续提高图像引导技术对神经调控的贡献，重要的是，必须有更好的自动化平台，以期在广泛使用的商业工作站上实时整合多模态数据。

总之，实时 MRI 引导技术的出现在功能神经外科领域开创了一个新时代。在 DBS 手术过程中，实时显示刺激靶点的能力增加了患者对这一手术的接受度，而未来结合纤维束成像数据则可能会进一步完善这一技术。从长期的随访数据中可能会发现，直接实时 MRI 定位 STN 和 GPi 靶点而治疗的患者的临床效果至少与传统 MER 引导的方法持平。然而，需要注意的是，iMRI-DBS 应继续由受过 MER 引导技术培训的功能神经外科医生使用，因为这类医生在患者和靶点选择方面有丰富的经验，可增加 DBS 手术成功的机会。关于脑内给药，现在很清楚的是，iMRI 引导技术绝对是任何新的临床试验开展的必要条件。随着多模态成像数据被进一步纳入 iMRI 技术平台，我们通过 CED 技术有效提供治疗药物

的能力将继续提高。最后，在评估 DBS 的新靶点和适应证（如神经精神类疾病）时，相对于 MER 技术，更需要权衡多模态实时 MRI 引导技术的优势。

参 考 文 献

[1] Spiegel EA, Wycis HT, Marks M, Lee AJ. Stereotaxic apparatus for operations on the human brain. Science. 1947;106(2754):349–350.

[2] Rahman M, Murad GJA, Mocco J. Early history of the stereotactic apparatus in neurosurgery. Neurosurg Focus. 2009;27(3):E12.

[3] Henderson JM, Holloway KL, Gaede SE, Rosenow JM. The application accuracy of a skullmounted trajectory guide system for image-guided functional neurosurgery. Comput Aided Surg. 2004;9(4):155–160.

[4] Holloway KL, Gaede SE, Starr PA, Rosenow JM, Ramakrishnan V, Henderson JM. Frameless stereotaxy using bone fiducial markers for deep brain stimulation. J Neurosurg. 2005;103(3):404–413.

[5] Tai CH, Wu RM, Lin C-H, et al. Deep brain stimulation therapy for Parkinson's disease using frameless stereotaxy: comparison with frame-based surgery. Eur J Neurol. 2010;17(11):1377–1385.

[6] Sumanaweera TS, Adler JR, Napel S, Glover GH. Characterization of spatial distortion in magnetic resonance imaging and its implications for stereotactic surgery. Neurosurgery. 1994;35(4):696–703.

[7] diPierro CG, Francel PC, Jackson TR, Kamiryo T, Laws ER. Optimizing accuracy in magnetic resonance imaging-guided stereotaxis: a technique with validation based on the anterior commissureposterior commissure line. J Neurosurg. 1999;90(1): 94–100.

[8] Gologorsky Y, Ben-Haim S, Moshier EL, et al. Transgressing the ventricular wall during subthalamic deep brain stimulation surgery for Parkinson disease increases the risk of adverse neurological sequelae. Neurosurgery. 2011;69(2):294–300.

[9] Zrinzo L, van Hulzen ALJ, Gorgulho AA, et al. Avoiding the ventricle: a simple step to improve accuracy of anatomical targeting during deep brain stimulation. J Neurosurg. 2009;110(6): 1283–1290.

[10] Khan MF, Mewes K, Gross RE, Skrinjar O. Assessment of brain shift related to deep brain stimulation surgery. Stereotact Funct Neurosurg. 2008;86(1):44–53.

[11] Ben-Haim S, Asaad WF, Gale JT, Eskandar EN. Risk factors for hemorrhage during microelectrode-guided deep brain stimulation and the introduction of an improved microelectrode design. Neurosurgery. 2009;64(4):754–762.

[12] Starr PA. Placement of deep brain stimulators into the subthalamic nucleus or globus pallidus internus: technical approach. Stereotact Funct Neurosurg. 2002;79(3–4): 118–145.

[13] Brunenberg EJL, Platel B, Hofman PAM, Haar Romeny Ter BM, Visser-Vandewalle V. Magnetic resonance imaging techniques for visualization of the subthalamic nucleus. J Neurosurg. 2011;115(5): 971–984.

[14] Balachandran R, Welch EB, Dawant BM, Fitzpatrick JM. Effect of MR distortion on targeting for deep-brain stimulation. IEEE Trans Biomed Eng. 2010;57(7):1729–1735.

[15] Alterman RL, Tagliati M. Preparation for movement disorder surgery. In: Bakay RAE, ed. Movement Disorder Surgery: The Essentials. New York: Thieme; 2008:58–69.

[16] Ben-Haim S, Gologorsky Y, Monahan A, Weisz D, Alterman RL. Fiducial registration with spoiled gradient-echo magnetic resonance imaging enhances the accuracy of subthalamic nucleus targeting. Neurosurgery. 2011;69(4):870–875.

[17] Abosch A, Yacoub E, Ugurbil K, Harel N. An assessment of current brain targets for deep brain stimulation surgery with susceptibility-weighted imaging at 7 Tesla. Neurosurgery. 2010;67(6):1745–1756.

[18] Duchin Y, Abosch A, Yacoub E, Sapiro G, Harel N. Feasibility of using ultra-high field (7 T) MRI for clinical surgical targeting. Bankiewicz K, ed. PLoS One. 2012;7(5):e37328.

[19] Lenglet C, Abosch A, Yacoub E, De Martino F, Sapiro G, Harel N. Comprehensive in vivo mapping of the human basal ganglia and thalamic connectome in individuals using 7 T MRI. PLoS One. 2012;7(1):e29153.

[20] Starr PA, Christine CW, Theodosopoulos PV, et al. Implantation of deep brain stimulators into the subthalamic nucleus: technical approach and magnetic resonance imaging-verified lead locations. J Neurosurg. 2002;97(2):370–387.

[21] Slavin KV, Thulborn KR, Wess C, Nersesyan H. Direct visualization of the human subthalamic nucleus with 3 T MR imaging. Am J Neuroradiol. 2006;27(1):80–84.

[22] Dormont D, Ricciardi KG, Tandé D, et al. Is the subthalamic nucleus hypointense on T2–weighted images? A correlation study using MR imaging and stereotactic atlas data. Am J Neuroradiol. 2004;25(9):1516–1523.

[23] Kerl HU, Gerigk L, Pechlivanis I, Al-Zghloul M, Groden C, Nölte I. The subthalamic nucleus at 3.0 Tesla: choice of optimal sequence and orientation for deep brain stimulation using a standard installation protocol—clinical article. J Neurosurg. 2012;117(6):1155–1165.

[24] Lefranc M, Derrey S, Merle P, et al. High-resolution three-dimensional T2 Star Weighted Angiography (HR 3-D SWAN). Neurosurgery. 2014;74(6):615–627.

[25] Sweet JA, Walter BL, Gunalan K, Chaturvedi A, McIntyre CC, Miller JP. Fiber tractography of the axonal pathways linking the basal ganglia and cerebellum in Parkinson disease: implications for targeting in deep brain stimulation. J Neurosurg. 2014;120(4):988–996.

[26] Starr PA, Theodosopoulos PV, Turner R. Surgery of the subthalamic nucleus: use of movementrelated neuronal activity for surgical navigation. Neurosurgery. 2003;53(5):1146–1149.

[27] Larson PS, Starr PA, Martin AJ. Interventional MRI-Guided DBS: a Practical Atlas. 2013. Paul Larson Publishers.

[28] Plaha P, Ben-Shlomo Y, Patel NK, Gill SS. Stimulation of the caudal zona incerta is superior to stimulation of the subthalamic nucleus in improving contralateral parkinsonism. Brain. 2006;129 (Pt 7):1732–1747.

[29] Plaha P, Javed S, Agombar D, et al. Bilateral caudal zona incerta nucleus stimulation for essential tremor: outcome and quality of life. J Neurol Neurosur Ps. 2011;82(8):899–904.

[30] Plaha P, Khan S, Gill SS. Bilateral stimulation of the caudal zona incerta nucleus for tremor control. J Neurol Neurosur Ps. 2008;79(5):504–513.

[31] Kerl HU, Gerigk L, Huck S, Al-Zghloul M, Groden C, Nölte IS. Visualisation of the zona incerta for deep brain stimulation at 3.0 Tesla. Clin Neuroradiol. 2012;22(1):55–68.

[32] Follett KA, Weaver FM, Stern M, et al. Pallidal versus subthalamic deep-brain stimulation for Parkinson's disease. N Engl J Med. 2010;362(22):2077–2091.

[33] Chang EF, Turner RS, Ostrem JL, Davis VR, Starr PA. Neuronal responses to passive movement in the globus pallidus internus in primary dystonia. J Neurophysiol. 2007;98(6):3696–3707.

[34] Guridi J, Gorospe A, Ramos E, Linazasoro G, Rodriguez MC, Obeso JA. Stereotactic targeting of the globus pallidus internus in Parkinson's disease: imaging versus electrophysiological mapping. Neurosurgery. 1999;45(2):278–287.

[35] Vitek JL, Chockkan V, Zhang JY, et al. Neuronal activity in the basal ganglia in patients with generalized dystonia and hemiballismus. Ann Neurol. 1999;46(1):22–35.

[36] Nölte IS, Gerigk L, Al-Zghloul M, Groden C, Kerl HU. Visualization of the internal globus pallidus: sequence and orientation for deep brain stimulation using a standard installation protocol at 3.0 Tesla. Acta Neurochir. 2011;154(3):481–494.

[37] Rozanski VE, Vollmar C, Cunha JP, et al. Connectivity patterns of pallidal DBS electrodes in focal dystonia: a diffusion tensor tractography study. Neuroimage. 2014;84(C):435–442.

[38] Bender B, Manz C, Korn A, Nagele T, Klose U. Optimized 3D magnetization-prepared rapid acquisition of gradient echo: identification of thalamus substructures at 3 T. Am J Neuroradiol. 2011; 32(11):2110–2115.

[39] Klein JC, Barbe MT, Seifried C, Baudrexel S, Runge M. The tremor network targeted by successful VIM deep brain stimulation in humans. Neurology. 2012;78(11):787–795.

[40] Pouratian N, Zheng Z, Bari AA, Behnke E, Elias WJ, DeSalles AAF. Multi-institutional evaluation of deep brain stimulation targeting using probabilistic connectivity-based thalamic segmentation. J Neurosurg. 2011;115(5):995–1004.

[41] Anderson JS, Dhatt HS, Ferguson MA, et al. Functional connectivity targeting for deep brain stimulation in essential tremor. Am J Neuroradiol. 2011;32(10):1963–1968.

[42] Papavassiliou E, Rau G, Heath S, et al. Thalamic deep brain stimulation for essential tremor: relation of lead location to outcome. Neurosurgery. 2004;54(5):1120–1129.

[43] Greenberg BD, Gabriels LA, Malone DA, et al. Deep brain stimulation of the ventral internal capsule/ventral striatum for obsessive-compulsive disorder: worldwide experience. Mol Psychiatry. 2010;15(1):64–79.

[44] Nuttin B, Gielen F, van Kuyck K, et al. Targeting bed nucleus of the stria terminalis for severe obsessive-compulsive disorder: more unexpected lead placement in obsessive-compulsive disorder than in surgery for movement disorders. WNEU. 2013;80(3–4):S30:e11–e16.

[45] Lujan JL, Chaturvedi A, McIntyre CC. Tracking the mechanisms of deep brain stimulation for neuropsychiatric disorders. Front Biosci. 2008;13:5892–5904.

[46] Lujan JL, Chaturvedi A, Malone DA, Rezai AR, Machado AG, McIntyre CC. Axonal pathways linked to therapeutic and nontherapeutic outcomes during psychiatric deep brain stimulation. Hum Brain Mapp. 2012;33(4):958–968.

[47] Lujan JL, Chaturvedi A, Choi KS, et al. Tractography-activation models applied to subcallosal cingulate deep brain stimulation. Brain Stimul. 2013;6(5):737–739.

[48] Riva-Posse P, Choi KS, Holtzheimer PE, et al. Defining critical white matter pathways mediating successful subcallosal cingulate deep brain stimulation for treatment-resistant depression. Biol Psychiatry. 2014;76(12):963–969.

[49] Larson PS, Richardson RM, Starr PA, Martin AJ. Magnetic resonance imaging of implanted deep brain stimulators: experience in a large series. Stereotact Funct Neurosurg. 2008;86(2):92–100.

[50] Pinsker MO, Herzog J, Falk D, Volkmann J, Deuschl G, Mehdorn M. Accuracy and distortion of deep brain stimulation electrodes on postoperative MRI and CT. Zentralbl Neurochir. 2008;69(3):144–147.

[51] Chhabra V, Sung E, Mewes K, Bakay RA, Abosch A, Gross RE. Safety of magnetic resonance imaging of deep brain stimulator systems: a serial imaging and clinical retrospective study. J Neurosurg. 2010;112(3):497–502.

[52] Smith AP, Bakay RAE. Frameless deep brain stimulation

using intraoperative O-arm technology. J Neurosurg. 2011;115(2):301–309.

[53] Burchiel KJ, McCartney S, Lee A, Raslan AM. Accuracy of deep brain stimulation electrode placement using intraoperative computed tomography without microelectrode recording. J Neurosurg. 2013; 119(2):301–306.

[54] Shahlaie K, Larson PS, Starr PA. Intraoperative computed tomography for deep brain stimulation surgery: technique and accuracy assessment. Neurosurgery. 2011;68:ONS114–ONS124.

[55] Holloway K, Docef A. A quantitative assessment of the accuracy and reliability of O-arm images for deep brain stimulation surgery. Neurosurgery. 2013;72(1 Suppl Operative):47–57.

[56] Burchiel KJ, McCartney S, Lee A, Raslan AM. Accuracy of deep brain stimulation electrode placement using intraoperative computed tomography without microelectrode recording. J Neurosurg. 2013;119(2):301–306.

[57] Ivan ME, Yarlagadda J, Saxena AP, et al. Brain shift during bur hole-based procedures using interventional MRI. J Neurosurg. 2014;121(1):149–160.

[58] Hunsche S, Sauner D, Maarouf M, et al. Intraoperative X-ray detection and MRI-based quantification of brain shift effects subsequent to implantation of the first electrode in bilateral implantation of deep brain stimulation electrodes. Stereotact Funct Neurosurg. 2009;87(5):322–329.

[59] Larson PS, Starr PA, Bates G, Tansey L, Richardson RM, Martin AJ. An optimized system for interventional mri guided stereotactic surgery: preliminary evaluation of targeting accuracy. Neurosurgery. 2012;70(1 Suppl Operative):95–103.

[60] Prospective stereotaxy—a novel method of trajectory alignment using real-time image guidance. 2001;13(3):452–457.

[61] Martin AJ, Hall WA, Roark C, Starr PA, Larson PS, Truwit CL. Minimally invasive precision brain access using prospective stereotaxy and a trajectory guide. J Magn Reson Imaging. 2008;27(4): 737–743.

[62] Hall WA, Truwit CL. Intraoperative MR-guided neurosurgery. J Magn Reson Imaging. 2008;27(2):368–375.

[63] Martin AJ, Larson PS, Ostrem JL, et al. Placement of deep brain stimulator electrodes using real-time high-field interventional magnetic resonance imaging. Magn Reson Med. 2005;54(5):1107–1114.

[64] Starr PA, Martin AJ, Ostrem JL, Talke P, Levesque N, Larson PS. Subthalamic nucleus deep brain stimulator placement using high-field interventional magnetic resonance imaging and a skullmounted aiming device: technique and application accuracy. J Neurosurg. 2010;112(3):479–490.

[65] Foltynie T, Zrinzo L, Martinez-Torres I, et al. MRI-guided STN DBS in Parkinson's disease without microelectrode recording: efficacy and safety. J Neurol Neurosur Ps. 2011;82(4):358–363.

[66] Nakajima T, Zrinzo L, Foltynie T, et al. MRI-guided subthalamic nucleus deep brain stimulation without microelectrode recording: can we dispense with surgery under local anaesthesia? Stereotact Funct Neurosurg. 2011;89(5):318–325.

[67] Aviles-Olmos I, Aviles-Olmos I, Kefalopoulou Z, et al. Long-term outcome of subthalamic nucleus deep brain stimulation for Parkinson's disease using an MRI-guided and MRI-verified approach. J Neurol Neurosur Ps. 2014;85(12):1419–1425.

[68] Richardson RM, Kells AP, Martin AJ, et al. Novel platform for MRI-guided convection-enhanced delivery of therapeutics: preclinical validation in nonhuman primate brain. Stereotact Funct Neurosurg. 2011;89(3):141–151.

[69] Vega RA, Holloway KL, Larson PS. Image-guided deep brain stimulation. Neurosurgery Clinics of NA. 2014;25(1):159–172.

[70] Richardson RM, Kells AP, Rosenbluth KH, et al. Interventional MRI-guided putaminal delivery of AAV2–GDNF for a planned clinical trial in Parkinson's disease. Mol Ther. 2011;19(6):1048–1057.

[71] San Sebastian W, Richardson RM, Kells AP, et al. Safety and tolerability of magnetic resonance imaging-guided convection-enhanced delivery of AAV2–hAADC with a novel delivery platform in nonhuman primate striatum. Hum Gene Ther. 2012;23(2):210–217.

[72] Bobo RH, Laske DW, Akbasak A, Morrison PF, Dedrick RL, Oldfield EH. Convection-enhanced delivery of macromolecules in the brain. Proc Natl Acad Sci USA. 1994;91(6):2076–2080.

[73] Bankiewicz KS, Eberling JL, Kohutnicka M, et al. Convection-enhanced delivery of AAV vector in parkinsonian monkeys: in vivo detection of gene expression and restoration of dopaminergic function using pro-drug approach. Exp Neurol. 2000;164(1):2–14.

[74] Bankiewicz KS, Forsayeth J, Eberling JL, et al. Long-term clinical improvement in MPTP-lesioned primates after gene therapy with AAV-hAADC. Nature. 2006;14(4):564–570.

[75] Forsayeth JR, Eberling JL, Sanftner LM, et al. A dose-ranging study of AAV-hAADC therapy in Parkinsonian monkeys. Nature. 2006;14(4):571–577.

[76] Daadi MM, Pivirotto P, Bringas J, et al. Distribution of AAV2–hAADC-transduced cells after 3 years in Parkinsonian monkeys. Neuroreport. 2006;17(2):201–204.

[77] Christine CW, Starr PA, Larson PS, et al. Safety and tolerability of putaminal AADC gene therapy for Parkinson disease. Neurology. 2009;73(20):1662–1669.

[78] Eberling JL, Jagust WJ, Christine CW, et al. Results from a phase I safety trial of hAADC gene therapy for Parkinson disease. Neurology. 2008;70(21):1980–1983.

[79] Morrison PF, Lonser RR, Oldfield EH. Convective delivery of glial cell line-derived neurotrophic factor in the human putamen. J Neurosurg. 2007;107(1):74–83.

[80] Valles F, Fiandaca MS, Eberling JL, et al. Qualitative imaging of adeno-associated virus serotype 2–human aromatic L-amino acid decarboxylase gene therapy in a phase I

study for the treatment of Parkinson disease. Neurosurgery. 2010;67(5):1377–1385.

[81] Richardson RM, Varenika V, Forsayeth JR, Bankiewicz KS. Future applications: gene therapy. Neurosurg Clin N Am. 2009;20(2):205–210.

[82] Varenika V, Dickinson P, Bringas J, et al. Detection of infusate leakage in the brain using real-time imaging of convection-enhanced delivery. J Neurosurg. 2008;109(5):874–880.

[83] Nguyen TT, Pannu YS, Sung C, et al. Convective distribution of macromolecules in the primate brain demonstrated using computerized tomography and magnetic resonance imaging. J Neurosurg. 2003;98(3):584–590.

[84] Fiandaca MS, Varenika V, Eberling J, et al. Real-time MR imaging of adeno-associated viral vector delivery to the primate brain. Neuroimage. 2009;47(Suppl 2):T27–T35.

[85] Lonser RR, Warren KE, Butman JA, et al. Real-time image-guided direct convective perfusion of intrinsic brainstem lesions. Technical note. J Neurosurg. 2007;107(1):190–197.

[86] Su X, Kells AP, Aguilar Salegio EA, et al. Real-time MR imaging with gadoteridol predicts distribution of transgenes after convection-enhanced delivery of AAV2 vectors. Mol Ther. 2010;18(8):1490–1495.

[87] Krauze MT, Saito R, Noble C, et al. Effects of the perivascular space on convection-enhanced delivery of liposomes in primate putamen. Exp Neurol. 2005;196(1):104–111.

[88] Yin D, Valles FE, Fiandaca MS, et al. Optimal region of the putamen for image-guided convectionenhanced delivery of therapeutics in human and non-human primates. Neuroimage. 2011;54(Suppl 1): S196–S203.

[89] Rosenbluth KH, Eschermann JF, Mittermeyer G, Thomson R, Mittermeyer S, Bankiewicz KS. Analysis of a simulation algorithm for direct brain drug delivery. Neuroimage. 2011;1–7.

[90] Rosenbluth KH, Martin AJ, Mittermeyer S, Eschermann J, Dickinson PJ, Bankiewicz KS. Rapid inverse planning for pressure-driven drug infusions in the brain. Chen M, ed. PLoS One. 2013;8(2): e56397.

[91] Miocinovic S, Noecker AM, Maks CB, Butson CR, McIntyre CC. Cicerone: stereotactic neurophysiological recording and deep brain stimulation electrode placement software system. Acta Neurochir Suppl. 2007;97(Pt 2): 561–567.

[92] D'Haese P-F, Pallavaram S, Li R, et al. Cranial Vault and its CRAVE tools: a clinical computer assistance system for deep brain stimulation (DBS) therapy. Med Image Anal. 2012;16(3):744–753.

[93] Benabid A-L, Wallace B, Hoffman DS, et al. Implantation of multiple electrodes and robotic techniques. In: Bakay RAE, ed. Movement Disorder Surgery: The Essentials. New York: Thieme Medical Pub. Inc; 2009.

第 14 章　图像引导脊柱外科
Image Guidance for Spine Surgery

Viren Vasudeva　Ziev Moses　Tyler Cole　Yakov Gologorsky　Yi Lu　著
程　磊　译　　樊晓彤　校

第一次提出图像引导脊柱外科的概念要追溯到 20 世纪 90 年代[1]。该技术是从最初应用于颅脑外科的图像引导技术衍生而来。然而，脊柱的结构特点导致图像引导技术在脊柱外科中的推广变得更加复杂，并且困难重重。对于颅脑，放置于皮肤的外部基准点能够提供精确的配准，然而在脊柱外科，采用该方法进行配准是不可行的，因为皮肤和皮下软组织会相对脊柱的骨性结构出现位移[3-6]。此外，脊柱节段间的相互运动会进一步导致配准充满挑战，这是因为随着姿势、体位的改变，脊柱的序列也会发生改变。从理论上讲，尽管存在着种种的挑战和困难，但是将图像引导应用于脊柱外科在一些复杂或者结构异常的病例中仍然有着优势，能够提高相应情况下植入物的植入精确性。

在没有导航的情况下，脊柱外科确定螺钉植入的轨迹方向主要基于术者对局部解剖标志的理解和术中 X 线[7]。而这又跟每个术者的经验和专业水平有着很大关系。据报道，腰椎螺钉植入错位的发生率高达 21%～40%[8, 9]，胸椎高达 43%～55%[10, 11]。这些临床遇到的问题自然会促使外科医生探索如何通过发展脊柱的术中导航技术来提高植入的精确性。计算机和图像技术领域在过去20 年取得了巨大进步，促进了几个日益先进的交互式外科导航系统的开发。目前来看，这些系统为主刀医生和患者都带来了很大的益处。

一、图像引导脊柱外科的分类

总体而言，计算机引导脊柱外科的过程主要包括图像获取、手术计划、手术间内解剖配准、使用导航引导手术操作或植入物植入，以及在最后必要的时候再次获取图像，从而确认是否已达到手术目的[12, 13]。图像获取和配准的方法是图像引导系统的关键[14]，并且随着技术进步，这些方法也在逐步迭代升级。

早期的脊柱外科图像导航主要是基于术前薄层 CT 和点匹配联合表面匹配的配准方法。随后被基于平面 X 线透视或 3D C 臂 CT 的术中图像获取系统所逐步取代。这些系统能够自动配准，并且因为图像是在手术体位已经摆好后获取的，因此能够最大程度地减小解剖移位所带来的不准确性。最近，一些中心开始尝试采用术中 CT 和 MRI 用于图像引导，但是受限于成本和仪器较大的体积，该技术尚无法全面推广。

（一）脊柱常规图像引导技术：平片和 C 臂

在术中导航出现以前，术者主要依赖于解剖知识、连续平片或 C 臂扫描来引导内固定的植入[5]。也会应用术中电生理监测来辅助导航[14]。

平片最初是 Wilhelm Roentgen 于 1895 年开发[12]，能有效定位皮肤切口，明确脊柱的手术节段位置，并在结束手术离室之前确认植入物的位置是否合适[15]。然而，在 X 线摄片过程中已经过去了很长一段时间，在此期间获得的影像却是静止的。

C 臂成像是在平片的基础上改进而来，能够允许术者立刻获得影像，并能快速进行连续扫描。C 臂的最大优势就在于实时成像。这就意味着在外科植入时，术者可以很快获得影像，准确评估患者解剖结构或者内固定材料位置的变化。相比较而言，目前采用的脊柱外科图像导航主要依赖于术前的影像评估。进行影像配准后，术中导航则依赖于存储于计算机中的影像。因此，在术前获得影像后，配准过程中出现的失误或者患者解剖结构的位移均会对手术产生误导，这就有可能破坏手术操作的精确性。实时的 C 臂透视成像则避免了这个问题。正因如此，很多外科医生一直在采用透视作为术中影像的主要来源。

C 臂成像对于微侵袭脊柱外科的发展有着关键的作用。一个很好的例子就是应用 C 臂能够准确地进行经皮螺钉的植入，可以采用单 C 臂或双 C 臂技术来浏览前后位和侧位影像（图 14-1）。

脊柱外科应用 C 臂时需要一个经验丰富的 X 线技师，能够准确地将 C 臂置于前后位和侧位投射的位置。术者必须能够准确地解读所拍出来的二维影像，并在脑海中勾画三维立体影像。在投射良好的前后位影像中，上终板呈现为一条清晰

的单线，椎弓根影就位于上终板的足侧。棘突影则位于两侧椎弓根影的中间。在正确的侧位影像中，上终板仍然应该呈现为一条清晰的单线，这才能提示没有出现椎体旋转。对于部分出现前倾角和后突角改变、侧弯的患者，就需要根据情况调整 C 臂位置来获取真实的前后位和侧位影像（图 14-2）。

C 臂的主要缺点之一是会增加术者和术间其他医务人员的放射暴露，特别是需要连续透视时[16]。术者因为离放射野最近，放射暴露风险尤其高。此外，单 C 臂仅能获得一维平面影像。如果想要获得二维影像，则需要两个 C 臂，这在人体工程学上是个挑战[5, 17]。C 臂应用于脊柱外科的另一个局限性在于无法获得轴位影像，而轴位影像对于确认植入的准确性是非常关键的（表 14-1）。

（二）基于 CT 的术前导航

最早的脊柱外科图像引导导航模式是 Nolte 等在 1995 年提出来的，导航依赖于术前 1～2mm 厚度的薄层 CT 影像[18, 2]。这样获取标记后能够为脊柱手术提供额外维度的影像，更有利于术前手术规划、模拟手术，并且首次让术者在非直视下看到脊柱解剖[19]。

与 Nolte 等开发的导航系统类似，所有基于 CT 的脊柱术前导航系统均需要对脊柱的相应节

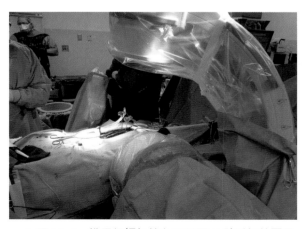

▲ 图 14-1　椎弓根螺钉植入双平面 C 臂透视的配置

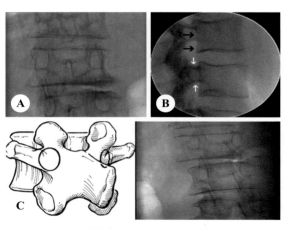

▲ 图 14-2　对位合适的脊柱正位和侧位透视影像

表 14-1　脊柱外科透视和图像导航的比较

C 臂透视	计算机辅助图像导航
实时影像	术前获得影像
术中无须担心解剖移位	影像获取后解剖改变会有可能导致失准
无须配准	可能有配准错误
无须参考基	需要参考基，有时需要一个额外的切口
价格便宜	开始投资时价格昂贵
无须特殊的器械	需要特殊的器械以用于追踪
无法看到轴位影像	现代系统能够 3D 和多平面重建（包括轴位）
增加术者和手术室人员的辐射暴露	职业辐射暴露最小
术者和手术室人员需要佩戴铅衣、护脖等	无须穿戴保护性铅衣
术者需要能节段 2D 影像来了解 3D 解剖结构	导航的虚拟 3D 计算图像理解起来更直接、更容易
C 臂旁工作效率是挑战	在手术开始的时候获取影像，然后就可以撤出拍片机器
复杂内固定的情况下使用起来可能有困难	能提供更全能的内固定可能
在手术室内透视不足以评估内固定精确性	手术结束前能立刻评估内固定精确性

段进行术前薄层 CT[20]。将获取的数据传至导航工作站进行 3D 和多维重建，这有助于术者规划螺钉钉道，以及术前模拟其他植入物的植入过程，以此来提高手术精度。脊柱手术患者常常采取俯卧或侧卧体位，而术前薄层 CT 都是仰卧位采集的，这就有可能导致实际过程中脊柱较术前的 CT 影像出现相对位移。因此，这就需要对每个目标节段进行解剖标记，并在术间导航之前，将每个节段独立地进行配准[21, 1, 22, 4]。为此，术前术者需要在用于配准的影像数据当中，对每个目标脊柱节段的表面选定 4~5 个标记以备术中显露后的配准。这样一旦需要导航的目标节段被识别及显露后，动态参考基（dynamic reference base，DRB）被牢固地固定于骨性结构，便于后续的配准[23]。将术前识别的标记点定位于 DRB 固定所在的脊柱骨表面（与工作站中的数据是相

匹配的），这个过程被称为点匹配。为了强化配准，术者可能还需要触摸所显露的骨组织上的随机标记点，在手术前的表面匹配过程中没有选择这些点。至于配准精度检测方面，采用追踪设备来识别解剖标记点，并确认标记点是否与工作站上的投射影像相关联。配准的准确性是非常关键的。如果出现错配，那这个过程必须重新进行。只有确认配准精度可靠，方可根据导航进行材料的植入，如椎弓根螺钉。如果拟导航、定位多个节段，那么每个节段均应分别完成配准的流程。

尽管相比较常规的 X 线平片，基于 CT 的术前导航系统能够为术者提供更强大的术前规划能力和更优的术中辅助功能，然而其还存在一些不足。首先，该导航系统需要薄层 CT 作为图像引导，这会增加术前准备的时间和成本，并增加患者的放射暴露剂量。其次，正如前文所说，配准

是基于术前仰卧位的 CT，而手术操作时患者往往采取俯卧体位。两种体位的不同会导致节段序列出现相对位移，这就要求在导航之前需要对每个节段进行独立配准，但这个过程耗时且效率低下，特别是对于多节段的手术而言。最后，有时很难获得足够的可用的解剖标记点以用于点匹配配准，特别是对于解剖异常的患者或既往接受了椎板切除术的患者就更是如此。这时候，可能就需要在 CT 检查前放置皮肤脊柱基准标记物，这些标记物可以作为更为可靠的配准点，然而，这种方法因为太过耗时而不作广泛使用[19]。即使是对于解剖结构正常的患者，广泛而细致的椎骨显露也很关键，这有利于避免配准的不精确，但

过程是烦琐的[1]。此外，正因为显露骨性解剖结构对配准过程是非常关键的，所以这个系统对于微侵袭手术的作用不大。一种无须点匹配或表面匹配的半自动配准方法被开发了出来，该系统将术中的前后位和侧位 X 线影像融合到术前 CT 当中用于配准[13]。尽管该方法可用于微侵袭手术，但效果不如即将出现的更加精确的技术（图 14-3）。

（三）基于二维 X 线透视的导航技术

由于需要大量的术前准备工作，以及精确配准存在难度，基于 CT 计算机辅助导航并没有被广泛应用[24]。很大程度上，配准不准确是由手术

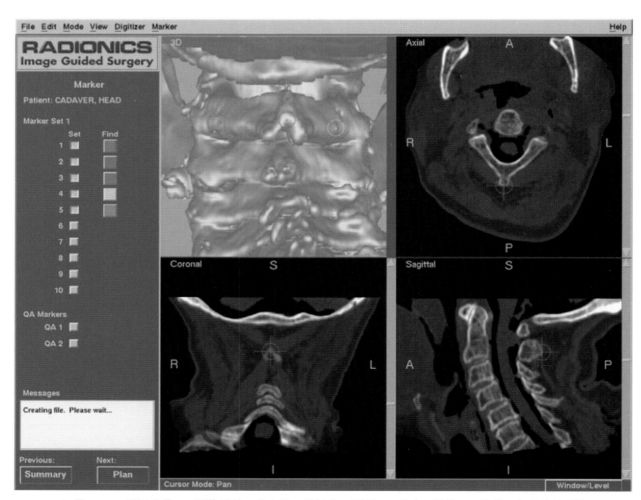

▲ 图 14-3　利用术前 CT 影像导航，在电脑工作站上可看到 3D 重建和轴位、冠状位、矢状位的影像
左侧图展示了选择的 5 个点用于点匹配配准（经许可转载，引自 Holly[5]）。

体位造成的结构位移所导致。这促使新的导航技术以术中影像为基础进行开发，这样能将结构解剖位移的问题最小化，因为配准所依赖的图像在采集时患者已处于手术体位。首套这样的系统是基于 2D X 线透视开发的。

该系统中，在 C 臂上安装一个校准靶，以便被计算机的摄像头识别。由于该系统是定向到 C 臂的几何结构，因此能够明确目标在扫描区域中所占的空间大小。使用该系统时，首先将一个动态参考基绑定到患者，并且获取正侧位 X 线。将这些影像传到导航系统进行处理及自动配准。然后，导航系统能够追踪内固定的位置，并将内固定前后获得的 X 线透视片进行叠加重建[5]（图

14-4 和图 14-5）。

与基于术前 CT 计算机辅助的导航系统相比，基于 2D X 线透视的导航系统有着很多优势。其中一个很大的优势就是利用术中获取的影像来降低由于体位改变而造成的不准确性。另一个较大的优势是获取影像后，就能自动进行脊柱配准。这就避免了点匹配和表面匹配两个流程，还提升了配准的准确性。此外，无需术前 CT，让操作变得更为简便，同时降低了患者的射线暴露。相比常规的 X 线透视，C 臂在完成配准后即可移除，因此 2D X 线透视有助于提高工作效率。这在需要采集多平面影像的患者当中很有帮助。尽管 2D X 线透视有了很大提高，其仍然存在一些不

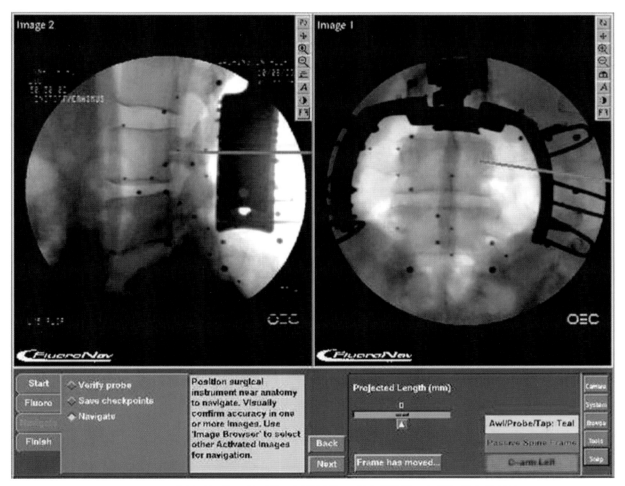

▲ 图 14-4　虚拟透视获取前后位和侧位影像以明确腰椎椎弓根螺钉植入的轨迹

经许可转载，引自 Holly[5]

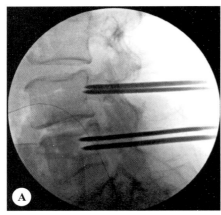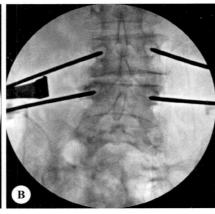

◀ 图 14-5　腰椎椎弓根螺钉植入术中利用实时透视获取 Jamshidi 针放置的前后位及侧位影像

足。例如，采用 2D X 线透视系统进行精准的配准和导航依赖于获取高质量的 X 线透射。遗憾的是，在有些脊柱区域，有时是比较困难的，如下颈椎或上胸椎，又如肥胖或骨密度低的患者。如果术中投射影像质量较差，那导航将无法使用。或许 2D 透视导航系统最大的缺点是不能为术者提供 3D 或多平面重建影像。相比较实时透视，没有轴位影像，那么图像导航所带来的内固定植入的理论精度优势可能将会很小。

（四）计算机辅助导航：锥形束 CT

锥形束 CT（cone-beam CT，CBCT）影像技术的发明对于图像引导脊柱外科领域是一次重大突破。该技术利用锥形的 X 线射线在机器环绕患者旋转时获取多个术中透视影像。这些环绕影像可用于构建类似于 CT 的 3D 影像，能够提供解剖结构的轴位、冠状位、矢状位影像[5]。这些影像可用于后续的导航。基于 2D X 线透视的导航系统，X 线源的位置在自旋过程中可以被追踪到，并且系统能够定位扫描区域内的患者解剖结构和 DRB。这让导航系统在获取术中影像后能自动进行配准[1, 20]。如果有术前 CT 或 MRI，可以将其与术中影像一同配准，从而改善图像质量、增强视觉信息。

基于锥形束 CT 的导航系统有着基于 2D X 线透视导航系统的众多特性，但消除了基于 2D 导航系统的不足。类似于基于 2D X 线透视的导航系统，基于锥形束 CT 的导航依赖术中影像来消除体位位移所导致的配准偏差。配准也是自动、省时且对用户友好的。此外，由于对后方结构的显露对于配准不是必需的，因此这种导航方法适用于微侵袭外科，DRB 可以通过一个很小的切口固定到棘突或者髂嵴上。对于高颈段的脊柱手术，DRB 可以固定到 Mayfield 头架上。与 2D X 线透视系统一样，CBCT 设备在获取影像后即移除，这能提高手术室的效率，其他术间的术者可以接着使用。

锥形束 CT 相对 2D X 线透视所具备的优势主要在于其获得图像质量更好，术者可以在手术室看到 3D 和多平面重建影像。这对于下颈椎和上胸椎、肥胖和骨质疏松的患者尤为重要，因为这些场景采用 2D X 线透视很难获得高质量影像。尽管相较常规的 CT 而言，锥形束 CT 图像质量偏低且视野较小，但在大多数场景中仍足够用于确认内固定的准确性。然而，该系统的主要不足是每次自旋扫描的体积较小，一次只能看到 3～4 个节段。因此，对于大型多节段手术，可能需要额外的自旋扫描。

现今常用的一些 CBCT 设备包括 Arcadis® Orbic 3D（Siemens）、Ziehm Vision Vario 3D（Ziehm）、Ziehm Vision FD Vario 3D（Ziehm）、O-Arm®（Medtronic）（表 14-2）。O 臂 和 Ziehm Vision FD

Vario 3D 是采用平板探测器而不是常规 C 臂的增强器来获取影像，因此，其相比于常规 CBCT，能提供更高的影像质量和更大的扫描体积。例如，O 臂能构建 3D 柱形影像，有 15cm 高，（截面）直径 20cm。单次扫描可以看到多个节段，这也降低了重新定位设备和重新配准的必要性。O 臂还能获取 360° 的影像，进一步提升了影像质量（图 14-6 和图 14-7）。

（五）计算机辅助导航系统：术中 CT 和 MRI

术中 CT 最开始用于神经外科是在 20 世纪 70 年代[25-28]。然而，该影像技术并未得以推广，主要的限制是因为费用、影像质量欠佳、低效、工作流程优化耗时、手术室内患者体位摆放困难。然而，随着近些年 iCT 技术的进步，以及与当代神经导航系统的联合使用，唤起了对其在脊柱外科中应用的探索热潮[25, 129, 30]。Barsa 等发现，采用便携式 32 排术中 CT 用于脊柱内固定导航是安全有效的。研究基于术中 CT 导航，在所有脊柱节段一共植入 571 个植入材料，颈椎椎弓根螺钉植入准确性达到 99.13%（图 14-8）。无神经、血管并发症，患者的身体体质或体位也没有降低术中成像质量。然而，研究发现 iCT 增加了额外

的操作步骤，增加的手术时间为 18~44min[31]。

由于透视野更大，以及设备能够纵向平移，单次扫描即可获得整个脊柱的影像。这相对于 CBCT 是一个很大的进步。CBCT 仅能看到一部分脊柱，并且在多节段手术中，有可能还需要重定位和重新配准。iCT 影像质量的提高为其赢得了比 CBCT 更为优良的软组织评价效果，成为在颅脑神经外科及其他外科亚专业中有着更多用途的成像模式（图 14-9）。

然而，iCT 尚存在一些不足之处。该技术比 CBCT 更为昂贵，而 CBCT 在多数脊柱外科手术中均可提供足够质量的影像和扫描体积。此外，iCT 设备较大，不利于操作。iCT 是真正的 CT 扫描仪，拱架没有缺口，将其环绕患者变得困难而耗时。另外，使用 iCT 必须要有特殊的可透射线操作台，因为 iCT 的闭孔不能透过传统的 Jackson 操作台。因此，为了其他外科医生能同时使用设备，需要购买多个可透射线操作台，并且在术间移动 iCT 也变得较为困难。

目前有两款商业化可购买的移动式 iCT：BrainLab Airo 和 Neurologica BodyTom（表 14-3 和图 14-10）。这些设备都是 32 排的移动式 CT。两款设备较为相似，但一个很重要的不同在于 BrainLab Airo 有一个集成式的工作台，该系统在

表 14-2　比较常见的 CBCT 设备

	大小（占用空间 / 重量）	拱架开口（cm）	平板探测器	旋转角度	3D 影像体积
Arcadis Orbic 3D	215cm×80cm/745lb	78	否	190°	立方体体积：12cm×12cm×12cm
Ziehm Vision Vario 3D	184cm×80cm/595lb	76	否	135°	立方体体积：12.8cm×12.8cm×12.8cm
Ziehm Vision FD Vario 3D	184cm×80cm/595lb	89.5	是	135°	立方体体积：12.8cm×12.8cm×12.8cm
Medtronic O-Arm	249cm×81.3cm/1950lb	69.9	是	360°	圆柱体体积：直径 20cm× 高 15cm

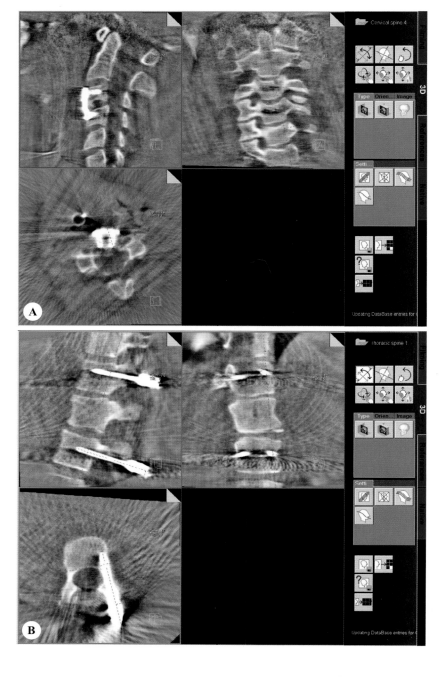

◀ 图 14-6　**Arcadis Orbic 3D 系统所获取的影像**

经许可转载，引自 Siemens Healthcare USA

机械上是分开的，但与设备的底座相连。在扫描过程中，扫描环沿移动底座上的导轨平移，因此设备不依赖于地板平整度来获取图像。这或许能提供更好的图像质量，但扫描仪很难从操作台上拆下并在其他手术室中使用。而 BodyTom 能在地板上自动平移，独立于操作台。

iMRI 的使用在颅脑神经外科手术中（尤其是在脑肿瘤切除术中）越来越流行，但该技术在脊柱外科中的运用却很少。这可能是相比较于 CBCT 或术中 CT，iMRI 费用较高，并且 MRI 对骨组织的分辨率较差。在某些情况下，例如切除脊柱肿瘤时就需要高质量的软组织影像，这时将术前 MRI 和术中 CT 或 CBCT 融合用于配准可能就有很大优势。

表 14-4 比较了图像引导脊柱手术中使用的不同成像导航模式。

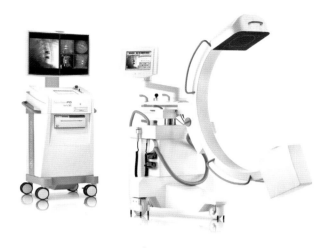

A

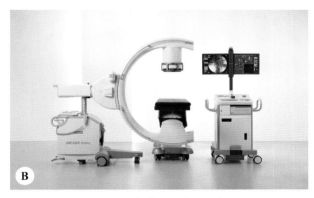

B

▲ 图 14-7　现今使用的常见两款 CBCT

A. Ziehm Vision FD Vario 3D（经许可转载，引自 Ziehm）；
B. Arcadis Orbic 3D（经许可转载，引自 Siemens Healthcare USA）。O 臂是另一种现今使用的常见 CBCT，未放图

二、图像引导导航在脊柱外科手术中的应用

（一）椎弓根螺钉植入的准确性

有一些研究比较了徒手和使用现代图像引导技术进行螺钉置入的准确性。2000 年发表的一项随机对照研究报道了徒手和 3D 点匹配图像引导椎弓根螺钉植入的准确性，结果显示两种方法的椎弓根劈裂发生率分别是 13.4% 和 4.6%[32]。在一项基于 3D 透视导航的研究中，共计 25 例患者，共植入螺钉 188 颗，2.6% 向内侧劈裂，2.6% 偏离预定钉道[33]。相较于其他研究，这有着很大的提高，而其他研究则表明成人非导航下螺钉植入准确性为 86.6%，导航下的准确性为 93.7%。在一项 2007 年以前关于椎根弓螺钉植入的 Meta 分析中，12 299 颗螺钉非导航下植入的中位准确率为 90.3%，而 3059 颗螺钉在导航引导下植入的中位准确率为 95.2%[1]。另一项 Meta 研究，荟萃了 23 项分析计算机辅助导航引导椎弓根螺钉植入的研究，结果表明非导航下植入螺钉 2437 颗，准确率为 84.7%，导航引导下螺钉植入准确率为 93.3%[34]。然而，这些研究没有阐明具体的导航

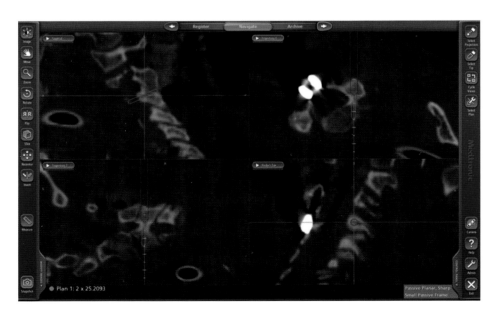

◀ 图 14-8　利用移动 CT 设备进行颈椎椎弓根螺钉植入规划[31]

经 Springer Science 和 Business Media 许可转载，引自参考文献 [31]

方法。2000—2011 年，一项 Meta 分析，基于 CT 计算机导航引导下螺钉植入和徒手螺钉植入的研究，荟萃了 20 项对比分析，结果表明，相较于非导航模式，导航引导下螺钉植入发生椎弓根破裂的相对风险为 0.39（P＜0.001）[35]。导航引导下和无影像引导的螺钉植入发生椎弓根劈裂的风险分别为 6% 和 15%。使用导航引导进行螺钉植入风险下降最显著的解剖区域是胸椎（RR=0.32）。在腰椎和颈椎，使用导航出现椎弓根破裂的相对风险分别为 0.38 和 0.49。在导航组中没有神经系统并发症（总共 4814 颗螺钉），但是非导航组中有 3 例（总共 3725 颗螺钉）。研究结论是必须采用导航来引导植入以预防一次椎弓根破裂事件的螺钉数目为 11.1。然而，椎弓根错位有很大的可能是无症状的，对这样的患者，仍不清楚是否能从导航中获益。一项对比基于 CT 导航和基于 2D 透视导航的 Meta 研究表明，基于 CT 导航技术在所有手术亚组中均具有更高的准确性（90.76% vs. 85.48%）[36]。另一项关于螺钉植入准确性的 Meta 分析，区分了基于 CT、基于 2D 透视和基于 3D 透视的导航技术，结果表明所有组的椎弓根破裂风险均下降，相对风险分别为 0.32～0.60、0.27～0.48 和 0.09～0.36[34]。但各导航技术之间无统计学

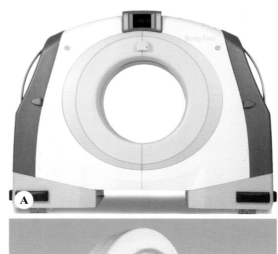

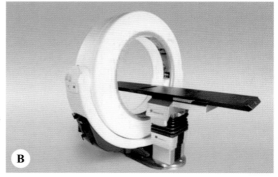

▲ 图 14-10　现今使用的两种移动 iCT
A. Neurologica BodyTom（经许可转载，引自 NeuroLogica Corporation）；B. BrainLab Airo（经许可转载，引自 Brainlab, Inc）

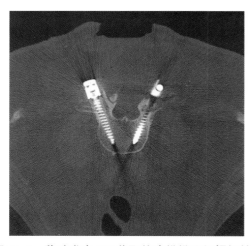

▲ 图 14-9　移动术中 CT 获取的胸椎椎弓根螺钉轴位片相比 CBCT 影像质量有提高（图 14-7）
经许可转载，引自 NeuroLogica Corporation

表 14-3　现有的移动术中 CT 比较

	大小（占地面积 / 重量）	孔径（cm）	探测器类型	扫描序列	3D 成像体积
Neurologica BodyTom	256.5cm×104cm/3510lb	85	32 排	螺旋，轴位，动态	圆柱体积：直径 60cm× 长度 200cm
BrainLab Airo	195cm×38cm/2150lb	107	32 排	螺旋	圆柱体积：直径 51.5cm× 长度 100cm

表 14-4　图像引导脊柱外科中不同图像导航模式的比较

	透　视	术前 CT	2D 透视	CBCT	术中 CT/iMRI
与导航系统配合使用	否	是	是	是	是
配准方法	不适用	点匹配 / 表面匹配	自动	自动	自动
与 MIS 兼容	是	否	是	是	是
需要特殊的术前影像	否	是	否	否	否
在手术体位获取术中影像	是	否	是	是	是
实时摄片	是	否	否，但可更新术中导航	否，但可更新术中导航	否，但可更新术中导航
影像质量	只能获取 2D 透视片子，在低位颈椎和上位胸椎、肥胖或骨质疏松患者中影像质量差	可获得三维重建、轴位 / 冠状位 / 矢状位片	只能获取 2D 透视片子，在低位颈椎和上位胸椎、肥胖或骨质疏松患者中影像质量差	比常规 CT 的成像质量差，可获得三维重建、轴位 / 冠状位 / 矢状位片	能获取最高质量的术中影像，可获得三维重建、轴位 / 冠状位 / 矢状位片
在手术室内评估内固定位置	否	否	否	是	是

差异。然而，最近的一项 Meta 分析显示，3D 透视引导在所有脊柱节段手术中均优于传统和 2D 透视引导，但并未将这些方式与基于 CT 的引导进行比较[37]。传统、2D 和 3D 透视图像导航的螺钉植入准确率分别为 68.1%、84.3% 和 95.5%。

（二）脊柱畸形矫正

对脊柱畸形患者，如先天性脊柱畸形、小儿脊柱侧弯或成人退行性脊柱侧弯，进行内固定植入特别具有挑战性，使用图像导航则大有裨益。在这些患者中，冠状面和矢状面上的畸形、明显的旋转滑移使正常的脊柱解剖结构模糊不清[38, 30]。脊柱侧弯患者的椎体形态与脊柱正常患者相比也有很大的不同，这让脊柱内固定变得更加复杂[39]。值得注意的是，凹侧的椎弓根宽度通常较小。脊髓常常更靠近凹侧，主动脉常向后外侧移位。因此，椎弓根螺钉的错位造成严重神经

或血管损伤的风险就会很高。采用传统的徒手技术，术者会很难界定椎弓根的位置和钉道方向。在没有图像引导的情况下，Liljenqvist 等的研究显示，在共植入 122 颗胸椎椎弓根螺钉的 32 例先天性侧弯患者中，椎弓根破裂发生率为 25%。有 8.3% 的螺钉发生了内侧椎弓根破裂，14.2% 发生了外侧椎弓根破裂[40]。同样，Belmont 等回顾性分析了 47 例患者接受徒手植入 399 颗胸椎椎弓根螺钉的手术效果，结果表明出现冠状面畸形的患者发生椎弓根劈裂的风险更高（41% vs. 27%，P=0.04）[41]。

有几项研究表明在畸形手术中使用图像引导导航可以获益[42-44]。Kotani 等在青少年脊柱侧弯手术中采用术前基于 CT 的导航，椎弓根破裂发生率从徒手植入组的 11% 降至导航组的 1.8%。对照组的椎弓根破裂常常发生在内侧（89%），这意味着在这种情况下使用导航可能更有用[42]。同

样，Sakai 等回顾性分析了 40 例特发性脊柱侧弯患者，发现术前基于 CT 导航的椎弓根破裂率为 11.4%，而对照组为 28%[43]。

基于 3D 透视的导航也已被用于脊柱畸形手术。该导航系统至少在畸形手术中与术前基于 CT 的导航系统一样准确，但更省时。Kotani 等发现使用基于 CT 的导航植入一颗螺钉的时间为 10.9min；然而，使用基于 3D 透视导航，这一时间减少到 5.4min[45]。在脊柱侧弯、脊柱后凸、脊柱发育不全等先天性脊柱畸形的小儿患者中，基于 3D 透视的图像引导也显示出前景乐观的效果。Larson 等报道，在这类患者中，椎弓根螺钉置入准确率高达 99.3%[46]。Ughwanogho 等发现在青年先天性脊柱侧弯患者中，采用透视引导下螺钉植入比常规徒手操作能获得更佳的螺钉位置。

由于有更大的照射野，基于术中 CT 导航系统尤其适用于矫形手术。CBCT 系统的照射野有限，最多允许 3～5 个椎体成像，而术中 CT 系统允许长节段（＞10 个节段）图像采集和导航。在长节段矫形手术结束前通过一次术中 CT 检查即可评估手术效果。Tormenti 等采用基于术中 CT 导航系统对 12 例侧弯矫形手术植入了 164 颗胸椎椎弓根螺钉，术中 CT 组椎弓根劈裂发生率 1.2%，基于标准透视导航组为 5.2%[48]。Scheufler 等对 30 例成人脊柱侧弯患者进行手术，发现使用术中 CT 进行图像采集及导航优于常规的多平面透视，术中工作流程也发生了重大变化。通过单次配准扫描即可成功植入多达 8 个节段的胸腰椎内固定，并且＞99% 的螺钉位置良好[30]。此外，因为成人脊柱侧弯患者具有较大的旋转和冠状畸形，使用多平面透视需要在每个水平上频繁调整 C 臂，这会增加术者及患者的辐射暴露。使用基于术中 CT 导航系统可有效地避免这个问题。

这些研究表明，在脊柱畸形手术中使用图像引导技术特别有优势。优势包括优化材料植入、减少职业辐射暴露、减少在手术室的时间，以及在手术结束时通过最后的术中 CT 检查材料植入和整体畸形矫正的效果。

（三）微创脊柱外科

微创脊柱手术，尤其是采用将重点放在保留正常肌肉结构的技术时，可以减少手术疼痛、感染风险、失血过多，而且术后恢复更快。然而，保留肌肉不可避免地会导致内固定所要用到的骨性标记暴露不够。图像引导导航能有效地克服微创脊柱手术中解剖显露不足的问题，促进了微创技术的进步与发展。

微创椎弓根螺钉植入术就是一个很好的例子。采用传统的腰椎椎弓根螺钉置入方法，需要广泛分离椎旁肌肉，将肌肉从棘突、椎板、小关节和横突剥离。通过识别横突与上关节突的交界处确定螺钉进钉点。在图像引导的情况下，可以在不需要直视解剖参考点的情况下确定进钉点和进钉角度，因此就不需要分离肌肉，保留供养椎旁肌肉的正常神经、血管组织。微创椎弓根螺钉植入可以在双平面透视的辅助下完成。通常，需要两个 C 臂同时提供前后位和侧位透视影像，以便准确植入椎弓根螺钉。这需要经常调整透视角度以获得最佳的螺钉植入效果，会增加手术时间和辐射暴露剂量。此外，还需要使用 Jamshidi 针和 Kirschner 线。虽然不常见，但神经根损伤、内脏损伤或与使用 Jamshidi 针或 Kirschner 线相关的血管损伤的风险仍然是存在的。Kirschner 线在操作过程中还有可能会出现断裂[49]。

使用图像引导导航进行微创椎弓根螺钉植入改变了螺钉植入技术。通过精确的图像配准，椎弓根螺钉的植入就不需要识别螺钉解剖进钉点或在透视下准确识别椎弓根阴影。使用计算机上的虚拟 3D 导航图像，可以将螺钉植入的过程简化为直接钻孔、攻丝和植入螺钉。这消除了寻找合适的椎弓根钉道所涉及的大量推断工作。

椎弓根螺钉的长度和直径可以得到优化，而

无须过多地考虑椎弓根壁的破裂或前皮质骨的破裂，因此能够增加螺钉的抗拔出力和生物机械稳定性。在许多情况下，也不需要使用 Jamshidi 针或 Kirschner 针，从而避免了与这些工具相关的并发症风险。

使用图像引导导航还为材料植入创造了新的可能性，在保留正常生理结构方面有着更多的优势。单独依靠解剖结构引导或透视引导，有些螺钉钉道无法安全完成，但在立体定向导航的辅助下，这就可以实现了。实际上，只要螺钉植入了骨内，并提供了足够的强度和抗拔出力，那就没必要刻意追求钉道沿着椎弓根纵轴。已经有几种螺杆钉道得到了推荐，以求进一步减少对周围软组织结构的分离。例如，从内侧到外侧的腰椎椎弓根螺钉植入（图 14-11 和图 14-12）允许较少的肌肉分离就进行椎弓根螺钉植入，因为与传统椎弓根螺钉相比，在椎弓根峡部有更多的内侧螺钉进入点。使用这种技术，螺钉朝向上外侧，瞄准椎体的外侧上角，与传统椎弓根螺钉相比，该螺钉所需的直径和长度通常更小。误差范围比传

统椎弓根螺钉小，螺钉主要穿过皮质骨，因此通过触觉反馈很难探查预定的钉道。螺钉钉道也不沿椎弓根纵轴，因此透视对引导螺钉植入的帮助较小。螺钉向内侧穿透将可能危及侧隐窝内侧的横行神经根。攻丝或螺钉植入过程中造成的外侧穿透会消除利用该钉道进行后续螺钉植入的可能性。使用术中导航能有效解决这些问题，使由内向外的椎弓根螺钉植入成为微创腰椎手术一种可行的替代方案。同样，其他的后路内固定也能利用影像导航获得更好的精度。例如，经小关节椎弓根螺钉可提供与传统椎弓根"螺-棒"结构相似的稳定性[50, 51]。椎板小关节螺钉也被用作后稳定的替代方法[52]。这些螺钉植入轨迹即使采用透视辅助也不是直观的。因此，使用导航可能有助于将这些螺钉植入到预定位置，从而最大限度地提高潜在获益。

1. 微创脊柱外科：颈椎

Holly 和 Foley 是最早尝试利用图像引导在颈椎进行微创经皮螺钉植入的人[53]。在一项 2006 年的研究中，利用 3D 透视导航，在 3 例尸体标

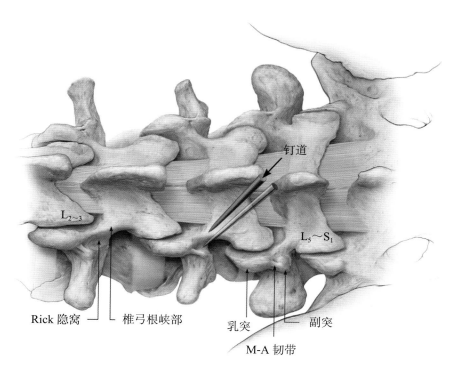

◀ **图 14-11 由内向外椎弓根进钉点和进钉轨迹**

相比常规椎弓根螺钉，进钉越靠近关节突狭部表面内侧，则螺钉能穿过更多的皮质骨，并且钉子贴近棘突位于椎旁肌肉下方（经许可转载，引自 Springer Science and Business Media. © 2014 Springer: "Minimally Invasive Wiltse Approaches for Posterolateral Fusion" by S Ritland in Minimally Invasive Spinal Deformity Surgery, Figure 34.9）

L₂~₃

钉道

L₅~S₁

Rick 隐窝 — 椎弓根峡部

乳突 — 副突

M-A 韧带

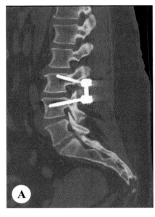
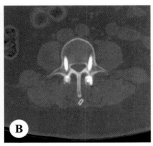

▲ 图 14-12　L_3 节段由内向外椎弓根螺钉植入示例

本中准确植入了 41 颗经皮椎弓根螺钉（97.6%）。钉道包括 $C_{1\sim2}$ 经小关节、$C_{3\sim6}$ 侧块和 C_7 椎弓根。只出现一处 C_7 骨皮质破裂。而在一项大型的脊柱外伤的研究中，研究者引入了术中 O 臂来进行辅助。在 1 例患者的 $C_{1\sim2}$ 成功植入了经皮经小关节螺钉。鉴于外伤性皮肤破溃可能无法采取用于开放手术的切口类型，这种方法就显得有特殊的意义。此外，作者使用 C_2 椎弓峡部接骨螺钉成功治疗了 1 例 Hangman 骨折。

微创颈椎前路手术也可以从影像导航中获益。除了通过经颈齿状突切除治疗颅底凹陷外，有研究小组已通过内镜辅助下经颈切除了 1 例复发性颈椎脊索瘤。肿瘤、椎动脉和硬膜边界的准确识别均受益于基于图像的可视化[55]。

利用术中导航微创治疗颈椎退变性疾病也取得了进展。一项技术报道中提到一种改良的经椎体前路颈椎微创椎间孔切口术（modified transcorporeal anterior cervical microforaminotomy，MTACM）。尽管之前的微创手术旨在直接减压病灶并避免了传统的 ACDF 手术，但该改良的方法利用了 3D 透视导航平台[56]。8 例椎间孔型椎间盘突出的患者接受了 MTACM 而获得了良好效果。作者讨论了术中导航在选择皮肤进入点和减小皮肤切口尺寸、钻孔大小方面的好处。尽管与非导航相比，时间更长，但安全性和有效性的

提高所带来的益处超过了手术时间增加所带来的弊端。

前路螺钉植入治疗齿突骨折是图像引导微创治疗的另一个应用场景。传统的利用双平面透视引导螺钉植入和 3D 透视导航引导螺钉植入相比较，不仅后者的融合率增加，从双平面透视组的 88% 升至 3D 透视组的 95%，而且手术所需要的总时间降低（虽然手术准备时间更长）[57]。

另一项有趣的图像导航微创方法是实时 MRI 和经皮技术的联合应用。在一项个案研究中，作者报道了 1 例颈髓前方进行硬膜下囊肿开窗手术的案例。为避免采用开放性手术进行广泛的分离，作者采用 MRI 兼容的穿刺针，在 MRI 引导下刺破囊肿。穿刺针经过 $C_{1\sim2}$ 椎板间隙进入硬膜囊，将囊内容物吸出。患者未出现并发症，经过术后 9 个月的随访，囊肿未见复发。

2. 微创脊柱外科：胸椎

相比其他部位脊柱，胸椎椎弓根更窄，三维结构复杂，因此胸椎椎弓根螺钉的植入充满挑战。此外，徒手操作很依赖于触觉反馈、解剖标志，以及与经验有很大相关性的手术技巧。既往的尸体研究中报道植入失误率高达 55%[59]。所产生的后果包括神经根损伤、出血和脊髓损伤。胸椎椎弓根螺钉植入的尸体研究减少了明显的结构性失误。胸椎手术的微通道技术，包括联合导航的经皮螺钉植入，正在被开发。Holly 等使用 3D 透视设备将 94 颗经皮螺钉植入尸体，其准确率为 94.7%[61]。椎弓根平均直径为 6mm，而在 5 个骨皮质劈裂的例子中，椎弓根（平均）直径为 4.6mm。

在另一项研究中，50 例患者接受了 3D 透视辅助下的椎弓根螺钉植入，20% 患者接受了经皮螺钉植入[62]，其余的 40 例患者中，5 例出现了椎弓根内侧穿透。椎弓根其他方向内壁未见穿透。所有发生穿透的椎弓根直径小于 2mm，无须进行翻修手术。

在一项针对 6 例不稳定胸椎骨折的病例研究中，Kakarla 等在 3D 透视导航系统的辅助下植入 37 颗螺钉，7 颗螺钉植入失误，6 颗所造成骨皮质破裂直径小于 2mm，其余直径大于 2mm[63]。所有植钉失误均是无症状性的，无须翻修手术。Schouten 等开展的一项大型外伤研究中，27 例患者中有 2 例接受了经皮螺钉植入术[54]。1 例患者存在弥漫性先天性骨质增生和 $T_{10\sim11}$ 过伸性损伤，成功接受了 $T_7\sim L_2$ 的椎弓根螺钉植入。另一个患者拟接受 $T_{2\sim10}$ 内固定，但随后放弃，因术中影像提示植入效果并非最佳，而转为开放性手术。

图像引导也被用于微创经皮后凸矫形术以治疗椎体压缩性骨折患者。在一项接受了腰椎和胸椎后凸矫形的病例系列研究中，11 例患者在 3D 透视导航辅助下接受了 $T_{4\sim12}$ 的手术治疗。无并发症发生，透视时长从既往的平均 293.2s 降低至 41.3s[64]。

3. 微创脊柱外科：腰骶椎

一项 Meta 分析结果表明，腰椎徒手椎根弓螺钉植入的准确率达 79.0%，而在矫形手术中，这个准确率更低，胸腰椎螺钉植入失误率高达 30%[65, 30]。Baaj 等报道了 14 例患者接受 3D 透视辅助胸腰椎微创经皮螺钉植入术。11 例患者因退行性疾病而接受治疗，3 例因外伤脊柱失稳。一共植入 110 颗螺钉，68 颗可用于回顾分析。4 颗发生外侧穿透（<2mm），2 颗发生内侧穿透（一个 >2mm，一个 >4mm），1 颗出现内侧劈裂并立刻接受了翻修。没有患者因植入失误而出现神经系统并发症[66]。

如前所述，图像引导在脊柱畸形矫形方面有较多的优势，包括提高椎弓根螺钉植入的准确性。Scheuffler 等进行的一项研究中，30 例成人发病脊柱侧弯患者，接受了图像引导下的微创手术治疗。16 例患者的椎弓根螺钉导航方式是双平面透视方式，其余 14 例是采用基于术中 CT 导航方式。单侧微创经椎间孔腰椎椎体融合术（transforaminal lumbar interbody fusions，TLIF）是在凹侧进行。采用两种图像技术一共植入 415 颗螺钉。术中 CT 导航平均需要 17.5min 以完成所有节段的自动配准。没有翻修和 Ⅱ 级以上的植入失误事件发生。另一项腰椎椎体融合术的衍生手术方式是 AxiaLIF 手术，是一项经骶骨微创手术方式，用于 $L_4\sim S_1$ 融合，该手术可从图像导航中获益。Luther 等对 6 例患有顽固性腰痛的患者进行手术治疗，5 例接受了 $L_5\sim S_1$ 手术，1 例 $L_4\sim S_1$。3D 透视导航系统用于术中导航。无患者接受二次手术，所有螺钉均植入正确的位置。

导航经皮骶髂螺钉也被研究用于治疗骨盆骨折所导致的骶髂关节失稳[68]。骶髂关节的结构上存在较大的变异且与 L_5 神经根关系密切，在无导航引导下，螺钉植入失误和神经损伤的发生率较高。Smith 等在尸体模型中将 3 种不同导航系统与透视进行了比较。与标准的非导航透视系统相比，所有导航系统有着更高的精度。在一项 O 臂辅助下经皮骶髂螺钉内固定的研究中，40 例骨盆环骨折患者接受了开放、经皮技术联合透视和 CT 引导导航的手术治疗。导航组未出现神经系统并发症或植入失误。

（四）图像引导在复杂手术中的应用

除了针对畸形的内固定，或者用于微创脊柱外科，图像引导还被发现是很多其他内固定手术的辅助利器。特别是在解剖标志不清楚，或者植入材料与神经、血管结构位置密切而神经、血管结构又无法直视等情况下。在植入物需要经过困难或不同寻常的通路植入而术者又缺乏经验的情况下，图像导航也是很有帮助的。

后路上颈椎手术

鉴于颈椎区域独特的解剖学限制，包括椎动脉和骨性结构之间的密切关系，这个领域内的图像引导有特别的吸引力。确实，使用传统经关节入路进行 $C_{1\sim2}$ 螺钉植入椎动脉损伤报道的发生率高达 4.1%[70]。其他潜在的并发症包括脊髓和神经根的损伤。类风湿关节炎患者由于 $C_{1\sim2}$ 连接处的正常解剖标志被破坏，内固定更加危险[71]。由于误差幅度很小，可以看到，图像导航系统的使用对该区域的手术进行辅助是很有帮助的。

关于图像引导下 $C_{1\sim2}$ 经关节螺钉植入已经有了很好的阐述。早期研究表明，术前基于 CT 导航系统能降低但未能消除螺钉错位的倾向[72-74, 71]。Acosta 等发现，对于某些病例，基于常规的术前影像来看，经关节螺钉植入在解剖上属于很困难或不可能，通过术中导航则均能顺利植入螺钉[74]。Uehara 等进行了一项回顾性研究，20 例患者接受了 CT 导航辅助下经关节螺钉植入 $C_{1\sim2}$ 融合术（图 14-13）。研究发现穿破率为 2.6%，未出现包括椎动脉损伤或假关节形成在内的严重并发症[75]。

稳定 $C_{1\sim2}$ 结构的另一种选择是行 C_1 侧块螺钉放置和 C_2 椎板或椎弓根螺钉固定。Rajasekaran 等描述了采用 3D 透视导航引导直接行 C_2 椎弓根螺钉植入成功治疗 1 例错位的 Hangman 骨折案例[76]。Nottmeier 等报道了 18 例通过 3D 透视导航进行枕骨和 $C_{1\sim2}$ 内定的患者，结果表明该技术安全、准确，术后 CT 显示 78 颗螺钉中仅有 1 颗螺钉发生了轻微的侧方穿透[77]。Yang 等同样发现，与传统透视相比，在 3D 透视导航引导下进行 C_1 侧块和 C_2 椎弓根螺钉植入可以更少地出现穿透。此外，导航的使用还减少了手术时间，失血量更少，辐射剂量更小[78]。近些年，在 $C_{1\sim2}$ 后路固定中应用 iCT 导航的结果提示前景乐观。

此外，导航的使用为术者提供了这样一种可能的选项：放置下颈椎椎弓根螺钉。尽管椎弓根螺钉相比更常用的侧块螺钉有着生物力学方面的优势，但传统上，很多术者一直避免采用颈椎椎弓根螺钉，原因就在于钉道太窄且临近重要的神经、血管结构[79, 80]。然而，先进的导航技术在安全地进行颈椎椎弓根螺钉植入方面有可能证明其有效性。

（五）经口和经颈齿突切除

鉴于颅颈交界区域复杂的解剖特点和毗邻的多个关键结构，很显然，图像导航对于该区的腹侧入路也可能是有用的。Veres 等采用头颅导航系统和基于基准点的配准，对 3 例骨髓炎或寰枢椎半脱位伴颅底凹陷的患者进行了经口齿状突切除术。由于基准点固定在颅骨上，因此需要 HALO 固定以避免枕骨部 –C_1 和 $C_{1\sim2}$ 发生节段间的移动，来确保配准的准确性[81]。结果表明，导航系统为 $C_{1\sim2}$ 复合体提供了很好的 3D 引导，有助于安全有效地切除齿状突。Dasenbrock 等为了避免经口入路的手术风险，利用 3D 透视导航在内镜图像引导下对 15 例颅底凹陷的患者进行了齿状突切除术[82, 83]。术中，通过从 C_1 前弓上方至 $C_{2\sim3}$ 椎间盘下缘的正中切口，将一个管状牵开器置于寰枢椎复合体的腹侧。以内镜调整视野，3D 透视导航并评估术中齿状突切除的程度，成功将齿状突切除。尽管有 20% 的患者在术中意外

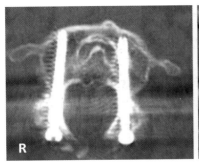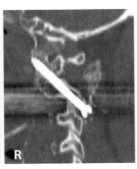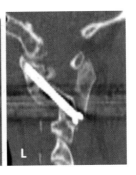

◀ 图 14-13 利用 CT 导航经关节螺钉内固定术后的 CT 图像显示了螺钉植入的准确性[75]

经许可转载，引自 M. Uehara[75]

切开了硬脊膜导致脑脊液漏，但术者发现，图像引导有助于指导手术轨迹并评估减压是否充分。在一项个案研究中，Leng 等在图像引导下采用内镜经鼻入路成功切除了压迫延颈交界区的游离齿状突，并进行了后路内固定。根据作者的报道，康复时间较短，也避免了常规经口入路可能会有的并发症[84]。

（六）斜外侧椎体切除治疗脊髓型颈椎病

脊髓型颈椎病（cervical spondylitic myelopathy，CSM）是脊柱外科医生治疗的常见疾病。由于 CSM 的压迫病变通常位于脊髓腹侧，因此一般采用颈椎前路减压。然而，前路手术会导致脊柱失稳，需要辅助内固定融合，这会增加植入物相关的并发症风险。在过去的 20 年里，脊柱外科医生探索出一种通过前外侧入路行斜外侧椎体切除治疗 CSM 的方法。如果适当选择患者，则该手术方式可用于颈髓的减压，同时保留大部分椎体以避免因椎体失去稳定性而需要进行内固定融合[85]。尽管有一些研究表明该手术方式有着良好的临床效果，但该术式仅有少数脊柱外科医生开展，未能普及[86]（图 14-14）。该术式未能普及的可能原因之一就是很多外科医生对采用斜外侧磨钻平面不熟悉，并且很容易因为没有骨性标记物而导致术中迷失方向。因为这些缘故，术中图像导航将是很有用的工具。Lee 等利用 C 臂导航系统对 11 例患者进行了多节段斜外侧椎体切除术。与对照组比较，使用导航能更充分地切除骨质，手术时间更短，并能提高 JOA 评分[87]。

（七）经椎体椎根弓螺钉

在图像导航的辅助下，另一个不常见的手术方式，即经椎体椎弓根螺钉植入，就变得很有可操作性。该技术于 1994 年首次被提出[88]，因每一枚螺钉穿过的骨皮质区域更多，故而通常用于治疗高度 L$_5$～S$_1$ 滑脱患者和骨质疏松的患者。在

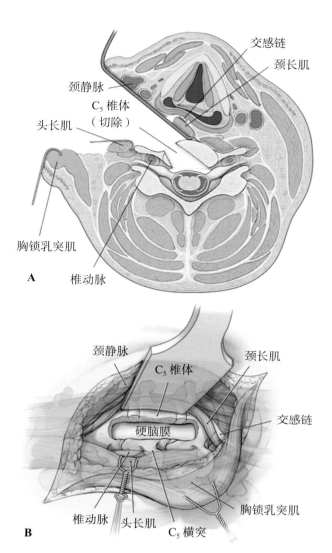

▲ 图 14-14 A. 斜外侧颈椎椎体切除术；B. 术中术者视角[86]
经许可转载，引自 T. Kiris[86]，p.676

L$_5$～S$_1$ 节段，相比传统的椎弓根螺钉，经椎体椎弓根螺钉具备生物力学上的优势[89]。Nottmeier 等利用 3D 透视导航进行了 12 例的胸椎经椎体椎弓根螺钉植入。结果表明融合率较高，仅有 1 例出现轻度的椎弓根破裂（一共 35 颗螺钉），但未出现临床症状[77]。因为螺钉需要经过狭长的钉道才能完全植入，3D 透视导航的使用在该手术中是有益的。轴位上胸椎椎弓根比较狭窄，螺钉必须位于中间位置以保证螺钉头端能进入上方的椎体。在矢状位，螺钉必须从椎弓根的背下方区域

穿到腹上方，穿过上方椎间隙的两个终板。这需要精准的钉道，如果没有导航，这是很困难的。

（八）人工椎间盘植入

术中导航在人工椎间盘植入术（artificial disc replacement，ADR）中被证实是有帮助的。近些年，腰椎人工椎间盘植入术逐步成为经保守治疗无效的盘源性疼痛的一种治疗手段以替代融合手术。然而，人工椎间盘植入的手术效果直接受到植入椎间隙的位置的影响[90]。人工椎间盘的正确植入是保证远期功能、获得最佳手术效果的关键。偏心植入可能会导致植入物所受力负荷不均匀，出现旋转轴的移位，造成植入物过早磨损、松动，以及由临近节段和小关节上的非生理应力所导致的相邻节段退变加速。

尽管大多数人工椎间盘的植入和评估是利用 X 线透视，但由于存在与视差和倾斜棘突相关的误差，这种方法存在植入错位的风险。为此，Rauschmann 等进行了一项对比研究，一组由缺乏经验的 ADR 外科医生利用术前 CT 导航植入 15 个腰椎人工椎间盘，另一组由经验丰富的 ADR 外科医生利用专用的透视在 10 个尸体脊柱标本中植入 15 个人工椎间盘。植入后，使用计算机软件分析 CT 扫描结果，评估每个椎间盘假体的植入精度。导航组只有 3 个椎间盘未植入最佳位置，植入较差的一例都没有；相比较之下，另一组中，有 2 个椎间盘未植入最佳位置，1 个植入的位置较差。该研究认为导航引导下植入更为精确，特别是在冠状面上[91]。

（九）影像引导在脊柱肿瘤学中的应用

术中导航系统对脊柱肿瘤手术有很大帮助，特别是在定位和确定复杂肿瘤的切除边缘方面[92]。很多病例由于局部存在解剖和生物力学异常而导致手术困难[93]。利用导航技术，术者就可以更好地明确肿瘤边界，以及与周边神经、血管的位置关系，有助于术者更安全、最大化地切除肿瘤。此外，导航对于在切除肿瘤之后脊柱的重建和稳定也有很大的帮助。

在脊柱肿瘤手术中应用导航的相关研究报道很少。Bandeira 等利用术前 CT 导航切除多种肿瘤，包括骨样骨瘤、骨母细胞瘤、血管瘤、转移瘤，并认为导航有助于肿瘤定位和切除[92]。Campos 等利用术前 CT 导航系统定位了一个位于 T_9 椎体的骨样骨瘤，并采用视频辅助胸腔镜手术切除肿瘤，效果良好[94]。在这种情况下，导航能帮助术者避免牺牲其他的骨性结构，故不需要因失稳而进行融合手术[95]。同样，Nagashima 等报道了 1 例在术前 CT 导航辅助下成功切除 C_2 椎弓根骨样骨瘤的案例，手术未造成脊柱失稳[96]。Rajasekaran 等报道利用 3D 透视切除了 3 例脊柱骨样骨瘤。除了病灶定位，以及在无须切除其他骨性结构的情况下切除病灶，3D 透视让配准更为简单，并且可以在手术结束前评估肿瘤的切除程度[97]。

图像引导对切除肿瘤特别有帮助，如脊索瘤或肉瘤，全切肿瘤、边缘无残留与预后密切相关[98-100]。Dasenbrock 等在 3 例骶骨脊索瘤患者中利用术前 CT 导航全切肿瘤。该部位结构复杂，肿瘤切除难度大，因此保证切缘阴性有难度。然而，应用导航可以观察肿瘤的 3D 解剖结构，尽可能地降低损伤临近结构的风险，降低进入瘤囊的风险，以及增加切缘阴性的概率[100]。Dasenbrock 等和 Fubiyashi 等均认为，在某些情况下，复杂脊柱肿瘤手术中应用导航有助于术者一期全切，否则需要前后路联合手术[99, 100]。

Guppy 等展示了应用图像引导切除脊柱肿瘤的一个优秀案例。他们应用 C 臂导航切除了 $C_{2\sim3}$ 的脊索瘤，并从枕部 $-C_6$ 进行了内固定融合[101]。这例患者是一名 49 岁的女性，有呼吸困难、颈部疼痛、根性痛的表现，MRI 提示肿瘤中心位于 C_2，有强化，向硬膜外延伸，严重挤压椎管。肿瘤还包绕了右侧颈内动脉（术前已进行了栓塞）。采用 3D 透视导航，术者能够成功地进行分期的后 - 前路手术。在一期手术，术者进行了 $C_{2\sim3}$ 椎板和小关节的切除，在枢椎以下的颈椎植入侧块和椎弓根螺钉。导航系统辅助识别侧块和定位椎动脉，有助于安全地切除骨组织。在二期手术，采用经颈、经下颌、经颚入路全切肿瘤。在该手术阶段，图像导航有助于明确肿瘤边界，保护左侧椎动脉，以及植入 C_1 侧块螺钉[101]。这个案例体现出导航在肿瘤手术中的优势。使用导航作为辅助手段，术者能够：①更好地了解肿瘤复杂、异常的 3D 解剖结构；②保护重要的神经、血管结构，包括脊髓、神经根、颈动脉和单独为后循环供血的左椎动脉；③在困难情况下准确植入材料；④实现肿瘤的全切。

一种可用于肿瘤手术的方法是将术前 MRI 或 CT 数据融合到用于手术导航的术中影像之中。这种技术允许外科医生整合和同时分析多种成像模式[102]。当需要确定肿瘤内通过常规 CT 或透视不能很好地看到软组织范围或血管结构的位置时，该方法特别有用。

三、图像引导特点

（一）时间效率

随着导航系统更多应用于脊柱手术，许多外科医生担心使用这项技术可能会增加每次手术的时间。事实上，利用术前 CT 和点匹配技术的早期图像引导导航系统也非常耗时。采用透视法植入椎弓根螺钉技术的标准透视时间为每枚螺钉 3.4～66s 不等，并与辐射存在显著相关性；然而总体上，螺钉植入时间在很大程度上取决于术者[103]。

关于配准所需时间的早期研究表明，利用术前 CT 导航，1 个椎体配准所需时间为 6～8min；然而，利用计算机辅助技术植入 1 颗椎弓根螺钉

所需时间还需要额外的 6～10min[4]。近期的研究表明，利用术前影像，一个椎体节段配准时间 <2min，即不足初次配准时间的 13%，精度仍可达 0.9mm[22]。Girardi 等在一项研究中利用术前 CT 导航对 62 例患者进行腰椎减压和椎弓根螺钉内固定，报道了利用一次多个节段配准进行螺钉植入所需的时间。每个螺钉植入的所需平均时间为 6.6min（3.3～12.5min）。当利用透视影像导航进行 $L_5\sim S_1$ 内固定融合时，与标准透视相比，透视导航的 OR 时间显著降低[103]。3D 透视引导下的腰椎手术，较之常规透视的方法，可显著降低手术时间（231min vs. 321min）[104]。对于单节段手术，这种差异仍然显著；而在多节段手术中，这种差异则不显著。对于齿状突骨折，一项比较 2D 与 3D 透视引导的研究表明，3D 组的手术时间显著缩短（83min vs. 115min）；然而，考虑到所需的准备时间（66min vs. 47min），两组的总手术时间（149min vs. 162min）是相同的[57]。利用术中 CT 导航，脊柱手术的图像获取中断时间在 9min 左右[25]。另一项研究表明，为导航而进行的 CT 所需时间为 9min，大多数扫描时间为 7.5～10min[29]。采用移动式 CT 扫描仪，会增加 18～40min 的手术时间，并且随着内固定区域和解剖复杂性的不同，所需时间也不同[31, 105]。

总体上，这些时间的评估因术者和技师的经验而存在差异，完成任务的时长主要依赖于术者的既往经验和技师的效率，而这些因素在文献中没有得到很好的分析。对于每个从业者而言，影响手术时间的重要考虑因素应包括切开前准备时间、术中扫描和配准时间、手术结束前重新扫描的必要性、技师人员培训及外科医生对特定图像引导系统的经验。

（二）术中放射暴露

随着图像引导技术参与到脊柱外科的手术当中，随之而来的电离辐射暴露成为了一个普遍关

注的问题。已知的辐射暴露风险包括增加患白内障、淋巴瘤和甲状腺癌的风险[106]。2005 年的一项研究报道称，骨科医生终生患癌症的风险比非骨科医生高 5 倍[106]；然而，文献当中对于低剂量辐射的总体和远期危害存在争议，没有发现有明确的相关性[107]。采用侵入性较小的技术，会导致更多的辐射暴露，因此外科医生对辐射程度有大致了解是很重要的。屏障技术、定位、辐射 – 距离相关性、了解致死辐射剂量对减少放射暴露很重要。传统上，微创脊柱外科严重依赖透视，因此，这导致患者和术者均接受了更多的电离暴露[106]。微创脊柱外科手术的平均透视时间是开放手术的 3 倍。在一项 31 例微创经椎间孔腰椎椎体融合术的研究中，术者的中指是放射暴露最高的部位，并且与手术助手或影像技师的变化无明显关系；总体上，辐射剂量尚在国际放射防护指南委员会的范围内[108]。

神经导航的进步显著降低了手术室工作人员和患者的辐射暴露。现代导航系统中，术中影像是在患者已摆好体位而手术开始前就已获得的。大部分情况下，摄片是在手术室工作人员和术者已离开手术室或位于铅板后方时完成的，从而减小放射暴露。进行初次影像评估后，就几乎不需要透视了，因此手术工作人员或术者均无须穿铅衣或戴护脖。一些研究证实，导航的使用能降低职业放射暴露。例如，相比徒手透视方法，使用 3D 透视导航能将术者在椎弓根植入术期间的放射暴露降低至 1/10，其放射暴露只发生在影像获取前用透视设备进行术前确认或定位时[109]。一项研究表明，当利用 3D 透视导航进行脊柱融合手术时，透视时间可降至 72s，而非导航手术的透视时间为 105s[110]。Smith 等发现采用标准透视方法的手术中，人体的平均辐射剂量是电脑辅助图像引导手术的 13 倍[111]。在一项 TLIF 的临床研究中，使用导航辅助透视时无法检测到辐射暴露，而在没有导航进行单侧 MIS TLIF 时，外科

医生受到 12.4mREM 的辐射；总透视时间方面，导航辅助组为 57.1s，而常规透视组为 147.2s[112]。

放射暴露剂量与所用的设备也存在相关，3D 透视和 CT 对患者的辐射剂量最大，C 臂对术者和助手的辐射最大[113]。Zhang 等利用人体模型，发现 3D 透视对患者的辐射剂量大约是标准 64 排 CT 的 50%。

（三）费用

考虑到美国不断变化的医疗保健环境和对外科治疗成本效益的逐步重视，关于脊柱术中使用图像导航对费用影响的研究较少。二次手术的费用是很高的，但无论采用哪种图像模式，因螺钉植入失误而导致的临床并发症和翻修等事件相当罕见。总体上，图像引导技术能降低材料植入失误率和翻修率。

一项小型中心的研究，对比了标准透视和计算机辅助图像导航进行椎弓根螺钉植入，研究结果表明，翻修率从 3% 降到 0%，总体费用每 100 例节约了 71 286 美元[115]。然而，翻修率上无统计学差异（但是在大样本中，是否会节约这么多成本就不清楚了）。另一项在意大利进行的研究将术中 O 臂和术前 CT 图像引导进行对比，结果表明 CT 图像导航能显著降低手术时间，但从医院的角度来看，费用无显著差异[116]。研究发现，财务"盈亏平衡"点为每年进行 154 台图像引导下的外科手术；然而，在实践中，这个数字可能取决于具体的病例组合和每个医院的费用情况，以及跨科室使用设备来抵消采购成本。图像导航系统的前期成本在 22.5 万～100 万美元，这可能在脊柱手术量很大或有能力进行复杂脊柱畸形矫形的外科中心才有经济价值。另一个考量是使用术中影像系统，例如 O 臂，能降低行术后 CT 来明确植入物位置的必要性。

评估图像引导系统在脊柱手术中的成本效益还需要进行大型的多中心研究，而每个医院在做

出采购图像导航系统的决定时，考察当地的实践模式和费用情况非常关键。

结论

影像和导航技术的飞速发展，让脊柱外科比以往任何时候都更安全、更高效，特别是对于需要困难手术入路或特殊设备的患者。在手术室内进行患者的三维解剖重建，以及使用这些数据进行交互导航的技术，使脊柱外科医生能够更自信地进行复杂的手术。这项技术对于微创脊柱手术的持续进步是很关键的。同样，患者也会获益，恢复时间更快，术后疼痛减轻，感染率降低。图像引导的脊柱手术也有利于降低外科医生和手术室工作人员的职业辐射暴露。目前，不同于传统的透视，图像导航技术受限于缺乏实时图像反馈。因此，图像引导的准确性和安全性在很大程度上取决于配准过程。此外，这些装置的尺寸、成本和机动性仍然限制了大型导航系统的广泛使用，如术中CT，而较小的系统则受限于成像质量减低和扫描容积小，只能让外科医生一次看到几个脊柱节段。

参考文献

[1] Nottmeier EW. A review of image-guided spinal surgery. J Neurosurg Sci. 2012;56(1):35–47.

[2] Nolte LP, Zamorano L, Visarius H, et al. Clinical evaluation of a system for precision enhancement in spine surgery. Clin Biomech. 1995;10(6):293–303.

[3] Brodwater BK, Roberts DW, Nakajima T, Friets EM, Strohbehn JW. Extracranial application of the frameless stereotactic operating microscope: experience with lumbar spine. Neurosurgery. 1993;32 (2):209–213:discussion 213.

[4] Lee TC, Yang LC, Liliang PC, Su TM, Rau CS, Chen HJ. Single versus separate registration for computer-assisted lumbar pedicle screw placement. Spine. 2004;29(14):1585–1589.

[5] Holly LT. Image-guided spinal surgery. Int J Med Robot. 2006;2(1):7–15.

[6] Roessler K, Ungersboeck K, Dietrich W, et al. Frameless stereotactic guided neurosurgery: clinical experience with an infrared based pointer device navigation system. Acta Neurochir. 1997;139 (6):551–559.

[7] Steinmann JC, Herkowitz HN, el-Kommos H, Wesolowski DP. Spinal pedicle fixation. Confirmation of an image-based technique for screw placement. Spine. 1993;18(13):1856–1861.

[8] Laine T, Makitalo K, Schlenzka D, Tallroth K, Poussa M, Alho A. Accuracy of pedicle screw insertion: a prospective CT study in 30 low back patients. Eur Spine J. 1997;6(6):402–405.

[9] Castro WH, Halm H, Jerosch J, Malms J, Steinbeck J, Blasius S. Accuracy of pedicle screw placement in lumbar vertebrae. Spine. 1996;21(11):1320–1324.

[10] Belmont Jr. PJ, Klemme WR, Dhawan A, Polly Jr. DW. In vivo accuracy of thoracic pedicle screws. Spine. 2001;26(21):2340–2346.

[11] Xu R, Ebraheim NA, Ou Y, Yeasting RA. Anatomic considerations of pedicle screw placement in the thoracic spine. Roy-Camille technique versus open-lamina technique. Spine. 1998;23(9):1065–1068.

[12] Mezger U, Jendrewski C, Bartels M. Navigation in surgery. Langenbecks Arch Surg. 2013;398 (4):501–514.

[13] Wong KC, Kumta SM. Use of computer navigation in orthopedic oncology. Curr Surg Rep. 2014;2:47.

[14] Tjardes T, Shafizadeh S, Rixen D, et al. Image-guided spine surgery: state of the art and future directions. Eur Spine J. 2010;19(1):25–45.

[15] Hsiang J. Wrong-level surgery: a unique problem in spine surgery. Surg Neurol Int. 2011;2:47.

[16] Sanders R, Koval KJ, DiPasquale T, Schmelling G, Stenzler S, Ross E. Exposure of the orthopaedic surgeon to radiation. J Bone Joint Surg Am. 1993;75(3):326–330.

[17] Thambiraj S, Quraishi NA. Intra-operative localisation of thoracic spine level: a simple "'K'-wire in pedicle" technique. Eur Spine J. 2012;21(Suppl 2):S221–S224.

[18] Nolte LP, Visarius H, Arm E, Langlotz F, Schwarzenbach O, Zamorano L. Computer-aided fixation of spinal implants. J Image Guid Surg. 1995;1(2):88–93.

[19] Winkler D, Vitzthum HE, Seifert V. Spinal markers: a new method for increasing accuracy in spinal navigation. Comput Aided Surg. 1999;4(2):101–104.

[20] Gebhard F, Weidner A, Liener UC, Stockle U, Arand M. Navigation at the spine. Injury. 2004;35 (Suppl 1):S-A35–S-45.

[21] Moses ZB, Mayer RR, Strickland BA, et al.

Neuronavigation in minimally invasive spine surgery. Neurosurg Focus. 2013;35(2):E12.

[22] Nottmeier EW, Crosby TL. Timing of paired points and surface matching registration in threedimensional (3D) image-guided spinal surgery. J Spinal Disord Tech. 2007;20(4):268–270.

[23] Foley KT, Smith MM. Image-guided spine surgery. Neurosurg Clin N Am. 1996;7(2):171–186.

[24] Tian NF, Huang QS, Zhou P, et al. Pedicle screw insertion accuracy with different assisted methods: a systematic review and meta-analysis of comparative studies. Eur Spine J. 2011;20(6):846–859.

[25] Uhl E, Zausinger S, Morhard D, et al. Intraoperative computed tomography with integrated navigation system in a multidisciplinary operating suite. Neurosurgery. 2009;64(5 Suppl 2):231–239: discussion 239–240.

[26] Engle DJ, Lunsford LD. Brain tumor resection guided by intraoperative computed tomography. J Neurooncol. 1987;4(4):361–370.

[27] Lunsford LD, Parrish R, Albright L. Intraoperative imaging with a therapeutic computed tomographic scanner. Neurosurgery. 1984;15(4):559–561.

[28] Shalit MN, Israeli Y, Matz S, Cohen ML. Intra-operative computerized axial tomography. Surg Neurol. 1979;11(5): 382–384.

[29] Zausinger S, Scheder B, Uhl E, Heigl T, Morhard D, Tonn JC. Intraoperative computed tomography with integrated navigation system in spinal stabilizations. Spine. 2009;34(26):2919–2926.

[30] Scheufler KM, Cyron D, Dohmen H, Eckardt A. Less invasive surgical correction of adult degenerative scoliosis, part I: technique and radiographic results. Neurosurgery. 2010;67(3):696–710.

[31] Barsa P, Fröhlich R, Benes 3rd V, Suchomel P. Intraoperative portable CT-scanner based spinal navigation—a feasibility and safety study. Acta Neurochir. 2014; 156(9):1807–1812.

[32] Laine T, Lund T, Ylikoski M, Lohikoski J, Schlenzka D. Accuracy of pedicle screw insertion with and without computer assistance: a randomised controlled clinical study in 100 consecutive patients. Eur Spine J. 2000;9(3):235–240.

[33] Patil S, Lindley EM, Burger EL, Yoshihara H, Patel VV. Pedicle screw placement with O-arm and stealth navigation. Orthopedics. 2012;35(1):e61–e65.

[34] Verma R, Krishan S, Haendlmayer K, Mohsen A. Functional outcome of computer-assisted spinal pedicle screw placement: a systematic review and meta-analysis of 23 studies including 5,992 pedicle screws. Eur Spine J. 2010;19(3):370–375.

[35] Shin BJ, James AR, Njoku IU, Hartl R. Pedicle screw navigation: a systematic review and metaanalysis of perforation risk for computer-navigated versus freehand insertion. J Neurosurg Spine. 2012;17(2):113–122.

[36] Tian NF, Xu HZ. Image-guided pedicle screw insertion

accuracy: a meta-analysis. Int Orthop. 2009;33(4):895–903.

[37] Mason A, Paulsen R, Babuska JM, et al. The accuracy of pedicle screw placement using intraoperative image guidance systems. J Neurosurg Spine. 2014;20(2):196–203.

[38] Perennou D, Marcelli C, Herisson C, Simon L. Adult lumbar scoliosis. Epidemiologic aspects in a low-back pain population. Spine. 1994;19(2):123–128.

[39] Liljenqvist UR, Link TM, Halm HF. Morphometric analysis of thoracic and lumbar vertebrae in idiopathic scoliosis. Spine. 2000;25(10):1247–1253.

[40] Liljenqvist UR, Halm HF, Link TM. Pedicle screw instrumentation of the thoracic spine in idiopathic scoliosis. Spine. 1997;22(19):2239–2245.

[41] Belmont Jr. PJ, Klemme WR, Robinson M, Polly Jr. DW. Accuracy of thoracic pedicle screws in patients with and without coronal plane spinal deformities. Spine. 2002;27(14):1558–1566.

[42] Kotani Y, Abumi K, Ito M, et al. Accuracy analysis of pedicle screw placement in posterior scoliosis surgery: comparison between conventional fluoroscopic and computer-assisted technique. Spine. 2007;32(14):1543–1550.

[43] Sakai Y, Matsuyama Y, Nakamura H, et al. Segmental pedicle screwing for idiopathic scoliosis using computer-assisted surgery. J Spinal Disord Tech. 2008;21(3):181–186.

[44] Nakanishi K, Tanaka M, Misawa H, Sugimoto Y, Takigawa T, Ozaki T. Usefulness of a navigation system in surgery for scoliosis: segmental pedicle screw fixation in the treatment. Arch Orthop Trauma Surg. 2009;129(9):1211–1218.

[45] Kotani T, Akazawa T, Sakuma T, et al. Accuracy of pedicle screw placement in scoliosis surgery: a comparison between conventional computed tomography-based and O-arm-based navigation techniques. Asian Spine J. 2014;8(3):331–338.

[46] Larson AN, Polly Jr. DW, Guidera KJ, et al. The accuracy of navigation and 3D image-guided placement for the placement of pedicle screws in congenital spine deformity. J Pediatr Orthop. 2012;32(6): e23–e29.

[47] Ughwanogho E, Patel NM, Baldwin KD, Sampson NR, Flynn JM. Computed tomography-guided navigation of thoracic pedicle screws for adolescent idiopathic scoliosis results in more accurate placement and less screw removal. Spine. 2012;37(8):E473–E478.

[48] Tormenti MJ, Kostov DB, Gardner PA, Kanter AS, Spiro RM, Okonkwo DO. Intraoperative computed tomography image-guided navigation for posterior thoracolumbar spinal instrumentation in spinal deformity surgery. Neurosurg Focus. 2010;28(3):E11.

[49] Nottmeier EW, Fenton D. Three-dimensional image-guided placement of percutaneous pedicle screws without the use of biplanar fluoroscopy or Kirschner wires: technical note. Int J Med Robot. 2010;6(4):483–488.

[50] Chen C-J, Saulle D, Fu K-M, Smith JS, Shaffrey CI. Dysphagia following combined anteriorposterior cervical

spine surgeries. J Neurosurg Spine. 2013;19(3):279–287.

[51] Agarwala A, Bucklen B, Muzumdar A, Moldavsky M, Khalil S. Do facet screws provide the required stability in lumbar fixation? A biomechanical comparison of the Boucher technique and pedicular fixation in primary and circumferential fusions. Clin Biomech. 2012;27(1):64–70.

[52] Amoretti N, Amoretti ME, Hovorka I, Hauger O, Boileau P, Huwart L. Percutaneous facet screw fixation of lumbar spine with CT and fluoroscopic guidance: a feasibility study. Radiology. 2013;268 (2):548–555.

[53] Holly LT, Foley KT. Percutaneous placement of posterior cervical screws using three-dimensional fluoroscopy. Spine. 2006;31(5):536–540.

[54] Schouten R, Lee R, Boyd M, et al. Intra-operative cone-beam CT (O-arm) and stereotactic navigation in acute spinal trauma surgery. J Clin Neurosci. 2012;19(8):1137–1143.

[55] Hsu W, Kosztowski TA, Zaidi HA, Gokaslan ZL, Wolinsky JP. Image-guided, endoscopic, transcervical resection of cervical chordoma. J Neurosurg Spine. 2010;12(4):431–435.

[56] Kim JS, Eun SS, Prada N, Choi G, Lee SH. Modified transcorporeal anterior cervical microforaminotomy assisted by O-arm-based navigation: a technical case report. Eur Spine J. 2011;20(Suppl 2): S147–S152.

[57] Martirosyan NL, Kalb S, Cavalcanti DD, et al. Comparative analysis of isocentric 3–dimensional Carm fluoroscopy and biplanar fluoroscopy for anterior screw fixation in odontoid fractures. J Spinal Disord Tech. 2013;26(4):189–193.

[58] Takahashi S, Morikawa S, Egawa M, Saruhashi Y, Matsusue Y. Magnetic resonance imaging-guided percutaneous fenestration of a cervical intradural cyst. Case report. J Neurosurg. 2003;99 (3 Suppl):313–315.

[59] Gelalis ID, Paschos NK, Pakos EE, et al. Accuracy of pedicle screw placement: a systematic review of prospective in vivo studies comparing free hand, fluoroscopy guidance and navigation techniques. Eur Spine J. 2012;21(2): 247–255.

[60] Youkilis AS, Quint DJ, McGillicuddy JE, Papadopoulos SM. Stereotactic navigation for placement of pedicle screws in the thoracic spine. Neurosurgery. 2001;48(4):771–778.

[61] Holly LT, Foley KT. Three-dimensional fluoroscopy-guided percutaneous thoracolumbar pedicle screw placement. Technical note. J Neurosurg. 2003;99(3 Suppl):324–329.

[62] Oertel MF, Hobart J, Stein M, Schreiber V, Scharbrodt W. Clinical and methodological precision of spinal navigation assisted by 3D intraoperative O-arm radiographic imaging. J Neurosurg Spine. 2011;14(4):532–536.

[63] Kakarla UK, Little AS, Chang SW, Sonntag VK, Theodore N. Placement of percutaneous thoracic pedicle screws using neuronavigation. World Neurosurg. 2010;74(6):606–610.

[64] Villavicencio AT, Burneikiene S, Bulsara KR, Thramann JJ. Utility of computerized isocentric fluoroscopy for minimally invasive spinal surgical techniques. J Spinal Disord Tech. 2005;18(4):369–375.

[65] Kosmopoulos V, Schizas C. Pedicle screw placement accuracy: a meta-analysis. Spine. 2007;32(3): E111–E120.

[66] Baaj AA, Beckman J, Smith DA. O-Arm-based image guidance in minimally invasive spine surgery: technical note. Clin Neurol Neurosurg. 2013;115(3):342–345.

[67] Luther N, Tomasino A, Parikh K, Hartl R. Neuronavigation in the minimally invasive presacral approach for lumbosacral fusion. Minim Invasive Neurosurg. 2009;52(4):196–200.

[68] Smith HE, Yuan PS, Sasso R, Papadopolous S, Vaccaro AR. An evaluation of image-guided technologies in the placement of percutaneous iliosacral screws. Spine. 2006;31(2):234–238.

[69] Coste C, Asloum Y, Marcheix PS, Dijoux P, Charissoux JL, Mabit C. Percutaneous iliosacral screw fixation in unstable pelvic ring lesions: the interest of O-arm CT-guided navigation. Orthop Traumatol Surg Res. 2013;99(4 Suppl):S273–S278.

[70] Madawi AA, Casey AT, Solanki GA, Tuite G, Veres R, Crockard HA. Radiological and anatomical evaluation of the atlantoaxial transarticular screw fixation technique. J Neurosurg. 1997;86 (6):961–968.

[71] Kelleher MO, Tan G, Sarjeant R, Fehlings MG. Predictive value of intraoperative neurophysiological monitoring during cervical spine surgery: a prospective analysis of 1055 consecutive patients. J Neurosurg Spine. 2008;8(3):215–221.

[72] Weidner A, Wahler M, Chiu ST, Ullrich CG. Modification of C1C2 transarticular screw fixation by image-guided surgery. Spine. 2000;25(20):2668–2673.

[73] Borm W, Konig RW, Albrecht A, Richter HP, Kast E. Percutaneous transarticular atlantoaxial screw fixation using a cannulated screw system and image guidance. Minim Invasive Neurosurg. 2004;47 (2):111–114.

[74] Acosta Jr. FL, Quinones-Hinojosa A, Gadkary CA, et al. Frameless stereotactic image-guided C1– C2 transarticular screw fixation for atlantoaxial instability: review of 20 patients. J Spinal Disord Tech. 2005;18(5):385–391.

[75] Uehara M, Takahashi J, Hirabayashi H, et al. Computer-assisted C1–C2 transarticular screw fixation "Magerl technique" for atlantoaxial instability. Asian Spine J. 2012;6(3):168–177.

[76] Rajasekaran S, Vidyadhara S, Ramesh P, Shetty AP. Randomized clinical study to compare the accuracy of navigated and non-navigated thoracic pedicle screws in deformity correction surgeries. Spine. 2007;32(2):E56–E64.

[77] Nottmeier EW, Pirris SM. Placement of thoracic transvertebral pedicle screws using 3D image guidance. J Neurosurg Spine. 2013;18(5):479–483.

[78] Yang YL, Zhou DS, He JL. Comparison of isocentric C-arm 3–dimensional navigation and conventional fluoroscopy for C1 lateral mass and C2 pedicle screw placement for atlantoaxial instability. J Spinal Disord Tech. 2013;26(3):127–134.

[79] Ling JM, Dinesh SK, Pang BC, et al. Routine spinal navigation for thoraco-lumbar pedicle screw insertion using

the O-arm three-dimensional imaging system improves placement accuracy. J Clin Neurosci. 2014;21(3):493–498.

[80] Yu FB, Chen DY, Wang XW, Liu XW. [Radiographic comparison of anterior cervical fusion after two-level discectomy or single-level corpectomy for two-level cervical spondylotic myelopathy]. Zhonghua yi xue za zhi. 2012;92(37):2636–2640.

[81] Veres R, Bago A, Fedorcsak I. Early experiences with image-guided transoral surgery for the pathologies of the upper cervical spine. Spine. 2001;26(12):1385–1388.

[82] Wolinsky JP, Sciubba DM, Suk I, Gokaslan ZL. Endoscopic image-guided odontoidectomy for decompression of basilar invagination via a standard anterior cervical approach. Technical note. J Neurosurg Spine. 2007;6(2):184–191.

[83] Dasenbrock HH, Clarke MJ, Bydon A, et al. Endoscopic image-guided transcervical odontoidectomy: outcomes of 15 patients with basilar invagination. Neurosurgery. 2012;70(2):351–359:discussion 359–360.

[84] Leng LZ, Anand VK, Hartl R, Schwartz TH. Endonasal endoscopic resection of an os odontoideum to decompress the cervicomedullary junction: a minimal access surgical technique. Spine. 2009;34 (4):E139–E143.

[85] George B, Gauthier N, Lot G. Multisegmental cervical spondylotic myelopathy and radiculopathy treated by multilevel oblique corpectomies without fusion. Neurosurgery. 1999;44(1):81–90.

[86] Kiris T, Kilincer C. Cervical spondylotic myelopathy treated by oblique corpectomy: a prospective study. Neurosurgery. 2008;62(3):674–682.

[87] Lee HY, Lee SH, Son HK, et al. Comparison of multilevel oblique corpectomy with and without image guided navigation for multi-segmental cervical spondylotic myelopathy. Comput Aided Surg. 2011;16(1):32–37.

[88] Abdu WA, Wilber RG, Emery SE. Pedicular transvertebral screw fixation of the lumbosacral spine in spondylolisthesis. A new technique for stabilization. Spine. 1994;19(6):710–715.

[89] Minamide A, Akamaru T, Yoon ST, Tamaki T, Rhee JM, Hutton WC. Transdiscal L5S1 screws for the fixation of isthmic spondylolisthesis: a biomechanical evaluation. J Spinal Disord Tech. 2003;16(2):144–149.

[90] Goel VK, Faizan A, Palepu V, Bhattacharya S. Parameters that effect spine biomechanics following cervical disc replacement. Eur Spine J. 2012;21(Suppl 5):S688–S699.

[91] Rauschmann MA, Thalgott J, Fogarty M, et al. Insertion of the artificial disc replacement: a cadaver study comparing the conventional surgical technique and the use of a navigation system. Spine. 2009;34(10):1110–1115.

[92] Bandiera S, Ghermandi R, Gasbarrini A, Barbanti Brodano G, Colangeli S, Boriani S. Navigationassisted surgery for tumors of the spine. Eur Spine J. 2013;22(Suppl 6):S919–S924.

[93] Errani C, Kreshak J, Ruggieri P, Alberghini M, Picci P, Vanel D. Imaging of bone tumors for the musculoskeletal oncologic surgeon. Eur J Radiol. 2013;82(12):2083–2091.

[94] Lee JY, Hilibrand AS, Lim MR, et al. Characterization of neurophysiologic alerts during anterior cervical spine surgery. Spine. 2006;31(17):1916–1922.

[95] Campos WK, Gasbarrini A, Boriani S. Case report: curetting osteoid osteoma of the spine using combined video-assisted thoracoscopic surgery and navigation. Clin Orthop Relat Res. 2013;471 (2):680–685.

[96] Nagashima H, Nishi T, Yamane K, Tanida A. Case report: osteoid osteoma of the C2 pedicle— surgical technique using a navigation system. Clin Orthop Relat Res. 2010;468(1):283–288.

[97] Rajasekaran S, Kamath V, Shetty AP. Intraoperative Iso-C three-dimensional navigation in excision of spinal osteoid osteomas. Spine. 2008;33(1):E25–E29.

[98] Smitherman SM, Tatsui CE, Rao G, Walsh G, Rhines LD. Image-guided multilevel vertebral osteotomies for en bloc resection of giant cell tumor of the thoracic spine: case report and description of operative technique. Eur Spine J. 2010;19(6):1021–1028.

[99] Fujibayashi S, Neo M, Takemoto M, et al. Computer-assisted spinal osteotomy: a technical note and report of four cases. Spine. 2010;35(18):E895–E903.

[100] Dasenbrock HH, Clarke MJ, Bydon A, et al. En bloc resection of sacral chordomas aided by frameless stereotactic image guidance: a technical note. Neurosurgery. 2012;70(1 Suppl Operative):8287: discussion 87–88.

[101] Guppy KH, Chakrabarti I, Banerjee A. The use of intraoperative navigation for complex upper cervical spine surgery. Neurosurg Focus. 2014;36(3):E5.

[102] Wong KC, Kumta SM, Antonio GE, Tse LF. Image fusion for computer-assisted bone tumor surgery. Clin Orthop Relat Res. 2008;466(10):2533–2541.

[103] Sasso RC, Garrido BJ. Computer-assisted spinal navigation versus serial radiography and operative time for posterior spinal fusion at L5–S1. J Spinal Disord Tech. 2007;20(2):118–122.

[104] Fraser J, Gebhard H, Irie D, Parikh K, Hartl R. Iso-C/3–dimensional neuronavigation versus conventional fluoroscopy for minimally invasive pedicle screw placement in lumbar fusion. Minim Invasive Neurosurg. 2010;53(4):184–190.

[105] Barsa P, Suchomel P. Portable CT scanner-based navigation in lumbar pedicle screw insertion. Eur Spine J. 2013;22(6):1446–1450.

[106] Yu E, Khan SN. Does less invasive spine surgery result in increased radiation exposure? A systematic review. Clin Orthop Relat Res. 2014;472(6):1738–1748.

[107] Nelson EM, Monazzam SM, Kim KD, Seibert JA, Klineberg EO. Intraoperative fluoroscopy, portable X-ray, and CT: patient and operating room personnel radiation exposure in spinal surgery. Spine J. 2014;14(12):2992–2994.

[108] Funao H, Ishii K, Momoshima S, et al. Surgeons' exposure to radiation in single- and multi-level minimally invasive transforaminal lumbar interbody fusion: a prospective study. PLoS One. 2014;9 (4):e95233.

[109] Villard J, Ryang YM, Demetriades AK, et al. Radiation exposure to the surgeon and the patient during posterior lumbar spinal instrumentation: a prospective randomized comparison of navigated versus non-navigated freehand techniques. Spine. 2014;39(13):1004–1009.

[110] Gebhard FT, Kraus MD, Schneider E, Liener UC, Kinzl L, Arand M. Does computer-assisted spine surgery reduce intraoperative radiation doses? Spine. 2006;31(17):2024–2027.

[111] Smith HE, Welsch MD, Sasso RC, Vaccaro AR. Comparison of radiation exposure in lumbar pedicle screw placement with fluoroscopy vs computer-assisted image guidance with intraoperative three-dimensional imaging. J Spinal Cord Med. 2008;31(5):532–537.

[112] Kim CW, Lee YP, Taylor W, Oygar A, Kim WK. Use of navigation-assisted fluoroscopy to decrease radiation exposure during minimally invasive spine surgery. Spine J. 2008;8(4):584–590.

[113] Abdullah KG, Bishop FS, Lubelski D, Steinmetz MP, Benzel EC, Mroz TE. Radiation exposure to the spine surgeon in lumbar and thoracolumbar fusions with the use of an intraoperative computed tomographic 3–dimensional imaging system. Spine. 2012;37(17):E1074–E1078.

[114] Zhang D, Savandi AS, Demarco JJ, et al. Variability of surface and center position radiation dose in MDCT: Monte Carlo simulations using CTDI and anthropomorphic phantoms. Med Phys. 2009;36(3):1025–1038.

[115] Watkins RG, Gupta A, Watkins RG. Cost-effectiveness of image-guided spine surgery. Open Orthop J. 2010;4:228–233.

[116] Costa F, Porazzi E, Restelli U, et al. Economic study: a cost-effectiveness analysis of an intraoperative compared with a preoperative image-guided system in lumbar pedicle screw fixation in patients with degenerative spondylolisthesis. Spine J. 2013;14(8):1790–1796.

第 15 章　图像引导放射外科和立体定向放射治疗
Image-Guided Radiosurgery and Stereotactic Radiotherapy

Agam Sharda　John R. Adler, Jr.　著
欧斯奇　译　　樊晓彤　校

一、图像引导放射外科：基于线性加速器的 SRS 的发展和应用

40 多年来，Lars Leksell 关于聚合多重射线束消融特定目标的理念一直是放射外科领域的指导原则[1]。使用 Leksell 发明的立体定向框架，进行基于框架的定向和头颅固定，自然对放射外科的最初理念是至关重要的。1985 年，Karolinska 学院里一位年轻的神经外科研究员 Adler[2] 首次发明了图像引导靶向技术，他在 Lars Leksell 的指导下回顾了放射外科的早期发展。Adler 在理念上取得了突破，即患者的骨骼可以为其中所包含的软组织提供一个独特的参考框架[3]，这在后来成为了所有图像引导导航的核心。为了在放射外科领域实现这个想法，一种利用 X 线的图像 – 图像相关联的靶向技术得以发展；值得注意的是，这种技术在很多方面模仿了 1985 年的传统立体定向流程中常见的对 X 线正交投影的使用。最终，随着射波刀机器人放射外科系统（Accuray Incorporated, Sunnyvale, CA, USA）的诞生，这些图像引导放射外科技术在 1994 年进入了商业领域。

在过去 20 年里，机器控制、内处理成像和图像处理的进一步发展，使所有的放射治疗都可以不再需要骨骼的刚性固定来进行，从而开创了图像引导放射治疗的时代，深刻地改变了整个放射肿瘤学领域。值得注意的是，对于将立体定向放射外科（stereotactic radiosurgery，SRS）的原理从大脑扩展到以前无法想象的颅外靶点，如脊柱、肺、肝、前列腺和肾，图像引导靶向技术绝对是至关重要的。放射外科在这方面的临床应用进展并非偶然；为颅外靶点提供立体定向放射外科般的精度的想法，始终是图像引导放射治疗的发展核心。

除了保障所有解剖区域的立体定向精度以外，图像引导的一个重要优势在于"分割放疗"的概念。传统上，授于 Lars Leksell 教授的放射外科，采取整体的形式，这很大程度上是由立体定向技术所能支持的极限所支持的。尽管在理论上有潜在的生物学优势，但在多次分割的过程中，保持立体定向框架不出现移位或实现在框架拆除后仍可以完全安装复原将面临挑战，这被证明是"多次分割"立体定向放疗在应用上的一个不可逾越的障碍。只有在精确且可靠的无框架图像引导技术得到发展以后，才有可能在多次分割的过程中运用放射外科完成精准的治疗；经过后续的临床实践，这种方法的优势已经逐渐被认可[4, 5]。

在过去 20 年里，随着医学成像和辅助技术方面的巨大发展，数种主要基于直线加速器（Linac）的新设备得以能够执行图像引导的放射治疗。速锋刀放射外科系统（Varian Medical

Systems, Palo Alto, CA, USA）可作为这种现代放疗系统的一个例子，它足够灵活，可以同时适应无框架和基于框架的治疗（图 15–1）。虽然目前所有图像引导的直线加速器（如速锋刀）大多使用无创式的固定方式，但需要注意的是，这些设备不同于立体定向框架，仅仅是用于限制（而不是消除）患者的运动，在实际的靶点定位中没有作用。这是图像引导放射外科与传统的基于框架的立体定向手术之间的重要区别之一，后者在治疗时框架是确切地固定头部的。

传统上，进行放射治疗时，首先将一个立体定向框架固定在患者的头部，然后带着参考框架进行影像检查，接着制订治疗计划，最后给予实质性的治疗。在进行计划和治疗的整个过程中，靶点的位置与框架的立体定向坐标相关联，而后者又反过来最终成为仪器的"等中心"位置的参考。传统的单次放射治疗是以这种"目标 – 框架 – 机器"间的连锁为基础而实现的。而使用其他替代性的固定装置（也许称之为运动最小化装置更为恰当），就像现代放射外科的直线加速器使用颅骨作为参考框架一样，打破了这种连锁，为临床注入了灵活性。

大多数基于直线加速器的现代放射外科系统

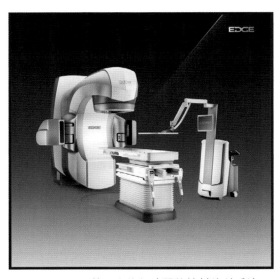

▲ 图 15–1　基于直线加速器的放射外科系统

都是为了精确治疗颅内、外靶点而开发的，这些靶点在本质上可以是静态的，也可以因为正常的生理功能是活动的。除了能适应这样的小活动，无论病变是位于大脑、脊柱、前列腺、肺部还是肝脏，现代直线加速器的灵活性都使单次或多次分割的照射变得易如反掌。当在配备有图像引导设备的直线加速器上执行各种治疗时，通常会综合运用波束整形、X 线成像、基于电磁应答器的靶点跟踪和（或）患者表面映射，从而达到所需要的精度水平。

二、图像引导放射外科技术概述

现代的图像引导放射外科系统通常将直线加速器与基于 X 线的目标跟踪系统结合在一起，通过这种方法可以进行亚毫米级的治疗。最终，这种技术元素的组合能够允许进行实时调节放射输出、等中心或非等中心治疗和简单的分割，甚至对移动靶点也可以进行上述的所有操作。

根据病变的解剖位置和特点，可以采用不同的方法来定位和跟踪靶点的运动。虽然采用 X 线或锥形束 CT 投射的 X 线成像是非连续性定位的主要工具，但通过电磁应答器或实时患者表面监测，也可以对某些解剖部位进行实时的靶点定位。而使用超声在患者身上进行定位，尽管在近 20 年里也有人尝试，但目前还没有普遍使用[6]。

三、操作步骤

（一）治疗计划

治疗计划从采集一个或多个高分辨的 3D 图像开始，对于需要考虑呼吸运动的情况，则需要采集有时间分辨率的 4D 图像集。这些图像可以对有待治疗的靶点、附近通常被称为"危及器官"（organs at risk，OAR）的关键解剖结构进行识别和可视化。一旦采集完成，这些图像集将被传送至放射治疗计划系统。在现代化的放射治疗计划系统中，可以综合使用模板、解剖学或基于疾病的分割工具来自动勾画出"危及器官"的轮廓。经此步骤之后，再设置剂量。

体积弧形调控放射治疗（volumetric arc therapy，VMAT）是现代放射外科一项重要的新技术，其商业产品是锐速刀（Varian Medical Systems, Palo Alto, CA）（图 15-2）。体积弧形调控放射治疗通过使用现代直线加速器上普遍存在的多叶准直仪（multileaf collimators，MLC）和一套复杂的优化算法，能够以惊人的效率提供非常大和高度适形的剂量。这主要是通过使用波束（经过多叶光栅）以 2° 间隔在患者周围的 360° 平面方向上提供剂量来实现的。应该说，波束分布是基于尺寸、部位、靶点和"危及器官"的毗邻程度来进行算法上的优化。

最终剂量伺优化完成后进行计算。近年来计算机技术的发展使先进的剂量计算技术成为主流应用，例如蒙特卡罗方法（Monte Carlo)[7]，不仅能在非均匀介质（例如以空气 – 组织界面为基准的鼻咽腔）中提供非常高的精准度，而且可能比以往的简单算法更快捷。与 Leksell 的初衷契合，容积剂量递送最终实现了把递送的剂量细分为大量交叉激发的波束。当使用治疗床的相对位置与患者的多个方位相结合时，可以显著增加剂量入射的角度，以进一步增加入射剂量。结合治疗床多个方位的容积技术的运用已经得到了很好的研究，并且在医院的立体定向放射治疗和立体定向体部放疗（stereotactic body radiation therapy，SBRT）里常规使用[8-10]。

（二）放疗施照

1. 患者体位

在放疗施照的过程中，先使用前面提到的图像引导技术对进行精确定位；简单的目标是使患者的等中心与直线加速器等中心对齐。在最常用的流程中，先使用外部标记和激光校准系统对患者进行大体上的视觉校准，然后通过锥形束 CT 采集信息，并在 6 个自由度（degree of freedom，DoF）的空间维度上调整患者的位置来实现精准的定位。越来越多的图像引导的直线加速器采用结合六个自由度的治疗床，可以让机器软件根据锥形束 CT 和配准软件的输出对患者自动重新定位。而在射波刀系统中，则通过机械臂调整直线加速器的位置来实现这种重新定位。

2. 基于 X 线的靶点跟踪

两个独立的与治疗束对齐且正交摆放的 X 线成像系统，可在患者的摆位和治疗期间反复获取患者解剖的实时图像。最新的放射外科系统利用基于图形处理单元（graphics processing unit，GPU）的计算程序，实时生成与成像系统方向对应的数字化重建放射成像（digitally reconstructed radiographs，DRR）；这种方法也与最初的射波刀技术非常类似。实时 X 线图像会自动注册到数字重建放射图像上，从而可以计算出距离参考位置的偏移。患者的位置通过治疗床来调整，以确保相对于治疗等中心的初始解剖摆位的正确性。在治疗期间，可以依据多种治疗参数来获取实时图像，包括自上次图像采集后所经过的时长、已递送的放射的机器跳数、直线加速器旋转的度数，或者根据需要获取（相应的图像）。最

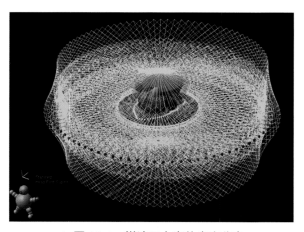

▲ 图 15-2　锐速刀方案的光束分布

佳的放射治疗系统可将治疗计划的信息整合到执行治疗的序列中，使治疗计划中的对象和结构能够实时显示在图像上。这有助于在射线束递送时对关键结构的位置进行准实时评估，并可以最大限度地减少甚至消除对治疗边缘（进行扩展）的需要。

3. 颅内靶点跟踪

实时表面成像的面世为图像引导放射治疗带来了一种新的方式。该技术采用开放式的面罩和对患者面部预定义感兴趣区域的实时跟踪，这反过来可与直线加速器等中心或靶点的位置进行校正。

当使用表面成像进行跟踪时，可将实时的三维表面数据与从 CT 计划容积提取的皮肤轮廓进行匹配，从而实现初步的设置。最后通过锥形束 CT 和图像校正对靶点位置进行检查和校正，利用可见表面解剖结构的实时跟踪来检测治疗过程中的运动（分割内移动）。如果患者的移动超出了预定的容限，射线束将自动关闭，直至患者的位置被纠正。

尽管皮肤具有可变形的特性，但一系列的独立研究证实使用表面监测是可行的，对颅骨的追踪精度可以达到亚毫米级别[11-13]。Cerviño 等[14]介绍了他们对最早 23 例患者使用 AlignRT 系统（Vision RT, London, UK）进行无框架和无面罩的立体定向放射治疗的临床经验。与此同时，在一项 44 例患者、共计 115 处颅内转移灶的前瞻性系列研究中，Pan 等[15] 表明，这种开放式面罩技术（图 15-3）治疗颅内转移灶的临床疗效与传统基于框架的放射手术相当。

4. 颅外靶点跟踪

头部以外的靶点表现出高度依赖于其解剖位置的运动特征。肺部、肝脏、胰腺、肾脏内病变的运动与呼吸密切相关，而前列腺受膀胱充盈和直肠排气等功能的影响最大。一项专为前列腺立体定向体部放疗开发的新技术利用电磁跟踪

进行靶点跟踪。该技术在商业上被称为 Calypso®（Varian Medical Systems, Palo Alto, CA），该技术采用"被动"的植入式电磁标记（图 15-4）。放置在患者上方的天线阵列会产生电磁信号，瞬间激发之前植入的应答器。该系统可以在 3D 中检测应答器发出的短暂的响应信号，并在此过程中确定目标相对于机器等中心的位置。凭借 25Hz 的频率优势，该设备提供了接近实时的目标定位。

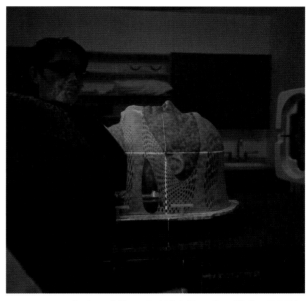

▲ 图 15-3　与表面成像和跟踪结合使用的开放式面罩固定

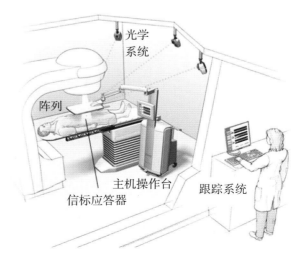

▲ 图 15-4　嵌入式信标应答器的电磁靶点跟踪

四、图像引导放射外科具有广泛的临床优势

（一）颅内的病灶

刚性框架不适用于一些在颅底部位的放射治疗。相比之下，图像引导的方式可以用更宽的射线束角轨迹阵列来治疗一些颅内病灶。重要的是，这种能力意味着经图像引导的方式可以使用能穿过脏颅（前三个鳃弓形成的部分颅骨，构成颌骨的支持结构）的射线，这意味着瞄准轴外靶点（如前庭神经鞘瘤或三叉神经）的光束可以在很大程度上减少脑组织的入射剂量。此外，当有需要时，低分割放疗的能力可能使肿瘤和其他靠近放射敏感结构（如视觉通路和耳蜗）的病灶获得更安全的放射治疗。

放疗（低）分割的一个非常重要的应用是，治疗视神经周围脑膜瘤、垂体腺瘤或较不常见的转移瘤等靠近前视通路的病灶。在毁损这些位置的病灶时，单次分割的立体定向放疗不得不频繁地照射视神经和视交叉直至达到最大耐受剂量，但这往往达不到控制肿瘤所需的最佳剂量。现在已经有多项研究报道，多期放射治疗对于紧靠视觉通路的病灶是安全、有效的[16-18]。

这些研究表明，尽管邻近视觉通路，分割放疗（2～5次）具有最小的不良反应；经过多年的随访，肿瘤的控制率很高（>92%）。

（二）脊柱的病灶

图像引导放射外科为治疗多种脊柱病灶提供了一个具有与颅内放疗相同精确度和适形度的重要工具。脊柱放射外科的2个重大挑战在于：①如何在没有刚性固定的情况下跟踪病变；②减轻脊髓的相对辐射敏感性，因为损伤的后果对大多数患者来说是灾难性的。不同的图像引导放射外科系统能够通过各种成像方式的组合来解决靶向方面的挑战，其中绝大多数涉及基于X线的对骨性解剖结构或植入的金属基准标记物的内分割成像。同时，容积递送和机器的灵活性可使剂量梯度变得非常陡峭，其策略性的设置可以明显减少脊髓的辐射暴露。然而当面临不确定的情况时，例如病灶较大而侵代脊髓或既往有放疗史时，在图像引导靶向的新领域里，低分割放射治疗也很容易应用（而且非常有效）[19]。

（三）颅外的放射治疗

实时靶点跟踪和容积剂量递送的结合，已经在许多发表的报道中被证明是一种安全、有效的微创或非侵入性工具，用于治疗胸部、腹部和盆腔病变。使用图像引导放射外科毁损非神经系统的颅外病变（与传统的分割式放疗方案相比）的优点是能够实施更多的适形放射治疗，并以最大限度地保护周围正常组织；从放射生物学的角度来看，可以根据需要，在单期或次数有限的多期内进行叠加治疗。在世界范围内有许多临床试验正进行，以评估颅外放射治疗在各种良、恶性病变中的作用。鉴于这些病例研究是在持续地进行，图像引导放射外科对整个人类病理领域的影响的全貌很难估测，但几乎可以肯定的是，这种影响力会显著增长。仅仅从近年来颅外放射外科爆炸性的发展来看，似乎图像引导放射外科至少会在许多癌症综合治疗方案的制订中扮演重要角色。

结论

近两代人以来，神经外科医生在放射外科方面的开创性工作已经将神经外科置于这一医学领域的前沿。鉴于立体定向框架在颅骨和大脑靶向定位和固定方面的重要作用，神经外科医生最早参与这一领域其实并不让人感到惊讶。然而，随着近期的图像处理和实时机器控制系统的发展，Lars Leksell 的最初理念被外推到无框架

放射外科领域，从而使涉及颅外疾病和采用多期方案的新技术得以发展、日益普遍。图像引导放射外科的技术创新，如射波刀和速锋刀，其技术规格已在本章中详细介绍，将继续推进放射外科的前沿发展，并最终推动非侵入性治疗领域的发展。

参 考 文 献

[1] Leksell L. The stereotaxic method and radiosurgery of the brain. Acta Chir Scand. 1951;102:316–319.

[2] Adler J, Mould R. Historical vignette on radiation cross-fire: Paris 1905 to Stanford University 1994. Robotic Radiosurgery. Vol. 1. Sunnyvale, CA: The CyberKnife Society; 2005:3–12.

[3] Adler Jr. JR, Murphy MJ, Chang SD, et al. Image-guided robotic radiosurgery. Neurosurgery. 1999; 44:1299–1306.

[4] Hansasuta A, Choi CY, Gibbs IC, et al. Multisession stereotactic radiosurgery for vestibular schwannomas: single-institution experience with 383 cases. Neurosurgery. 2011;69(6):1200–1209.

[5] Choi CY, Chang SD, Gibbs IC, et al. What is the optimal treatment of large brain metastases? an argument for a multidisciplinary approach. Int J Radiat Oncol Biol Phys. 2012;84(3):688–693.

[6] Chandra A, Dong L, Huang E, et al. Experience of ultrasound-based daily prostate localization. Int J Radiat Oncol Biol Phys. 2003;56(2):436–447.

[7] Jabbari K. Review of fast Monte Carlo codes for dose calculation in radiation therapy treatment planning. J Med Signals Sens. 2011;1(1):73–86.

[8] Clark GM, Popple RA, Prendergast BM, et al. Plan quality and treatment planning technique for single isocenter cranial radiosurgery with volumetric modulated arc therapy. Pract Radiat Oncol. 2012;2 (4):306–313.

[9] Audet C, Poffenbarger BA, Chang P, et al. Med Phys. 2011;38(11):5863–5872.

[10] Clark GM, Popple RA, Young PE, Fiveash JB. Feasibility of single-isocenter volumetric modulated arc radiosurgery for treatment of multiple brain metastases. Int J Radiat Oncol Biol Phys. 2010;76(1): 296–302.

[11] Cerviño L, Pawlicki T, Lawson J, Jiang S. Frame-less and mask-less cranial stereotactic radiosurgery: a feasibility study. Phys Med Biol. 2010;55:1863–1873.

[12] Peng JL, Kahler D, Li JG, et al. Characterization of a real-time surface image-guided stereotactic positioning system. Med Phys. 2010;37(10):5421–5433.

[13] Li G, Ballangrud A, Kuo LC, et al. Motion monitoring for cranial frameless stereotactic radiosurgery using video-based three-dimensional optical surface imaging. Med Phys. 2011;38(7).

[14] Cerviño L, Detorie N, Taylor M, et al. Initial clinical experience with a frameless and maskless stereotactic radiosurgery treatment. Pract Radiat Oncol. 2012;2(1):54–62.

[15] Pan H, Cerviño L, Pawlicki T, et al. Frameless, real-time, surface imaging-guided radiosurgery: clinical outcomes for brain metastases. Neurosurgery. 2012;71(4):844–852.

[16] Adler Jr. JR, Gibbs IC, Puataweepong P, et al. Visual field preservation after multisession CyberKnife radiosurgery for perioptic lesions. Neurosurgery. 2006;59:244–254.

[17] Iwata H, Tatewaki K, Inoue M, et al. Single and hypofractionated stereotactic radiotherapy with CyberKnife for craniopharyngioma. J Neurooncol. 2012;106(3):571–577.

[18] Romanelli P, Bianchi L, Muacevic A, Beltramo G. Staged image guided robotic radiosurgery for optic nerve sheath meningiomas. Comput Aided Surg. 2011;16(6):257–266.

[19] Choi CY, Adler JR, Gibbs IC, et al. Stereotactic radiosurgery for treatment of spinal metastases recurring in close proximity to previously irradiated spinal cord. Int J Radiat Oncol Biol Phys. 2010; 78(2):499–506.

第16章　磁共振引导的立体定向激光毁损

MRI-Guided Stereotactic Laser Ablation

Jon T. Willie　Jack K. Tung　Robert E. Gross　著

王逸鹤　译　　樊晓彤　校

磁共振引导激光间质热凝治疗（MR-guided laser interstitial thermal therapy，MRgLITT）是一种对良性或恶性组织进行加热以达到破坏目的的微创方法。MRgLITT 通过使用激光探针（冷却套管内含光纤）以可控的方式加热组织，通过接近实时的 MR 温度序列热成像，监测组织的温度和治疗体积。当 MRgLITT 用于神经外科时，为了准确地将激光探针送入颅内空间，可使用各种立体定向技术，因此描述这种复合手术时，也可以使用立体定向激光毁损（stereotactic laser ablation，SLA）作为别称。

SLA 通过微创的方法对颅内组织进行毁损，无论从时间还是空间的角度来看，都属精准。对于癫痫相关的局部病灶和转移性疾病，毁损可作为开颅切除手术的有效替代方案，降低暴露风险，减少对病灶周围正常结构的间接损伤。因此，SLA 可能能够减少手术对神经认知功能的影响，增加手术的可耐受性。另外，SLA 也可对无法手术的弥漫性、位置深、高风险或"不可切除"的肿瘤性病变（如胶质瘤）进行姑息治疗。与立体定向放射治疗（放射外科）的方法相比，SLA 提供了直接而明确的治疗效果，没有放射剂量相关性的电离辐射，并且不会出现与放射性坏死相关的长期症状性水肿。在本章中，我们将讨论使用 MRgLITT/SLA 治疗大脑功能性、肿瘤性和脑血管性疾病的历史、技术、方法和临床应用。

一、历史

"激光"的英文名称（Laser）源自 light amplification by stimulated emission of radiation 的首字母缩写，涉及原子核受激发后可控性地释放光子。在 Maiman 教授于 20 世纪 60 年代早期对激光进行描述后不久，激光就首次应用于医学[1]。随着各项技术的发展[2-5]，在开创性的动物实验之后[6-12]，1966 年 Rosamoff 首先报道了激光在神经外科领域的应用[13]。但当时出于人体工程学和实用方面的考虑，激光在神经外科领域的早期运用和发展受到了限制。随着新型激光器的发展［如氩和钕掺杂钇铝石榴石（Nd：YAG）二极管激光器］和在手术室实用性的不断改善，涌现出多项研究报道激光作为微创化的工具被应用于神经外科中以实现更小的手术入路[14-16]。

激光间质治疗（laser interstitial thermal therapy，LITT）的概念，最初被称为"光疗"，最初由 Bown 在 1983 年首次提出并用于肿瘤的治疗中[17]。激光的能量通过植入的裸光纤向目标组织中传递，通过光的散射作用导致局部的加热。热损伤是一个时间和温度依赖性的过程，研究表明，43℃以下的组织无论暴露时间多长都不会受到损伤，而当加热到 44～59℃时，组织则会以时间依赖性的方式造成可逆性的损伤。当组织通过快速热凝而被加热到 60℃以上时，组织内的蛋白质会迅速变性，而超过 100℃ 的组织则会被气化。LITT 的治疗目标是在靶组织中产生 50~90℃ 的高热诱导性坏死。Bown 和 Sugiyama 等率先报道了他们在人类身上的初步结果[17, 18]，其他研究组同样阐述了 LITT 可能是一种安全有效的治疗深部肿瘤的方法[19-22]。

历史上，LITT 的广泛应用受限于当时技术的天花板。需要指出的是，早期的 LITT 研究无法实时监测和控制治疗的"剂量"，以及相关的组织温度变化。虽然术后影像可以用来估计消融区域，但在实际操作过程中并没有实时图像反馈。因此，在 LITT 的实际应用方面，LITT 与无创化的术中连续 MR 热成像的联合应用是关键的进展。基于温度敏感的 MR 序列（如质子共振频率、扩散系数、T_1 或 T_2 弛豫时间）能灵敏地监测组织的加热情况，不仅针对预设的毁损靶标，也针对毁损靶点附近需要防止不必要损伤的"豁免"脑组织。1992 年，Tracz 等首次使用 MR 热成像技术监测 MRgLITT 期间的温度变化[23]。该技术于 1995 年因 De Poorter 教授建立的质子共振频率方法而得到了进一步的完善，其精度达到了 ±0.2℃。除了持续监测热剂量外，预测热损伤区域的算法也推动并改善了 MRgLITT 在热毁损中的应用[25]。

催生目前商业化的 MRgLITT 导管的另一项技术进步是光纤的蒙覆管及冷却鞘。这种光纤外的套管并不阻挡光向外传播，又能使用液体或气体来灌洗光纤。这项技术主要有两个优势：首先，内冷却可以防止过热和损坏光纤自身，延长使用寿命；其次，冷却鞘可以防止紧邻组织的焦化，为光向更深部位的穿透持续提供良好的条件。

随着神经导航设备的普及和准确度的提升，激光传输导管在设计上的改进，以及和术中 / 介入 MRI 构件的整合，恰逢 MRgLITT 的商业化，使其在神经外科方面的应用成为主流。在神经外科，当代 MRgLITT 设备和精准定向平台已经可以在可靠的实时剂量监测下完成精确的毁损。

二、MRgLITT 的物理和解剖学原理

MRgLITT 是通过传递激光能量对组织进行热凝。植入的光纤发出的光子被组织吸收，产生热能并传导。热能的产生取决于激光的功率、波长、光束密度、暴露时间、吸收度和灌注的组织特性。目前常用的两种二极管半导体激光系统的波长分别为 980nm（Visualase® Thermal Therapy System, Medtronic, Inc., Minneapolis, MN）和 1064nm（NeuroBlate® System, Monteris Medical, Inc., Plymouth, MN）。较短的波长（Visualase）因与水的吸收波长（800~980nm）相匹配而具有理论上的优势，可能以更大的热梯度和更小的过渡区产生更快的热凝效果。而较长波长的激光（NeuroBlate）与红外光谱匹配，理论上的优势在于其利于降低组织的吸收、深化组织的穿透，但同时以牺牲毁损区域的边界清晰度为代价。然而，在临床实践中应该强调的是，使用不同波长的 Visualase 和 NeuroBlate 系统的任何相对优势都是未经证实的。

理论上讲，离激光能量源最近的组织将首先受热，但目前已上市的系统则采用了以下方法：①使用外套管以改善光的穿透性和产生更大范围的毁损；②采用生理盐水（Visualase）或 CO_2 气体（NeuroBlate）的主动式内部冷却来防止导管探头和临近的组织过热。激光加热组织时，热能通过传导和对流的方式辐向发散，随着作用时间的延长，激光能量的传导方向有紊乱化的趋向。因此，要保持对毁损过程的精确控制，就有必要建立一个基于热成像的反馈控制系统。另一种立体定向热毁损技术，即射频毁损，利用探针热电偶直接监测组织温度，已被广泛用于小的局灶性

热毁损（例如帕金森病中的苍白球毁损术和用于治疗震颤的丘脑毁损术）。然而，对于更复杂或更大的靶标，如肿瘤和癫痫灶，这种方法可能就不太容易胜任了，部分原因是它无法对探针尖端一定距离以外的组织温度进行监测。

目前已上市的激光毁损系统是根据组织诱导温度和细胞活力之间可预测的关系进行设计的（Arrhenius 时间和温度理论[26]）。在 43 ℃ 以上，细胞死亡随着组织温度和暴露时间的增加而进展，导致部分损伤和水肿。超过 60 ℃时，组织立即发生不可逆的凝固性坏死。超过 100 ℃时，会导致周围组织的焦化 / 碳化、气化（和气体膨胀）和不可预测的热传导。碳化会减少光的穿透（阻碍进一步的毁损），导致组织黏附（增加光纤及套管移动时组织破坏和出血的概率），或直接损伤光纤。气化和气体膨胀可能会增加组织内部的局部压力，产生不可预测的热能扩散，可能对毁损靶区之外的结构造成损伤。因此，MRgLITT的目标是使所有的目标组织达到 50～90 ℃，并同时保持空间"安全边界"，使靶目标外组织保持在 43 ℃以下。因此，MR 热成像的空间和时间分辨率对于神经外科 SLA 所需的安全、精确的毁损而言至关重要。

使用目前的设备，在大脑内沿着轨迹路径，毁损的直径可达到 2～4cm，但这取决于局部结构和热力学的限制。在 SLA 中，对于器件的直径、发光方向（如尖端侧射与尖端扩散）和尖端长度，可以有不同的选择。外科医生可以根据目标的体积和几何形状来决定不同的选项。例如，我们通常使用 10mm 长的扩散尖端（Visualase）来进行长轨迹消融（如海马杏仁核消融术），而 3mm 的扩散尖端（Visualase）可用于较小的消融（例如下丘脑错构瘤、海绵状血管畸形、苍白球毁损和转移瘤）。如果是面对较大的体积或复杂的几何形状，可以考虑使用多入径、分期的方案或方向可调整的探针设计（NeuroBlate）。使用多套激光组件实现多个入径，也可以在同一手术过程中重复使用单个探针来实现序贯的毁损。对于后者，我们使用 MRI 引导的微型框架立体定向平台（MRI Interventions ClearPoint SmartFrames®），并在 MRI 环境中完成整个过程。

在进行 SLA 时，特定的局部热力学因素可能会限制对设定结构的毁损程度。不同反射率的脑组织边界或界面（例如灰质 / 白质边界、软脑膜 / 沟边界或局部血液成分），或附近的散热结构（例如血管、脑脊液的脑室 / 池）可将毁损的范围限制在预定目标之内，并避免血管损伤或其他偏离靶区相关的并发症。在必要时，亦可使用多入径或延长治疗时间来跨越解剖界限（例如软膜）进行毁损。将这些局部的热力学因素纳入考虑的范围，将很大程度地影响立体定向的规划。

根据我们的经验，当毁损体积＜10cm³ 时，经过妥善筛选而来的患者，对激光消融导致的组织损伤和所导致的水肿的耐受性较好，但更大的肿瘤毁损（＞50cm³）仍然是可行的。MRgLITT可暂时加重占位效应，水肿峰值在术后 1～2 周内。术后水肿的程度可能部分取决于病变的类型和位置。相对于无占位效应的靶区（例如内侧颞叶硬化），之前就存在占位效应的病灶（如细胞毒性水肿的肿瘤）可能需要更加谨慎对待。立体定向激光杏仁核海马毁损术（stereotactic laser amygdalohippocampotomy，SLAH）已经在多个临床中心进行[27, 28]，患者的耐受性良好。包绕组织的脑脊液池和侧脑室不仅提供了物理上的屏障，也为毁损内侧颞叶结构后的受累范围扩大提供了缓冲带，从而防止了对毁损靶区之外的结构（例如颞干、丘脑、脑神经等）的损伤。值得注意的是，尽管在 SLAH 中对钩回结构常规进行了毁损，但无论是我们还是其他临床中心都从未提供过任何关于钩回疝的放射学或临床证据（例如第 Ⅲ 对脑神经麻痹）。仍然需要研究不同大小、不同部位和不同病理类型的毁损的临床结局和并发症率，从而指导使用者、为患者提供参考。

三、技术注意事项：设备和工作流程

目前，在美国有两种设备系统已上市并获得进行脑内 MRgLITT/SLA 的批准（表 16-1）：Visualase® 热疗系统（最近被 Medtronic, Inc., Minneapolis, MN 收购）和 Monteris Medical NeuroBlate® 系统（以前称为 Monteris Medical AutoLITT® System, Monteris Medical. Inc., Plymouth, MN）。美国 FDA 均已经根据 510（k）条款——"在医学和外科领域，在 MRI 指导下，通过间质内照射或热疗法使软组织坏死或凝固……波长为 800～1064nm"[29]，而批准了这 2 个系统上市。截至本章交稿时，据报道，在美国，Visualase 已完成了 1000 例以上的神经外科治疗，而 NeuroBlate 也完成了超过了 300 例。

（一）Visualase 系统和工作流程

Visualase 热治疗系统（表 16-1）有一个计算机工作站、一个 15W 980nm 波长的二极管激光器、一个液冷泵和一套一次性激光套管。该套装包括 400μm 的二氧化硅光纤芯和圆柱形散射头端（可选 10mm 或 3mm 长度），封装在直径为 1.65mm 的盐水冷却的聚碳酸酯冷却套管中（图 16-1A）。工作站通过以太网连接到临床 MR 扫描仪，并在可用的情况下在用户定义的平面中检索图像。所提取的温度相关数据根据 Arrhenius 速率处理模型生成彩色编码的"热"和"损伤"图像[26]，并显示在工作站上（图 16-2B 和 C）。"损伤"图像反映了每个图像体素的基于时间温度的累积效应。除了这种可视化方式之外，该界面还允许用户对图像上的特定标记点赋予温度的安全限制。在治疗过程中，任何标记处的温度经推算超过指定的温度限制时，作为安全设定，激

表 16-1　SLA 商用系统的技术规范

	Visualase 热疗系统（Medtronic, Inc.）	NeuroBlate 系统 /AutoLITT（Monteris Medical, Inc.）
探针的直径	1.65mm	3.3mm，2.2mm
头端的选项	扩散 / 轴向 （长度为 10mm 或 3mm）	扩散 / 轴向 （6mm 焦距） 定向（"侧射"）
设备导航主要方法*	立体定向锚栓，MRI 引导微型框架	立体定向锚栓，AXiiiS 立体定向微型框架，MRI 引导微型框架
冷却物	液体（盐水）	压缩气体（CO_2）
激光源	980nm 15W 连续半导体激光器	1064nm 12W 脉冲半导体激光器
工作站软件	专有：图像融合、多平面消融监测、基于安全标记的半自动化激光控制	专有（M-Vision）：图像融合、多平面轮廓规划、毁损体积监测和机器人探头驱动应用
温度监测	实时磁共振热成像	实时磁共振热成像 探针式内热电偶
消融直径	2～3cm	3～4cm

*. 这两种系统目前都与多种立体定向方法 / 设备兼容，详情见正文和表 16-2

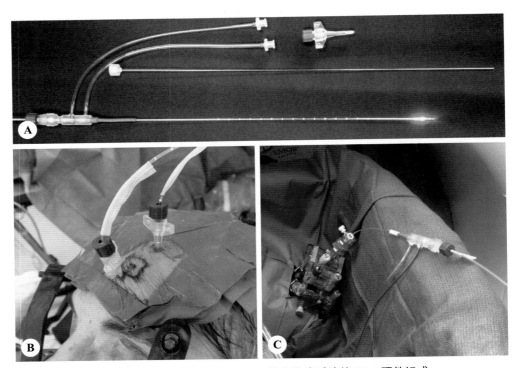

▲ 图 16-1　采用不同立体定向方案的 Visualase 激光热疗系统的 SLA 硬件组成

A. 15W 980nm 二极管激光能量沿着 400μm 芯的二氧化硅光纤定向输入，该光纤终端是一个径向散射头（红色）。该光纤被封装在直径 1.65mm 的盐水冷却聚碳酸酯冷却套管（底部）中。一个带螺纹的塑料骨锚（右上）和硬质导针（中间）用以立体地将设备植入到脑结构中。B. 使用立体定向头架进行切口设计和 3.2mm 直径钻孔。导向螺栓在立体定向控制下借螺纹进入扭孔；Visualase 激光组件通过锚栓，固定，并以 sterstrip 标记。C. 可以选择通过 MRI 引导微型框架（SmartFrame, MRI Interventions, Inc.）直接、实时地在 MRI 引导下放置 Visualase 激光组件

光将自动停用。用户可以在治疗的不同阶段随时重新定位这些安全标记。

使用 Visualase 进行 SLA 的标准工作流程（图 16-3）可能因立体定向呈递方法的不同而不同。整个过程可以在全身或局部麻醉下进行。立体定向入径的规划使用第三方规划软件（如 Medtronic Stealth®、BrainLAB®、MRI Interventions ClearPoint® 等）在钆增强体积图像（可显示血管和目标结构 / 病变）上进行。在立体定向的限制下钻取一个或多个 3.2mm 的扭转开颅骨孔 / 硬脑膜切开孔。在立体定向下将螺纹式聚碳酸酯骨锚栓（图 16-1B）拧入每个扭孔。激光外套管通过各个锚定螺栓，带着硬质导针，按照预设的深度放置（图 16-1A）；然后将该导针替换为光纤，并由锚定螺栓上的 Tuouy-Borst 适配器固定。

此时，工作流程要求将患者从手术室转移至磁共振室（图 16-3），除非整个流程都是在术中 MRI 单元或诊断性（介入性）MRI 单元内完成，并使用 MRI 导引框架（图 16-4），或是在配备可移动 MR 设备的介入单元内完成。在激光套管和激光探针固定后，患者被放置在使用第三方柔性传输 - 接收 MR 线圈的 MRI 设备中。外套管冷却线和激光光纤通过波导连接到控制室的系统工作站。获得治疗前的解剖图像（T_1 或 T_2）和 T_1 加权快速干扰梯度回波序列（fast spoiled gradient-recalled echo，FSPGR）图像（图 16-2A）。对于治疗监测，在激光传输过程中，使用 FSPGR 序列连续采集 MR 温控图像，每个监测截面大约需要 4s 的采集时间，并重建为复合图像（将治疗的信息叠加在真实图像上）（图 16-2B 和 C）。

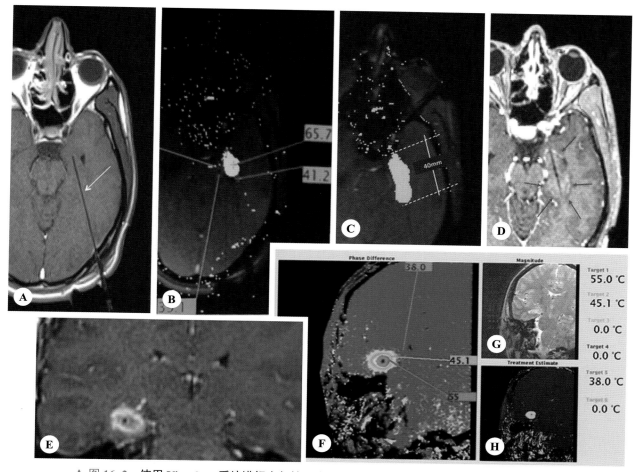

▲ 图 16-2　使用 Visualase 系统进行杏仁核 – 海马立体定向激光毁损术治疗癫痫的 MR 图像

A. 毁损前 T$_1$ 加权 MRI（轴位）显示激光光纤（白箭）放置在颞叶内侧结构中。B. 来自 Visualase 工作站的轴向 MR 热像截图显示了初始前烧蚀的不可逆损伤范围（橙色）和用户定义的边缘温度（℃）。绿色表示安全（如中脑），红色表示有害温度。C.Visualase 工作站对整个毁损（轴向截面面积约 40mm×317mm）的不可逆损伤的综合预估（橙色）。D. 毁损后即刻的强化轴位 T$_1$ MRI 显示毁损区(红箭划分边界)，与 Visualase 工作站估计的损伤范围相当（C）。F 至 H. 另一名患者的 Visualase 工作站冠状位 MR 热成像截屏，显示实时 MR 热成像（F）、基线相关 T$_2$ 解剖图像（G），以及毁损过程中对海马不可逆损伤的评估（H）。洋红色表示安全温度（基底神经节），橙色和红色表示损伤温度（海马体）。E. 毁损之后的冠状位增强 T$_1$ 加权 MRI 显示毁损以海马为中心（与 F 中预估的损伤相当），海马旁回区域相对较少

　　首先使用低功率测试脉冲（如 4W 30s）用于显示损伤阈值以下的热变化，验证激光的尖端位置。使用脉冲治疗剂量（10～15W，30～180s）。在两次给剂量之间的短暂时间间隔内无激光能量传递，以使组织冷却，并避免靶区外结构内非预期的热能扩散。当预测的热损伤区域充分覆盖了预定的目标，或当安全标记提示热能累及了靶外结构时，外科医生可判断是否完成治疗。手动平移套管内的光纤，可以沿着探头的入径形成一串连续且重叠的毁损灶。如果合适，可以对多个入径序贯进行治疗。治疗后，T$_2$/FLAIR、弥散加权成像和强化 T$_1$ 加权图像均可验证毁损区域，毁损区在 T$_2$/FLAIR、强化 T$_1$ 和弥散加权成像上分别表现为信号增高，低信号的凝固中心、边缘强化，以及弥散受限（图 16-2D 和 E）。取下激光套件、骨螺栓等器材，缝合关闭术野。

　　整个过程结束后，患者通常接受短期地塞米松小剂量治疗，可于术后次日出院，无须在重症

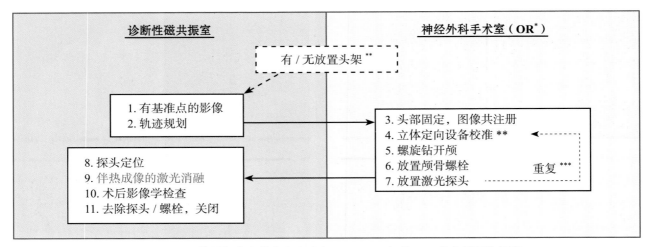

▲ 图 16-3　使用标准立体定向方法和 Visualase 实现 SLA 的典型工作流程

*. 如果术中使用 MRI 套件，则无须患者在手术室和诊断 MRI 套件之间转移

**.Visualase 系统兼容多种立体定向平台，其中传统的刚性头架立体定向和地脚螺栓是常用的方法

***. 根据需要重复可设计多个轨迹：在 OR 中，在 MRI 组治疗之前可以放置额外的螺栓 / 探针

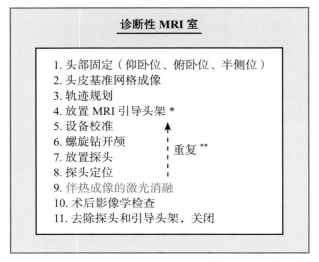

▲ 图 16-4　**Visualase 结合 MRI 直接引导 SLA 工作流程**

*. ScalpMount SmartFrame（MRI Interventions, Inc.）

**. 移除探头，然后移动 / 重新校准导航框架，以根据需要重复操作来实现多个入径

监护病房监护。在复查影像上不同病灶的对比增强会有不同，但通常在之后数月内消散。

（二）NeuroBlate 系统和工作流程

Monteris 医疗公司的 NeuroBlate 系统（之前被称为"Monteris Medical AutoLITT 系统"，最近添加了一个远程机器人探针驱动器）有一个计算机工作站（M-Visions® 软件）、一个 12W 1064nm 波长的脉冲二极管激光器、二氧化碳气体冷却剂罐体和管线和各种一次性激光外套管（3.3mm 和 2.2mm 直径，长度可选，激光尖端可选择扩散式或定向侧射式）（表 16-1）。所有探头都由一个透明的圆柱形蓝宝石尖端和包含激光光纤、冷却管和内部热电偶的硬质聚合物轴组成（图 16-5）。该探针通过立体定向植入，采用一个专用的可调节立体定向微型三脚架（AXiiiS®）（图 16-6）或更新的 4.5mm 立体定向经旋钻颅骨造口固定的颅骨锚定螺栓进行固定。当使用 AXiiiS 微型框架时，该设备通过可调节基座，经皮安装到颅骨上，基座连接到围绕导向套管的固定中心球。该设备可使用来自第三方的图像引导神经导航系统（如 Medtronic Stealth, BrainLAB）的立体定向指针进行配准。NeuroBlate 系统还采用了 AtamA® 专有稳定系统，将患者转移板和头部固定环相结合以便治疗（图 16-7）。AtamA 系统从 MR 线圈突出，适配第三方柔性发射接收线圈，同时也兼容固定机器人探针驱动器。探针锁定在一个转接口上，该接口再与磁共振兼容的压电马达探针机械驱动器相连，以远程移动 / 转动探针进入脑内，

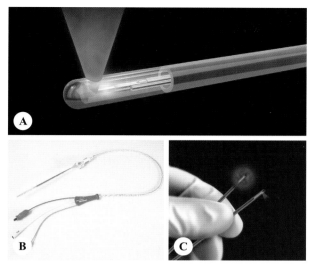

▲ 图 16-5　**Monteris NeuroBlate 系统的激光装置**
A.Monteris NeuroBlate 激光探针尖端示意图，可见激光光纤、热电偶和 CO_2 冷却管；B.Monteris NeuroBlate 激光探针的保护套管，也可作为探针插入前设置深度停止的标尺；C. 最近发布的 NeuroBlate 探针显示，包含较小直径的尖端以供选择，以及弥散性（扩散）尖端（左）和方向控制性（侧射）尖端（右）激光毁损设备（图片由 Monteris Medical, Corp 提供）

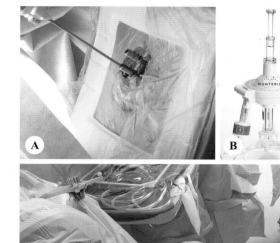

▲ 图 16-6　**Monteris 立体定向平台用于 NeuroBlate SLA**
A. Monteris 一次性钛骨锚栓，图中 NeuroBlate 激光探针按照两个规划的轨迹之一插入；B. Monteris AXiiiS 立体定向微型框架，一种一次性的、MRI 兼容的轨迹对齐设备，由三个线性平移腿、球窝和 360° 定向接口组成；C. AXiiiS 微型框架经皮安装在患者颅骨上，支持使用标准的间接图像引导立体定向放置 NeuroBlate 激光探针（图片由 Monteris Medical, Corp 提供）

传导激光能量。光纤、二氧化碳管道和电缆均与控制室的激光源、气体输送控制器和计算机工作站相连接。

　　NeuroBlate 工作站采用了专有软件（M-Vision），可用于多个平面规划和执行 SLA（图 16-8）。计划软件有勾勒意向毁损的区域、校准实际和计划的治疗入径、发射激光、监测和绘制治疗过程中脑组织的温度变化的各种工具。工作站控制着沿入径进行治疗的过程，在毁损过程中，驱动机械转动或平移组织中的探针。通过探针回撤、重定向或重新安装 AXiiiS 微型框架、重新作一个头皮 / 颅骨开口并沿着新入径插入设备等手段，可以对多个目标 / 入径进行处理。

　　使用 NeuroBlate 进行 SLA 的工作流程（图16-9）时，既往都使用 AXiiiS 微型框架，但现在也可与颅骨锚栓或 MRI 引导框架一起使用（图 16-4）。整个过程在全身麻醉下进行，立体定向轨迹规划使用第三方规划软件（Medtronic

Stealth、BrainLAB、MRI Interventions ClearPoint 等）基于增强影像（可视化血管和目标结构 / 病变）进行。通过一个 14mm 的钻孔或 4.5mm 的立体定向旋钻开颅 / 硬膜切开，将激光探头按照设定深度插入到脑实质内。

　　通过 AtamA 转接板和头支架（图 16-7）将患者从神经外科手术室移到磁共振室（除非使用术中 MRI 手术间）。额外的影像和 M-Vision 软件可用于验证探针位置，以及选择监测平面并生成多平面毁损计划（图 16-8）。在激光传输过程中连续获取 MR 热成像（FSPGR 序列），以构建热损伤阈值（thermal damage threshold，TDT）线，该线覆盖在之前的实际影像（如增强 T_1）上，并随着治疗的进程而向外扩展。用户可以在治疗过程中改变激光发射的方向（当选用侧射时）或探针的深度而不必中止治疗。激光治疗的时间因位

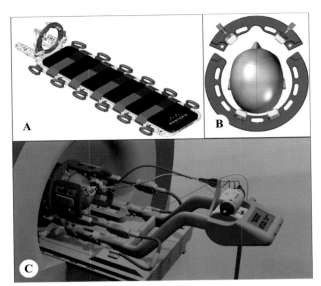

▲ 图 16–7　**Monteris NeuroBlate** 系统的患者固定 / 转运系统和机械探针驱动器

A. Monteris AtamA® 系统的示意图，该系统提供了集成化的头部固定和供从手术室转移患者到 MRI 室的转运板；B. AtamA 两件式头固定环示意图；C. NeuroBlate 机械探针驱动器硬件的示意图，该硬件设备被固定在 AtamA 患者板上，并与安置在 MRI 扫描仪背面的 NeuroBlate 激光探针连接在 AXiiiS 立体定向微型框架上（图片由 Monteris Medical，Corp 提供）

置、病变的性质和体积、所需的入径数和探针构造而异。使用侧射探针可能在毁损塑形上有优势，但方向性将部分受到热力学因素的限制。散射探针可能在这些讨论过的限制条件下产生快速的圆周性的毁损。治疗剂量和时间缺乏标准性，因目标病理、位置、大小和探针结构而有很大差异。当测算的热毁损区域（在不同监测平面的 TDT 线引导下）充分覆盖了计划范围时，外科医生可决定停止激光照射。

如果 iMRI 单元或 MRI 引导框架不可用，额外设置入径、植入探针可能会需要再次使用神经外科手术室或进行分阶段手术（图 16–9）。最近投入使用的颅骨螺栓也将促进多靶点治疗。治疗后，T_2/FLAIR、弥散加权成像和强化 T_1 加权图像均可显示毁损区，毁损区在 T_2/FLAIR，强化 T_1 和弥散加权成像上分别表现为信号增强，凝固中心低信号伴边缘强化，以及毁损区域内的弥散

受限。最后，移除设备，以标准方式闭合切口。术后患者通常短期给予小剂量地塞米松，可于术后 1~2 天出院，无须重症监护病房监护。复查时不同病灶在强化影像上的对比度增强有所不同，但通常会在术后几个月内消失（图 16–10）。

四、立体定向操作平台的选择和靶目标确认

越来越多的立体定向操作平台适配于 Visualase 和 NeuroBlate 激光探针的植入（表 16–2）。立体定向植入平台的选择取决于机构因素和医生偏好，包括 MRI 孔径 / 工作空间、准确性 / 精度要求，以及患者体位或靶点的要求。操作时间也可能受使用的不同平台和工作流程的影响，因设备和目标的不同而不同。

要将微创手术（如 SLA）的准确性 / 精确度提升到最高，需要对立体定向平台的原理和局限性有切实的理解。所有手术导航的最终目标是在患者的物理参考框架内完成精准的动作（如探针植入），特别是在我们称之为组织空间的特定目标组织内（如大脑）。由于在非开放性的操作中，组织空间不能直接可视化（如通过眼睛）。因此，临床影像定义了影像学空间，并以其作为组织空间的代替。立体定向方法基于特定的立体定向仪器（如立体定向框架），在患者的周围局部构建了另一个空间参考（立体定向空间），立体定向空间通过影像学空间与组织空间相联系，立体定向空间内的导航可视为组织空间内导航的代替。影像参照提供了一种通过确定图像空间内的精确性来验证立体定向导航的方法，因为如果没有组织的直接可视化，确定组织空间内的精确性是不可能的。事实上，影像参照可以进一步细分为那些提供目标组织本身的准确图像的放射技术（如 MRI）和那些只提供周围结构的图像的技术（如 X 线、CT）。后者依赖于脑

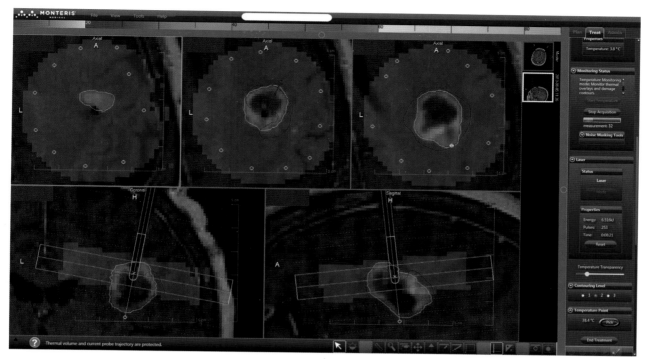

▲ 图 16-8 **Monteris M-Vision 软件工作站视图**

这张截图显示了 3 个近轴治疗切截面（激光发射的上方、原位和下方）和重建的冠状面和矢状面图像。浅蓝色的轮廓线是在规划过程中创建的，用来表示预期的毁损边缘。绿色区域表示实时温度映射区域。在重建图像上，将 3 个热监测平面（红线）和激光探针在脑中的位置进行作图还原。中间近轴图像上显示的箭表示 SideFire 探针的方向。这些显示屏作为一个图形用户界面，在激光能量传导的过程中，实现对探针机械驱动器的线性和旋转运动的控制。在整个消融过程中，热剂量阈值线显示了累积治疗效果（上图深蓝色等高线）。用户可以从 3 种不同的剂量阈值（代表不可逆细胞损伤的增加可能性）中选择查看任何时间点的热传递（图片由 Monteris Medical, Corp 提供）

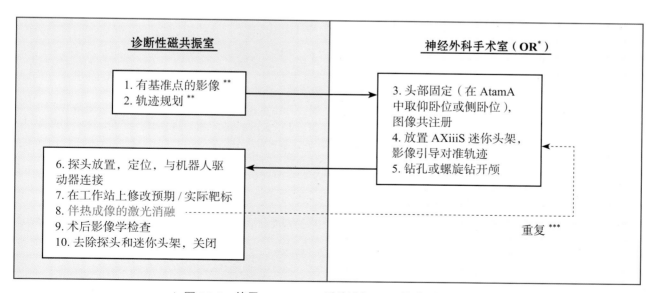

▲ 图 16-9 **使用 NeuroBlate 系统进行 SLA 的典型工作流程**

*. 如果术中使用 MRI，患者无须在手术室和诊断性 MR 设备之间转移

**. 手术前一天可以进行的步骤与操作

***. 根据需要对多个入径进行重复性操作：可能需要返回手术室进行探针移除、微型支架移位 / 重新排列和新的钻孔植入手术

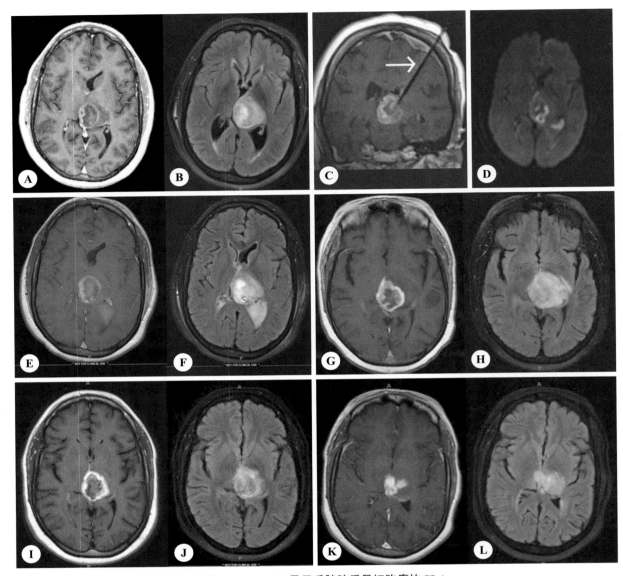

▲ 图 16-10　MRI 显示丘脑胶质母细胞瘤的 SLA

A 和 B. 34 岁女性，表现为头痛和晕厥。她接受了脑室 – 腹腔分流术和立体定向穿刺活检，病理诊断为胶质母细胞瘤，术前轴向增强 T_1 加权（A）和 T_2 FLAIR（B）图像显示 3.5cm × 4.4cm 的增强病灶，周围水肿，累及左丘脑。C. 术中冠状位增强 T_1 加权图像显示 NeuroBlate 探针的放置（箭）。D. 术后第 1 天，获得弥散加权 T_1 增强和 T_2 FLAIR 图像。E 和 F. 患者接受了标准的术后分级放疗和替莫唑胺化疗。G 至 L. 在术后 3 个月（G 和 H）、7 个月（I 和 J）和 15 个月（K 和 L）的类似影像（经许可转载，引自参考文献 [30]）

组织的物理参考框架和骨骼（X 线和 CT 图像最好）的持续共配准。但在手术条件下，两者间容易相互偏移。因此，由于 MRI 空间与组织空间高精度匹配（例外情况见后述），我们只考虑选择 MRI 参照来直接定位靶目标。相反，在立体定向空间和 X 线 /CT 定义的影像空间内定位靶目标被认为是间接的，因为这两个空间参考系与组织空间之间的匹配很容易存在各种来源的误差或脑移位。

程序准确性（即组织空间内的准确性）必须依赖于可用技术框架下的直接参照（MRI）和（或）间接参照（立体定向、CT、X 线）（表 16–2）。立体定向导航首先要完成立体定向空间（仪器的空间）与脑组织影像空间的配准。要完成这一环

表 16-2　SLA 潜在立体定向平台的比较

方　法	探针放置过程中的目标可视化	兼容性（Visualase 系统，NeuroBlate 系统）	工作流程*	准确性**	优　点	缺　点
带锚栓的刚性头架（CRW，Leksell，Compass）	间接（影像配准）	均可	手术室→磁共振室 vs. 术中磁共振手术间	< 1mm[25, 31]	金标准的准确性、精密度和路径控制	患者转运不便
带锚栓的无框架导航关节臂和钻头（Medtronic Stealth，BrainLAB）	间接（影像配准）	均可	手术室→磁共振室 vs. 术中磁共振手术间	< 6mm[31]	普及度、便捷性	精度（最佳的骨性基准植入）患者转运
带锚栓的立体定向机器人（Rosa）	间接（影像配准）	Visualase	手术室→磁共振室 vs. 术中磁共振手术间	< 2mm[31, 32]	快速放置多个探针	普及度低 骨性基准点的精确度最好 患者转运
定制（3D 打印）微型框架（FHC micro Targeting Platform/STarFix）	间接（影像配准）	均可	手术室→磁共振室 vs. 术中磁共振手术间	< 2mm[33]	减少手术时间	骨基准点的预先植入 设备需预先进行轨迹规划 患者转运
影像引导下头皮安装微型框架（Monteris AXiiiS）	间接（影像配准）	NeuroBlate	手术室→磁共振室 vs. 术中磁共振手术间	未报道[30, 34-38]	贯穿治疗过程，机械驱动 NeuroBlate 探头深度和激光方向（"侧射"）	患者转运 由于设备结构的限制，患者体位摆放或探针入径受限
MRI 引导头皮安装微型框架（ClearPoint/SmartFrame，MRI Interventions，Inc.）	直接（实时）	均可	磁共振诊断 vs. 术中磁共振手术间	< 0.5mm（Willie JT 和 Gross RE，未发表的研究）	精确 在 MRI 中完成所有步骤（无患者运输）通过重复使用单个探头，对多个目标/入径进行序贯处理	框架校准需额外的扫描时间 MR 场畸变影响磁孔中设备方向的选择，这可能会影响患者的体位摆放

*. Monteris NeuroBlate 系统与多个立体定向平台的附加兼容性有零星报道，有待确定

**. 就方法学准确性而言，部分依据立体定向深部电极和 DBS 电极植入的相关文献推断而来（参考文献）

节，需要获取包含脑组织和立体定向空间参照系（缀于立体定向头架或患者头皮或头骨上）的一系列影像（即基准点）。使用立体定向框架系统，植入设备（如弧弓）安装在围绕头部并握持基准盒的基座上，从而将仪器空间、基准空间和脑组织图像空间三者进行实质性的匹配。立体定向空间内的导航被认为是图像空间内导航的准确替代，因此也被认为可替代组织空间内的导航。而采用所谓的"无框架"方案，通过在光学空间中用红外相机（如 Medtronic Stealth 或 BrainLAB 工作站）或在物理空间中用机器人臂（如 ROSA®，Medtech Surgical, Inc）触碰基准点，从而追踪未与患者相联的设备，实现该设备与基准 / 患者图像空间的配准。

在神经外科手术室中，探针的植入过程中通常会采用立体定向导航。在立体定向入径（实际）完成时推断植入的精度，但这并不能细分不准确性的主要潜在来源，如偏差或平移。查证首先可以采用间接性的术中放射成像，如 X 线（2D 或 3D 透视）。这可能确认立体定向的准确性（即探针相对于立体定向框架），但通过这些技术无法对组织空间成像，无法反映其内的脑组织移动。当没有术中 MRI 时，则将患者转移到磁共振检查室进行颅内靶目标的确认和后续治疗。如果影像核实时发现放置不准确或认为后续治疗方案不合适，则可能有必要将患者送回手术室进行新的入径计划和探针放置。如有条件使用术中 MR 手术间，可以避免患者转运，并且有利于多入径方案的治疗。

各种间接性靶点确认的方法的准确性和精确度取决于立体定向装置的刚度和（或）共配准误差的允许范围。这些设备包括传统的刚性头部框架（既往最精确[39-41]）、框架较少的神经导航系统（既往最不精确[40, 41]）、立体定向机器人、患者个体化的（定制的）3D 打印（立体定向）平台[33, 41, 42]，以及某些小型框架设备（如 Monteris AXiiiS）在技术上兼容上述两种已上市的激光探针（表 16-2）。到目前为止，Visualase 系统已广泛应用于头部框架、无框架系统和 MRI 引导框架，而 NeuroBlate 则主要用于 Monteris AXiiiS 设备，该设备允许机器人在治疗过程中远程控制探针深度和激光发射（侧射）的方向。除了 MRI 引导框架外，所有这些设备在放置探针时都依赖于间接的目标确认。此外，由于一些立体定向设备（如头部框架和无框架神经导航）本身要么需要宽敞的工作空间（标准 MR 孔径只有 60～70cm），要么有与 MRI 不兼容的组件，在患者转运和随后的治疗过程中，可能需要使用磁共振成像兼容的锚栓来保持探针的位置。Visualase 和 NeuroBlate 现在都为这种工作流程提供了可选

的锚栓（图 16-1B 和图 16-6A）。

与上述依赖于间接性靶目标确认的选择方案相反，基于磁共振成像的大脑内（即组织空间内）直接确认靶目标在实践中是相对更新的方案，具有几个主要的优势。首先，它允许将患者安置在同一个单一位置地点（即在诊断性或术中 MRI 设备内），完成 SLA/MRgLITT 整个流程的所有步骤（计划、探针放置、激光治疗和毁损确认）（图 16-1C、图 16-4 和表 16-2）。其次，基于磁共振成像的直接标靶可以在立体定向操作的过程中实时确认 MRI 图像空间中探针位置的准确性。如前所述，所有的其他技术都只能在立体定向和（或）X 线/CT 图像空间中实时提供间接性的靶标确认，这在从术前 MRI 影像空间到立体定向空间和（或）光学空间的连续共配准步骤中仍然容易出错。后者在转运到 MRI 室之前不会进行直接验证，而不返回手术室就不能进行校正。第三个优点是，基于磁共振成像的直接靶目标确认可以对复杂或多个目标使用单枚一次性探针序贯进行多入径的治疗。最后，在 MR 环境下进行该手术省出了在神经外科手术室内的时间，而代价则是扫描时长的显著增加。尽管在诊断专用的 MR 扫描设备中完成整个流程有机会成本损失的可能，但这可能有利于提高医疗机构的资源利用率。

基于 MRI 的直接靶目标确认有赖于 MR 图像空间与组织（即解剖）空间的紧密共配准。然而，即使是 MRI 和基于 MRI 的立体定向，也容易受到可确定的 MR 场畸变的影响，而校正算法必须考虑到这一点。我们发现，当使用基于 MRI 的立体定向方法和直接靶目标确认时，通过将目标/轨迹居中于磁孔内，并且将预期轨迹平行或垂直于磁孔轴的方向上，进行患者安置，可以极大地减少 MR 的扭曲误差（未发表的观测结果）。

为了进行基于 MRI 的直接标靶，我们广泛使用了一种可经皮安装的一次性 MRI 引导微型框架（ScalpMount SmartFrame®, MRI Interventions,

Inc.），用于立体定向旋钻、插入探针，并在整个治疗过程中固定探针。相关的工作站 / 软件（ClearPoint®，MRI Interventions, Inc.）有助于立体定向规划、自动化图像畸变校正算法，导引框架对齐，在探针插入前预测入径和目标精度，并计算最终的精度数据。该系统最初设计用来对仰卧位经额入路（入径与磁网孔轴线平行）脑深部刺激电极的放置进行直接性靶目标确认，我们已经广泛地将该系统用于各种入路下的激光治疗，最常见的是经枕入路（轨迹垂直于磁孔轴线）毁损癫痫患者的内侧颞叶结构。

需特别指出的是，经枕入路的 SLAH[28] 和经额、顶联合入路的立体定向激光胼胝体切开术，考虑到管状、弯曲和（或）狭窄的长轴路径（硬化的海马或胼胝体），在准确性方面的要求相对更高。要精确地贯穿目标的多个组成部分（即海马体、海马体和杏仁核），同时还要避开脉管系统、脉络丛和脑干，这对入径的兼顾性提出了很高的要求。相比之下，在其他针对球状病变（如肿瘤、错构瘤或海绵状畸形）的应用场景下，在入径或通道的选择方面可能要求较低，探针仅需避开大血管、达到靶点（图 16-11）。由于标准的立体定向头架和锚栓放置为 SLAH 或激光胼胝体切开术提供了确定性和可控性，我们已经确认，直接的 MRI 引导技术就准确性 / 精确度、入径调控、探针放置后患者无须再次转运等方面提供了最好的综合性方案。此外，直接 MRI 引导可以在一次手术过程中使用单枚一次性探针和引导框架对多个入径 / 目标进行序贯性的治疗。

五、指标和结果

（一）SLA 与癫痫

癫痫外科旨在消除或减少癫痫发作，同时尽量减少神经功能和认知功能的损伤。SLA 是一种正在评估安全性和有效性的新型癫痫微创手术方法。在我们的单位，对药物难治性癫痫患者，在考虑采取 SLA 治疗前，与考虑采取任何切除性方案一样，都要进行同样严格的术前评估。"Ⅰ 期"评估包括最低限度的非侵入性研究，如 3T MRI、18F-FDG PET、神经心理测试和住院患者视频脑电图监测。根据患者的不同情况，也可能采用脑磁图、单光子发射 CT、功能性 MRI、弥散张量成像纤维束追踪、Wada 试验和侵入性颅内电极监测。由癫痫病学家、神经心理学家、神经放射学

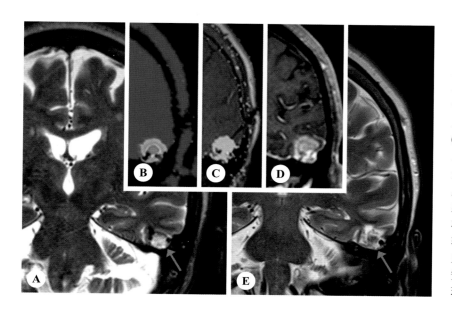

◀ 图 16-11　与对海绵状畸形相关的致痫组织的毁损，同时保留相关静脉
A. 术前冠状位 T_2 加权 MRI 显示海绵状血管畸形（红箭）及邻近的 Labbé 静脉；B. 激光间质热疗时，Visualase 工作站所示术中冠状位 MR 热像截图（红色 = 热，蓝色 = 冷）；C.Visualase 工作站在治疗期间显示的不可逆性激光毁损的术中预计范围（冠状）；D. 术后即刻冠状位增强 T_1 加权 MRI，确认毁损区（增强区）；E. 术后 6 个月，冠状位 T_2 加权 MRI 显示病变周围的脑软化灶和完整的 Labbé 静脉，表明在血管周围进行合理设计的治疗是相对安全的。随访 12 个月后，患者仍未出现癫痫发作

家和神经外科医生组成的多学科委员会审查所有术前数据，以就外科治疗的必要性统一意见。

关于患者如何选择和外科决策的细节不在本综述的范围之内。对于这些内容，读者可参考专门的文本[43]（见第 11 章）。一般而言，如果癫痫症状明确（即内侧颞叶癫痫），并且多次非侵入性检查提供了足够的定位信息，则可以进入毁损治疗的环节。相反，如果结果提示是非局灶的、多灶的、不一致的或不完整的，则可能需要有创性的"Ⅱ期"颅内电极监测癫痫发作［如硬膜下和（或）立体定向深部电极阵列］，以便在进行毁损之前充分定位致痫灶。

1. 癫痫的适应证

到目前为止，使用 SLA 治疗局灶性癫痫的最大宗经验是内侧颞叶癫痫（mesial temporal lobe epilepsy，MTLE）[27, 28, 44]、下丘脑错构瘤（hypothalamic hamartomas，HH）[27, 28, 44, 45]、海绵状血管瘤（J. T. Willie 和 R. E. Gross，未发表的病例系列）、皮质发育不良、皮质结节、灰质异位和低级别肿瘤性病灶（如发育不良性神经上皮肿瘤[46]）。离断术（胼胝体切开术）也是安全、可行和有效的（D. Curry, University of Texas, Dallas，私人交流；J. T. Willie，未发表的经验）。除了少数例外，几乎所有的癫痫治疗过程中都使用 Visualase 系统。

2. 癫痫结局和并发症

对于与内侧硬化相关的颞叶癫痫，我们早期的研究表明，75%（9/12）的患者在单独接受 SLA 治疗 1 年后不再出现失能性癫痫发作（Engel Ⅰ 级）[27, 28]。同样，来自单中心的 HH 早期经验表明，86%（12/14）的患者在术后 9 个月时无痴笑发作[44, 45]。我们的初步经验是，在没有术前颅内监测的情况下，对致痫性皮质区海绵状血管瘤进行 SLA 治疗，5 例患者中有 4 例（80%）在术后 12～28 个月时无失能性癫痫发作（J. T. Willie 和 R. E. Gross，未发表的观察结果）。虽然

以上研究队列都很小，但这些初步结果与之前的研究一致，表明如果局灶性癫痫可以定位并完全切除，那么预期癫痫无发作率可达到 70%～80%（Okonma 等的综述[47]）。

对癫痫的微创 SLA 治疗有减少神经认知功能并发症的潜在优势。例如，已知 MTLE 患者在接受标准开颅手术切除（包括选择性海马 - 杏仁核切除术和前颞叶切除术 / 海马杏仁核切除术）后，在类别相关物体的识别和命名方面存在显著缺陷。这样的损伤可能源自海马外区域在采用标准手术入路时被横断、牵拉的附带损伤（如颞干）[48]。最近我们证明，无论是优势侧还是非优势侧的开放性颞叶手术后，尽管在癫痫控制方面具有相当的疗效，但术后的神经认知功能下降明显大于相应的 SLA 手术[49]。特别是 SLA 保护了患者的命名和辨认功能。因此，当致痫灶位于深部或嵌入功能结构和网络中时，SLA 作为开放性手术的一种可能的替代方案，特别有吸引力。

SLA 手术的并发症率可能取决于适应证、目标位置、病理和入径，要对此作出准确的判断仍然需要大量的临床研究。然而，早期结果提示，其并发症率可能与类似的立体定向毁损手术接近，如射频毁损。具体而言，最近对已发表的病例报道和病例系列的回顾中，搜集了最早期的 66 例患者，使用了 Visualase 进行 SLA 处理致痫病灶，报道了 5 例神经功能缺损，2 例有临床症状的急性出血[28, 45]，2 例最初错误放置的探针[28, 45]，无围术期死亡或感染。在所报道的神经功能缺损中，短暂性视野缺损（见于颞叶毁损[27, 28]）和一过性下丘脑 - 垂体功能障碍（下丘脑错构瘤毁损[27, 28, 44, 45]）较为突出。根据我们未发表的经验中，对一小批病例的致痫性海绵状畸形进行毁损，未出现出血性并发症（个人观察）。根据我们未发表的 60 余例使用 Visualase 治疗各种致痫性病变的 SLA 病例的经验，最常见的术后主诉

是短暂性头痛，这通常是可耐受的，可短暂、小剂量使用地塞米松来缓解。

3. 癫痫 SLA 的禁忌证

由于温度－时间依赖性坏死，以及病灶周边的水肿，在常规治疗后的数天到数周内，毁损组织的体积略有增加，因此必须考虑到可能的脑移位或占位效应。因此，除非仔细划分、挑选，否则特别大的、复杂的或肿瘤性病变（如大型皮质发育不良、低级别胶质瘤）的消融可能是禁忌证。根据位置的不同，体积为 5～10cm³ 的毁损（如杏仁核－海马复合体）能被很好地耐受。其他禁忌证可能类似于其他的癫痫切除术，如癫痫发作区定位不足或靶区与功能性结构区分不足。如果因医学原因没有采用全身麻醉，那么对没有幽闭恐惧症的患者进行清醒手术在技术上是可行的。最后，对磁共振相关的禁忌证，如植入金属装置（如心脏起搏器、迷走神经刺激器）必须也加以考虑。在这种设备存在的情况下，适当的发送－接收线圈和在清醒状态下进行操作可以解决安全问题。另外，也必须要有医疗机构的 MR 物理学家参与会诊和整个流程。

（二）SLA 治疗恶性肿瘤和放疗后坏死

1. 肿瘤患者的选择

肿瘤外科旨在通过安全且最大化地减灭肿瘤细胞来提高无进展生存期（progression-free survival，PFS）。然而，由于存在附带损伤的风险，对肿瘤难以手术抵近的患者，可能不考虑进行开放切除。SLA 为深在的或位于功能区的肿瘤提供了一种治疗选择，与开放切除术相比，它可以减少附带损伤或外观的破坏。临床考虑取决于相当多的一系列问题，如鉴别诊断（例如，浸润性高级胶质瘤 vs. 非浸润性转移瘤）、对药物或放疗的预期敏感性、总体预后、肿瘤的特定位置、浸润性与占位效应的症状，以及其他患者因素（年龄、合并症、术前功能状态），相关讨论超出

了本章的范围。

2. 肿瘤的指征、结果和并发症

肿瘤 SLA 的两种新的指征包括：①难以手术到达或复发的多形性胶质母细胞瘤（glioblastoma multiforme，GBM）；②转移性肿瘤。开放手术最大程度地切除高级别胶质瘤（WHO Ⅲ 级和 Ⅳ 级）与生存率改善呈正相关，但目前只有不到 50% 的患者可以进行切除手术，这往往是因为手术难以安全地到达病灶。在一些不被认为是开放手术的良好适应证（图 16-10）[34] 的复发性 GBM 患者中，SLA 的安全性和可行性已经得到证实。此外，在一项多中心回顾性研究中，接受 SLA 的患者使用 NeuroBlate 作为前期或补救性治疗，总体中位无进展生存期约为 5 个月 [35]。与开放手术切除范围的概念类似，对肿瘤进行更完全的毁损与更长的 PFS（约 10 个月）有关。同样，使用 Visualase 系统的 SLA 系列案例表明了这种方法对于难以手术或复发性 GBM 的安全性和可行性 [50]。对于不适合开放性手术的患者，基于 MRgLITT 的治疗可能优于单纯活检。与高级别胶质瘤的手术切除一样，MRgLITT 的主要局限性在于其仍然是浸润性疾病的另一种局灶性治疗，不能仅通过局部治疗来完全覆盖目标。然而，在不适合手术的患者群体中，积极的细胞减灭可能会减轻占位效应，并改善后续辅助化疗和放疗的反应 [51]。

在治疗转移性脑部肿瘤方面，与开放手术和立体定向放射外科相比，SLA 可能具有优势。相对于开放手术，微创的方式有利于患者的愈合，而化疗也可能无须中断。由于 MRgLITT 是基于目标的热性破坏，不受最大剂量限制，与 SRS 相比，在必要时可以多次使用。SRS 后（影像上）增强性病变的进展可能缘于肿瘤复发、放疗后坏死或两者兼而有之。非特异性的影像学和混杂的病理特征使得在实践中的相关鉴别非常困难，而复发或引起症状的放射后坏死可能需要手术治

疗。就这一特殊问题而言，SLA 可以改善术后复发和（或）放射性坏死的局部控制[36, 52, 53]。虽然是初步的结果研究，但最大的病例系列（Rao 等）提示，24 周时的局部控制率为 76%，中位 PFS 超过了 9 个月[53]。

一般来说，对于单发或多发、体积较小（<2cm）、对放射敏感（如转移性非小细胞肺癌、腺癌）、神经系统功能稳定且病理诊断已确定的转移瘤患者，"无创" SRS 仍然是一线治疗方案。或者，SLA 也可能是单发或多发、较大（1~4cm）、相对耐辐射的转移性肿瘤（如小细胞肺癌、黑色素瘤）、放射治疗失败（进展）或症状性放疗后坏死的一种方法。此外，如果倾向于对产生症状的转移性肿瘤行一期切除，但手术很难或损伤难以承受（如脑室周围、丘脑、脑干或颅底病灶），则 SLA 可能是一种合理的首选方法，特别是因为 SLA 可能比 SRS 更快速地改善占位效应。SLA 的进一步研究需要处理难以切除的胶质瘤和转移性肿瘤的临床规则和预后。

Visualase 和 NeuroBlate 均已广泛用于与包括放疗后坏死在内的恶性肿瘤相关的适应证。通过对 54 例已发表的使用 Visualase 进行 SLA 的相关病例的回顾，报道有 5 例患者出现了新的神经功能受损或是原有的功能缺损进一步恶化，2 例有临床表现明显的急性出血，没有新发癫痫、感染或围术期死亡[25, 50, 52, 53]。通过比较，对 69 例已发表的使采用 NeuroBlate 行 SLA 治疗恶性肿瘤和放射后坏死的病例回顾报道了有 34 例的神经功能新发受损或恶化，3 例有临床表现明显的急性出血（其中 1 例丘脑出血导致死亡），1 例有假性动脉瘤相关性延迟性出血，2 例新发癫痫，5 例感染（包括 1 例脑膜炎死亡），围术期死亡合计 2 例[30, 34, 35, 37, 38]。在采用 NeuroBlate 的病例报道中，导致并发症率较高的可能因素包括早期偏向于选择位置深在的胶质母细胞瘤（这是一个条件特别不利的患者群体），更大的热剂量，更长的

治疗时间和更大的毁损体积。然而，延迟性假性动脉瘤性出血的病例和 NeuroBlate 较高的显性感染率也提出了针对 NeuroBlate 治疗的其他技术方面的问题，可能包括：①更大的经颅通道和更粗的 NeuroBlate 激光探针原型；②更长的激光波长和热剂量增加所带来的影响；③在 NeuroBlate 疗法中可能出现与探针运动相关的对脑组织的剪切（损伤）。我们必须就每种激光系统所适用的病变方面获得更深入的临床经验。

（三）肿瘤 SLA 的禁忌证

肿瘤毁损的潜在禁忌证可能包括：①缺乏明确的病理诊断（但是初步诊断性的活检可在毁损过程中一并进行）；②"开放手术 + 确切的大体全切除"具有良好的风险 - 收益曲线，已作为"金标准性"治疗方案的那些病变；③病变的大小或占位效应需要通过手术更确切、更迅速地减小体积。如前所述，对于小的和（或）多发转移性病变，有理由认为可以通过 SRS 来控制的，根据目前的证据水平，不赞成首先选择 SLA（尽管未必一定视作禁忌）。

（四）新兴适应证

1. 海绵状血管瘤

脑海绵状血管瘤可能与癫痫发作、头痛或因占位效应或局部出血刺激而引起的局部神经功能损伤有关，任何这类持续或严重的症状可能足以提示手术的必要性。对颞叶存在若干病灶而引发癫痫的初步经验提示，对有功能性的颞叶结构内的海绵状血管瘤行 SLA 以治疗局灶性癫痫可能是一种安全、有效的方法（J.T. Willie 和 R. E. Gross，未发表的系列）。值得注意的是，采用这种方案，尚未出现过探针植入或毁损相关的出血性并发症。对其他方法无法到达的脑干海绵状血管瘤，SLA 在降低占位效应和（或）再次出血的风险方面的安全性、有效性是一个仍有待研究的

重要临床问题。

2. 功能障碍性疾病

我们的团队业已使用 SLA 对罹患运动障碍性疾病的患者进行了苍白球切开术，对有自残行为的患者进行杏仁核切开术，证明了其可行性（R. E. Gross，未发表的观察研究）。以扣带回切开术来难治性癌症疼痛和强迫症也是可行的（S. Danish，个人交流）。目前，激光毁损相对于传统射频消融、聚焦辐射或聚焦超声的优点和不足之处仍有待确定。

结论

目前已经上市并投入使用的 SLA/MRgLITT 系统是技术进步的顶峰，赋予了在 MR 实时温控指导下精确、安全、有效地在脑内完成组织热毁损的能力。激光系统可以使用各种立体定向平台来精确安置，其中，我们倾向于采用 MR 直接引导。利用已上市的激光系统（Visualase 和 NeuroBlate）针对相当多种的脑内病变（进行治疗）的早期临床结果表明，微创性的 SLA/MRgLITT 方案在治疗局灶性癫痫和恶性脑肿瘤（原发性或转移性）方面具有巨大的潜力，尤其是那些被认为难以手术达到的肿瘤，以及症状性的放疗后坏死。在适当选择后的癫痫患者中，Visualase 系统毁损的效果与开放手术相同，同时缩小了开放手术的附带损伤所造成的对认知功能的不良影响。更新的对海绵状血管瘤和功能性神经系统疾病的应用也已出现。为了使这种治疗方法在 MRI 引导的神经外科手术中得到最好的应用，仍需对其进行持续、深入的临床研究，探究其疗效、并发症和成本。

参 考 文 献

[1] Maiman T. Stimulated optical radiation in ruby. Nature. 1960;187:493–494.

[2] Patel C. Continuous-wave laser action on vibrational-rotational transitions of CO_2. Phys Rev. 1964; 136A:1187–1193.

[3] Hall RR, Baker E, Morison PC. Incision of tissue by carbon dioxide laser. Nature. 1971;232: 131–132.

[4] Stellar S, Bredemeier HC. Experimental studies with the carbon dioxide laser as a neurosurgical instrument. Med Biol Eng. 1970;8:549–558.

[5] Ascher P. Newest ultrastructural findings after the use of a CO_2-laser on CNS tissue. Acta Neurochir Suppl. 1979;28:572–581.

[6] Earle KM, Carpender S, Roessmann U, Ross MA, Hayes JR, Zeitler E. Central nervous system effects of laser radiation. Fed Proc. 1965;24:129–139.

[7] Fine S, Klein E, Nowak W. Interaction of laser radiation with biologic systems. I. Studies on interaction with tissues. Fed Proc. 1965;14:S35–S45.

[8] Fox JL, Hayes J, Stein MN, Green RC, Paananen R. Experimental cranial and vascular studies of the effects of pulsed and continuous wave laser radiation. J Neurosurg. 1967;27: 126–137.

[9] Rosomoff HL. Effect of laser on brain and neoplasm. Surg Forum. 1965;16:431–433.

[10] Brown TE, True C, Mclaurin RL, Hornby P, Rockwell RJ. Craniocerebral trauma induced by laser radiation. A method for experimental production of subdural and subarachnoid hematoma. Life Sci. 1966; 5:81–87.

[11] McGuff PE, Gottlieb LS, Fahimi HD, Bushnell D. Surgical applications of laser. Ann Surg. 1964;160: 765–777.

[12] Minton JP, Ketcham AS. The effect of ruby laser radiation on the Cloudman S-91 melanoma in the CDBA-2F hybrid mouse. Cancer. 1964;17:1305–1309.

[13] Rosomoff HL. Reaction of neoplasm and brain to laser. Arch Neurol. 1966;14:143–148.

[14] Ascher PW, Heppner F. CO_2-Laser in neurosurgery. Neurosurg Rev. 1984;7:123–133.

[15] Beck OJ. The use of the Nd-YAG and the CO_2 laser in neurosurgery. Neurosurg Rev. 1980;3: 261–266.

[16] Takizawa T. The carbon dioxide laser surgical unit as an instrument for surgery of brain tumours— its advantages and disadvantages. Neurosurg Rev. 1984;7:135–144.

[17] Bown SG. Phototherapy of tumors. World J Surg. 1983;7: 700–709.

[18] Sugiyama K, Sakai T, Fujishima I, Ryu II H, Uemura K, Yokoyama T. Stereotactic interstitial laserhyperthermia using Nd:YAG laser. Stereotact Funct Neurosurg.

1990;5455:501−505.

[19] Ascher PW, Justich E, Schröttner O. A new surgical but less invasive treatment of central brain tumours: preliminary report. Acta Neurochir Suppl (Wien). 1991;52:78−80.

[20] Kahn T, Bettag M, Ulrich F, et al. MR-imaging guided laser-induced interstitial thermotherapy in cerebral neoplasm. J Comput Assist Tomogr. 1994;18:519−532.

[21] Reimer P, Bremer C, Horch C, Morgenroth C, Allkemper T, Schuierer G. MR-monitored LITT as a palliative concept in patients with high grade gliomas: preliminary clinical experience. J Magn Reson Imaging. 1998;8:240−244.

[22] Schwarzmaier HJ, Yaroslavsky IV, Yaroslavsky AN, Fiedler V, Ulrich F, Kahn T. Treatment planning for MRI-guided laser-induced interstitial thermotherapy of brain tumors—the role of blood perfusion. J Magn Reson Imaging. 1998;8:121−127.

[23] Tracz RA, Wyman DR, Little PB, et al. Magnetic resonance imaging of interstitial laser photocoagulation in brain. Lasers Surg Med. 1992;12:165−173.

[24] Poorter JD. Noninvasive MRI thermometry with the proton resonance frequency method: study of susceptibility effects. Magn Reson Med. 1995;34:359−367.

[25] Carpentier A, McNichols RJ, Stafford RJ, et al. Real-time magnetic resonance-guided laser thermal therapy for focal metastatic brain tumors. Neurosurgery. 2008;63:ONS21−ONS29.

[26] Svaasand L, Welsch A, van Gemert ME. Optical-Thermal Response of Laser-Irradiated Tissue. New York: Plenum Press; 1995.

[27] Gross R, Willie JT, Sharan AD, et al. 103 Stereotactic laser amygdalohippocampotomy for mesial temporal lobe epilepsy: collective experience from 7 single-center, prospective, investigator-initiated studies. Neurosurgery. 2014;61(Suppl 1):192.

[28] Willie JT, Laxpati NG, Drane DL, et al. Real-time magnetic resonance-guided stereotactic laser amygdalohippocampotomy for mesial temporal lobe epilepsy. Neurosurgery. 2014;74(6):569−584.

[29] U.S. Food and Drug Administration (FDA) website. Accessed 1/24/2015. Available from: http:// www. accessdata.fda.gov/cdrh_docs/pdf8/K081−509.pdf; 2015.

[30] Hawasli AH, Bagade S, Shimony JS, MillerThomas M, Leuthardt EC. Magnetic resonance imaging-guided focused laser interstitial thermal therapy for intracranial lesions: single-institution series. Neurosurgery. 2013;73:1007−1017.

[31] Cardinale F, Cossu M, Castana L, et al. Stereoelectroencephalography: surgical methodology, safety, and stereotactic application accuracy in 500 procedures. Neurosurgery. 2013;72:353−366.

[32] Gonzalez-Martinez J, Vadera S, Mullin J, et al. Robot-assisted stereotactic laser ablation in medically intractable epilepsy: operative technique. Neurosurgery. 2014;10(Suppl 2):167−172.

[33] Konrad PE, Neimat JS, Yu H, et al. Customized, miniature rapid-prototype stereotactic frames for use in deep brain stimulator surgery: initial clinical methodology and experience from 263 patients from 2002 to 2008. Stereotact Funct Neurosurg. 2011;89:34−41.

[34] Sloan AE, Ahluwalia MS, Valerio-Pascua J, et al. Results of the NeuroBlate System first-in-humans Phase I clinical trial for recurrent glioblastoma: clinical article. J Neurosurg. 2013;118:1202−1219.

[35] Mohammadi AM, Schroeder JL. Laser interstitial thermal therapy in treatment of brain tumors—the NeuroBlate System. Expert Rev Med Devices. 2014;11:109−119.

[36] Rahmathulla G, Recinos PF, Valerio JE, Chao S, Barnett GH. Laser interstitial thermal therapy for focal cerebral radiation necrosis: a case report and literature review. Stereotact Funct Neurosurg. 2012;90:192−200.

[37] Hawasli AH, Ray WZ, Murphy RKJ, Dacey RG, Leuthardt EC. Magnetic resonance imagingguided focused laser interstitial thermal therapy for subinsular metastatic adenocarcinoma: technical case report. Neurosurgery. 2012;70:332−337.

[38] Mohammadi AM, Hawasli AH, Rodriguez A, et al. The role of laser interstitial thermal therapy in enhancing progression-free survival of difficult-to-access high-grade gliomas: a multicenter study. Cancer Med. 2014;3:971−979.

[39] Maciunas RJ, Galloway RLJ, Latimer JW. Application accuracy of stereotactic frames. Neurosurgery. 1994;35:682−695.

[40] Maciunas RJ, Galloway Jr RL, Latimer J, et al. An independent application accuracy evaluation of stereotactic frame systems. Stereotact Funct Neurosurg. 1992;58:103−107.

[41] Bjartmarz H, Rehncrona S. Comparison of accuracy and precision between frame-based and frameless stereotactic navigation for deep brain stimulation electrode implantation. Stereotact Funct Neurosurg. 2007; 85: 235−242.

[42] Quiñones-Hinojosa A, Ware ML, Sanai N, et al. Assessment of image guided accuracy in a skull model: comparison of frameless stereotaxy techniques vs. frame-based localization. J Neurooncol. 2006;76: 65−70.

[43] Lüders H, ed. Textbook of Epilepsy Surgery. New York: Informa Healthcare; 2008.

[44] Curry DJ, Gowda A, McNichols RJ, Wilfong AA. MR-guided stereotactic laser ablation of epileptogenic foci in children. Epilepsy Behav. 2012;24:408−414.

[45] Wilfong A, Curry D. Hypothalamic hamartomas: optimal approach to clinical evaluation and diagnosis. Epilepsia. 2013;54(Suppl 9):109−114.

[46] Jethwa PR, Lee JH, Assina R, Keller IA, Danish SF. Treatment of a supratentorial primitive neuroectodermal tumor using magnetic resonance-guided laser-induced thermal therapy. J Neurosurg Pediatr. 2011;8(5):468−475.

[47] Okonma S, Blount J, Gross R. Planning extent of resection in epilepsy: limited versus large resections. Epilepsy Behav. 2011;21:494.

[48] Helmstaedter C, Van Roost D, Clusmann H, Urbach H,

Elger CE, Schramm J. Collateral brain damage, a potential source of cognitive impairment after selective surgery for control of mesial temporal lobe epilepsy. J Neurol Neurosurg Psychiatry. 2004;75:323–326.

[49] Drane DL, Loring DW, Voets NL, et al. Better object recognition and naming outcome with MRI-guided stereotactic laser amygdalohippocampotomy for temporal lobe epilepsy. Epilepsia. 2015;56(1):101–113.

[50] Carpentier A, Chauvet D, Reina V, et al. MR-guided laser-induced thermal therapy (LITT) for recurrent glioblastomas. Lasers Surg Med. 2012;44(5):361–368.

[51] Elder JB, Chiocca EA. Editorial: glioblastoma multiforme and laser interstitial thermal therapy. J Neurosurg. 2013;118(6):1199–1200.

[52] Carpentier A, McNichols R, Stafford RJ, et al. Laser thermal therapy: real-time MRI-guided and computer-controlled procedures for metastatic brain tumors. Lasers Surg Med. 2011;43:943–950.

[53] Rao MS, Hargreaves EL, Khan AJ, Haffty BG, Danish SF. Magnetic resonance-guided laser ablation improves local control for postradiosurgery recurrence and/or radiation necrosis. Neurosurgery. 2014; 74:658–667.

第 17 章　外科分子成像研究进展

Advances in Molecular Imaging for Surgery

Olutayo I. Olubiyi　Fa-Ke Lu　David Calligaris　Ferenc A. Jolesz　Nathalie Y. Agar　著

王晶晶　译　　樊晓彤　校

神经外科分子成像方法的开发和实施有望通过手术计划的改进和组织的实时表征来提高神经外科干预的精确度。正电子发射断层扫描和磁共振波谱是两种体内成像模式，它们可以在更传统的磁共振成像之外为手术的规划提供更多信息，也可供某些中心术中使用以检测残余肿瘤。开发和验证新型的分子探针或标记物有助于强化它们在图像引导手术中的作用。基于光学模式的分子成像具有毫米级的探测深度和广泛的分子特异性，有望为术中病灶腔的影像评估提供有价值的工具。迄今为止，最成熟和最专业的方法是基于生物分子（如血红蛋白）的荧光成像或针对肿瘤细胞的分子探针，提供相关的差异对比，实现组织结构的可视化。质谱法是一种较新的模式，可以直接从组织中灵敏地检测、定量和表征生物分子，而无须分子探针。质谱技术提供了组织中发现的数百种分子的信息，这些信息可用来实时表征手术组织的特定生物标志物和化学特征。匹配手术室的工作流程和要求、不断发展的分子成像模式"库"将提供与手术方法相匹配的各种工具。

一、体内成像模式

（一）正电子发射断层扫描

PET 基于对放射性原子核所发射的粒子的检测，生成体内功能代谢的三维图像[1]。PET 可用于测量重要的机体功能，如血流量、耗氧量和葡萄糖代谢，以帮助评估器官和组织的功能。它涉及将放射性示踪剂［一种用正电子发射同位素（如 ^{11}C、^{18}F 和 ^{15}O）标记的针对性的生物化合物］通常通过静脉注射进入人体。常见的 PET 示踪剂列于表 17-1[2, 3]。所用同位素的半衰期相对较短（几分钟到两小时以内），以避免受试者长时间暴露于辐射中，并在相对较短的成像采集中获得最大信号[4]。众所周知，将其与其他成像方法（如 MRI 和 MRS）结合使用，可以大大提高许多疾病条件下的组织可视化效率。

简而言之，放射性同位素由回旋加速器生成，回旋加速器使用两个高压电极将质子束加速并导向目标核，从而将额外的质子纳入其中。这些新形成的同位素的中子质子比的能级并不稳定，将其与感兴趣的分子探针耦合，产生反映身体功能的放射性示踪剂。大多数不稳定同位素将经历放射性衰变，从而将多余的质子转化为中子、正电子（类似于电子但带正电）和中微子。发射的正电子在组织中行进几毫米，然后与来自周围的电子一起湮灭，产生两个能量相等（511keV）、行进方向相反的光子。几乎所有的 PET 扫描都是在整合了 PET 和计算机断层扫描设备的仪器上进行的。这些整合后的 PET/CT 图像精确定位了体内代谢活动的解剖位置，并且已显示出比分别进行两种扫描更高的诊断准确性。PET 的诊断准确度比常规程序高了 8%～43%，并且在 20%～40% 的肺癌和结直肠癌、黑色素瘤和淋巴瘤的治疗中改变了治疗方法，在乳腺癌、卵巢癌、头颈部癌和肾癌中也有类似的发现[5]。

表 17-1　用于研究神经系统疾病的常见 PET 示踪剂

应　用	示踪剂
脑血流量	$H_2^{15}O$
氧代谢	$^{15}O_2$
葡萄糖代谢	^{18}F-2- 脱氧葡萄糖（^{18}FDG）
多巴胺储存	^{18}F-6- 氟多巴（^{18}F- 多巴）
载体介导的主动转运	O-（2-[^{18}F] 氟乙基）-L- 酪氨酸（FET）
DNA 合成	3- 脱氧 -3-[^{18}F] 氟胸苷（FLT）
细胞氨基酸摄取	^{11}C- 甲硫氨酸
多巴胺 D_1 受体	^{11}C-SCH23390
激活的小胶质细胞	^{11}C（R）-PK11195
多巴胺 D_2 受体	^{11}C- 雷氯必利
中枢苯二氮䓬结合	^{11}C- 氟马西尼
阿片类药物结合	^{11}C- 二丙诺啡

PET 在神经外科中的应用

（1）脑部肿瘤：PET 可识别肿瘤组织，尤其是组织学级别较高的肿瘤组织，因为与正常脑组织相比，它们通常具有更高的代谢和有丝分裂率[2]。它还可以检测低级别胶质瘤向高级别胶质瘤的转化[6]。^{18}F-FDG PET 可以提供重要的预后信息，因为胶质瘤的葡萄糖代谢增加与更高的组织学分级（Ⅲ级和Ⅳ级）和更短的生存期相关[7, 8]。同样，反映细胞氨基酸摄取的 ^{11}C- 甲硫氨酸摄取增加也有指示性[9]，其获得的信息可能会影响治疗方法。

将 PET 图像整合到影像引导的高级别胶质瘤切除术中的经验表明，关于肿瘤异质性和分布的代谢信息有助于规划手术、优化肿瘤轮廓的勾画，所提供的最终目标轮廓与 80% 单独使用 MRI 获得的不同[10]。FDG PET 图像已被证明可以在 CT 和 MRI 不确定或具有误导性时，适当指导活检工作，提供具有临床意义的信息，从而提高立体定向活检的诊断率[11]。

使用 PET 扫描并与 MR 图像进行配准的功能性大脑成像为神经外科医生提供了皮质区域在结构和功能方面的精确定义，这在某些情况下可改变手术管理和（或）用于预测结果。在 1999 年对小儿脑肿瘤的研究中，使用 FDG 和（或）CMET 的 PET 成像对肿瘤进行表征和分级，并使用 ^{15}O- 水摄取成像来定义激活后的结构和功能皮质区域（图 17-1）。整合 PET FDG、CMET、^{15}O- 水摄取成像和 MRI 来揭示潜在可切除的肿瘤范围与脑功能区之间的关系，这可帮助神经外科医生精准辨识结构和功能皮质区域[13]。

对化疗和放疗的反应与肿瘤葡萄糖代谢的显著降低有关[4, 6, 14]。因此，^{18}FDG PET 也可以提供对治疗反应的客观影像证据。一个化疗周期后 PET 扫描的葡萄糖摄取减少[15]25% 将被归类为部分代谢反应；肿瘤体积内的葡萄糖摄取完全消退，并且与周围正常组织无法区分被归类为完全代谢反应（欧洲癌症研究和治疗组织 PET 研究组推荐）。在考虑到脑和肿瘤异质性、肿瘤体积和空间分辨率、低代谢肿瘤的情况下，评估则可能具有挑战性[2, 15]。相反，复发性脑胶质瘤中葡萄糖代谢的增加有助于区分进展与放疗后的变化（假性进展），而 CT 或 MRI 等常规成像技术则可能无法区分这些变化[4, 16, 17]。同样，^{11}C- 甲硫氨酸可用于区分局部或转移性肿瘤的复发与辐射引起的变化。在最近的一项研究中，^{11}C- 甲硫氨酸 PET 区分转移性脑肿瘤复发与放疗后改变的敏感性为 77.8%，特异性为 100%[4, 18]。然而，血脑屏障的破坏降低了其特异性[4, 19]，例如放疗引起的脑血肿甚至坏死区域，而与周围皮质相比，低级别肿瘤的葡萄糖代谢可能正常或较低。[11]C– 甲硫氨酸和[18]FDG PET 的联合使用提高了鉴别复发性肿瘤和放疗后改变的准确性[4, 20]。

最近发表的一项研究使用动态 O–（2–[18F] 氟乙基）–L– 酪氨酸（[18]F-FET）PET 对低级别胶质瘤进行分型。对[18]F-FET PET 引导的活检进

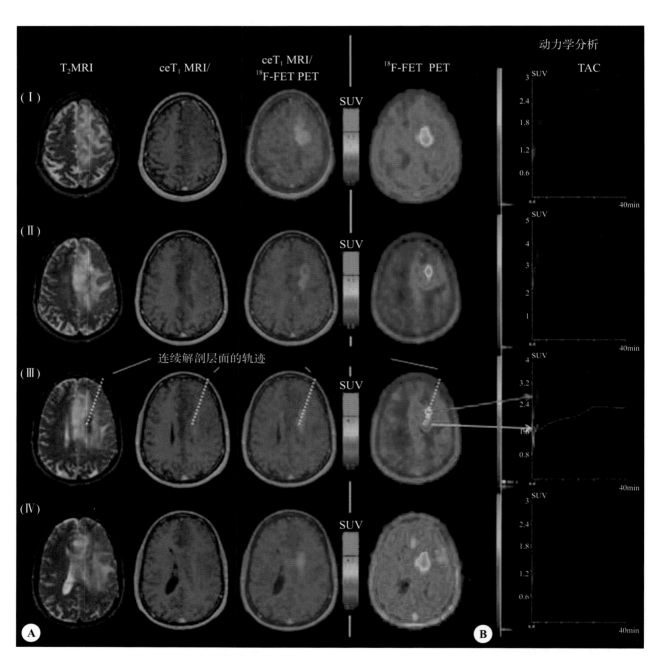

▲ 图 17-1 肿瘤的典型 MRI 和 PET 图像表现出局灶性递减时间 – 活动曲线模式

A. Ⅰ～Ⅳ，T₂ 加权序列的连续轴平面（第一列）；ce T₁ 加权序列（第二列）；叠加的 ce T₁ 加权 MRI，对应的 ^{18}F-FET PET 图像（第三列）；单独的 ^{18}F-FET PET 图像（第四列）。B. 动态 ^{18}F-FET 摄取的瘤内分析。在肿瘤头部（Ⅰ 和Ⅲ中的上曲线）观察到动态下降。其他所有区域都表现出递增的 TAC 模式。在Ⅲ（虚线）中描述了连续活检的代表性轨迹。[18]F-FET PET. O–（2–[18F] 氟乙基）–L– 酪氨酸正电子发射断层扫描；MRI. 磁共振成像；SUV. 标准摄取值；TAC. 时间 – 活动曲线[12]

行组织病理学评估，其中包括分子遗传标记，例如 O^{-6}- 甲基鸟嘌呤 -DNA 甲基转移酶（MGMT）启动子甲基化、异柠檬酸脱氢酶（IDH1/2）突变和 1p/19q 共缺失状态。这些指标的均匀性升高、局部减少和均匀性减少的时间 - 活动曲线（time-activity curve，TAC）与无进展生存和组织病理学结果相关。总体而言，结果表明，动态 ^{18}F-FET PET 可能是一种重要的生物学成像标志物，可用于对疑似 WHO II 级的胶质瘤患者进行分层，以进一步影响治疗策略[12]。

(2) 癫痫：在部分性癫痫发作（如顽固性颞叶癫痫）中手术切除致痫灶可显著改善癫痫发作和生活质量[4, 21]；在局灶性癫痫的潜在手术候选者中，MRI 结果正常的占比可达 20%～30%[4, 22]。显微镜检查可能仅仅在组织学检查中发现结构异常，而在 MRI 上则可能无法检测到[4, 23]。PET 在癫痫中的主要临床用途是在部分癫痫发作的潜在手术候选者中定位癫痫灶，并通过脑电图等其他研究方法来证实[2]。总体而言，对于致痫灶，^{18}F-FDG PET 可能更适合用来区分侧别而不是定位。然而，^{11}C- 氟马西尼（FMZ）PET 提供了 γ- 氨基丁酸（GABA$_A$）受体结合的体内标志物[2]。GABA 是大脑中主要的抑制性神经递质，作用于占比高达 40% 的突触，而 FMZ 是一种可与 GABA$_A$（苯二氮䓬受体复合物）的苯二氮䓬结合位点特异性结合的可逆拮抗药[2]。在一项旨在评估 ^{11}C-FMZ 和 ^{18}F-FDG PET 定位能力的研究中，使用颅外和颅内 EEG 记录作为参考，发现前者更加敏感和准确[4, 24]。PET 可能在 MRI 结果存疑或阴性的情况下最有用。研究还表明，PET 结合 MRI 在识别内侧颞叶癫痫方面具有优势[25]。

(3) 未来的方向：PET 在临床实践中的潜在应用包括为非典型帕金森综合征和痴呆病例的临床诊断提供辅助手段，以及对有神经退行性疾病（如阿尔茨海默病和帕金森病）风险的个体进行早期评估和亚临床诊断（期望有效的神经保护性

药物出现）[2]。PET 成像与肿瘤管理相关的另一个领域是肿瘤缺氧的测量。缺氧经常发生在实体癌中，可导致对治疗的抵抗[26]，以及加速肿瘤进展[27]。PET 成像已证明使用氟咪唑（FMISO）和铜（II）- 二乙酰 - 双［N（4）- 缩氨基硫脲］（Cu-ATSM）[26] 的这两种 PET 方法和 BOLD-MRI 是无创化肿瘤缺氧成像的有利竞争方案，但其后期需要在成像程序和分析方法标准化的前提下才能完成像[27]。

（二）磁共振波谱

MRS 为脑内代谢的无创测量提供了独特的机会[28]。它通常使用传统的 MRI 设备来分析组织中的代谢物、氨基酸、脂质、乳酸和肌酸等分子，并将其记录在图表上，以不同高度的峰来表示（图 17-2）。第一台 MRI 医学扫描仪在 20 世纪 80 年代被引入临床使用，此后进行了改进，特别是在更高的场强方面[29]。MRS 和 MRI 都起源于核磁共振（nuclear magnetic resonance，NMR），最早于 1946 年由来自哈佛大学和斯坦福大学的诺贝尔奖获得者 Edward Purcell 和 Felix Bloch 分别描述[29]。20 世纪 70 年代，Lauterbur、Mansfield 和 Grannell 将梯度引入磁场，使其能够确定发射信号位置。体内使用的 NMR 波谱现在被命名为 MRS，因为"核"一词常被错误地与核医学联系在一起[29]。多年来，人们一直致力于将模式识别技术应用于 MRS 中复杂的数据分析任务[30]。MRS 现在是最广泛地用于中枢神经系统（central nervous system，CNS）疾病评估的工具[29]，包括常见的痴呆症、癫痫、代谢紊乱、缺氧缺血性损伤、多发性硬化症、脑部感染、儿童和成人脑肿瘤[31]。MRS 提供了非侵入性的组织化学成像，而无须暴露于电离辐射。

1. MRS 的基本原理

当磁核（如 ^{1}H、^{31}P、^{13}C 或 ^{19}F）置于磁场中时，它们会根据磁场强度以特定频率吸收并重新

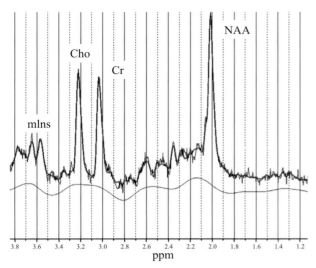

▲ 图 17-2　来自正常人体内额叶的质子自回旋波谱

NAA. N- 乙酰天门冬氨酸；Cr. 肌酸和磷酸肌酸；Cho. 胆碱复合物；mlns. 肌醇。在 3T 场强下，回波时间较短（35ms），使用软件包 LCModel (http://s-provencher.com/pages/lcmodel.shtml) 进行分析

发射电磁辐射（共振），例如氢（¹H）在 3T 下大约在 128MHz，或是 1.5T 磁场下在 64MHz 发生磁共振。在实践中，¹H（通常称为质子）是迄今为止使用最广泛的原子核，因为它具有天然丰度和强大的 MR 信号，还因为它可以使用与 MRI 相同的线圈和其他硬件进行检测。由于电子在不同程度上保护原子核免受外加磁场的影响，这取决于它们参与的化学键的电负性，不同分子中包含的氢原子以略有差异的频率共振。由此产生的非常小的频移，通常以 ppm 而不是赫兹表示，这是能在 MR 谱上区分不同代谢物的原因。水在 37.8℃时的共振频率约为 4.7ppm，大多数感兴趣的代谢物位于 0～4.7ppm 之间的窄频率范围内。MRS 实验涉及发射脉冲以激发设定体积内的所有原子核，然后接收信号反馈。得到的频谱（图 17-2）是激发范围内信号强度与频率的关系图。特定的代谢物具有特定的光谱指纹：峰的数量、位置和相对大小通常是恒定的，如果峰面积相对于参考标准进行了仔细校准，就可以正确识别存在的化学物质及其浓度[28]。

2. 神经外科中的 MRS

MRS 与神经外科领域密切相关，因为其大多数应用都与中枢神经系统的病变有关。MRS 测量是术前诊断方案中的常见评估手段[32]。

(1) 脑部肿瘤：质子 MRS（表 17-2）在浸润性胶质瘤表征中的诊断和预后价值已被很好地阐明，以区分脑胶质瘤和低级别胶质瘤[34]。其对肿瘤检测的敏感性和特异性分别为 100% 和 81%（图 17-3）。区分肿瘤组织和非肿瘤组织的准确率可以从单独使用 MRI 的 68% 提升到结合 MRS 和 FET PET MRI 的 97%[35]。同样，MRS 是一种有用的诊断方法，可根据 Cho/Cr 比值确定脑膜瘤的增殖或恶性潜能，以及乳酸和（或）亚甲基信号提示高级别肿瘤[36]。

MRS 还可用于区分肿瘤组织学类型。血管外皮细胞瘤是一种罕见的脑肿瘤，在外观和症状上与脑膜瘤非常相似，但需要不同的治疗方法，如建议术前栓塞和术后放疗。通常无法通过 MRI 和 CT 将它们区分开来，但已明确 MRS 可以通过 3.56ppm 处的更大峰值清楚地区分血管外皮细胞瘤和脑膜瘤。肿瘤提取物的测量、在长（135ms）和短（20ms）回波时间用 MRS 获得的光谱的测量结果表明，这是由于血管外皮细胞瘤中肌醇水平更高造成的[37]。同样，体内 [¹]H-MRS 是神经上皮性脑肿瘤术前分级的可靠技术[38]。在治疗计划和监测中，尤其是在放射外科手术中，MRS 已被证明可以通过避免对强化但非代谢活跃区域的过度治疗和对非增强但代谢活跃区域的治疗不足而显著增强治疗效果。有证据表明，在治疗前评估时纳入 ¹H-MRS 成像，对于接受伽马刀手术的患者可能获益[39]。

(2) 2- 羟基戊二酸：高达 86% 的 Ⅱ 级和 Ⅲ 级胶质瘤和继发性胶质母细胞瘤中存在基因异柠檬酸脱氢酶 1（IDH1）的突变[40]。不管 IDH1 改变后的具体分子如何，IDH1 突变的检测可能在临床上有用[41]。IDH1（R132）突变导致 2.25ppm

表 17-2　MRS 中使用的代谢标志物[33]

代谢物	频谱位置	生理意义
N- 乙酰天冬氨酸（NAA）	2.02ppm	仅见于神经组织。神经元完整性的标志。在大多数类型的脑损伤中减少。Canavan 病中增加
胆碱复合物（Cho）	3.2ppm	与细胞膜更新有关，如细胞快速分裂或分解。肿瘤或脱髓鞘可以增加其水平
肌酸和磷酸肌酸（Cr）	3.03 ppm 和 3.94ppm	与储能化合物有关。由于在代谢疾病中相对稳定，常作为内参
脂质	0.9～1.5ppm	在正常大脑中看不到。代表膜分解产物。在坏死性肿瘤和急性炎症中增加
乳酸（Lac）	1.32ppm 双峰	在正常大脑中检测不到。其存在表明厌氧代谢或氧化磷酸化过程失效，如线粒体疾病、缺血、炎症和肿瘤
肌肉肌醇（mI）	3.56ppm	标记胶质。在某些形式的痴呆和人类免疫缺陷病毒脑病中增加。婴儿大脑中增高
	2.1 ppm 和 2.4ppm	肝性脑病 / 高氨血症中增加

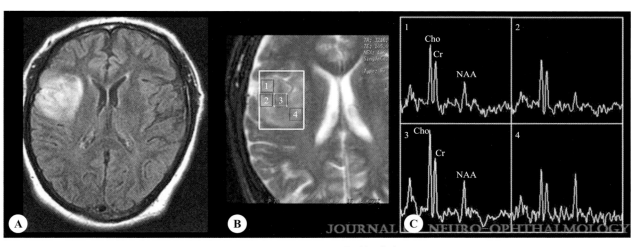

▲ 图 17-3　MRS：星形细胞瘤

A. 轴位 FLAIR 影像显示右侧岛叶周围肿块；B. MRS 检查影像显示与（C）中的光谱对应的测量区域（大矩形）和多个体素（小编号矩形）；C. MRS 波谱显示在病变的不同区域呈现 Cho 增加，NAA 减少[33]

的 2-HG 共振和由 MRS 确定的谷氨酸水平降低[42]。除了 2-HG，MRS 测量的其他几种代谢物的改变也与 IDH1 突变状态相关[43]，但 2-HG 的特征最好，应用最广泛。使用 MR 检测和 2-HG 定量来诊断和分类 IDH1/2 突变阳性脑肿瘤的可行性、特异性和选择性已经得到了证实[44]。在体或离体 MRS 检测 2-HG 已用于临床上对重要的

人类神经胶质瘤亚群的详细分子特征的评估（图 17-4）[40]。这些信息可能会提高临床医生监测治疗反应的能力，并为将患者分层到特定治疗方案提供标准[45]。可以想象，可以利用这些患者的 IDH1 改变来设计新的治疗方法，因为最近已证明抑制不同的 IDH 酶（IDH2）会导致肿瘤细胞对各种化疗药物的敏感性增加[41, 46]。MRS 提供了

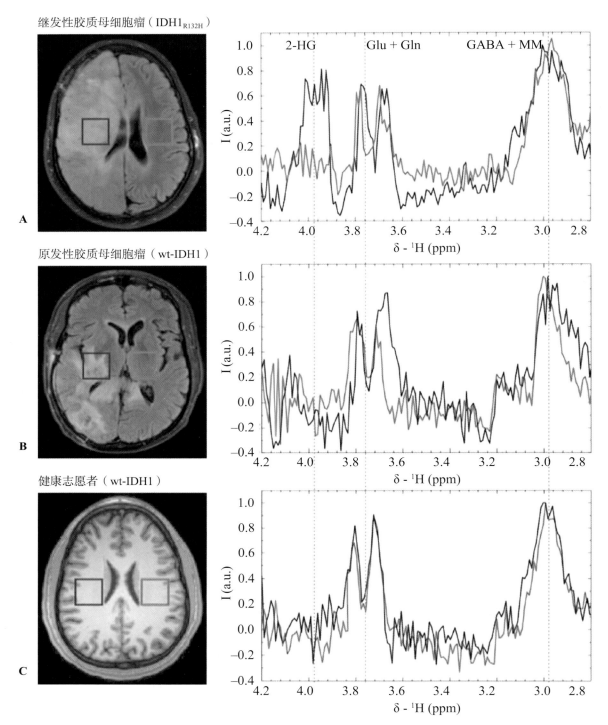

▲ 图 17-4　人类神经胶质瘤中的 2-HG MRS。3T 场强下人类受试者中的一维 MEGA-LASER 光谱。在所有受试者中，在中线两侧对称地选择两个大脑半球内的体素各一［每个（3×3×3）cm³］

A. 具有 IDH1$_{R132H}$ 突变的继发性胶质母细胞瘤患者，患有 wt-IDH1 原发性胶质母细胞瘤的受试者的波谱；B. 健康志愿者（wt-IDH1）的波谱；C. 2-HG 仅存在于 IDH1$_{R132H}$ 患者的肿瘤体素中（MM 表示 GABA 信号被大分子信号污染）[40]

一种无创测量胶质瘤的方法，2-HG 可作为 IDH1 突变脑肿瘤患者的潜在生物学标志物[43, 47]。然而，在获得和分析体内 MRS 数据时存在一定难度，因为 2-HG 的可靠测量需要定制的体内 MRS 序列以避免假阳性结果[47]。

(3) 炎症：MRS 已被证明在区分脑脓肿与其他脑部病变方面非常有效，尤其是当与 MRI 结合使用时。在脓肿的 MRS 光谱中可以看到可能来自细胞外蛋白水解的氨基酸和由细菌代谢产生的其他化合物，如醋酸盐，但在肿瘤的波谱中是检测不到的。从这个意义上说，尽管其他 MR 序列更常规使用，但 MRS 提供了对 MRI 信息的补充，以实现脑脓肿的正确诊断[48]。

(4) 癫痫：NAA/Cr 比值的质子 MRS 成像已被证明可作为一种有效的定位工具，用于揭示与颞叶癫痫相关的代谢变化。在大多数海马（阿蒙角）层面内，NAA/Cr 比值与 GFAP 免疫反应性显著相关，表明 NAA/Cr 比值可以更准确地衡量由癫痫活动引起的近期神经元损伤[49]。

(5) 未来的方向：越来越多的证据提示了 MRS 在手术计划和指导中的重要性。已经表明，术中 MRS 可以根据肿瘤浸润所引起的代谢变化，使用 Cho/NAA 的比率图和肿瘤的自动分割来更好地识别肿瘤的边界区域[50]。MRS 在术中 MRI 的设置中是可行的，有助于优化胶质瘤的术前分期和可疑肿瘤残留物的标记。因此，它可能成为肿瘤扩大切除的有用工具[32]。此外，MRS 还可用于预测胶质脑肿瘤患者的预后。在 ^{1}H-MR 波谱中观察到的体内流动脂质可能与个体患者的预后独立相关，这一假设基于以下发现而获证实：41% 的高级别肿瘤中存在流动脂质，在胶质母细胞瘤中发现的平均含量更高[51]。在过去的 4 年里，MRS 已经发展成为一种有用的临床工具，特别是在治疗中枢神经系统疾病方面。使用常规的 MRI 设备进行代谢谱的测量为肿瘤性和非肿瘤性病变的非侵入性鉴别提供了巨大的益处。

（三）光学模式

在光学成像中，测量光与物质间的相互作用过程中的诸多现象，如反射、吸收（非发射或发射）、弹性散射（线性）和非弹性散射（非线性），可揭示其化学、形态和功能的特征[52]。光学成像可提供空间上的高分辨率，显示来自内在分子或外源性探针的分子层面的差别，在指导神经外科治疗方面具有巨大潜力。光吸收、荧光发射、自发拉曼散射、受激拉曼散射（stimulated Raman scattering，SRS）和相干反斯托克斯拉曼散射（coherent anti-Stokes Raman scattering，CARS）的能量图如图 17-5 所示，以说明所展示的这些光学模式背后隐含的光学现象的不同。

1. 荧光影像引导的神经外科

荧光影像引导手术（fluorescence image-guided surgery，FIGS）是一种医学成像技术，它在手术过程中使用荧光对比剂检测标记的癌组织。一些关于这种方法及其临床应用的综述为感兴趣的读者提供了对该方法更详尽的介绍[53-57]。尽管许多用于术中神经外科肿瘤学的荧光对比剂正在开发，但很少进入到了临床试验的阶段。我们将重点介绍使用最广泛的荧光剂：吲哚菁绿、荧光素钠（fluorescein sodium，FS）和 5-ALA。

(1) 吲哚菁绿：ICG 是一种近红外被动靶向荧光花青染料。它通常用于确定心输出量、肝功能和肝血流量，以及用于视网膜血管成像的眼科血管造影术（FDA 批准）[58]。ICG 的吸收光谱取决于溶剂性质和染料浓度。染料与血清蛋白的结合使吸收光谱在 805nm 或 810nm 处达到最大值，这是用于医疗的激发波长范围。其荧光发射范围为 800～850nm，主峰位于 830nm。ICG 通过静脉给药，因为它不被肠黏膜吸收，故而被认为是低毒性的。它可以通过肝脏和肝胆系统（胆管）代谢和排泄，半衰期为 3～4min[59]。一些不良反应已见诸报道，包括喉咙痛、潮热和偶发

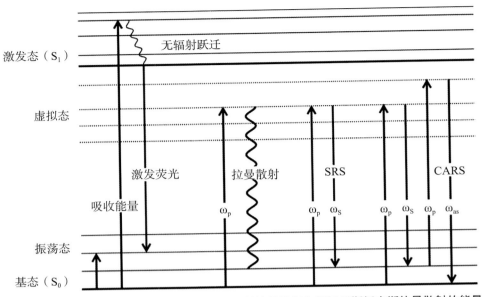

▲ 图 17-5　光吸收、荧光发射、自发拉曼散射、受激拉曼散射和相干反斯托克斯拉曼散射的能量图

吸收光子后，分子从基态（S_0）激发到更高的能级（包括旋转态、振动态和激发态 S_1）。被激发的分子将通过非辐射跃迁（振动弛豫）和辐射跃迁，发射更长波长的光子（荧光）来释放能量。在自发拉曼散射中，泵光子（ω_p）从分子振动中非弹性散射，在较低频率下产生新的光子。在 SRS 中，泵光子（ω_p）和斯托克斯（ω_S）光束都入射到分子上。如果泵光子和斯托克斯光束的频率差（$\omega_p - \omega_S$）与分子的振动水平匹配，就会发生振动跃迁的受激发。与 SRS 类似，CARS 是一个四波混合过程，在反斯托克斯频率（$\omega_{as} = 2\omega_p - \omega_S$）上产生新的光子。当频率差与分子的振动水平匹配时，散射过程共振增强

性过敏反应。

ICG 描绘脑肿瘤边缘的能力已在啮齿动物模型中得到证实[60]。Haglund 等报道了一项对 9 名接受 ICG 荧光脑肿瘤切除术的患者进行的临床试验，结果显示正常脑、低级别星形细胞瘤和恶性星形细胞瘤之间的动态光信号存在差异。恶性肿瘤切缘的光学成像显示相邻正常组织和残留肿瘤组织之间存在差异。Raabe 等报道了他们在 14 名神经血管病例中，运用 ICG 视频血管造影（ICG videoangiography，ICGA）进行术中血流评估的初步临床经验。术后血管造影结果与术中 ICG 视频血管造影结果一致。在其中 3 例中，ICGA 通过提供有关动脉和静脉血管通畅的实时信息，显著改变了手术方法[62]。

Zaidi 等应用 ICG 血管造影术在连续 130 例的切除手术过程中绘制脑动静脉畸形的血管结构，该研究支持 ICGA 可作为术中绘制浅表 AVM 血管结构的快速安全方法。事实证明，该方法对深部病变的意义较小，并且单独使用并不能改善残留病灶的识别或对患者预后的预测[63]。Sharma 等进行了一项回顾性研究，包括 112 例患者，共计 126 枚动脉瘤，这些患者在动脉瘤手术期间接受了 ICGA 及显微手术夹闭术。他们的结果表明，ICGA 可用于术中评估动脉瘤闭塞的充分性、载瘤动脉和穿支血管的通畅性，而当其用作术中数字减影血管造影的补充方式时，可靠性更高[64]（见第 12 章）。

（2）荧光素钠：与 ICG 类似，FS 是一种合成有机荧光染料。FDA 已批准其用于诊断性荧光素血管造影或视网膜和虹膜血管的血管镜检查。其主要激发峰在 465～490nm，荧光发射带在 510～530nm。FS 早在 1948 年就已用于颅内肿瘤的导航和切除[54]。最近的一些研究调查了使用 ICG 和 FS 的宽视野成像[65-67]和显微成像在指导脑肿瘤切除中的应用[68-71]。

Koc 等已经在 47 例患者中评估了 FS 引导下

的多形性胶质母细胞瘤（glioblastoma multiforme，GBM）手术，对照组为 33 例患者。数据显示，将 FS 用作一种简单的显影操作，会导致大部切除（gross total resection，GTR）的患者数量显著增加（83% vs. 55%）[72]。Okuda 等应用高剂量 FS（20mg/kg）显影指导 10 例患者的 GBM 手术，使用滤波器来区分肿瘤与脑表面、肿瘤血管与周围正常血管。在他们的研究中没有发现其他并发症或永久性不良反应[65]。低剂量（3～4mg/kg 体重）的荧光素成像在一项对 35 例恶性脑肿瘤患者的研究中也显示部分有益。在 28 名患者中，FS 成像似乎改善了肿瘤边缘的可视化。然而，他们发现在 BBB 中断的区域中 FS 的积累似乎取决于组织病理学和（或）手术、放疗和化疗的预处理[73]。

（3）5- 氨基乙酰丙酸：5-ALA 是卟啉合成途径中第一个导致血红素合成的化合物。口服非荧光 5-ALA 作为前药，在恶性神经胶质瘤中被代谢成荧光原卟啉Ⅸ并累聚在肿瘤组织内（图 17-6）。然而，它目前仅被 FDA 批准用于局部使用。Stummer 等报道了术中通过 5-ALA 诱导的卟啉荧光在 10 例患者中检测到恶性胶质瘤的研究。肿瘤组织以亮红色荧光为特征，发射峰位于 635nm

和 704nm，而正常脑组织未显示卟啉荧光，表明了这是恶性胶质瘤的特异性标记[75, 76]。2006 年，Stummer 等进行了一项使用 5-ALA 进行荧光引导手术切除恶性胶质瘤的随机对照多中心Ⅲ期试验。纳入大约 322 例疑似恶性胶质瘤患者，可以完全切除对比增强肿瘤，被随机分配到 5-ALA 荧光引导切除术（n=161）或常规白光显微手术（n=161）。该研究结果显示 5-ALA 辅助组的 139 例患者中有 90 例（65%）完全切除了对比增强的肿瘤，而白光组的 131 例患者中只有 47 例（36%）。此外，该研究中 5-ALA 组患者的 6 个月 PFS 高于白光组[77]。

Hefti 等报道了他们在 74 例接受 GTR、部分切除和活检的高级别胶质瘤手术中使用 5-ALA 诱导的卟啉荧光的 1 年经验。他们报道，致密的荧光信号定义肿瘤的灵敏度和特异性分别为 0.98 和 1.0，但模糊的荧光将灵敏度和特异性分别降低到 0.76 和 0.85。单独使用这种方法无法可靠地切除具有较低级别成分和卫星病变的异质性肿瘤[78]。Nabavi 等进行了一项使用 5-ALA 指导 36 例患者切除复发性恶性胶质瘤的多中心前瞻性Ⅱ期研究，并报道 5-ALA 可作为一种有效的分子成像方式，为复发性恶性胶质瘤的手术决策提供

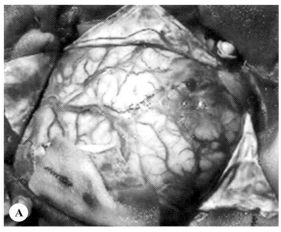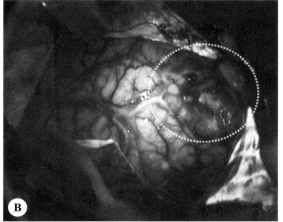

▲ 图 17-6　恶性胶质瘤术中荧光成像

A. 白光照射下获取的图像；B. 由蓝光激发的红色荧光图像（5-ALA 诱导的 PPⅨ）（经许可转载，改编自参考文献 [74]）

相关信息[79]。

其他技术和数据分析也已被用来进一步提高5-ALA诱导荧光手术的敏感性和特异性。Sanai等在10例患者的显微手术切除期间，使用术中共聚焦显微镜观察低级别胶质瘤中的5-ALA肿瘤荧光。虽然宏观肿瘤荧光在任何患者中都不明显，但在每个病例中，术中共聚焦显微镜都在脑肿瘤界面的细胞水平上识别出了肿瘤荧光，这和组织学分析显示的肿瘤浸润相对应[80]。Rapp等还研究了内镜与5-ALA诱导荧光显影的组合方案，共纳入了9例患者。这种新模式在所有的病例中都识别出了传统显微可视化未能充分揭露的5-ALA阳性组织。在其中的8例患者中，后续的组织病理学检查证实了肿瘤的残留，而在1例患者中，内镜可视化则给出了错误的ALA阳性信号，最终通过图像引导神经外科结合组织病理检查证实该组织是放射性坏死（不是肿瘤）。该病例表明内镜可视化也可能高估肿瘤的数量[81]。Valdés等对14例诊断为低级别胶质瘤、高级别胶质瘤、脑膜瘤和脑转移的患者进行了5-ALA荧光诱导的定量分析。使用卟啉PPIX浓度作为检测肿瘤组织的诊断变量组，其吸收操作特征曲线分析的分类效率为87%，而非定量常规荧光成像组的分类效率为66%[82]。5-ALA已被广泛测试，在荧光引导的脑肿瘤切除术[77]中有Ⅰ类证据，而用于切除原发性恶性脑肿瘤则被认为是神经外科的一个里程碑。

(4)肿瘤涂料：氯毒素是一种含有36个氨基酸的小肽，最初是从死亡蝎（Leiurus quinquestriatus）的毒液中分离出来的，可抑制小电导氯离子通道的重建[83, 84]。靶向分子也正在研究之中，例如抗体和肽作为肿瘤的特异性配体，而在异种移植小鼠模型中的进一步研究则支持氯毒素作为人类神经胶质瘤细胞的特异性靶标[85]。此外，对来自250多例患者的活检样本所进行的免疫化学筛查表明，氯毒素是四个级别的神经胶质瘤（WHO Ⅰ～Ⅳ级）和神经外胚层来源的肿瘤（如髓母细胞瘤、神经母细胞瘤、黑色素瘤、原始神经外胚层肿瘤和小细胞肺癌）的高度特异性标志物。相比之下，来自大脑、皮肤、肾脏和肺的正常组织中则显示出持续的阴性结果[86]。由于其对癌细胞的高度特异性，一种放射性标记形式的氯毒素（131I-TM-601）已被开发并在Ⅰ/Ⅱ期临床试验中作为SPEC的对比剂来评估肿瘤范围[87]。

2007年，Olson等开发了氯毒素：Cy5.5生物共轭物（肿瘤涂料）。它在NIR荧光范围内发射荧光。该探针在小鼠模型中描绘了来自相邻非肿瘤组织的胶质瘤和成神经管细胞瘤，并在淋巴通道中检测到了具有数百个细胞的转移癌灶[88]。Olson实验室开发了一种仅结合单个NIR荧光分子的新化学分子。2011年证明其在功能上与天然氯毒素Cy5.5相同[89, 90]。与ICG结合的肿瘤涂料变体（BLZ-100, Blaze Bioscience, FDA批准）被开发为第一个肿瘤涂料候选产品。在临床前研究中，该分子探针已被证明可有效地对多种癌症类型的癌细胞进行标靶，包括脑癌、前列腺癌、乳腺癌、肺癌、结肠直肠癌、皮肤癌和肉瘤[91, 92]，目前已有应用于脑癌和皮肤癌的Ⅰ期临床试验（Blaze Bioscience）。与局部给药的5-ALA不同，肿瘤涂料是静脉给药并在手术前开始体内循环。

(5)光学相干断层扫描：与可见光和紫外部分中的较高能量的光相比，较低能量光（如在光谱的NIR部分区域的光）在组织中有较高的穿透深度。光学相干断层扫描（optical coherence tomography，OCT）利用了近红外深度渗透的优势，如肿瘤涂料产生的荧光，但它不是分子成像的模式。由于这种方法被广泛接受作为组织表征的（测量）工具，有参与术中决策的潜力，我们选择在此处进行简要讨论。OCT是一种成熟的生物医学成像技术，基于低相干光学干涉测量法，通过测量样品的光散射对内部微结构进行非侵入性的3D成像[93]。时域OCT需要快速扫描参考臂以获得深度剖面（A 扫描）的样本。与时域系统相比，下一代技术（如谱域和频扫源系统）可以实现更高的线采集速率，并将灵敏度提高几个数量级[94-96]。OCT 已有多种的临床应用，包括眼科、心脏病学、肿瘤性胃肠病学和皮肤病学[97]。

Böhringer 等用 OCT 技术分析了人脑肿瘤的活检标本。如图 17-7 所示，人脑皮质显示出强烈的具有表面细线的特征图像，随着组织深度的增加，信号均匀衰减，遂无法识别出组织内的特征结构。相比之下，在胶质母细胞瘤的标本则获得了异质性图像，肿瘤实质的微观结构与人类皮质信号所显示的明显不同。脑膜瘤标本及侵入硬脑膜的成像显示出硬脑膜分层、硬脑膜增厚、靠近肿瘤团块处的分层消失。这些观察证实了肿瘤与正常脑的不同微观结构，以及不同的特征信号衰减曲线，表明 OCT 可用于区分正常脑、肿瘤浸润脑区域和实体瘤[98]。为了扩展 OCT 的临床应用，目前的研究正专注于改善图像质量、提高采集速度和增加分子灵敏度。在不久的将来，OCT 可能成为神经外科有力的指导性工具。

2. 功能近红外光谱

功能近红外光谱（functional NIR spectroscopy，fNIRS）是一种神经和脑的成像技术，该技术可透过颅骨检测相关化学物质（如血红蛋白和细胞色素）的光吸收和散射，用于无创监测人脑神经活动和局部脑血流动力学变化。Jobsis 提出了将 fNIRS 用于人体组织血流动力学监测的基本概念[99]。后来，NIR 技术被迅速应用于测量与功能性皮质活动相关的血流动力学[100-102]。Watanabe 等使用 fNIRS 对语言优势进行了非侵入性评估[103]。如图 17-8 所示，当志愿者执行任务（17s 单词生成）时，观察到大脑的激活，如血红蛋白动力学。这项工作表明 fNIRS 可能是 Wada 测试的一种可行的无创化替代方案。在过去 20 年里，这项技术已被用于神经病学，包括阿尔茨海默病、痴呆、抑郁症、癫痫、帕金森病、神经外科手术后缺陷、康复、精神病学和心理学 / 教育[104-106]。Sato 等使用 NIRS 分别研究了 10 例胶质瘤患者的术前表达和接受语言功能。在动词生成任务或故事聆听任务过程中，在覆盖语言区域的一侧的大脑半球中测量血液动力学变化。他们的结果表明，该技术可用于语言功能的术前评估，并举例说明了术前 NIRS 研究如何能够检测不可预见的语言偏侧化[107]。

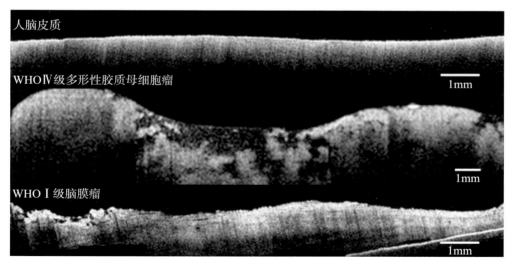

人脑皮质

WHO Ⅳ 级多形性胶质母细胞瘤

1mm

1mm

WHO Ⅰ 级脑膜瘤

1mm

▲ 图 17-7　从人脑皮质、胶质母细胞瘤（WHO Ⅳ级）和脑膜瘤（WHO Ⅰ级）的手术标本中获得的原生组织的时域 OCT
改编自 Bohringer et al.[98]

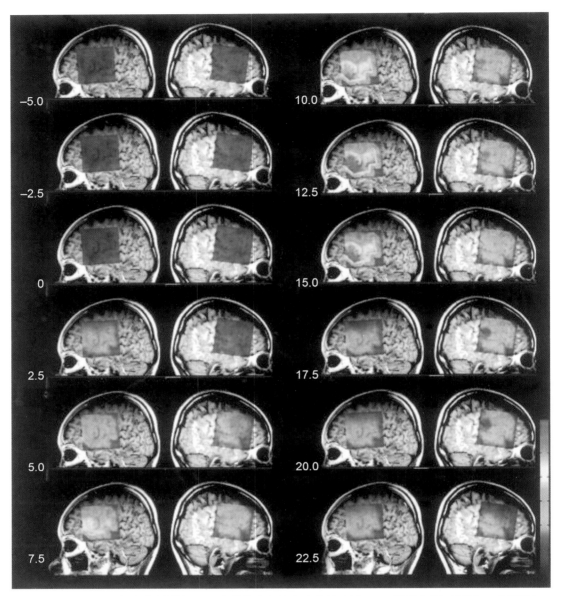

▲ 图 17-8　叠加在受试者侧位 MRI 上的总血红蛋白变化的序贯 fNIR 伪彩色图（每侧 12 个通道）

任务开始后总血红蛋白增加（17s 组词），然后逐渐减少。在 Broca 区附近的左下额叶区域观察到峰值。数字代表的是时间，以秒为单位（改编自 Watanabe et al.[103]）

3. 拉曼光谱

拉曼光谱是一种光谱技术，用于检测分子系统中的振动、旋转和其他状态，能够探测材料的化学成分。拉曼光谱提供了分子的指纹，可用于识别化学种类和成分。可用于分析多种物质，如气体、蒸汽、气溶胶、液体和固体，包括生物组织。拉曼光谱和显微镜在疾病诊断（如癌症）中的生物医学应用也已在体内许多组织和器官中得

到广泛研究[108]。在本部分中，我们将回顾拉曼显微光谱在脑肿瘤诊断方面的发展，以及其在神经外科中起指导作用的潜力。

Krafft 等评估了拉曼光谱和拉曼图谱区分正常组织和人类颅内肿瘤（神经胶质瘤和脑膜血管瘤）的能力。通过聚类分析，他们报道说正常脑组织含有较高水平的脂质，颅内肿瘤含有更多的血红蛋白和较低的脂蛋白，脑膜瘤含有更

多的胶原蛋白，而正常脑膜中的胶原蛋白含量最高[109]。Amharref 等研究了与大鼠脑胶质瘤组织相关的分子变化，并报道对唯一聚类平均光谱使用分层聚类分析可显示在正常、肿瘤、坏死和水肿组织之间存在明显区别[110]。Kast 等证实了可应用拉曼映射原理的证据，用于识别正常大脑、坏死、弥漫浸润性胶质瘤和实体胶质母细胞瘤的区域，以及它们之间的界限。他们分析了 1003、1313、1441、1585 和 1659cm^{-1} 的特征拉曼峰（表 17-3）。在他们的研究中，空间分辨率被限制在 20～300μm，其中拉曼映射速度慢是主要限制之一[111]。Kalkanis 等分析了 40 个冷冻脑肿瘤组织切片，并报道了在验证数据集中甄别灰质、坏死和 GBM 组织类型的准确度很高（97.8%）[112]。

研究者已经使用拉曼显微光谱研究了几种用于脑肿瘤诊断的分子生物学标志物，包括脂质、蛋白质、胶原蛋白和水。Nygren 等的研究报道了胶质瘤组织和人脑周围区域胆固醇酯水平的升高[113]。Koljenović 等研究了硬膜和坏死胶质母细胞瘤组织之间的生化差异，发现坏死组织始终含有较高水平的胆固醇（酯）[114]。Beleites 等使用不饱和脂质来区分正常组织和肿瘤组织，并通过光纤拉曼探针和软分类方法依据总脂质含量来确定星形细胞瘤组织的肿瘤级别[115]。Krafft 等使用拉曼显微成像分析了原发性脑肿瘤的恶性程度和细胞密度的相关性，并得出结论，使用顶点成分分析的光谱分离算法时，高级别肿瘤细胞的拉曼光谱比低级别肿瘤细胞的拉曼光谱包含更强烈的核酸光谱的成分[116]。在 20 例患者中，Koljenović 等报道了硬脑膜和脑膜瘤的拉曼光谱之间存在很大的差异，因为肿瘤的胶原蛋白含量高和脂质含

表 17-3　天然脑组织和颅内肿瘤拉曼谱带的拉曼峰和其提示分子

拉曼位移（cm^{-1}）	提　示	拉曼位移（cm^{-1}）	提　示
670	血红蛋白	1267	脂质 δ（C＝CH$_2$），蛋白质（酰胺Ⅲ）
700	胆固醇	1298	脂质 δ（CH$_2$）
717	胆碱 N$^+$（CH$_3$）$_3$	1440	脂质 δ（CH$_2$）
757	蛋白质（Trp^a），血红蛋白	1450	蛋白质 δ（CH$_2$/CH$_3$）
857	蛋白质（Tyr），胶原	1566	血红蛋白
940	蛋白质，胶原	1623	血红蛋白
1005	蛋白质（Phe）	1635	水 δ（OH）
1064	脂质 ν（C—C）	1660	蛋白质（酰胺Ⅰ），脂质 ν（C＝C）
1129	脂质 ν（C—C）	2888	ν（CH$_2$）
1210	蛋白质（Phe，Tyr）	2937	ν（CH$_3$）
1225	血红蛋白	3230	水 ν（OH）
1247	胶原，蛋白质（酰胺Ⅲ）	3400	水 ν（OH）

a. 氨基酸的标准符号
δ. 变形振动；ν. 伸缩振动
经许可转载，改编自 Krafft et al.[109]

量增加，显示其具有指导神经外科切除脑膜瘤的潜质[117]。Wolthuis 等通过使用拉曼光谱直接测量组织中的水浓度，来评估脑水肿[118]。Karabeber 等评估了手持式拉曼扫描仪在表面增强拉曼散射（surface-enhanced Raman scattering，SERS）纳米粒子的引导下识别脑肿瘤小鼠模型中微观肿瘤范围的能力。在模拟的术中场景中，他们发现SERS 纳米粒子能确切地勾勒出肿瘤的范围，并进行更准确的肿瘤切除[119]。

使用拉曼显微光谱进行脑肿瘤诊断的研究已经有很多了。然而，一项研究却报道了Ⅱ级和Ⅲ级神经胶质瘤、两个听神经瘤和中枢神经细胞瘤的光谱与正常灰质光谱非常相似[120]。在拉曼显微光谱得到广泛应用之前，在检测灵敏度和数据采集速度方面需要进一步的技术进步，以适用于临床影像引导下的神经外科切除性手术。

4. 相干拉曼显微镜

相干拉曼显微镜（coherent Raman microscopy，CRM）以 CARS 和 SRS 的形式出现，已发展成为一种用于无标记生物分子成像的宝贵工具。作为非线性光学显微镜，CRM 的图像采集速度比自发拉曼显微镜快几个数量级，可实现更高的视频速率的快速化学映射，并具有 3D 切片功能。CRM 已通过脂质、蛋白质、DNA、水、其他代谢物和药物的无标记成像进行了许多生物学和生物医学的应用。更多关于 CARS 和 SRS 显微镜的技术和仪器细节见参考文献[121-125]。

（1）CARS 显微镜：Evans 等阐述了如何使用CARS 显微镜对新鲜小鼠脑组织的结构和病理进行成像。根据脂质浓度可以清楚地区分白质和灰质[126]。Uckermann 等进一步评估了使用 CARS显微镜对人脑肿瘤组织进行脑肿瘤识别和描绘的可行性。他们报道说，无论肿瘤类型和特性如何，CARS 图像的形态对比都能够以细胞级别的分辨率来显示脑肿瘤，这表明 CARS 成像可能是神经诊断病理学和肿瘤边缘识别的潜在工具[127]。

（2）SRS 显微镜：SRS 显微镜与 CARS 相比具有独特优势，因为它提供了无背景且易于解析的化学对比。Ji 等在浸润性人胶质母细胞瘤异种移植小鼠模型中使用基于脂质和蛋白质图谱的SRS 成像来区分肿瘤与正常组织。小鼠体内实验表明，SRS 可以揭示在常规白光照明下无法检测到的肿瘤边缘（图 17-9），其结果与组织病理学相关[128, 129]。

常规组织病理学的基本诊断特征严重依赖于对（细胞）核的内容和形态的评估。我们最近在多光谱 SRS 成像方面的工作实现了 DNA 的可视化，如图 17-10 所示。过去 10 年的技术进步使CRM 显微镜成为生物学和生物医学中所应用的最先进技术。它在生物学和生物医学的许多领域做出了重大贡献，其在脑肿瘤诊断和指导神经外科切除手术中的应用正在研究中。

（四）化学模式

尽管在手术过程中需要对组织进行表征，但想要实时评估手术样本的分子含量，却仍然没有FDA 批准的技术可用。手术过程中，提供给神经外科医生的大部分信息来自术中冰冻切片分析，这通常需要 30min，并且提供的诊断信息很有限。质谱（mass spectrometry，MS）是一种分析工具，通常用于对各种样品进行详细的化学分析，为生物医学应用提供所需的灵敏度和特异性。对于要进行质谱分析的分子，必须将其引入仪器并进行电离，并根据其质荷比（m/z）与其他分子进一步分离。分子的精确质量和碎裂模式可以提供关于其元素组成和结构的信息。

使用 MS 将组织切片中生物分子的空间分布可视化的方法已被发展为 MR 成像（MS imaging，MSI）。MSI 的直接组织分析使用不同的解吸附 /电离技术进行，如基质辅助激光解吸电离（matrix-assisted laser desorption ionization，MALDI）[130-133]和解吸电喷雾电离（desorption electrospray ionization，

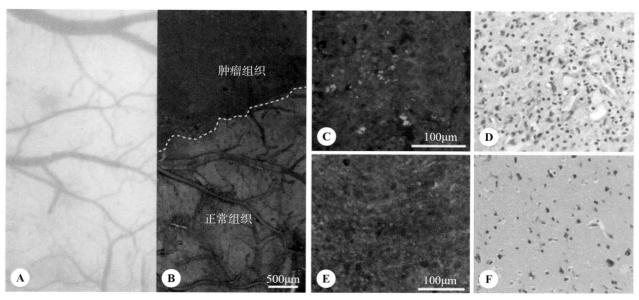

▲ 图 17–9　异种移植小鼠模型中人 GBM 的体内 SRS 成像。明视野显微镜（A）看起来非常正常，而同一视野的 SRS 图像（B）显示了肿瘤浸润区域和非浸润大脑之间的区别，并且边界清晰。新鲜切除的人脑肿瘤组织的 SRS（C 和 E）和 HE 染色（D 和 F）的显微镜检图像。活肿瘤的细胞增多（C 和 D），而与之形成对比的是，毗邻的大脑正常细胞区域内的肿瘤浸润灶的细胞数最少（B 和 F）

经许可转载，改编自参考文献 [128]

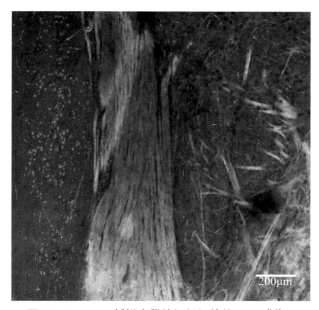

▲ 图 17–10　1mm 新鲜小鼠脑组织切片的 SRS 成像
具有线性分解的多光谱 SRS 有助于根据检索到的核酸信号实现细胞核的可视化。脂质成像可表征组织形态，以及髓鞘的分布和方向

DESI）[134–136]。使用 MS 在术中以接近实时的方式来分析手术样本需要考虑到一项重要技术要点，即样本的预处理应该需要最小化甚至不需要 [137–139]。MS 提供了在无须应用分子探针的情况下直接从生物组织中同时对多个分子进行高特异性成像的可能性。我们的小组已经进行了实时和接近实时的 MS 方法的验证和实施，以支持手术决策。我们工作的验证得益于哈佛大学医学院附属 Brigham 妇女医院的高级多模态影像引导操作套件，其中的成像模式可以相互关联和交叉验证。使用神经导航对采样位置进行数字化注册，随后使用内部开发和免费提供的图像分析软件（3D Slicer）将来自 MS 的分子表征结果与 MRI 和 fMRI 等 3D 医学图像叠加在一起 [140]。

在过去的几年中，我们基于 DESI MS 的使用，对 MS 对脑肿瘤术中表征进行了验证。使用

这种技术和多变量统计方法，我们建立了脂质组学数据和组织病理学信息之间的相关性[139, 141]。该方法允许根据亚型（图 17-11）、级别（图 17-12）和肿瘤细胞浓度作为肿瘤边缘的标志物对人类神经胶质瘤和脑膜瘤进行分类。组织的 MS 分析还区分了来自 12 个手术样本的活性胶质母细胞瘤和坏死组织[142]。

我们最近的工作重点是检测肿瘤代谢物，例如在三羧酸循环酶异柠檬酸脱氢酶（IDH1 和 IDH2）中存在突变的肿瘤中发现的 2-HG[143]。在手术期间提供通用的 2-HG 分析可以为外科医生提供诊断和预后信息，对代谢物进行详细的空间分析可用于勾勒肿瘤的轮廓（图 17-13）。

长期以来，MALDI MSI 所需的样品预处理一直被认为是其应用于手术决策的限制因素，但该方法已被证明就从组织中快速分析生物分子而言是有价值的[131, 132, 144, 145]。为了支持手术期间的快速诊断，如果有可能分析更大尺寸范围内的生物分子（包括经过验证的生物标志物，如肽和蛋白质），将使 MALDI MSI 成为一种令人梦寐以求的方法[144]。我们的团队目前正在验证通过监测肽和激素蛋白质的手段来支持垂体手术中接近实时的手术决策。无论是对立体定向的取样标本还是对从手术腔内直接连续采样，将外科（来源的）素材引入质谱分析仪的装置的更新，将进一步促进 MS 在作为目前金标准的组织病理学的充分验证后，发挥实时组织表征的作用。

二、未来发展方向

临床验证对于新的成像模式转化为相关的图像引导治疗工具至关重要。临床和研究团队的整

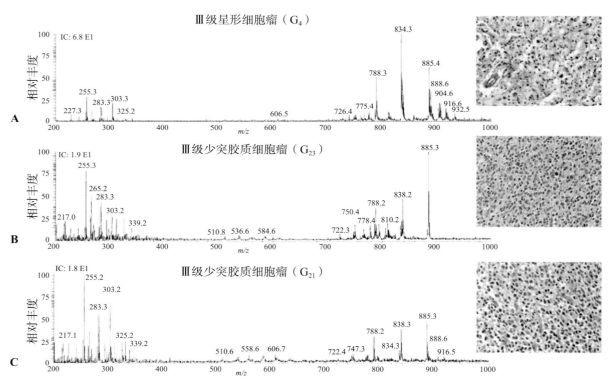

▲ 图 17-11　MS 的胶质瘤亚型。通过 DESI MS 检测到的脂质谱来区分Ⅲ级神经胶质瘤的亚型。来自不同Ⅲ级人类胶质瘤亚型的代表性负离子模式质谱
A. 间变性星形细胞瘤；B. 间变性少突胶质细胞瘤；C. 间变性少突星形细胞瘤。插图显示相应的 HE 染色的明场光学图像（400×）（经 American Association for Cancer Research 许可转载，引自 Eberlin et al.[141]）

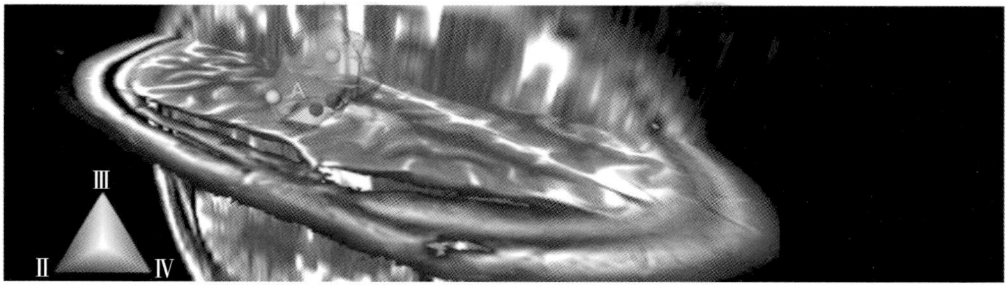

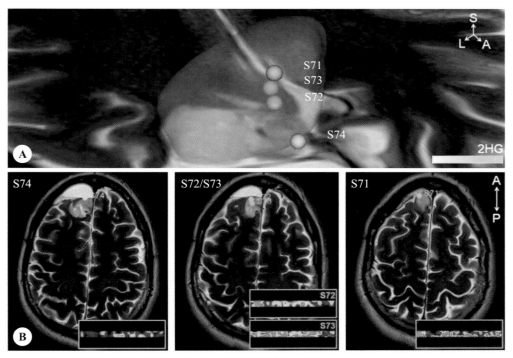

▲ 图 17-12　星形细胞瘤分级 / 异质性的质谱图像

根据肿瘤和周围区域的分段术前 3D MRI 重建的可视化图像得出病例 2 的胶质瘤分级结果。肿瘤体积以浅紫色表示（经 National Academy of Sciences 许可转载，引自 Eberlin et al.[139]）

▲ 图 17-13　2-HG 肿瘤显像的质谱图像

标准化后的 2-HG 信号用暖色标度表示，如比例尺所示，按照检测到的最低水平（黄色）到最高（橙色）水平来进行设置。在标准手术室中，使用神经导航将数字化的立体定向的位置与术前 MRI 相融合。3D 肿瘤体积如示（A）。样本 S74、S72、S73 和 S71 的分类结果在轴位截面（B）上进一步可视化（经 National Academy of Sciences 许可转载，引自 Santagata et al.[143]）

合也是一个决定性因素，这是因为如果基于从业者的需求和对需求的理解进行技术迭代，由此产生的方法或工具更有可能具有相关性。在这个重视创新的时代，该领域内可能会看到越来越多的分子成像工具和方法的出现，以改善对神经外科患者的治疗。

参 考 文 献

[1] Bailey DL, Townsend DW, Valk PE, Maisey MN, eds. Positron Emission Tomography. New York: Springer; 2005.

[2] Cherry SR, Phelps ME. Imaging brain function with positron emission tomography. In: Toga A, Mazziota J, eds. Brain Mapping. The Methods. San Diego, CA: Academic Press; 1996:191–221.

[3] D'Souza MM, Sharma R, Tripathi M, Panwar P, Jaimini A, Mondal A. Novel positron emission tomography radiotracers in brain tumor imaging. Indian J Radiol Imaging. 2011;21(3):202.

[4] Tai Y, Piccini P. Applications of positron emission tomography (PET) in neurology. J Neurol Neurosurg Psychiatr. 2004;75(5):669–676.

[5] Phelps ME. Positron emission tomography provides molecular imaging of biological processes. Proc Natl Acad Sci USA. 2000;97(16):9226–9233.

[6] Brock C, Young H, O'Reilly S, et al. Early evaluation of tumour metabolic response using [18F] fluorodeoxyglucose and positron emission tomography: a pilot study following the phase II chemotherapy schedule for temozolomide in recurrent high-grade gliomas. Br J Cancer. 2000;82(3): 608.

[7] Di Chiro G, DeLaPaz RL, Brooks RA, et al. Glucose utilization of cerebral gliomas measured by [18F] fluorodeoxyglucose and positron emission tomography. Neurology. 1982;32(12):1323–1329.

[8] Patronas NJ, Chiro GD, Kufta C, et al. Prediction of survival in glioma patients by means of positron emission tomography. J Neurosurg. 1985;62(6):816–822.

[9] De Witte O, Goldberg I, Wikler D, et al. Positron emission tomography with injection of methionine as a prognostic factor in glioma. J Neurosurg. 2001;95(5):746–750.

[10] Pirotte BJ, Levivier M, Goldman S, et al. Positron emission tomography-guided volumetric resection of supratentorial high-grade gliomas: a survival analysis in 66 consecutive patients. Neurosurgery. 2009;64(3):471–481.

[11] Maciunas R, Kessler R, Maurer C, Mandava V, Watt G, Smith G. Positron emission tomography imaging-directed stereotactic neurosurgery. Stereotact Funct Neurosurg. 1992;58(14):134–140.

[12] Thon N, Kunz M, Lemke L, et al. Dynamic 18F-FET PET in suspectedWHO grade II gliomas defines distinct biological subgroups with different clinical courses. Int J Cancer. 2015;136(9):2132–2145.

[13] Kaplan AM, Bandy DJ, Manwaring KH, et al. Functional brain mapping using positron emission tomography scanning in preoperative neurosurgical planning for pediatric brain tumors. J Neurosurg. 1999;91(5):797–803.

[14] Rozental JM, Levine RL, Mehta MP, et al. Early changes in tumor metabolism after treatment: the effects of stereotactic radiotherapy. Int J Radiat Oncol Biol Phys. 1991;20(5): 1053–1060.

[15] Young H, Baum R, Cremerius U, et al. Measurement of clinical and subclinical tumour response using [18F]–fluorodeoxyglucose and positron emission tomography: review and 1999 EORTC recommendations. Eur J Cancer. 1999;35(13):1773–1782.

[16] Valk PE, Budinger TF, Levin VA, Silver P, Gutin PH, Doyle WK. PET of malignant cerebral tumors after interstitial brachytherapy: demonstration of metabolic activity and correlation with clinical outcome. J Neurosurg. 1988;69(6):830–838.

[17] Barrington S. Clinical uses of PET in neurology. Nucl Med Commun. 2000;21(3):237–240.

[18] Tsuyuguchi N, Sunada I, Iwai Y, et al. Methionine positron emission tomography of recurrent metastatic brain tumor and radiation necrosis after stereotactic radiosurgery: is a differential diagnosis possible? J Neurosurg. 2003;98(5): 1056–1064.

[19] Dethy S, Goldman S, Blecic S, Luxen A, Levivier M, Hildebrand J. Carbon-11–methionine and fluorine-18–FDG PET study in brain hematoma. J Nucl Med. 1994;35(7): 1162–1166.

[20] Ogawa T, Kanno I, Shishido F, et al. Clinical value of PET with 18F-fluorodeoxyglucose and Lmethyl-11C-methionine for diagnosis of recurrent brain tumor and radiation injury. Acta Radiol. 1991;32(3):197–202.

[21] Wiebe S, Blume WT, Girvin JP, Eliasziw M. A randomized, controlled trial of surgery for temporallobe epilepsy. N Engl J Med. 2001;345(5):311–318.

[22] Duncan JS. Imaging and epilepsy. Brain. 1997;120(2): 339–377.

[23] Kuzniecky R, Garcia JH, Faught E, Morawetz RB. Cortical dysplasia in temporal lobe epilepsy: magnetic resonance imaging correlations. Ann Neurol. 1991;29(3):293–298.

[24] Savic I, Ingvar M, Stone-Elander S. Comparison of [11C] flumazenil and [18F] FDG as PET markers of epileptic foci. J Neurol Neurosurg Psychiatr. 1993;56(6):615–621.

[25] Boling WW, Lancaster M, Kraszpulski M, Palade A, Marano G, Puce A. Fluorodeoxyglucose- Positron emission tomographic imaging for the diagnosis of mesial temporal lobe epilepsy. Neurosurgery. 2008;63(6):1130–1138.

[26] Bourgeois M, Rajerison H, Guerard F, et al. Contribution of [64Cu]–ATSM PET in molecular imaging of tumour hypoxia compared to classical [18F]–MISO—a selected review. Nucl Med Rev. 2011;14(2):90–95.

[27] Padhani AR, Krohn KA, Lewis JS, Alber M. Imaging oxygenation of human tumours. Eur Radiol. 2007;17(4): 861–872.

[28] Mclean MA, Cross JJ. Magnetic resonance spectroscopy: principles and applications in neurosurgery. Br J Neurosurg. 2009;23(1):5–13.

[29] Bertholdo Db, Watcharakorn A, Castillo M. Brain proton magnetic resonance spectroscopy: introduction and overview. Neuroimaging Clin N Am. 2013;23(3): 359–380.

[30] El-Deredy W. Pattern recognition approaches in biomedical and clinical magnetic resonance spectroscopy: a review. NMR Biomed. 1997;10(3):99–124.

[31] Brandao LA. MR spectroscopy of the brain. Neuroimag Clin N Am. 2013;23(3):359–562.

[32] Roder C, Skardelly M, Ramina KF, et al. Spectroscopy imaging in intraoperative MR suite: tissue characterization and optimization of tumor resection. Int J Comput Assist Radiol Surg. 2014;9(4):551–559.

[33] Gujar SK, Maheshwari S, Bjöʺrkman-Burtscher I, Sundgren PC. Magnetic resonance spectroscopy. J Neuroophthalmol. 2005;25(3):217–226.

[34] Galanaud D, Chinot O, Nicoli Fo, et al. Use of proton magnetic resonance spectroscopy of the brain to differentiate gliomatosis cerebri from low-grade glioma. J Neurosurg. 2003;98(2):269–276.

[35] Floeth FW, Pauleit D, Wittsack Jr H, et al. Multimodal metabolic imaging of cerebral gliomas: positron emission tomography with [18F] fluoroethyl-L-tyrosine and magnetic resonance spectroscopy. J Neurosurg. 2005;102(2):318–327.

[36] Shiino A, Nakasu S, Matsuda M, Handa J, Morikawa S, Inubushi T. Noninvasive evaluation of the malignant potential of intracranial meningiomas performed using proton magnetic resonance spectroscopy. J Neurosurg. 1999;91(6):928–934.

[37] Barba I, Moreno Á, Martínez-Pérez I, et al. Magnetic resonance spectroscopy of brain hemangiopericytomas: high myoinositol concentrations and discrimination from meningiomas. J Neurosurg. 2001;94(1):55–60.

[38] Herminghaus S, Dierks T, Pilatus U, et al. Determination of histopathological tumor grade in neuroepithelial brain tumors by using spectral pattern analysis of in vivo spectroscopic data. J Neurosurg. 2003;98(1):74–81.

[39] Chan AA, Lau A, Pirzkall A, et al. Proton magnetic resonance spectroscopy imaging in the evaluation of patients undergoing gamma knife surgery for grade IV glioma. J Neurosurg. 2004;101(3):467–475.

[40] Andronesi OC, Kim GS, Gerstner E, et al. Detection of 2-hydroxyglutarate in IDH-mutated glioma patients by in vivo spectral-editing and 2D correlation magnetic resonance spectroscopy. Sci Transl Med. 2012;4(116):116ra4.

[41] Parsons DW, Jones S, Zhang X, et al. An integrated genomic analysis of human glioblastoma multiforme. Science. 2008;321(5897):1807–1812.

[42] Lazovic J, Soto H, Piccioni D, et al. Detection of 2-hydroxyglutaric acid in vivo by proton magnetic resonance spectroscopy in U87 glioma cells overexpressing isocitrate dehydrogenase1 mutation. Neuro-oncology. 2012;14(12):1465–1472.

[43] Pope WB, Prins RM, Thomas MA, et al. Non-invasive detection of 2-hydroxyglutarate and other metabolites in IDH1 mutant glioma patients using magnetic resonance spectroscopy. J Neurooncol. 2012;107(1):197–205.

[44] Kalinina J, Carroll A, Wang L, et al. Detection of "oncometabolite" 2-hydroxyglutarate by magnetic resonance analysis as a biomarker of IDH1/2 mutations in glioma. J Mol Med. 2012;90 (10):1161–1171.

[45] Elkhaled A, Jalbert LE, Phillips JJ, et al. Magnetic resonance of 2-hydroxyglutarate in IDH1- mutated low-grade gliomas. Sci Transl Med. 2012;4(116):116ra5.

[46] Kil IS, Kim SY, Lee SJ, Park J-W. Small interfering RNA-mediated silencing of mitochondrial NADP1-dependent isocitrate dehydrogenase enhances the sensitivity of HeLa cells toward tumor necrosis factor-α and anticancer drugs. Free Radic Biol Med. 2007;43(8):1197–1207.

[47] Andronesi OC, Rapalino O, Gerstner E, et al. Detection of oncogenic IDH1 mutations using magnetic resonance spectroscopy of 2-hydroxyglutarate. J Clin Invest. 2013;123(9):3659–3663.

[48] Martínez-Pérez I, Moreno Á, Alonso J, et al. Diagnosis of brain abscess by magnetic resonance spectroscopy: report of two cases. J Neurosurg. 1997;86(4):708–713.

[49] Cohen-Gadol AA, Pan JW, Kim JH, Spencer DD, Hetherington HH. Mesial temporal lobe epilepsy: a proton magnetic resonance spectroscopy study and a histopathological analysis. J Neurosurg. 2004;101(4): 613–620.

[50] Stadlbauer A, Moser E, Gruber S, Nimsky C, Fahlbusch R, Ganslandt O. Integration of biochemical images of a tumor into frameless stereotaxy achieved using a magnetic resonance imaging/magnetic resonance spectroscopy hybrid data set. J Neurosurg. 2004;101(2):287–294.

[51] Negendank WG, Sauter R, Brown TR, et al. Proton magnetic resonance spectroscopy in patients with glial tumors: a multicenter study. J Neurosurg. 1996;84(3): 449–458.

[52] Grinvald A. Optical imaging of architecture and function in the living brain sheds new light on cortical mechanisms underlying visual perception. Brain Topogr. 1992;5(2):71–75.

[53] Liu JT, Meza D, Sanai N. Trends in fluorescence image-guided surgery for gliomas. Neurosurgery. 2014;75(1): 61–71.

[54] Li Y, Rey-Dios R, Roberts DW, Valdes PA, Cohen-Gadol AA. Intraoperative fluorescence-guided resection of high-grade gliomas: a comparison of the present techniques and evolution of future strategies. World Neurosurg. 2014;82(12):175–185.

[55] Behbahaninia M, Martirosyan NL, Georges J, et al. Intraoperative fluorescent imaging of intracranial tumors: a review. Clin Neurol Neurosurg. 2013;115(5):517–528.

[56] Panciani PP, Fontanella M, Schatlo B, et al. Fluorescence and image guided resection in high grade glioma. Clin Neurol Neurosurg. 2012;114(1):37–41.

[57] Eljamel MS. Fluorescence image-guided surgery of brain

tumors: explained step-by-step. Photodiagn Photodyn Ther. 2008;5(4):260–263.

[58] Alander JT, Kaartinen I, Laakso A, et al. A review of indocyanine green fluorescent imaging in surgery. Int J Biomed Imaging. 2012;2012:940585.

[59] Stanga PE, Lim JI, Hamilton P. Indocyanine green angiography in chorioretinal diseases: indications and interpretation: an evidence-based update. Ophthalmology. 2003;110(1):15–21.

[60] Martirosyan NL, Cavalcanti DD, Eschbacher JM, et al. Use of in vivo near-infrared laser confocal endomicroscopy with indocyanine green to detect the boundary of infiltrative tumor. J Neurosurg. 2011;115(6):1131–1138.

[61] Haglund MM, Berger MS, Hochman DW. Enhanced optical imaging of human gliomas and tumor margins. Neurosurgery. 1996;38(2):308–317.

[62] Raabe A, Beck J, Gerlach R, Zimmermann M, Seifert V. Near-infrared indocyanine green video angiography: a new method for intraoperative assessment of vascular flow. Neurosurgery. 2003;52(1):132–139.

[63] Zaidi HA, Abla AA, Nakaji P, Chowdhry SA, Albuquerque FC, Spetzler RF. Indocyanine green angiography in the surgical management of cerebral arteriovenous malformations: lessons learned in 130 consecutive cases. Neurosurgery. 2014;10(Suppl 2):246–251:discussion 251.

[64] Sharma M, Ambekar S, Ahmed O, et al. The utility and limitations of intraoperative near-infrared indocyanine green videoangiography in aneurysm surgery. World Neurosurg. 2014;82(5):e607–e613.

[65] Okuda T, Yoshioka H, Kato A. Fluorescence-guided surgery for glioblastoma multiforme using high-dose fluorescein sodium with excitation and barrier filters. J Clin Neurosci. 2012;19 (12):1719–1722.

[66] Schebesch KM, Proescholdt M, Hohne J, et al. Sodium fluorescein-guided resection under the YELLOW 560 nm surgical microscope filter in malignant brain tumor surgery—a feasibility study. Acta Neurochir (Wien). 2013;155(4):693–699.

[67] Kuroiwa T, Kajimoto Y, Ohta T. Development of a fluorescein operative microscope for use during malignant glioma surgery: a technical note and preliminary report. Surg Neurol. 1998;50 (1):41–48.

[68] Eschbacher J, Martirosyan NL, Nakaji P, et al. In vivo intraoperative confocal microscopy for realtime histopathological imaging of brain tumors. J Neurosurg. 2012;116(4):854–860.

[69] Sanai N, Eschbacher J, Hattendorf G, et al. Intraoperative confocal microscopy for brain tumors: a feasibility analysis in humans. Neurosurgery. 2011;68(2 Suppl Operative):282–290.

[70] Snuderl M, Wirth D, Sheth SA, et al. Dye-enhanced multimodal confocal imaging as a novel approach to intraoperative diagnosis of brain tumors. Brain Pathol. 2013;23(1):73–81.

[71] Rey-Dios R, Cohen-Gadol AA. Technical principles and neurosurgical applications of fluorescein fluorescence using a microscope-integrated fluorescence module. Acta Neurochir (Wien). 2013;155 (4):701–706.

[72] Koc K, Anik I, Cabuk B, Ceylan S. Fluorescein sodium-guided surgery in glioblastoma multiforme: a prospective evaluation. Br J Neurosurg. 2008;22(1):99–103.

[73] Diez Valle R, Tejada Solis S. Answer to: "Sodium fluorescein-guided resection under the YELLOW 560–nm surgical microscope filter in malignant brain tumor surgery—a feasibility study" (April 2013, volume 155, issue 4, pp 693–669). Acta Neurochir (Wien). 2013; 155(7):1319–1320.

[74] Liao H, Noguchi M, Maruyama T, et al. An integrated diagnosis and therapeutic system using intraoperative 5–aminolevulinic-acid-induced fluorescence guided robotic laser ablation for precision neurosurgery. Med Image Anal. 2012;16(3):754–766.

[75] Stummer W, Stocker S, Wagner S, et al. Intraoperative detection of malignant gliomas by 5–aminolevulinic acid-induced porphyrin fluorescence. Neurosurgery. 1998;42(3):518–525.

[76] Stummer W, Stepp H, Moller G, Ehrhardt A, Leonhard M, Reulen HJ. Technical principles for protoporphyrin-IX-fluorescence guided microsurgical resection of malignant glioma tissue. Acta Neurochir (Wien). 1998;140(10): 995–1000.

[77] Stummer W, Pichlmeier U, Meinel T, et al. Fluorescence-guided surgery with 5–aminolevulinic acid for resection of malignant glioma: a randomised controlled multicentre phase III trial. Lancet Oncol. 2006;7(5):392–401.

[78] Hefti M, von Campe G, Moschopulos M, Siegner A, Looser H, Landolt H. 5–Aminolevulinic acid induced protoporphyrin IX fluorescence in high-grade glioma surgery: a one-year experience at a single instituion. Swiss Med Wkly. 2008;138(1112):180–185.

[79] Nabavi A, Thurm H, Zountsas B, et al. Five-aminolevulinic acid for fluorescence-guided resection of recurrent malignant gliomas: a phase II study. Neurosurgery. 2009;65(6):1070–1076.

[80] Sanai N, Snyder LA, Honea NJ, et al. Intraoperative confocal microscopy in the visualization of 5–aminolevulinic acid fluorescence in low-grade gliomas. J Neurosurg. 2011;115(4):740–748.

[81] Rapp M, Kamp M, Steiger HJ, Sabel M. Endoscopic-assisted visualization of 5–aminolevulinic acidinduced fluorescence in malignant glioma surgery: a technical note. World Neurosurg. 2014;82(12): E277–E279.

[82] Valdes PA, Leblond F, Kim A, et al. Quantitative fluorescence in intracranial tumor: implications for ALA-induced PpIX as an intraoperative biomarker. J Neurosurg. 2011;115(1):11–17.

[83] DeBin JA, Strichartz GR. Chloride channel inhibition by the venom of the scorpion Leiurus quinquestriatus. Toxicon. 1991;29(11):1403–1408.

[84] DeBin JA, Maggio JE, Strichartz GR. Purification and characterization of chlorotoxin, a chloride channel ligand from the venom of the scorpion. Am J Physiol. 1993;264(2 Pt 1):C361–C369.

[85] Soroceanu L, Gillespie Y, Khazaeli MB, Sontheimer H. Use of chlorotoxin for targeting of primary brain tumors. Cancer Res. 1998;58(21):4871–4879.

[86] Lyons SA, O'Neal J, Sontheimer H. Chlorotoxin, a scorpion-derived peptide, specifically binds to gliomas and tumors of neuroectodermal origin. Glia. 2002;39(2): 162–173.

[87] Hockaday DC, Shen S, Fiveash J, et al. Imaging glioma extent with 131I-TM-601. J Nucl Med. 2005;46(4):580–586.

[88] Veiseh M, Gabikian P, Bahrami SB, et al. Tumor paint: a chlorotoxin:Cy5.5 bioconjugate for intraoperative visualization of cancer foci. Cancer Res. 2007;67(14):6882–6888.

[89] Akcan M, Stroud MR, Hansen SJ, et al. Chemical re-engineering of chlorotoxin improves bioconjugation properties for tumor imaging and targeted therapy. J Med Chem. 2011;54(3):782–787.

[90] Stroud MR, Hansen SJ, Olson JM. In vivo bio-imaging using chlorotoxin-based conjugates. Curr Pharm Des. 2011;17(38):4362–4371.

[91] Butte PV, Mamelak A, Parrish-Novak J, et al. Near-infrared imaging of brain tumors using the Tumor Paint BLZ-100 to achieve near-complete resection of brain tumors. Neurosurg Focus. 2014;36:2.

[92] Cheng Y, Zhao J, Qiao W, Chen K. Recent advances in diagnosis and treatment of gliomas using chlorotoxin-based bioconjugates. Am J Nucl Med Mol Imaging. 2014;4(5):385–405.

[93] Huang D, Swanson EA, Lin CP, et al. Optical coherence tomography. Science. 1991;254 (5035):1178–1181.

[94] Leitgeb R, Hitzenberger C, Fercher A. Performance of Fourier domain vs. time domain optical coherence tomography. Opt Express. 2003;11(8):889–894.

[95] de Boer JF, Cense B, Park BH, Pierce MC, Tearney GJ, Bouma BE. Improved signal-to-noise ratio in spectral-domain compared with time-domain optical coherence tomography. Opt Lett. 2003;28 (21):2067–2069.

[96] Choma M, Sarunic M, Yang C, Izatt J. Sensitivity advantage of swept source and Fourier domain optical coherence tomography. Opt Express. 2003;11(18):2183–2189.

[97] Zysk AM, Nguyen FT, Oldenburg AL, Marks DL, Boppart SA. Optical coherence tomography: a review of clinical development from bench to bedside. J Biomed Opt. 2007;12(5):051403.

[98] Bohringer HJ, Lankenau E, Stellmacher F, Reusche E, Huttmann G, Giese A. Imaging of human brain tumor tissue by near-infrared laser coherence tomography. Acta Neurochir (Wien). 2009;151 (5):507–517.

[99] Jobsis FF. Noninvasive, infrared monitoring of cerebral and myocardial oxygen sufficiency and circulatory parameters. Science. 1977;198(4323):1264–1267.

[100] Chance B, Zhuang Z, UnAh C, Alter C, Lipton L. Cognition-activated low-frequency modulation of light absorption in human brain. Proc Natl Acad Sci USA. 1993;90(8):3770–3774.

[101] Kato T, Kamei A, Takashima S, Ozaki T. Human visual cortical function during photic stimulation monitoring by means of near-infrared spectroscopy. J Cereb Blood Flow Metab. 1993;13(3):516–520.

[102] Villringer A, Planck J, Hock C, Schleinkofer L, Dirnagl U. Near infrared spectroscopy (NIRS): a new tool to study hemodynamic changes during activation of brain function in human adults. Neurosci Lett. 1993;154(12): 101–104.

[103] Watanabe E, Maki A, Kawaguchi F, et al. Non-invasive assessment of language dominance with near-infrared spectroscopic mapping. Neurosci Lett. 1998;256(1):49–52.

[104] Hoshi Y. Functional near-infrared spectroscopy: current status and future prospects. J Biomed Opt. 2007;12(6):062106.

[105] Gibson A, Dehghani H. Diffuse optical imaging. Philos Trans A Math Phys Eng Sci. 2009;367 (1900):3055–3072.

[106] Ferrari M, Quaresima V. A brief review on the history of human functional near-infrared spectroscopy (fNIRS) development and fields of application. Neuroimage. 2012;63(2):921–935.

[107] Sato Y, Uzuka T, Aoki H, et al. Near-infrared spectroscopic study and the Wada test for presurgical evaluation of expressive and receptive language functions in glioma patients: with a case report of dissociated language functions. Neurosci Lett. 2012;510(2): 104–109.

[108] Huang Z, McWilliams A, Lui H, McLean DI, Lam S, Zeng H. Near-infrared Raman spectroscopy for optical diagnosis of lung cancer. Int J Cancer. 2003;107(6):1047–1052.

[109] Krafft C, Sobottka SB, Schackert G, Salzer R. Near infrared Raman spectroscopic mapping of native brain tissue and intracranial tumors. Analyst. 2005;130(7):1070–1077.

[110] Amharref N, Beljebbar A, Dukic S, et al. Discriminating healthy from tumor and necrosis tissue in rat brain tissue samples by Raman spectral imaging. Biochim Biophys Acta. 2007;1768 (10):2605–2615.

[111] Kast RE, Auner GW, Rosenblum ML, et al. Raman molecular imaging of brain frozen tissue sections. J Neurooncol. 2014;120(1):55–62.

[112] Kalkanis SN, Kast RE, Rosenblum ML, et al. Raman spectroscopy to distinguish grey matter, necrosis, and glioblastoma multiforme in frozen tissue sections. J Neurooncol. 2014;116(3):477–485.

[113] Nygren C, von Holst H, Mansson JE, Fredman P. Increased levels of cholesterol esters in glioma tissue and surrounding areas of human brain. Br J Neurosurg.

1997;11(3):216–220.

[114] Koljenovic S, Choo-Smith LP, Bakker Schut TC, Kros JM, van den Berge HJ, Puppels GJ. Discriminating vital tumor from necrotic tissue in human glioblastoma tissue samples by Raman spectroscopy. Lab Invest. 2002;82(10):1265–1277.

[115] Beleites C, Geiger K, Kirsch M, Sobottka SB, Schackert G, Salzer R. Raman spectroscopic grading of astrocytoma tissues: using soft reference information. Anal Bioanal Chem. 2011;400 (9):2801–2816.

[116] Krafft C, Belay B, Bergner N, et al. Advances in optical biopsy—correlation of malignancy and cell density of primary brain tumors using Raman microspectroscopic imaging. Analyst. 2012;137 (23):5533–5537.

[117] Koljenovic S, Schut TB, Vincent A, Kros JM, Puppels GJ. Detection of meningioma in dura mater by Raman spectroscopy. Anal Chem. 2005;77(24):7958–7965.

[118] Wolthuis R, van Aken M, Fountas K, Robinson Jr. JS, Bruining HA, Puppels GJ. Determination of water concentration in brain tissue by Raman spectroscopy. Anal Chem. 2001;73 (16):3915–3920.

[119] Karabeber H, Huang R, Iacono P, et al. Guiding brain tumor resection using surface-enhanced Raman scattering nanoparticles and a hand-held Raman scanner. ACS Nano. 2014;8 (10):9755–9766.

[120] Mizuno A, Kitajima H, Kawauchi K, Muraishi S, Ozaki Y. Near-infrared Fourier-transform Raman-spectroscopic study of human brain-tissues and tumors. J Raman Spectrosc. 1994;25 (1):25–29.

[121] Zumbusch A, Holtom GR, Xie XS. Three-dimensional vibrational imaging by coherent anti- Stokes Raman scattering. Phys Rev Lett. 1999;82(20):4142–4145.

[122] Evans CL, Xie XS. Coherent anti-Stokes Raman scattering microscopy: chemical imaging for biology and medicine. Annu Rev Anal Chem (Palo Alto Calif). 2008;1: 883–909.

[123] Freudiger CW, Min W, Saar BG, et al. Label-free biomedical imaging with high sensitivity by stimulated Raman scattering microscopy. Science. 2008;322(5909):1857–1861.

[124] Min W, Freudiger CW, Lu S, Xie XS. Coherent nonlinear optical imaging: beyond fluorescence microscopy. Annu Rev Phys Chem. 2011;62:507–530.

[125] Cheng J-X, Xie XS. Coherent Raman Scattering Microscopy. Boca Raton, FL: CRC Press; 2013.

[126] Evans CL, Xu X, Kesari S, Xie XS, Wong ST, Young GS. Chemically-selective imaging of brain structures with CARS microscopy. Opt Express. 2007;15(19):12076–12087.

[127] Uckermann O, Galli R, Tamosaityte S, et al. Label-free delineation of brain tumors by coherent anti-Stokes Raman scattering microscopy in an orthotopic mouse model and human glioblastoma. PLoS One. 2014;9(9):e107115.

[128] Ji M, Orringer DA, Freudiger CW, et al. Rapid, label-free detection of brain tumors with stimulated Raman scattering microscopy. Sci Transl Med. 2013;5(201):201ra119.

[129] Bentley JN, Ji M, Xie XS, Orringer DA. Real-time image guidance for brain tumor surgery through stimulated Raman scattering microscopy. Expert Rev Anticancer Ther. 2014;14(4):359–361.

[130] Ait-Belkacem R, Berenguer C, Villard C, et al. MALDI imaging and in-source decay for topdown characterization of glioblastoma. Proteomics. 2014;14(10):1290–1301.

[131] Stoeckli M, Chaurand P, Hallahan DE, Caprioli RM. Imaging mass spectrometry: a new technology for the analysis of protein expression in mammalian tissues. Nat Med. 2001;7(4):493–496.

[132] Chaurand P, Norris JL, Cornett DS, Mobley JA, Caprioli RM. New developments in profiling and imaging of proteins from tissue sections by MALDI mass spectrometry. J Proteome Res. 2006;5 (11):2889–2900.

[133] McDonnell LA, Corthals GL, Willems SM, van Remoortere A, van Zeijl RJ, Deelder AM. Peptide and protein imaging mass spectrometry in cancer research. J Proteomics. 2010;73 (10):1921–1944.

[134] Chen H, Talaty NN, Takats Z, Cooks RG. Desorption electrospray ionization mass spectrometry for high-throughput analysis of pharmaceutical samples in the ambient environment. Anal Chem. 2005;77(21):6915–6927.

[135] Paglia G, Ifa DR, Wu C, Corso G, Cooks RG. Desorption electrospray ionization mass spectrometry analysis of lipids after two-dimensional high-performance thin-layer chromatography partial separation. Anal Chem. 2010;82(5):1744–1750.

[136] Wiseman JM, Ifa DR, Song Q, Cooks RG. Tissue imaging at atmospheric pressure using desorption electrospray ionization (DESI) mass spectrometry. Angew Chem Int Ed Engl. 2006;45 (43):7188–7192.

[137] Balog J, Sasi-Szabo L, Kinross J, et al. Intraoperative tissue identification using rapid evaporative ionization mass spectrometry. Sci Transl Med. 2013;5(194):194ra193.

[138] Cooks RG, Ouyang Z, Takats Z, Wiseman JM. Detection technologies. Ambient mass spectrometry. Science. 2006;311(5767):1566–1570.

[139] Eberlin LS, Norton I, Orringer D, et al. Ambient mass spectrometry for the intraoperative molecular diagnosis of human brain tumors. Proc Natl Acad Sci USA. 2013;110(5):1611–1616.

[140] Fedorov A, Beichel R, Kalpathy-Cramer J, et al. 3D Slicer as an image computing platform for the quantitative imaging network. Magn Reson Imaging. 2012;30(9):1323–1341.

[141] Eberlin LS, Norton I, Dill AL, et al. Classifying human brain tumors by lipid imaging with mass spectrometry. Cancer Res. 2012;72(3):645–654.

[142] Calligaris D, Norton I, Feldman DR, et al. Mass spectrometry imaging as a tool for surgical decision-making. J Mass Spectrom. 2013;48(11):1178–1187.

[143] Santagata S, Eberlin LS, Norton I, et al. Intraoperative mass spectrometry mapping of an oncometabolite to guide brain tumor surgery. Proc Natl Acad Sci USA. 2014;111(30):11121–11126.

[144] Thomas A, Patterson NH, Marcinkiewicz MM, Lazaris A, Metrakos P, Chaurand P. Histologydriven data mining of lipid signatures from multiple imaging mass spectrometry analyses: application to human colorectal cancer liver metastasis biopsies. Anal Chem. 2013;85(5): 2860–2866.

[145] Caprioli RM, Farmer TB, Gile J. Molecular imaging of biological samples: localization of peptides and proteins using MALDI-TOF MS. Anal Chem. 1997;69(23):4751–4760.

第18章 通过聚焦超声向脑中输运药物

Drug Delivery to the Brain via Focused Ultrasound

Costas D. Arvanitis   Nathan McDannold   著

王　莹　译　　樊晓彤　校

据估计，全球由于中枢神经系统的疾病和紊乱所导致的经济负担每年高达 2 万亿美元[1]，而且随着人口老龄化，预计还会持续增加。医学的三大支柱手段（药物、外科和放射）在涉及脑组织时均存在局限性。由于脑的独特生物学特性[2]，以及保留并保护神经功能的特定需求，针对中枢神经系统疾病，显然需要新方法和新策略。

超声是一种能将能量定位到机体深处的独特方法。声能可以集中于较小的体积范围之内，而周围组织却不受任何影响。聚焦在局部区域的机械能，能够以相当多种的方式加之利用，这已经让神经科学家们着迷了 60 多年[3-8]。

在过去的 10～15 年中，技术的重大发展使得聚焦超声（focused ultrasound，FUS）运用于脑内成为了现实。穿透完整的人类颅骨，安全、精确地将高强度超声束聚焦的设备由此诞生[9, 10]。该设备与高场强磁共振成像的整合[11-13]，使人们对其在临床上能够发挥的潜力有了现实的期待。有关该设备应用的早期人体试验正在进行中[14-18]。此外，对 FUS 技术感兴趣的研究团体数量也在呈指数性增长。

本章将回顾在脑内使用磁共振引导聚焦超声（MRI guided focused ultrasound，MRgFUS）的研究现状，尤其是 MRgFUS 如何用于"穿透"脑和脑肿瘤中的血管以实现靶向治疗。我们将首先介绍治疗超声，以及如何开发相应的系统以便治疗超声无创地作用于脑组织。随后，概述超声诱导下的生物学效应，并详细介绍迄今为止通过破坏血脑屏障使用 FUS 进行药物输运的研究。在本章最后，讨论了正在研究中的脑 FUS 相关应用。

一、治疗超声

多种设备及技术均可用于向机体内局限的目标区域输送能量，如引起局部的温度变化。用于热疗的设备包括超声换能器、激光器、微波类或射频类的天线。其他类型的热疗技术还包括使用加热流体、注入磁性流体和应用时变磁场。以上热疗技术均旨在目标区域（如肿瘤）中诱导生物学效应，同时不损伤周围健康组织。这些技术可高度局限，适用于微创或无创手术，并且可在达到预期结果之前反复应用（电离辐射除外），因而极具应用前景。

上述技术方法中，超声在灵活性和有效性方面都是无可比拟的。超声换能器的设计实现了清晰的聚焦（图 18-1）。外源性的声学场能可深入组织，从而实现完全无创的声能定位。超声换能器设备能被做得足够小，以满足间质内探头[19-21]、腔内装置[22, 23]或置于导管内的要求[24, 25]。热疗区域的范围、分布和温升则可通过控制换能器的几何参数、选择不同的超声频率、使用声学

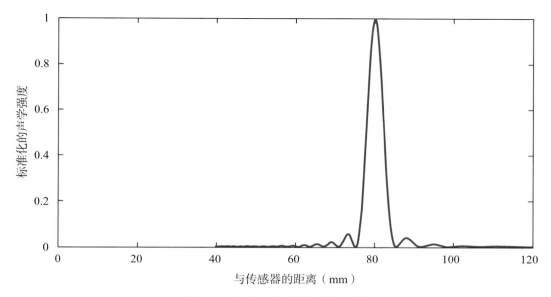

▲ 图 18-1　声能在脑深部的精确累积

通过简单的几何学聚焦的换能器，声学强度与深度呈现函数关系；根据超声换能器的曲率、光圈数和频率，可以改变聚焦深度及范围大小，在组织深处（厘米级别）提供局部区域（毫米级别）的能量聚集，以适用于不同的治疗方式

透镜[26, 27]、利用相控阵列[28]、控制压电元件的输出功率[29-34]等方式调节，还可通过非线性超声传导[35-37]、诱导空腔形成或预先引入气泡（超声对比剂）等方法增强能量传递效果。

多通道相控阵列换能器的使用拓展了超声传感器的上述能力。这种阵列通常由单独的 FUS 驱动系统控制，增强了能量累积的灵活性。通过操纵每个压电元件的信号相位和振幅，相控阵列换能器可用于聚焦超声束，将其引导到不同目标，并创建多个焦点，还能校正由不同的颅骨厚度等组织结构差异所引起的像差畸变（图 18-2）。

除了热效应，高强度超声在机体内产生的机械效应也可用于治疗疾病。借助 FUS 束产生的热效应和机械效应来治疗多种疾病的研究业已展开，包括肿瘤消融治疗[38-51]、血管堵塞[52-54]、止血[55, 56]、溶栓[57, 58]、药物呈递[59]、基因治疗[60-66]、血脑屏障局灶性开放[67, 68]、神经调控[69-71]和直接机械损伤[67, 72, 73]。

大多数机械效应是通过空化产生的，所谓空化是由微泡与声场间的相互作用所共同形成的。

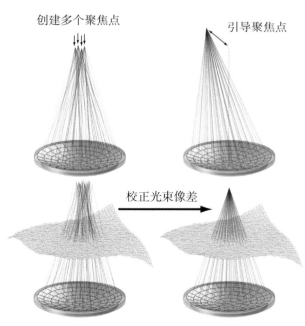

▲ 图 18-2　由数百个压电元件所组成的多相阵列，增加了大脑 FUS 的治疗范围及靶向精确度

通过操纵每个压电元件信号的相位和振幅，相控阵列换能器可将聚焦超声束引导至不同的目标，创建多个焦点，还能校正由组织结构所引起的像差畸变，这体现了磁共振引导聚焦超声治疗（TcMRgFUS）的灵活性，对于临床转化至关重要

当微泡与超声束相互作用时，可观察到一系列的生物学效应[74]。受气泡大小的影响，气泡在超声场内可发生振荡并在某些情况下可通过整流扩散效应而逐渐增强[75]。在足够强度的声压下，空泡可在正压循环期间坍塌，这种现象被称为惯性空化，能产生冲击波和高速射流[76]、自由基[77]和局部高温[78, 79]。此外，空泡周围的间质内会产生声流效应[80]，这可能与剪切应力相关。此外，空泡表面的辐射力会沿着超声束的方向形成[76]。

当使用高强度超声或通过静脉注射微泡剂进行处理时，组织中的气核可形成微泡。在临床上用于超声成像对比剂的试剂由半硬质脂质或白蛋白壳所组成，其中封装着气体，通常是全氟化碳。这种微泡的大小呈 1～10μm 不等，并被限制在脉管系统中。循环微泡的存在使超声效应集中至微脉管系统。微泡还可使与空化相关的治疗效果更可被预测，同时极大降低了引起生物学效应所需的 FUS 暴露水平。由于微泡不会外渗，因此其使用范围主要限于血管相关的应用。例如，通透性受限的血管或是肿瘤。超声对比剂所使用的预成型微泡无论在其背壳完好无损还是被超声束破碎后释放出所包含的气体的情况下，都可能会出现上述全部的空化相关表现。

60 多年以来，超声作为有希望的疾病治疗工具，其具备的灵活性及能够应用于诸多不同目标的性质，已引起了人们对该技术的浓厚兴趣。在应用于成像技术之前，超声在医学领域的首次使用就是治疗疾病[3, 81-91]。自早期的基础研究开展以来，许多研究团队均在超声治疗领域取得了技术和理论方面的进步，其中，最引人注目的包括相控阵列的开发、闭环控制下的图像引导一体化、临床设备的开发。在上述研究工作的基础上，世界各地使用 FUS 进行热消融的诸多临床设备均正在测试中，并已被批准用于机体中几乎全部的靶点进行热消融。

二、脑中的聚焦超声

还在不久之前，由于颅骨形状不规则及超声阻抗所导致的超声高吸收性、热学效应和光束像差，进行脑内 FUS 临床试验需先切除部分颅骨，以允许超声传播进入脑组织内[92-98]。

而在过去 10 年中，新开发的 FUS 热消融系统克服了上述由颅骨所引起障碍，使得经颅 FUS 治疗成为了可能[34, 99, 100]。该方法通过头皮部位的主动冷却装置和大孔径的换能器设计（可将超声的能量散布于较广的颅骨区域）以减少颅骨的升温。该 FUS 系统还能通过相控阵列换能器的设计校正光束像差。基于颅骨 CT 扫描的声学模拟来确定相位和校正相控阵列[9, 10]的振幅，结合 MR 温度成像系统（MR temperature imaging，MRTI）对颅骨加热的监测[101-103]，将可能实现以完全非侵入式的方案对开颅手术切除的替代。该系统已在动物实验[11, 104]和初步的人体试验中完成了测试[14-18]。为适配脑热消融而开发的临床 FUS 系统（ExAblate®，InSightec Ltd., Haifa, Israel）的图像见图 18-3。相控阵列如何能校正由颅骨所引起像差如图 18-2 所示。此类系统也可用于基于超声的脑靶向药物输运[68]、通过溶栓治疗脑卒中[105]或其他的新型应用。目前，临床试验中，MRgFUS 在脑中的应用包括恶性中枢系统肿瘤的热毁损[14]、功能神经外科中的神经病理性疼痛[15, 16]和特发性震颤[17, 18]。将 MRgFUS 毁损用于治疗帕金森病患者的震颤、运动障碍和强迫症的初步临床试验均正在筹备中。目前，该技术的主要桎梏在于其"治疗范围"存在限制，这会阻碍靠近骨骼区域的高强度照射，意味着浅表目标不适用于该治疗方式（图 18-4）。然而，在本章末尾将讨论到，最近出现了可扩大治疗范围的新方法，对其的研究也正在深入中。

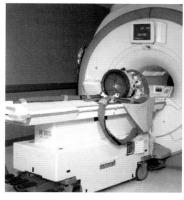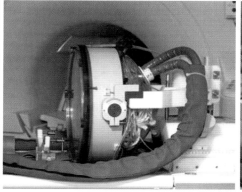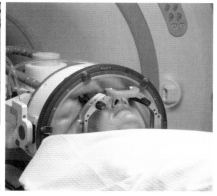

▲ 图 18–3　用于临床的经颅磁共振引导下的 FUS 系统

InSightec 公司的 Exablate®Neuro 磁共振引导聚焦超声治疗（TcMRgFUS）系统换能器，结合了 1024 个压电元件的相控阵列大脑半球换能器（直径 30cm）及 3T MRI 系统；该系统使用可在头部周围拉伸，并连接到换能器外部的柔性膜，通过脱气和冷却水连接至患者头部，头部固定有标准的 MR 兼容立体定向框架。多项采用该系统的多中心临床试验正在进行之中（图片由 InSightec, Haifa, Israel 提供）

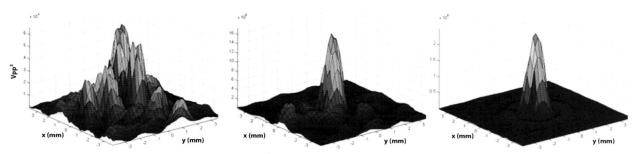

▲ 图 18–4　**InSightec 公司的 ExAblate® 650 kHz Neuro 系统目前可针对脑中的预设范围进行热毁损**
由于颅骨加热及其他因素，只有定位于中心的目标靶点可被有效毁损。等高线代表颅骨和 60℃ 目标温度之间的变化（图片由 InSightec, Haifa, Israel 提供）。

三、脑中的药物输运：通过血脑屏障

由于血脑屏障的存在，向脑中进行药物输运非常具有挑战性。BBB 由紧密连接的内皮细胞、基底膜和星形胶质细胞的尾足组成。BBB 是一种特殊的非渗透性屏障，通常可以保护脑免受毒素侵害，并有助于维持神经元微环境稳态。但同时也阻碍了 98% 的小分子药物和大约 100% 的大分子神经治疗药物进入脑内[106, 107]，仅允许具有高脂溶性的、分子量低于 500Da 的小分子药物通过。鉴于缺乏对 CNS 疾病有效的小分子药物，很明显，BBB 是脑内药物开发及应用的首要限制

条件。除了中枢神经系统的功能异常，脑肿瘤还面临着药物输运是否有效的问题。尽管，脑肿瘤的血管系统渗透性增加，但小鼠的动物实验表明，血液肿瘤屏障（blood-tumor barrier，BTB）仅存在部分受损，化疗的毒性浓度仅在一小部分高渗透性肿瘤中达到阈值[108]。此外，肿瘤的边缘组织和部分转移性癌症的浸润癌细胞可能受到周围正常组织 BBB 的保护，同样难以进行治疗[109]。

为了药物有效地输送至中枢神经系统，先前的研究已经探索了完全绕过中枢神经系统血管屏障，或通过控制内源性转送机制来促进药物透过中枢神经系统血管屏障的各种方法（表 18–1）[110-112]。在本章中，将简要地描述这些药物输运方法在脑

表 18-1　绕过血脑屏障向脑输运药物的不同方法

方　法	优　点	缺　点
直接注射、对流强化输送、植入式装置	可以实现局部药物高浓度，避免全身给药	侵入性，有不良反应，难以控制，不容易重复
鞘内、脑室内注射	有效将药物输运至蛛网膜下腔、脑表面	少量药物会渗透至脑表面之外，侵入性
经鼻给药	无创性，易于管控，可重复	给药量小，个体间差异性
通过动脉注射渗透性溶液或其他药物破坏血脑屏障	有效将药物输运至脑区，临床经验丰富	侵入性，需全身麻醉，有不良反应，不容易重复或容易定位
改变药物内源性转运机制改变以跨越屏障	容易给药，可输运至全脑	需系统性给药，价格昂贵，每种药物都需进行全新开发，缺乏临床数据
通过聚焦超声及微泡破坏血脑屏障	无创性，容易重复，可将药物输送至期望的体积，能控制破坏"量级"，可与载药微泡或磁性颗粒结合，额外赋予靶向定位的功能	需全身性给药，技术上尚具有挑战性，未经证实的大容积的或全脑范围的损害，暂无临床数据

中的优点及局限。随后会详细阐述 FUS 能克服 BBB/BTB 限制，并向脑中大量输送具有药理学意义药物的潜力。

（一）目前向脑中输运药物的方法

目前，已经开发出了许多将药物输运到脑中的方法，包括旨在开发或修改药物的跨血管方式，将其分子量限制在不超过 450Da，以便药物可以穿过 BBB[111, 113, 114]。其他方式包括利用内皮细胞表面受体的分子靶向，俗称"特洛伊木马"，涉及与其受体结合的靶向配体以激活复合物的内吞作用，该过程能将较大分子量的药物输运至囊泡，并将其转运至胞内后释放，即胞吞转运[115-121]。跨 BBB 药物转运的另外一种范式是利用内皮细胞表面的溶质载体蛋白（solute carrier proteins，SLC）特异性转运多种基本的极性分子和带电营养物质通过 BBB[114, 122, 123]。虽然上述方法应用前景广阔，并能像在其他器官中轻松将药物呈递到中枢神经系统，但仍需费用和时间以开发新药并将其输运至全脑，因而可能并非是最佳方式。

药物的对流增强输运，已被证明可克服上述限

制并能实现某些药物在局部达到高浓度[124-127]。然而，该方式的治疗效果仍存在以下局限性：①侵入操作所导致的相关风险；②注射或植入部位的药物浓度在空间上呈指数性下降[128]；③药物会优先沿着白质纤维束转运[129]。其他方法还包括通过鞘内或脑室内途径将药物输运至脑脊液，或经鼻给药从黏膜下腔进入嗅神经周围的脑脊液[130]。然而，上述各种方法中渗透至脑实质的药物浓度都有限[110]，鼻腔给药只能输送少量药物且受试者间存在较大差异，使给药剂量具有不确定性[131]。

还有一种方法可暂时损伤 BBB 以使循环中的药物输运至中枢神经系统，即注射高渗溶液（如甘露醇或缓激肽）。上述溶液可使内皮细胞收缩，从而使得药物有可能通过拉伸后的紧密连接[132-135]。该方法已被反复证实可增强治疗药物向脑肿瘤的输运效果，并已开展了若干令人期待的临床试验[136-144]。虽然该方法是将药物输运到脑区的有效手段，但其具有侵入性且需进行全身麻醉，并可能产生较为明显的不良反应[135, 136]，而 BBB 的受损部位也并不能空间定向。

因此，采用微创及有针对性的方法以实现 BBB 的破坏将会非常有益，并极有可能提高各种神经药物的治疗效果。当超声与循环微泡结合使用时，可提供具有针对性、无创性和可重复破坏 BBB 的潜在治疗方法，从而将多种药物输运到脑和脑肿瘤中。虽然该技术迄今为止仅在动物实验中应用过，但来自不同实验室的大量研究表明，这项技术在治疗各种中枢神经系统疾病和脑肿瘤方面具有广阔的前景。接下来，我们将会介绍该技术最为显著的特点，阐释其执行过程并详述其生理学基础。

（二）通过 FUS 诱导血脑屏障破坏，实现脑内的靶向给药

当微泡与超声场相互作用时，可观察到一系列的生物学效应[74]。探索这些生物学效应时就会发现，FUS 与静脉注射的微泡相结合后，能安全、持续地打开 BBB[68]。微泡（1～10μm）最初作为超声成像对比剂而被开发使用，关键之处在于微泡似乎可将超声效应集中至血管壁，通过扩大紧密连接和激活跨细胞机制引起或触发 BBB 损伤[145]，却对周围薄壁组织几无影响。

超声暴露（即声波作用）与微泡给药同时进行，以低占空比在聚焦压力振幅下（通常为几百千帕）进行几次短爆发，强制引起微泡振荡。该暴露水平相较用于热毁损的水平低了几个数量级，可穿透完整的颅骨而发挥作用，而不会引起颅骨加热。大量的参数研究已经表明，BBB 损伤可能会发生于广泛的参数范围之内（表 18-2）。我们实验室使用的典型参数是在 1Hz 下应用 1min 的 10ms 突发脉冲诱发 BBB 破坏。

血脑屏障的破坏几乎可在超声作用的即刻

表 18-2　不同参数聚焦超声及微泡对血脑屏障的破坏作用

参　数	范　围	血脑屏障破坏效果
压力振幅	100～600kPa	随着压力振幅增加，血脑屏障破坏程度也在增加；在某一点达到饱和[146-148]；在高压振幅下会出现血管损伤
超声频率	0.028～8MHz	随着频率降低，血脑屏障破坏阈值也随之降低；有证据表明，较低频率的安全性有所提升[149]
突发长度	若干周期～100ms	少于 10ms 的爆发时长使血脑屏障破坏阈值增加，并且破坏程度随着爆发时长的减少而减少[150-153]；对于较长的爆发时长，破坏程度较小或几乎不增加[68, 151, 154]
脉冲重复频率	0.1Hz～10kHz	随着重复频率增加，血脑屏障破坏量级随之增加，直至某一（拐）点[151]；但其他研究并未观察到脉冲重复频率对血脑屏障破坏量级有影响[150]
超声对比剂剂量	10μg/ml	随着超声对比剂的剂量增加，血脑屏障破坏量级随之上升[147, 151, 155, 156]；另有研究则报道其并无影响[150]
超声持续时间	若干突发～若干分钟	较长的超声持续时间[148] 或重复超声作用[157, 158] 会提高血脑屏障破坏量级；有报道过度的超声作用会造成损伤[148, 158]
微泡直径	1～8μm	体积较大的微泡，其破坏血脑屏障阈值降低；血脑屏障破坏量级随着微泡增大而增加[159-161]
超声对比剂	—	应用 Optison® 和 Definity® 微泡的实验结果类似[162]，Sonovue® 微泡及试剂也被普遍采用

发生[163]，并在此后的几个小时内呈指数性衰减[68, 146, 157, 164]。穿过血脑屏障输运至灰质的药物剂量似乎比白质中更多，这可能是由血管密度的差异所引起[165]。多项研究发现，在超声作用几个小时后，BBB 结构功能似乎已基本恢复[68, 146, 157, 159, 164, 166, 167]。对于分子量较大的示踪剂，所打开 BBB 的持续时间会缩短[164]。BBB 打开的时间窗口被认为有利于药物输运，即使是长期存在于机体循环系统中的药物，但也不会过长而导致慢性 BBB 功能障碍而引发毒性。

现有的临床脑 FUS 系统可通过简单的参数修改而实现低强度爆发，以破坏 BBB[165]。随着临床转化能力的不断增强，应用更加便捷的 FUS 系统成为了可能[168]；图 18-5 即为使用图 18-3 所示的临床经颅 MRI 引导的 FUS 系统（ExAblate, InSightec, Haifa, Israel）在猕猴中靶向破坏 BBB 的例子。

该设备使用 1024 个压电元件所组成的大脑半球形相控阵列，工作频率为 220kHz 以下，与 3T MRI 扫描系统集成。使用上述阵列可将焦点区域数控至不同位置，而无须物理移动换能器。该系统可将焦点转至不同靶点，也能以固定位置作为目标，将药物输运到所需脑区。图 18-6 显示了固定容积下 FUS 诱导破坏 BBB 的例子。使用通常无法穿透 BBB 的两种 MRI 对比剂来评估 BBB 损伤程度。可使用图 18-6 所示参数每秒对多达 100 个目标（彼此相距 3mm）进行超声处理，从而在 2~3min 内破坏 50cm³ 体积的 BBB。此外，低频 FUS 的使用增加了超声束的控制范围，从而扩大治疗范围，并能在 30~40min 内破坏脑区 BBB。

（三）FUS 及微泡的联合应用在脑中诱导的生物学效应

尽管不同实验室应用多种动物模型进行的大量研究均已证实了 FUS 暴露与微泡相结合可诱导 BBB 破坏，但 FUS 与微泡之间的相互作用是否在物理上改变了血管壁结构仍是一个问题。

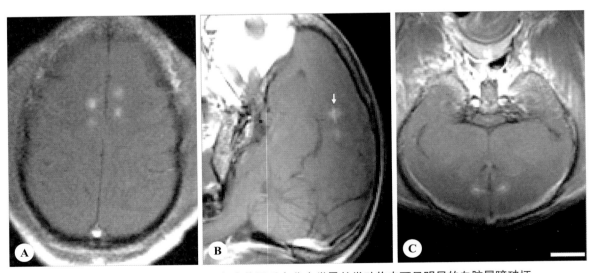

▲ 图 18-5　**MRI** 图像显示了超声作用后在非人类灵长类动物内可见明显的血脑屏障破坏

恒河猴脑的对比增强 T₁ 加权 MRI 显示，注射二乙烯五胺乙酸钆（Gd-DTPA）后扣带回皮质的 4 个焦点靶点得到增强（A. 轴向位；B. 矢状位；C. 冠状位）；该 MRI 对比剂通常不会外渗至脑，增强则提示 BBB 存在局部的损伤；使用 220kHz 临床 MRI 引导的 FUS 系统对 4 个目标进行超声处理，同时注入 Definity® 微泡（Lantheus Med. Im. Inc., N. Billerica, MA），被破坏亮斑大小约 4mm 长、3mm 宽；矢状位图像可见对比剂渗漏进入扣带沟（箭）；该图像来自于一项评估微泡增强 FUS 期间被动声学映射研究[214]（bar=1cm），同样，可从临床上获得相似图像，以评估治疗效果

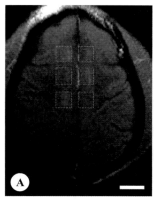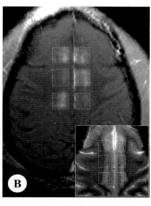

▲ 图 18-6　使用对比增强 MRI 证明了非人类灵长类动物中 FUS 诱导的血脑屏障破坏。上图显示了在扣带回皮质中 6 个靶点（白色方块所示）进行 BBB 破坏后的对比增强 T_1 加权 MRI。在每个单位容积中，使用相控阵列将焦点区域以电子化方式按顺序引导至 3×3×3 网格中的 9 个目标位点（网格未显示）

A. 注射钆磷三钠观察到低水平增强，钆磷三钠是一种可与血中白蛋白相结合的 MR 对比剂（白蛋白的分子量：约 67kDa），并在超声处理前给药；B. 注射二乙烯五胺乙酸钆（分子量：938Da）后的增强图像，插图显示了 T_2 加权成像下的视图，增强模式对应 T_2 加权成像中可见皮质灰质区域，表明灰质更容易被定位 [引自 Cancer Research, McDannold et al., 2012 [165]；(©2012 American Association for Cancer Research.)]

换句话说，其是否触发了包括血脑屏障暂时瓦解在内的生理性效应，仍难以确认。多项研究调查了 FUS 介导的 BBB 破坏后所发生的生物学效应，但该效应的确切机制仍属未知。

透射电子显微镜（transmission electron microscopy, TEM）的研究表明，示踪剂通过变宽的紧密连接输运 [145, 166] 的过程可能与直接剪切应力及主动运输相一致 [145, 169]。其他研究还表明，紧密连接蛋白的 mRNA 及蛋白表达水平，在超声作用后 12h 恢复至正常水平 [170]。研究还报道了紧密连接间隙的相关连接蛋白出现了重构 [171]。使用 TEM 还观察到了正常组织 [172] 及脑肿瘤微血管中内皮囊泡数量增加，并伴随小窝蛋白的 mRNA 及蛋白水平上调，表明小窝蛋白所介导的胞吞作用是血脑屏障通透性改变的促成机制。研究人员还发现了 Src 蛋白诱导的小窝蛋白磷酸化是这种胞吞作用

的触发因素 [174]。此外，Alonso 等发现了神经元中蛋白质泛素化水平增加而非神经胶质细胞中蛋白质泛素化水平升高，而热休克蛋白水平并未增加，并在超声作用 24h 后外渗白蛋白染色阳性的区域内限制了神经元的凋亡 [175]。最后，由 FUS 介导的细胞内信号级联响应的机械刺激可能导致 BBB 破坏，有关该影响的问题直到最近才得到了解决 [176]。

尽管上述研究并非结论性研究，但确实支持了以下假设：超声场中的微泡振荡所引起的机械效应，可能包括由微流或微泡坍塌所引起的剪切应力及随之而来振荡气泡的声波辐射力，其与血管壁相作用，并可观察到相关蛋白表达改变及 BBB 通透性增加。此外，在光镜下观察到 BBB 破坏后，脑的外观结构似乎依旧正常 [177]，即使该损伤每周重复一次 [165]。多项研究观察到唯一主要特征，是存在小簇的红细胞外渗即出血点 [178, 179]。通常认为这些出血点是在惯性空化过程中形成，而未观察到宽频发射（惯性空化的特征）的实验就并未发现这种红细胞外渗现象 [180]。因此，很明显，固定体积的微泡振荡是造成 BBB 破坏的主要因素。在强制振荡期间，微泡发出具有特征光谱的发散压力波，可被记录、分析和量化，随后用于微调超声功率以达到最佳 BBB 破坏程度。该方式可在一定程度上控制药物的转运，拥有其他技术无法实现的优势。该方式具有的灵活性、无创性、无须全身麻醉及重复治疗的安全性，使 FUS 成为一种潜在的变革性技术。

（四）治疗的靶向输运

向脑中靶向输运药物的另一优点，是其似乎具有"药物中性"的性质，也就是说，具有广泛特性的多种药物也可能成功穿过 BBB 和（或）BTB。通常无法穿过 BBB 的成像示踪剂及治疗剂，应用 FUS 及微泡的方法已经能被输运至脑或脑肿瘤模型中 [181]（图 18-6）。输运成像示踪剂、

治疗剂的量及其能穿透血管的距离，似乎均取决于其分子量的大小。研究已表明，该方法可传递分子量高达 70kDa 的示踪剂，尽管其多集中于血管附近[183]。成像示踪剂之外，用于多神经退行性疾病治疗的药物，如神经保护剂[184, 185]、抗体[186, 187]、质粒 DNA[188] 和 siRNA[189] 等通过 FUS 及微泡相结合的方式成功穿过了 BBB。还有研究表明，机体循环中的神经祖细胞[190] 和用于基因治疗的病毒载体[182, 191, 192] 在 FUS 诱导的 BBB 破坏后也可被输运至超声作用区。图 18-7 显示了通过 FUS 诱导 BBB 破坏，将腺相关病毒血清型 -9 递送至小鼠脑中的不同细胞群示例。

此外，化学治疗剂[157, 193-196]、包裹在脂质体中的化疗药物[147, 197]、靶向脂质体[198] 和磁性粒子[199-201] 可凭借 MRI 来示踪或是通过磁性靶向增强输运至脑和脑肿瘤模型的效果[181]。另有研究已将化疗药物和其他药剂装入用于破坏 BBB 的微泡中[184, 188, 201-203]，提供在目标区域实现更高局部有效载荷的可能性。此外，曲妥珠单抗是一种基于抗体的药物，用于治疗人类表皮生长因子受体 -2（human epidermal growth factor receptor 2，HER2）阳性的乳腺癌[204, 205]；对二羟基硼酰苯丙氨酸用于硼中子俘获疗法、自然杀伤细胞用于免疫治疗，也可被输运至脑和脑肿瘤模型中[206-208]。

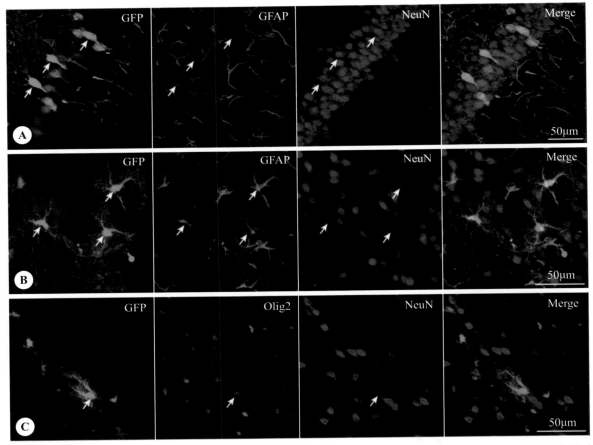

▲ 图 18-7　经颅 FUS 所介导的神经元中的基因递送。通过 FUS 诱导血脑屏障破坏，将携带绿色荧光蛋白的腺相关病毒血清型 -9 运送至小鼠脑后，将基因递送至神经元、星形胶质细胞和少突胶质细胞中；应用免疫组织化学法检测小鼠海马中绿色荧光蛋白的表达
A. NeuN 阳性细胞（神经元，白箭）；B. 纹状体中绿色荧光蛋白阳性细胞（星形胶质细胞，白箭）；C. Olig2 蛋白阳性细胞（少突胶质细胞，白箭）。GFP：绿色荧光蛋白；GFAP：胶质纤维酸性蛋白；NeuN：神经元细胞核蛋白；Merge：融合后；Olig2：少突胶质细胞转录因子 2（改编自 Thevenot et al.[182]；©2012 Mary Ann Liebert, Inc.）

上述研究还表明，FUS 增强了原位原发性或转移性脑肿瘤小鼠模型中的 BTB，可减缓肿瘤生长和（或）提高生存率[193, 196, 197, 199, 200, 205, 209]。虽然，在某些案例中该技术的效果并不明显，但已有研究取得了实质性进展，未来可能需联合使用多种治疗方法才能达到更显著的治疗效果[197]。

大量研究证据证明了 FUS 介导的靶向药物输运方法在中枢神经系统中极具优势。将要开展的相关临床试验，也有望进一步证实并支持该技术对于脑肿瘤和中枢神经系统疾病中药物治疗的优势。

四、图像引导聚焦超声

治疗超声利用超声与超声场中振荡微泡间的热能和机械性相互作用。这些相互作用和由此产生的生物学效应严重依赖于聚焦处的压力振幅（通过颅骨传播后会失真）、声学参数、脑组织中血管密度和特性，以及微泡的性质；其他相关因素还包括血管直径[210]。然而，上述这些参数均难以预测，并在不同患者间存在显著改变，特别是在存在肿瘤或其他病理变化的情况下。为克服障碍并准确预估上述参数，可将 FUS 系统与多种医学成像方式相结合，其中最有优势的方式是 MRI 和超声成像联用，该联用能够达成的效果，包括：①准确识别目标并确定治疗参数（用于治疗计划）；②优化超声作用过程以确保在不过度暴露的情况下达到预期效果（用于治疗监测）；③评估治疗效果（用于治疗评估）。

（一）治疗计划

使用经颅 FUS 进行无创或微创手术的相关核心问题，包括：①识别目标；②定位及靶向 FUS 束；③准确预估局部压力或强度。虽然，对于动物实验，简单的立体定向系统结合离体测量就能解决上述核心问题；但对于临床应用来说，想要解决上述问题便极具挑战性。存在挑战性的原因主要是人类拥有较厚且结构复杂的颅骨（一层小梁骨被皮质骨层所包围），不同个体间颅骨厚度存在多变性（3.5～9.5mm）[211]，其声学阻抗比作为耦合介质的软组织及纯水显著升高。因此，传输的超声束比例在很大程度上取决于骨骼和传感器表面间的角度[212]，而颅骨的不规则形状、厚度及其复杂性可引起超声束的强烈偏转和扭曲，使得准确预估局部压力颇具难度。

迄今为止，为应对上述挑战并确保治疗计划的准确性，已在临床条件下开发并测试了多种手段。特别针对校正由较厚颅骨所导致的光束像差的问题，采用了由 1000 多个压电元件所组成的相控阵列并结合 CT 颅骨像差校正算法[9, 10]的手段。该手段使用声学模拟和 CT 以调整每个压电元件的相位，以便在其通过颅骨传输后，仍能恢复原阵列的聚焦特性。

热消融的临床经验表明，像差校正方法可提供 1～2mm 的瞄准精度[14-18]。MR 温度映射[101]用于可视化低水平（1～2℃）的焦点加热，并能确保治疗前暴露的精准定位[102]。为此还开发了能绘制由辐射力所引起小型组织位移（微米级别）的测量方式[213, 214]。上述 MRI 方式可用于预测聚焦压力振幅[164]或改善像差校正[215]，为对比分析或交叉验证提供了额外的建模方式。

（二）治疗监测及控制

为预测经颅超声作用期间的局灶性压力振幅，有效监测程序对于获得安全有效的结果至关重要。根据应用的特定相互作用（热能或机械性），监控各种程序的方法可能具有根本性差异，例如，对于热毁损需精确测量焦点的温升；而对于 BBB 破坏，高灵敏性监测微泡散发必不可少。本章将介绍能透过颅骨、可实时完成任务，应用最为广泛的两种方法。

1. 磁共振温度成像

目前，唯一广泛使用的体内温度变化定量测量方法，即利用 MRI 及纯水的质子共振频率（proton resonant frequency，PRF）的温度敏感性，其在 FUS 热疗温度范围内呈线性分布，并且与组织类型和热疗史无关的性质[216]。然而，MRTI 也存在局限性（如对脂肪组织不敏感），为确保达到所需热能的精确靶向，还可对 FUS 热消融进行闭环控制[217]。图 18-8 显示了脑肿瘤患者首次 MRgFUS 测试期间得到的 MRTI 示例[14]。

纯水质子共振频率的温度敏感性，以约 0.01ppm/℃的速率变化，是由热能所诱导的氢键变化及随之而来的氢核电子屏蔽改变所引起[218]。这些变化改变了原子核内的磁场，导致质子共振频率通过拉莫尔（Larmor）频率发生改变。质子共振频率改变可使用梯度回波序列（gradient echo sequence，GES）的相位图估测，该相位图可参考预热图像或未加热的周围组织区域图像[101]。在研究中，MRTI 的空间分辨率优于 1mm³，时间分辨率优于 1 帧 / 秒，温度分辨率控制在 ±1℃范围内，并能得到多个切面的图像。然而，上述

性能对于临床脑 MRgFUS 尚无法实现，因大规模 FUS 相控阵列的引入使得该成像方式成为可能。多家研究团队均在开发可集成至脑 MRgFUS 系统所用的 MRI 线圈。

2. 被动声学发射监测及映射

现今，并无凭借 MRI 来表征和（或）能可视化超声作用中微泡振荡的方法。固有的非线性微泡振荡与微米及微秒尺度上的相互作用相结合，为实时监测提供了严格标准。使用声学方法分析暴露于 FUS 光束时微泡发出的声波，可满足绝大多数上述标准。不同于标准超声成像，这些方法采用被动方式（即仅接收声波）操作压电接收器以记录、分析超声作用期间微泡振荡产生的发散压强波（即为声波发射），如 FUS 诱导的 BBB 破坏[180, 219-221]。记录所发射的波谱及表征足以控制微泡振荡的声学强度。

惯性空化在声波发射频域中表现为宽频信号[6]，并通常与 BBB 破坏期间所产生的血管损伤相关[180]。在没有宽频信号的情况下，谐波和（或）次谐波、超谐波的发射表示存在稳定的体积振荡，并且与安全的 BBB 破坏始终相关[180, 219, 221]。

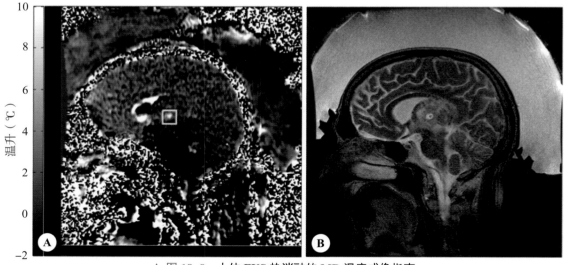

▲ 图 18-8　人体 FUS 热消融的 MR 温度成像指南

A. 复发性胶质瘤患者在磁共振引导聚焦超声治疗期间的 MR 温度图像，显示经颅聚焦的可行性，框内区域存在明显的焦点加热现象（图像显示脑室中存在明显伪影）；B. 治疗前使用 MR 温度成像叠加的方式，采集解剖水平的 MRI 以测量其局灶加热

因此，根据所发射波谱的量及强度，设备输出强度可随之增加直至观测到强谐波、次谐波或超谐波的发射；而当检测到宽频发射时，则减少设备的输出强度[180, 221, 223]。上述方法的时间分辨率目前低于几毫秒。

图 18-9A 显示了在 BBB 损伤期间使用临床经颅 FUS 系统，观察到猕猴的 MRI 信号增强与谐波发射强度之间存在良好相关性的示例。使用被动重建方法将多个接收器（通常多于 64 个）集成到 FUS 系统中[224, 225]，以创建微泡活动的二维甚至三维地图，确保微泡在预期区域内活动。

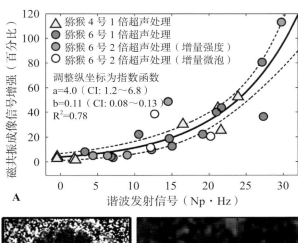

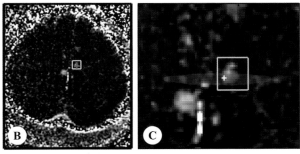

▲ 图 18-9　MRI 信号增强与微泡声学发射的比较

A. 注射二乙烯五胺乙酸钆后的 MRI 信号增强与应用单元探测器测量的谐波发射信号强度间的函数关系（引自 © 2012, Arvanitis et al.[221]）。B 和 C. 显示了 MRI 信号增强与被动空化映射之间的对比。B. 相对于预对比图像的增强图；C. 与 B 中 T1 加权 MRI 相融合的被动声学图；红色区域显示空化图中最大值 95% 以内的像素，该区域与对比增强相重叠，具有最大空泡化活动的像素使用 "+" 标出；这项突破性工作可能会推动脑中基于微泡的疗法的临床转化。CI. 置信区间；R². 相关系数（改编自 Arvanitis et al.,[227]©2013, Institute of Physics and Engineering in Medicine.）

多项研究展示了应用于脑的被动成像[222, 226-230]。图 18-9B 和 C 显示了应用猕猴进行的动物实验，使用临床脑 MRgFUS 系统将线性接收器集成至阵列中的被动声学映射（passive acoustic mapping, PAM）的示例。该方法连同其与 MRgFUS 系统的整合预计将能够提供前所未有的对脑相关过程的控制，并促进其他基于空化的治疗方法的发展。

（三）治疗评估

治疗超声利用了超声及微泡与组织及脉管系统之间的热能相互作用和机械性相互作用。MRI 可提供卓越的软组织对比度及精确测量，是评估上述相互作用最合适的成像方式。其实，在 FUS 介导的神经外科手术期间，T2 加权 MRI 显示的水肿可用于识别丘脑靶点的成功热毁损，而弥散加权成像则显示在 24h 内治疗所引起的液体扩散约束[18]。此外，对比 – 增强 MRI 及 T2* 加权或磁敏感加权成像均可用于验证已经发生 BBB 破坏，以及是否发生了血管损伤。对于肿瘤组织，可能需将对比剂注射后的信号增强与进行 FUS 前的基线测量值进行比较。

对于药物输运，使用 MRI 或其他对比剂直接标记治疗剂，可能有助于预估 FUS 介导的 BBB 破坏期间或之后脑内的药物吸收渗透[201]。多项研究使用了标准对比剂作为组织药物浓度的替代测量方式[147, 204, 231]。最后，通过动态对比增强 MRI（dynamic contrast-enhanced MRI, DCE-MRI）[232] 分析以预估血管传递系数的方法，已被应用于预测药物对脑[157] 和肿瘤的最终有效载荷[233]。图 18-10 显示了 DCE-MRI 对 BBB 破坏及其随时间恢复效果的评估。

五、未来的发展与展望

聚焦超声可无创地将声能聚焦至脑中的精确

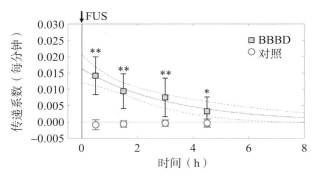

▲ 图 18-10　FUS 诱导 BBB 破坏的动态和非侵入性评估

动态对比增强 MRI 可评估 FUS 引起的血脑屏障破坏。在注射 MRI 对比剂的前期、期间和后期，均获得了 T_1 加权 MRI 的时间序列。将信号强度随时间的变化与药代动力学模型[234]进行拟合，以评估传递系数 K_{trans}，其描述了对比剂从血管至脑的输运。将超声作用区域与对侧大脑半球的相应非超声处理结构测量得出的平均 K_{trans} 作为时间函数绘制图形。由于 BBB 恢复而发生的 K_{trans} 衰减符合指数衰减，虚线与实线之间代表着 95% 置信区间，预估半衰期为 2.2h（95%CI 1.1～3.4h）。上述数据对确定不同药物入脑的剂量至关重要。FUS. 聚焦超声；BBBD. 血脑屏障损伤（改编自 Park et al.,[157] ©2012 Elsevier B.V.）

靶点，提供了一系列的治疗方式，包括降低发病率、减少电离辐射暴露水平、有针对性地将多种治疗成分精确转运至靶点或（特定）体积内。随着便捷方法的不断发展并实现了闭环控制，可以预见到 FUS 会成为一项真正的变革性技术。

迄今为止，关于 FUS 诱导的 BBB 破坏的大多数研究均集中于治疗剂的输运，以及通过标准组织学方法确认其安全性。最近的研究表明，操作本身，或者说是机体应答，也可能具有治疗潜力。例如，研究阿尔茨海默病模型小鼠中淀粉样蛋白斑块的抗体转运[187]，发现单纯 FUS 诱导的 BBB 破坏本身能减小斑块的大小，这可能是通过内源性抗体传递机制[235]而实现的。同一个研究团队最近发表的研究表明，该方式还可诱导神经发生[236]。在全身性注射神经前体细胞的实验中，类似的现象也可能触发干细胞归巢[237]。显然，若想要深入了解 FUS 与微泡结合期间，发生的微血管机械性刺激所引起（或触发）的细微改变，仍任重道远。认真评估可能会伴随疾病出现的任

何不利效应也同样重要。

除了用于热毁损和破坏 BBB 之外，脑内治疗超声还有多种令人兴奋的用途。例如，多年来的大量研究表明，频率范围为 20kHz～2MHz 的超声可帮助溶栓[58, 105, 226, 238-247]。上述研究在体外、体内和临床中均得以开展，并主要专注于提高溶栓剂的活性。特别需要说明的是，还有实验证据表明使用血管内超声设备可提高冠状动脉、外周血管系统和脑卒中溶栓剂的有效性[105, 245]。令人感兴趣的研究是，临床中输注溶栓剂的同时暴露于 2MHz 经颅多普勒超声也可增强溶栓效果[105]。临床研究表明，在多中心的经颅多普勒超声及全身应用组织型纤溶酶原激活物（tPA）联合溶解脑缺血患者血栓（CLOTBUST）试验中，单独使用 tPA 和 8%、25% 阿替普酶（tPA）与经颅多普勒超声进行联用，对于血管完全再通均具有明显效果[105]。还有研究表明，结合 tPA 和 2MHz 经颅多普勒超声注射的微泡可能会进一步提高超声治疗效果[248-252]。在使用微泡的临床试验中观察到的不良事件[253]提示需在控制其他因素方面继续深入。

微泡的应用可能极大地扩展了能够安全使用 FUS 进行消融的靶向脑区。当前系统无法在不导致颅骨过热的情况下接近颅骨进行超声暴露。为了克服此限制，需极大降低超声的声学强度；其中一种降低强度的方式，就是将 FUS 与通过静脉注射的基于微泡的超声对比剂（ultrasound contrast agent，USCA）相结合。我们一直在研究使用此类介质以降低脑 FUS 消融所需的功率。研究表明，使用超声对比剂可将脑 FUS 消融所需的功率降低几个数量级[254-256]。通过降低功率，颅骨产生的热量水平可被降低至热损伤阈值以下，因此可以直接毁损与骨骼邻近的目标。

经颅 FUS 与微泡的结合，也可增加肿瘤对辐射的敏感性。使用高于破坏 BBB 的 FUS 暴露水平，多伦多市桑尼布鲁克女子学院医院

（Sunnybrook and Women's Hospital）最近发表的一系列论文表明，微泡增强超声作用对于多种不同肿瘤模型均可作为有效的辐射增敏剂[257-262]。虽然，据我们所知，该方法尚未在脑肿瘤中进行过试验，但其似乎仍有望提高放射治疗和放射外科的效果，也很有可能减少实现治疗反应所需的剂量。

FUS 还具有可逆地激活或抑制神经元功能的潜力。几十年来，人们知道 FUS 能够可逆地抑制脑活动并调节诱发电位[263-266]，应用小型动物进行的大量研究表明其可能具有刺激作用[70, 267-272]。2013 年和 2014 年的研究报道了在猴子[273]和人类志愿者[274]中均产生了类似效果。若 FUS 可应用于临床，将提供以非侵入性的方式来调节脑活动的可能性，与经颅磁刺激或直流电刺激不同，该方法高度局灶化并可针对深部靶点，为改进手术计划、标记功能脑区或开发新疗法提供了全新方式。

最后，综合上述不同的 FUS 疗法可能取得其他额外优势。例如，使用热毁损或微泡增强型 FUS 消融以破坏肿瘤的富血管部分，随后对治疗周围区域的脑组织的 BBB 进行重复性的破坏，将化学治疗药物靶向输运至浸润的癌细胞中。

结论

聚焦超声的独特之处在于，其能够产生全面的生物学效应，可能用于广泛的中枢神经系统疾病和障碍的治疗，是一种无创性、有针对性和可重复性的干预方法。FUS 可在 MRI 单元内执行，与任何其他技术不同，通过对效果的实时监测，FUS 能够实现精确的解剖定位和功能指导。为应用该方法无创毁损组织并暂时破坏 BBB 而将药物输运到脑内靶区，已进行了多方努力。FUS 的其他功能还包括增强溶栓效果、增加组织对辐射的敏感性、可逆调节神经元功能。近年来，随着能透过人体颅骨的聚焦超声设备的开发，也随着临床可行性证据和大量临床前研究的发表，证实了 FUS 的确具有影响药物输运以治疗中枢神经系统疾病的应用潜力。

参 考 文 献

[1] Neuroinsights. The Neurotechnology Industry 2008. Report published by NeuroInsights; 2008.

[2] Neuwelt EA, Bauer B, Fahlke C, et al. Engaging neuroscience to advance translational research in brain barrier biology. Nat Rev Neurosci. 2011;12(3):169–182.

[3] Lynn JG, Zwemer RL, Chick AJ, Miller AE. A new method for the generation and use of focused ultrasound in experimental biology. J Gen Physiol. 1942;26:179–193.

[4] Fry WJ. Intense ultrasound in investigations of the central nervous system. Adv Biol Med Phys. 1958;6:281–348.

[5] Ballantine HT, Bell E, Manlapaz J. Progress and problems in the neurological applications of focused ultrasound. J Neurosurg. 1960;17:858–876.

[6] Lele PP. Effects of ultrasound on "solid" mammalian tissues and tumors in vivo. In: Repacholi MH, Grondolfo M, Rindi A, eds. Ultrasound: Medical Applications, Biological Effects and Hazard Potential. New York: Plenum Pub. Corp.; 1987:275–306.

[7] Vykhodtseva NI, Hynynen K, Damianou C. Histologic effects of high intensity pulsed ultrasound exposure with subharmonic emission in rabbit brain in vivo. Ultrasound Med Biol. 1995;21 (7):969–979.

[8] Jagannathan J, Sanghvi NT, Crum LA, et al. High–intensity focused ultrasound surgery of the brain: part 1—A historical perspective with modern applications. Neurosurgery. 2009;64(2):201–210.

[9] Clement GT, Hynynen K. A non–invasive method for focusing ultrasound through the human skull. Phys Med Biol. 2002;47(8):1219–1236.

[10] Aubry JF, Tanter M, Pernot M, Thomas JL, Fink M. Experimental demonstration of noninvasive transskull adaptive focusing based on prior computed tomography scans. J Acoust Soc Am. 2003;113 (1):84–93.

[11] Hynynen K, Clement GT, McDannold N, et al. 500–element ultrasound phased array system for noninvasive focal surgery of the brain: A preliminary rabbit study with ex

vivo human skulls. Magn Reson Med. 2004;52(1):100–107.

[12] Hynynen K, McDannold N, Clement G, et al. Pre–clinical testing of a phased array ultrasound system for MRI–guided noninvasive surgery of the brain: a primate study. Eur J Radiol. 2006;59 (2):149–156.

[13] Clement GT, White PJ, King RL, McDannold N, Hynynen K. A magnetic resonance imagingcompatible, large–scale array for trans–skull ultrasound surgery and therapy. J Ultrasound Med. 2005;24(8):1117–1125.

[14] McDannold N, Clement GT, Black P, Jolesz F, Hynynen K. Transcranial magnetic resonance imaging–guided focused ultrasound surgery of brain tumors: initial findings in 3 patients. Neurosurgery. 2010;66(2):323–332.

[15] Martin E, Jeanmonod D, Morel A, Zadicario E, Werner B. High–intensity focused ultrasound for noninvasive functional neurosurgery. Ann Neurol. 2009;66(6):858–861.

[16] Jeanmonod D, Werner B, Morel A, et al. Transcranial magnetic resonance imaging–guided focused ultrasound: noninvasive central lateral thalamotomy for chronic neuropathic pain. Neurosurg Focus. 2012;32(1):E1.

[17] Lipsman N, Schwartz ML, Huang Y, et al. MR–guided focused ultrasound thalamotomy for essential tremor: a proof–of–concept study. Lancet Neurol. 2013;12(5):462–468.

[18] Elias WJ, Huss D, Voss T, et al. A pilot study of focused ultrasound thalamotomy for essential tremor. N Engl J Med. 2013;369(7):640–648.

[19] Hynynen K, Davis KL. Small cylindrical ultrasound sources for induction of hyperthermia via body cavities or interstitial implants. Int J Hyperthermia. 1993;9(2):263–274.

[20] Diederich CJ, Nau WH, Burdette EC, Bustany IS, Deardorff DL, Stauffer PR. Combination of transurethral and interstitial ultrasound applicators for high–temperature prostate thermal therapy. Int J Hyperthermia. 2000;16(5):385–403.

[21] Lafon C, Chapelon JY, Prat F, et al. Design and preliminary results of an ultrasound applicator for interstitial thermal coagulation. Ultrasound Med Biol. 1998;24(1):113–122.

[22] Foster RS, Bihrle R, Sanghvi NT, Fry FJ, Donohue JP. High–intensity focused ultrasound in the treatment of prostatic disease. Eur Urol. 1993;23(Suppl 1):29–33.

[23] Hutchinson EB, Hynynen K. Intracavitary ultrasound phased arrays for noninvasive prostate surgery. IEEE Trans Ultrason Ferroelectr Freq Contr. 1996;43(6):1032.

[24] Zimmer JE, Hynynen K, He DS, Marcus F. The feasibility of using ultrasound for cardiac ablation. IEEE Trans Biomed Eng. 1995;42(9):891–897.

[25] Hynynen K, Dennie J, Zimmer JE, et al. Cylindrical ultrasonic transducers for cardiac catheter ablation. IEEE Trans Biomed Eng. 1997;44(2):144–151.

[26] Lalonde R. Variable frequency field conjugate lenses for ultrasound hyperthermia. IEEE Trans Ultrason Ferroelectr Freq Contr. 1995;42(5):825.

[27] Fjield T, Sorrentino V, Cline H, Hynynen K. Design and experimental verification of thin acoustic lenses for the coagulation of large tissue volumes. Phys Med Biol. 1997;42(12):2341–2354.

[28] Cain CA, Umemura S–I. Concentric–ring and sector–vortex phased–array applicators for ultrasound hyperthermia. IEEE Trans Microw Theory Tech. 1986;34(5):542–551.

[29] Ebbini ES, Umemura SI, Ibbini MS, Cain CA. A cylindrical–section ultrasound phased–array applicator for hyperthermia cancer therapy. IEEE Trans Ultrason Ferroelectr Freq Contr. 1988;35(5):561.

[30] Fan X, Hynynen K. Control of the necrosed tissue volume during noninvasive ultrasound surgery using a 16–element phased array. Med Phys. 1995;22(3):297–306.

[31] Hynynen K, Chung A, Fjield T, et al. Feasibility of using ultrasound phased arrays for MRI monitored noninvasive surgery. IEEE Trans Ultrason Ferroelectr Freq Contr. 1996;43(6):1043.

[32] Daum DR, Smith NB, King R, Hynynen K. In vivo demonstration of noninvasive thermal surgery of the liver and kidney using an ultrasonic phased array. Ultrasound Med Biol. 1999;25(7):1087–1098.

[33] Curiel L. 1.5D multi–elements phased array applied to high intensity focused ultrasound: 1999. Conference: Ultrasonics Symposium, 1999. Proceedings.1999 IEEE, Vol 2.

[34] Clement GT, Sun J, Giesecke T, Hynynen K. A hemisphere array for non–invasive ultrasound brain therapy and surgery. Phys Med Biol. 2000;45(12):3707–3719.

[35] Carstensen EL, Becroft SA, Law WK, Barber DB. Finite amplitude effects on thresholds for lesion production in tissues by unfocussed ultrasound. J Acoust Soc Am. 1981;70:302–309.

[36] Swindell W. A theoretical study of nonlinear effects with focused ultrasound in tissues: an 'acoustic Bragg peak'. Ultrasound Med Biol. 1985;11(1):121.

[37] Hynynen K. The role of nonlinear ultrasound propagation during hyperthermia treatments. Med Phys. 1991;18(6):1156–1163.

[38] Fry FJ, Johnson LK. Tumor irradiation with intense ultrasound. Ultrasound Med Biol. 1978;4(4): 337–341.

[39] Goss SA. The effect of high intensity ultrasonic irradiation on tumor growth. IEEE Transactions on Sonics and Ultrasonics. 1984;SU31(5):491.

[40] Yang R, Reilly CR, Rescorla FJ, et al. High–intensity focused ultrasound in the treatment of experimental liver cancer. Arch Surg. 1991;126(8):1002–1009.

[41] Sibille A, Prat F, Chapelon JY, et al. Extracorporeal ablation of liver tissue by high–intensity focused ultrasound. Oncology. 1993;50(5):375–379.

[42] Yang R, Reilly CR, Rescorla FJ, et al. Effects of high–intensity focused ultrasound in the treatment of experimental neuroblastoma. J Pediatr Surg. 1992;27(2):246–250.

[43] Yang R, Sanghvi NT, Rescorla FJ, Kopecky KK, Grosfeld JL. Liver cancer ablation with extracorporeal high–intensity focused ultrasound. Eur Urol. 1993;23(Suppl 1):17–22.

[44] Chen L, Rivens IH, ter Haar GR, Riddler S, Hill CR,

Bensted JP. Histological changes in rat liver tumours treated with high-intensity focused ultrasound. Ultrasound Med Biol. 1993;19(1):67-74.

[45] Prat F, Centarti M, Sibille A, et al. Extracorporeal high-intensity focused ultrasound for VX2 liver tumors in the rabbit. Hepatology. 1995;21(3):832-836.

[46] Adams JB, Moore RG, Anderson JH, Strandberg JD, Marshall FF, Davoussi LR. High-intensity focused ultrasound ablation of rabbit kidney tumors. J Endourol. 1996;10(1):71-75.

[47] Rowland IJ, Rivens IH, Chen L, et al. MRI study of hepatic tumours following high intensity focused ultrasound surgery. Br J Radiol. 1997;70:144-153.

[48] Chen L, ter Haar HG, Hill CR, Eccles SA, Box G. Treatment of implanted liver tumors with focused ultrasound. Ultrasound Med Biol. 1998;24(9):1475-1488.

[49] ter Haar GR, Rivens IH, Chen L, Riddler S. High intensity focused ultrasound for the treatment of rat tumours. Phys Med Biol. 1991;36(11):1495-1501.

[50] Chen L, ter Haar GR, Robertson D, Bensted JP, Hill CR. Histological study of normal and tumorbearing liver treated with focused ultrasound. Ultrasound Med Biol. 1999;25(5):847-856.

[51] Vaezy S, Fujimoto VY, Walker C, Martin RW, Chi EY, Crum LA. Treatment of uterine fibroid tumors in a nude mouse model using high-intensity focused ultrasound. Am J Obstet Gynecol. 2000; 183(1):611.

[52] Delon-Martin C, Vogt C, Chignier E, Guers C, Chapelon JY, Cathignol D. Venous thrombosis generation by means of high-intensity focused ultrasound. Ultrasound Med Biol. 1995;21(1):113-119.

[53] Hynynen K, Colucci V, Chung A, Jolesz FA. Noninvasive arterial occlusion using MRI-guided focused ultrasound. Ultrasound Med Biol. 1996;22(8):1071-1077.

[54] Rivens IH, Rowland IJ, Denbow M, Fisk NM, ter Haar GR, Leach MO. Vascular occlusion using focused ultrasound surgery for use in fetal medicine. Eur J Ultrasound. 1999;9(1):89-97.

[55] Vaezy S, Martin R, Schmiedl U, et al. Liver hemostasis using high-intensity focused ultrasound. Ultrasound Med Biol. 1997;23(9):1413-1420.

[56] Vaezy S, Martin R, Yaziji H, et al. Hemostasis of punctured blood vessels using high-intensity focused ultrasound. Ultrasound Med Biol. 1998;24(6):903-910.

[57] Francis CW, Onundarson PT, Carstensen EL, et al. Enhancement of fibrinolysis in vitro by ultrasound. J Clin Invest. 1992;90(5):2063-2068.

[58] Porter TR, LeVeen RF, Fox R, Kricsfeld A, Xie F. Thrombolytic enhancement with perfluorocarbon-exposed sonicated dextrose albumin microbubbles. Am Heart J. 1996;132(5): 964-968.

[59] Unger EC, McCreery TP, Sweitzer RH, Caldwell VE, Wu Y. Acoustically active liposphes containing paclitaxel: a new therapeutic ultrasound contrast agent. Invest Radiol. 1998;33(12):886-892.

[60] Kim HJ, Greenleaf JF, Kinnick RR, Bronk JT, Bolander ME. Ultrasound-mediated transfection of mammalian cells. Hum Gene Ther. 1996;7(11):1339-1346.

[61] Unger EC, McCreery TP, Sweitzer RH. Ultrasound enhances gene expression of liposomal transfection. Invest Radiol. 1997;32(12):723-727.

[62] Greenleaf WJ, Bolander ME, Sarkar G, Goldring MB, Greenleaf JF. Artificial cavitation nuclei significantly enhance acoustically induced cell transfection. Ultrasound Med Biol. 1998;24(4):587-595.

[63] Madio DP, van Gelderen P, DesPres D, et al. On the feasibility of MRI-guided focused ultrasound for local induction of gene expression. J Magn Reson Imaging. 1998;8(1):101-104.

[64] Miller DL, Bao S, Gies RA, Thrall BD. Ultrasonic enhancement of gene transfection in murine melanoma tumors. Ultrasound Med Biol. 1999;25(9):1425-1430.

[65] Huber PE, Pfisterer P. In vitro and in vivo transfection of plasmid DNA in the Dunning prostate tumor R3327-AT1 is enhanced by focused ultrasound. Gene Ther. 2000;7(17):1516-1525.

[66] Lawrie A, Brisken AF, Francis SE, Cumberland DC, Crossman DC, Newman CM. Microbubbleenhanced ultrasound for vascular gene delivery. Gene Ther. 2000;7(23):2023-2027.

[67] Vykhodtseva NI, Hynynen K, Damianou C. Pulse duration and peak intensity during focused ultrasound surgery: theoretical and experimental effects in rabbit brain in vivo. Ultrasound Med Biol. 1994;20(9):987-1000.

[68] Hynynen K, McDannold N, Vykhodtseva N, Jolesz FA. Noninvasive MR imaging-guided focal opening of the blood-brain barrier in rabbits. Radiology. 2001;220(3): 640-646.

[69] Gavrilov LR, Tsirulnikov EM, Davies IA. Application of focused ultrasound for the stimulation of neural structures. Ultrasound Med Biol. 1996;22(2):179-192.

[70] Tufail Y, Matyushov A, Baldwin N, et al. Transcranial pulsed ultrasound stimulates intact brain circuits. Neuron. 2010;66(5):681-694.

[71] Yoo SS, Bystritsky A, Lee JH, et al. Focused ultrasound modulates region-specific brain activity. Neuroimage. 2011;56(3):1267-1275.

[72] Prat F, Chapelon JY, Abou eF, et al. Focused liver ablation by cavitation in the rabbit: a potential new method of extracorporeal treatment. Gut. 1994;35(3):395-400.

[73] Miller MW. Gene transfection and drug delivery. Ultrasound Med Biol. 2000;26(Suppl 1):S59-S62.

[74] Nyborg WL, Carson PL, Carstensen EL, et al. Exposure criteria for medical diagnostic ultrasound: II. Criteria based on all known mechanisms (NCRP Report No. 140). Bethesda, MD: National Council on Radiation Protection and Measurements; 2002.

[75] Crum LA, Hansen GM. Growth of air bubbles in tissue by rectified diffusion. Phys Med Biol. 1982; 27(3):413-417.

[76] Leighton TG. The Acoustic Bubble. San Diego, CA:

Academic Press Limited; 1994.

[77] Edmonds PD, Sancier KM. Evidence for free radical production by ultrasonic cavitation in biological media. Ultrasound Med Biol. 1983;9:635–639.

[78] Flynn HG. Generation of transient cavities in liquids by microsecond pulses of ultrasound. J Acoust Soc Am. 1982;72:1926–1932.

[79] Apfel RE. Acoustic cavitation: a possible consequence of biomedical uses of ultrasound. Br J Cancer Suppl. 1982;45(5):140–146.

[80] Miller DL. Particle gathering and microstreaming near ultrasonically activated gas–filled micropores. J Acoust Soc Am. 1988;84(4):1378–1387.

[81] Fry WJ, Wulff VJ, Tucker D, Fry FJ. Physical factors involved in ultrasound induced changes in living systems: I. Identification of non–temperature effects. J Acoust Soc Am. 1950;22: 867–871.

[82] Fry WJ, Fry RB. Determination of absolute sound levels and acoustic absorption coefficients by thermocouple probes: theory. J Acoust Soc Am. 1954;26:294–310.

[83] Fry WJ, Barnard JW, Fry FJ, Krumins RF, Brennan JF. Ultrasonic lesions in the mammalian central nervous system. Science. 1955;122:517–518.

[84] Fry WJ, Barnard JW, Fry FJ. Ultrasonically produced localized selective lesions in the central nervous system. Am J Phys Med. 1955;34:413–423.

[85] Barnard JW, Fry WJ, Fry FJ, Brennan JF. Small localized ultrasonic lesions in the white and gray matter of the cat brain. Archives of Neurological Psychiatry. 1956;75:15–35.

[86] Fry WJ, Brennan JF, Barnard JW. Histological study of changes produced by ultrasound in the gray and white matter of the central nervous system. Ultrasound Med Biol. 1957;3:110–130.

[87] Lele PP. A simple method for production of trackless focal lesions with focused ultrasound: physical factors. J Physiol. 1962;160:494–512.

[88] Basauri L, Lele PP. A simple method for production of trackless focal lesions with focused ultrasound: statistical evaluation of the effects of irradiation on the central nervous system of the cat. J Physiol. 1962;160:513–534.

[89] Lele PP. Production of deep focal lesions by focused ultrasound—current status. Ultrasonics. 1967; 5:105–112.

[90] Lele PP, Pierce AD. The thermal hypothesis of the mechanism of ultrasonic focal destruction in organised tissues.Interaction of ultrasound and biological tissues. In: Reid JM, Sikov MR, eds. FDA 73–8008 BRH/DBE. Washington, DC: Bureau of Radiological Health; 1973:121–128.

[91] Lele PP. Ultrasound in surgery. In: Michaelson SM, Magin R, Carstensen EL, Miller MW, eds. Fundamental and Applied Aspects of Nonionizing Radiation. New York: Plenum Press; 1975:325–340.

[92] Meyers R, Fry WJ, Fry FJ, Dreyer LL, Shultz DF, Noyes RF. Early experiences with ultrasonic irradiation of the pallidfugal and nigral complexes in hyperkinetic and hypertonic disorders. J Neurosurg. 1959;16:32–54.

[93] Fry WJ, Fry FJ. Fundamental neurological research and human neurosurgery using intense ultrasound. IRE Trans Med Electron. 1960;ME–7:166–181.

[94] Oka M, Okumura T, Yokoi H, et al. Surgical application of high intensity focused ultrasound. Med J Osaka Univ. 1960;10(34):427–442.

[95] Heimburger RF. Ultrasound augmentation of central nervous system tumor therapy. Indiana Med. 1985;78(6):469–476.

[96] Guthkelch AN, Carter LP, Cassady JR, et al. Treatment of malignant brain tumors with focused ultrasound hyperthermia and radiation: results of a phase I trial. J Neurooncol. 1991;10(3):271–284.

[97] Park J, Jung S, Jung T–Y, Lee M–C. Focused ultrasound surgery for the treatment of recurrent anaplastic astrocytoma: A preliminary report: 2006. In: Clement GT, McDannold NJ, Hynynen K. Therapeutic Ultrasound: 5th International Symposium held 2729 October 2005 in Boston, Massachusetts. Conference Proceedings, Vol. 829. Melville, NY: American Institute of Physics, 2006; 238–240.

[98] Ram Z, Cohen ZR, Harnof S, et al. Magnetic resonance imaging–guided, high–intensity focused ultrasound for brain tumor therapy. Neurosurgery. 2006;59(5):949–955.

[99] Hynynen K, Jolesz FA. Demonstration of potential noninvasive ultrasound brain therapy through an intact skull. Ultrasound Med Biol. 1998;24(2):275–283.

[100] Thomas J, Fink MA. Ultrasonic beam focusing through tissue inhomogeneities with a time reversal mirror: application to transskull therapy. IEEE Trans Ultrason Ferroelectr Freq Contr. 1996;43(6): 1122–1129.

[101] Ishihara Y, Calderon A, Watanabe H, Okamoto K, Suzuki Y, Kuroda K. A precise and fast temperature mapping using water proton chemical shift. Magn Reson Med. 1995;34(6):814–823.

[102] Hynynen K, Vykhodtseva NI, Chung AH, Sorrentino V, Colucci V, Jolesz FA. Thermal effects of focused ultrasound on the brain: determination with MR imaging. Radiology. 1997;204(1): 247–253.

[103] Vykhodtseva NI, Sorrentino V, Jolesz FA, Bronson RT, Hynynen K. MRI detection of the thermal effects of focused ultrasound on the brain. Ultrasound Med Biol. 2000;26(5):871–880.

[104] Pernot M, Aubry JF, Tanter M, et al. In vivo transcranial brain surgery with an ultrasonic time reversal mirror. J Neurosurgery. 2007;106:1061–1066.

[105] Alexandrov AV, Molina CA, Grotta JC, et al. Ultrasound–enhanced systemic thrombolysis for acute ischemic stroke. N Engl J Med. 2004;351(21):2170–2178.

[106] Abbott NJ, Romero IA. Transporting therapeutics across the blood–brain barrier. Mol Med Today. 1996;2(3): 106–113.

[107] Pardridge WM. Molecular biology of the blood–brain barrier. Mol Biotechnol. 2005;30(1):57–70.

[108] Lockman PR, Mittapalli RK, Taskar KS, et al.

Heterogeneous blood–tumor barrier permeability determines drug efficacy in experimental brain metastases of breast cancer. Clin Cancer Res. 2010;16(23): 5664–5678.

[109] Eichler AF, Chung E, Kodack DP, Loeffler JS, Fukumura D, Jain RK. The biology of brain metastases: translation to new therapies. Nat Rev Clin Oncol. 2011;8(6):344–356.

[110] Groothuis DR. The blood–brain and blood–tumor barriers: a review of strategies for increasing drug delivery. Neuro-oncol. 2000;2(1):45–59.

[111] Pardridge WM. Blood–brain barrier delivery. Drug Discov Today. 2007;12(12):54–61.

[112] Blumling III JP, Silva GA. Targeting the brain: advances in drug delivery. Curr Pharm Biotechnol. 2012;13(12):2417–2426.

[113] Oldendorf WH, Hyman S, Braun L, Oldendorf SZ. Blood–brain barrier: penetration of morphine, codeine, heroin, and methadone after carotid injection. Science. 1972;178(4064): 984–986.

[114] Abbott NJ, Patabendige AA, Dolman DE, Yusof SR, Begley DJ. Structure and function of the blood–brain barrier. Neurobiol Dis. 2010;37(1):13–25.

[115] Pardridge WM. Drug targeting to the brain. Pharm Res. 2007;24(9):1733–1744.

[116] Blasi P, Giovagnoli S, Schoubben A, Ricci M, Rossi C. Solid lipid nanoparticles for targeted brain drug delivery. Adv Drug Deliv Rev. 2007;59(6):454–477.

[117] Olivier JC. Drug transport to brain with targeted nanoparticles. NeuroRx. 2005;2(1):108–119.

[118] Schnyder A, Huwyler J. Drug transport to brain with targeted liposomes. NeuroRx. 2005;2(1): 99–107.

[119] Broadwell RD, Balin BJ, Salcman M. Transcytotic pathway for blood–borne protein through the blood–brain barrier. Proc Natl Acad Sci USA. 1988;85(2):632–636.

[120] Mellman I. Endocytosis and molecular sorting. Annu Rev Cell Dev Biol. 1996;12:575–625.

[121] Mukherjee S, Ghosh RN, Maxfield FR. Endocytosis. Physiol Rev. 1997;77(3):759–803.

[122] Zhang EY, Knipp GT, Ekins S, Swaan PW. Structural biology and function of solute transporters: implications for identifying and designing substrates. Drug Metab Rev. 2002;34(4):709–750.

[123] Pardridge WM. Blood–brain barrier drug targeting: the future of brain drug development. Mol Interv. 2003;3(2):90–105:51.

[124] Bobo RH, Laske DW, Akbasak A, Morrison PF, Dedrick RL, Oldfield EH. Convection–enhanced delivery of macromolecules in the brain. Proc Natl Acad Sci USA. 1994;91(6):2076–2080.

[125] Guerin C, Olivi A, Weingart JD, Lawson HC, Brem H. Recent advances in brain tumor therapy: local intracerebral drug delivery by polymers. Invest New Drugs. 2004;22(1):27–37.

[126] Brem H, Gabikian P. Biodegradable polymer implants to treat brain tumors. J Control Release. 2001;74(13):63–67.

[127] Tomita T. Interstitial chemotherapy for brain tumors: review. J Neurooncol. 1991;10(1):57–74.

[128] Fung LK, Shin M, Tyler B, Brem H, Saltzman WM. Chemotherapeutic drugs released from polymers: distribution of 1,3–bis(2–chloroethyl)–1–nitrosourea in the rat brain. Pharm Res. 1996;13(5): 671–682.

[129] Voges J, Reszka R, Gossmann A, et al. Imaging–guided convection–enhanced delivery and gene therapy of glioblastoma. Ann Neurol. 2003;54(4):479–487.

[130] Illum L. Nasal drug delivery—possibilities, problems and solutions. J Control Release. 2003;87 (13):187–198.

[131] Pires A, Fortuna A, Alves G, Falcao A. Intranasal drug delivery: how, why and what for? J Pharm Pharm Sci. 2009;12(3):288–311.

[132] Rapoport SI. Effect of concentrated solutions on blood–brain barrier. Am J Physiol. 1970;219(1): 270–274.

[133] Rapoport SI. Advances in osmotic opening of the blood–brain barrier to enhance CNS chemotherapy. Expert Opin Investig Drugs. 2001;10(10):1809–1818.

[134] Kroll RA, Neuwelt EA. Outwitting the blood–brain barrier for therapeutic purposes: osmotic opening and other means. Neurosurgery. 1998;42(5):1083–1099.

[135] Bellavance MA, Blanchette M, Fortin D. Recent advances in blood–brain barrier disruption as a CNS delivery strategy. AAPS J. 2008;10(1):166–177.

[136] Doolittle ND, Miner ME, Hall WA, Siegal T, Jerome E, Osztie E, et al. Safety and efficacy of a multicenter study using intraarterial chemotherapy in conjunction with osmotic opening of the blood–brain barrier for the treatment of patients with malignant brain tumors. Cancer. 2000;88(3): 637–647.

[137] Hall WA, Doolittle ND, Daman M, et al. Osmotic blood–brain barrier disruption chemotherapy for diffuse pontine gliomas. J Neurooncol. 2006;77(3):279–284.

[138] Jahnke K, Kraemer DF, Knight KR, et al. Intraarterial chemotherapy and osmotic blood–brain barrier disruption for patients with embryonal and germ cell tumors of the central nervous system. Cancer. 2008;112(3):581–588.

[139] Angelov L, Doolittle ND, Kraemer DF, et al. Blood–brain barrier disruption and intra–arterial methotrexate–based therapy for newly diagnosed primary CNS lymphoma: a multi–institutional experience. J Clin Oncol. 2009;27(21):3503–3509.

[140] Boockvar JA, Tsiouris AJ, Hofstetter CP, et al. Safety and maximum tolerated dose of superselective intraarterial cerebral infusion of bevacizumab after osmotic blood–brain barrier disruption for recurrent malignant glioma. Clinical article. J Neurosurg. 2011;114(3):624–632.

[141] Guillaume DJ, Doolittle ND, Gahramanov S, Hedrick NA, Delashaw JB, Neuwelt EA. Intraarterial chemotherapy with osmotic blood–brain barrier disruption for aggressive oligodendroglial tumors: results of a phase I study. Neurosurgery. 2010;66(1):48–58.

[142] Gutman M, Laufer R, Eisenthal A, et al. Increased microvascular permeability induced by prolonged

interleukin-2 administration is attenuated by the oxygen-free-radical scavenger dimethylthiourea. Cancer Immunol Immunother. 1996;43(4):240-244.

[143] Black KL, Chio CC. Increased opening of blood-tumour barrier by leukotriene C4 is dependent on size of molecules. Neurol Res. 1992;14(5):402-404.

[144] de Vries HE, Blom-Roosemalen MC, van Oosten M, et al. The influence of cytokines on the integrity of the blood-brain barrier in vitro. J Neuroimmunol. 1996;64(1):37-43.

[145] Sheikov N, McDannold N, Vykhodtseva N, Jolesz F, Hynynen K. Cellular mechanisms of the blood-brain barrier opening induced by ultrasound in presence of microbubbles. Ultrasound Med Biol. 2004;30(7):979-989.

[146] Hynynen K, McDannold N, Sheikov NA, Jolesz FA, Vykhodtseva N. Local and reversible bloodbrain barrier disruption by noninvasive focused ultrasound at frequencies suitable for trans-skull sonications. Neuroimage. 2005;24(1):12-20.

[147] Treat LH, McDannold N, Zhang Y, Vykhodtseva N, Hynynen K. Targeted delivery of doxorubicin to the rat brain at therapeutic levels using MRI-guided focused ultrasound. Int J Cancer. 2007;121(4): 901-907.

[148] Chopra R, Vykhodtseva N, Hynynen K. Influence of exposure time and pressure amplitude on blood-brain-barrier opening using transcranial ultrasound exposures. ACS Chem Neurosci. 2010;1(5): 391-398.

[149] McDannold N, Vykhodtseva N, Hynynen K. Blood-brain barrier disruption induced by focused ultrasound and circulating preformed microbubbles appears to be characterized by the mechanical index. Ultrasound Med Biol. 2008;34(5):834-840.

[150] McDannold N, Vykhodtseva N, Hynynen K. Effects of acoustic parameters and ultrasound contrast agent dose on focused-ultrasound induced blood-brain barrier disruption. Ultrasound Med Biol. 2008;34(6):930-937.

[151] Choi JJ, Selert K, Gao Z, Samiotaki G, Baseri B, Konofagou EE. Noninvasive and localized bloodbrain barrier disruption using focused ultrasound can be achieved at short pulse lengths and low pulse repetition frequencies. J Cereb Blood Flow Metab. 2011;31(2):725-737.

[152] Choi JJ, Selert K, Vlachos F, Wong A, Konofagou EE. Noninvasive and localized neuronal delivery using short ultrasonic pulses and microbubbles. Proc Natl Acad Sci USA. 2011;108(40): 16539-16544.

[153] Bing KF, Howles GP, Qi Y, Palmeri ML, Nightingale KR. Blood-brain barrier (BBB) disruption using a diagnostic ultrasound scanner and definity in mice. Ultrasound Med Biol. 2009;35(8): 1298-1308.

[154] O'Reilly MA, Huang Y, Hynynen K. The impact of standing wave effects on transcranial focused ultrasound disruption of the blood-brain barrier in a rat model. Phys Med Biol. 2010;55(18): 5251-5267.

[155] Yang FY, Fu WM, Chen WS, Yeh WL, Lin WL. Quantitative evaluation of the use of microbubbles with transcranial focused ultrasound on blood-brain-barrier disruption. Ultrason Sonochem. 2008; 15(4):636-643.

[156] Weng JC, Wu SK, Lin WL, Tseng WY. Detecting blood-brain barrier disruption within minimal hemorrhage following transcranial focused ultrasound: a correlation study with contrast-enhanced MRI. Magn Reson Med. 2011;65(3):802-811.

[157] Park J, Zhang Y, Vykhodtseva N, Jolesz FA, McDannold NJ. The kinetics of blood brain barrier permeability and targeted doxorubicin delivery into brain induced by focused ultrasound. J Control Release. 2012;162(1):134-142.

[158] Yang FY, Lin YS, Kang KH, Chao TK. Reversible blood-brain barrier disruption by repeated transcranial focused ultrasound allows enhanced extravasation. J Control Release. 2011;150(1):111-116.

[159] Samiotaki G, Vlachos F, Tung YS, Konofagou EE. A quantitative pressure and microbubble-size dependence study of focused ultrasound-induced blood-brain barrier opening reversibility in vivo using MRI. Magn Reson Med. 2012;67(3):769-777.

[160] Choi JJ, Feshitan JA, Baseri B, et al. Microbubble-size dependence of focused ultrasound-induced blood-brain barrier opening in mice in vivo. IEEE Trans Biomed Eng. 2010;57(1):145-154.

[161] Vlachos F, Tung YS, Konofagou E. Permeability dependence study of the focused ultrasoundinduced blood-brain barrier opening at distinct pressures and microbubble diameters using DCEMRI. Magn Reson Med. 2011;66(3):821-830.

[162] McDannold N, Vykhodtseva N, Hynynen K. Use of ultrasound pulses combined with Definity for targeted blood-brain barrier disruption: A feasibility study. Ultrasound Med Biol. 2007;33(4): 584-590.

[163] Cho EE, Drazic J, Ganguly M, Stefanovic B, Hynynen K. Two-photon fluorescence microscopy study of cerebrovascular dynamics in ultrasound-induced blood-brain barrier opening. J Cereb Blood Flow Metab. 2011;31(9):1852-1862.

[164] Marty B, Larrat B, Van Landeghem M, et al. Dynamic study of blood-brain barrier closure after its disruption using ultrasound: a quantitative analysis. J Cereb Blood Flow Metab. 2012;32(10): 1948-1958.

[165] McDannold N, Arvanitis CD, Vykhodtseva N, Livingstone MS. Temporary disruption of the blood-brain barrier by use of ultrasound and microbubbles: safety and efficacy evaluation in rhesus macaques. Cancer Res. 2012;72(14):3652-3663.

[166] Sheikov N, McDannold N, Sharma S, Hynynen K. Effect of focused ultrasound applied with an ultrasound contrast agent on the tight junctional integrity of the brain microvascular endothelium. Ultrasound Med Biol. 2008;34(7):1093-1104.

[167] Howles GP, Bing KF, Qi Y, Rosenzweig SJ, Nightingale KR, Johnson GA. Contrast-enhanced in vivo magnetic

resonance microscopy of the mouse brain enabled by noninvasive opening of the blood–brain barrier with ultrasound. Magn Reson Med. 2010;64(4):995–1004.

[168] Marquet F, Tung YS, Teichert T, Ferrera VP, Konofagou EE. Noninvasive, transient and selective blood–brain barrier opening in non–human primates in vivo. PLoS One. 2011;6(7):e22598.

[169] Sheikov N, McDannold N, Jolesz F, Zhang YZ, Tam K, Hynynen K. Brain arterioles show more active vesicular transport of blood–borne tracer molecules than capillaries and venules after focused ultrasound–evoked opening of the blood–brain barrier. Ultrasound Med Biol. 2006;32(9):1399–1409.

[170] Shang X, Wang P, Liu Y, Zhang Z, Xue Y. Mechanism of low–frequency ultrasound in opening blood–tumor barrier by tight junction. J Mol Neurosci. 2011;43(3):364–369.

[171] Alonso A, Reinz E, Jenne JW, Fatar M, Schmidt–Glenewinkel H, Hennerici MG, et al. Reorganization of gap junctions after focused ultrasound blood–brain barrier opening in the rat brain. J Cereb Blood Flow Metab. 2010;30(7):1394–1402.

[172] Deng J, Huang Q, Wang F, et al. The role of caveolin–1 in blood–brain barrier disruption induced by focused ultrasound combined with microbubbles. J Mol Neurosci. 2012;46(3):677–687.

[173] Xia CY, Liu YH, Wang P, Xue YX. Low–frequency ultrasound irradiation increases blood–tumor barrier permeability by transcellular pathway in a rat glioma model. J Mol Neurosci. 2012;48(1): 281–290.

[174] Shajahan AN, Tiruppathi C, Smrcka AV, Malik AB, Minshall RD. Gbetagamma activation of Src induces caveolae–mediated endocytosis in endothelial cells. J Biol Chem. 2004;279(46): 48055–48062.

[175] Alonso A, Reinz E, Fatar M, Jenne J, Hennerici MG, Meairs S. Neurons but not glial cells overexpress ubiquitin in the rat brain following focused ultrasound–induced opening of the blood–brain barrier. Neuroscience. 2010;169(1):116–124.

[176] Jalali S, Huang Y, Dumont DJ, Hynynen K. Focused ultrasound–mediated BBB disruption is associated with an increase in activation of AKT: experimental study in rats. BMC Neurol. 2010; 10:114.

[177] Baseri B, Choi JJ, Tung YS, Konofagou EE. Multi–modality safety assessment of blood–brain barrier opening using focused ultrasound and Definity microbubbles: a short–term study. Ultrasound Med Biol. 2010;36(9):1445–1459.

[178] McDannold N, Vykhodtseva N, Raymond S, Jolesz FA, Hynynen K. MRI–guided targeted bloodbrain barrier disruption with focused ultrasound: histological findings in rabbits. Ultrasound Med Biol. 2005;31(11):1527–1537.

[179] Liu HL, Wai YY, Chen WS, et al. Hemorrhage detection during focused–ultrasound induced blood–brain–barrier opening by using susceptibility–weighted magnetic resonance imaging. Ultrasound Med Biol.

2008;34(4):598–606.

[180] McDannold N, Vykhodtseva N, Hynynen K. Targeted disruption of the blood–brain barrier with focused ultrasound: association with cavitation activity. Phys Med Biol. 2006;51(4):793–807.

[181] Aryal M, Arvanitis CD, Alexander PM, McDannold N. Ultrasound–mediated blood–brain barrier disruption for targeted drug delivery in the central nervous system. Adv Drug Deliv Rev. 2014; 72:94–109.

[182] Thevenot E, Jordao JF, O'Reilly MA, et al. Targeted delivery of self–complementary adeno–associated virus serotype 9 to the brain, using magnetic resonance imaging–guided focused ultrasound. Hum Gene Ther. 2012;23(11):1144–1155.

[183] Choi JJ, Wang S, Tung YS, Morrison III B, Konofagou EE. Molecules of various pharmacologically–relevant sizes can cross the ultrasound–induced blood–brain barrier opening in vivo. Ultrasound Med Biol. 2010;36(1):58–67.

[184] Wang F, Shi Y, Lu L, et al. Targeted delivery of GDNF through the blood–brain barrier by MRIguided focused ultrasound. PLoS One. 2012;7(12):e52925.

[185] Baseri B, Choi JJ, Deffieux T, et al. Activation of signaling pathways following localized delivery of systemically administered neurotrophic factors across the blood–brain barrier using focused ultrasound and microbubbles. Phys Med Biol. 2012;57(7):N65–N81.

[186] Raymond SB, Treat LH, Dewey JD, McDannold N, Hynynen K, Bacskai BJ. Ultrasound enhanced delivery of molecular imaging and therapeutic agents in Alzheimer's disease mouse models. PLoS One. 2008;3(5):e2175.

[187] Jordao JF, Ayala–Grosso CA, Markham K, et al. Antibodies targeted to the brain with imageguided focused ultrasound reduces amyloid–beta plaque load in the TgCRND8 mouse model of Alzheimer's disease. PLoS One. 2010;5(5):e10549.

[188] Huang Q, Deng J, Wang F, et al. Targeted gene delivery to the mouse brain by MRI–guided focused ultrasound–induced blood–brain barrier disruption. Exp Neurol. 2012;233(1): 350–356.

[189] Burgess A, Huang Y, Querbes W, Sah DW, Hynynen K. Focused ultrasound for targeted delivery of siRNA and efficient knockdown of Htt expression. J Control Release. 2012;163(2):125–129.

[190] Burgess A, Ayala–Grosso CA, Ganguly M, Jordao JF, Aubert I, Hynynen K. Targeted delivery of neural stem cells to the brain using MRI–guided focused ultrasound to disrupt the blood–brain barrier. PLoS One. 2011;6(11):e27877.

[191] Alonso A, Reinz E, Leuchs B, et al. Focal delivery of AAV2/1–transgenes into the rat brain by localized ultrasound–induced BBB opening. Mol Ther Nucleic Acids. 2013;2:e73.

[192] Hsu PH, Wei KC, Huang CY, et al. Noninvasive and targeted gene delivery into the brain using microbubble–facilitated focused ultrasound. PLoS One. 2013;8(2):e57682.

[193] Liu HL, Hua MY, Chen PY, et al. Blood–brain barrier disruption with focused ultrasound enhances delivery of chemotherapeutic drugs for glioblastoma treatment. Radiology. 2010;255(2):415–425.

[194] Mei J, Cheng Y, Song Y, et al. Experimental study on targeted methotrexate delivery to the rabbit brain via magnetic resonance imaging–guided focused ultrasound. J Ultrasound Med. 2009;28(7): 871–880.

[195] Zeng HQ, Lu L, Wang F, Luo Y, Lou SF. Focused ultrasound–induced blood–brain barrier disruption enhances the delivery of cytarabine to the rat brain. J Chemother. 2012;24(6):358–363.

[196] Wei KC, Chu PC,Wang HY, et al. Focused ultrasound–induced blood–brain barrier opening to enhance temozolomide delivery for glioblastoma treatment: a preclinical study. PLoS One. 2013;8(3):e58995.

[197] Aryal M, Vykhodtseva N, Zhang YZ, Park J, McDannold N. Multiple treatments with liposomal doxorubicin and ultrasound–induced disruption of blood–tumor and blood–brain barriers improve outcomes in a rat glioma model. J Control Release. 2013;169(12):103–111.

[198] Yang FY, Wong TT, Teng MC, et al. Focused ultrasound and interleukin–4 receptor–targeted liposomal doxorubicin for enhanced targeted drug delivery and antitumor effect in glioblastoma multiforme. J Control Release. 2012;160(3):652–658.

[199] Liu HL, Hua MY, Yang HW, et al. Magnetic resonance monitoring of focused ultrasound/magnetic nanoparticle targeting delivery of therapeutic agents to the brain. Proc Natl Acad Sci USA. 2010;107(34):1520–515–210.

[200] Chen PY, Liu HL, Hua MY, et al. Novel magnetic/ultrasound focusing system enhances nanoparticle drug delivery for glioma treatment. Neuro Oncol. 2010;12(10):1050–1060.

[201] Fan CH, Ting CY, Lin HJ, et al. SPIO–conjugated, doxorubicin–loaded microbubbles for concurrent MRI and focused–ultrasound enhanced brain–tumor drug delivery. Biomaterials. 2013;34(14): 3706–3715.

[202] Ting CY, Fan CH, Liu HL, et al. Concurrent blood–brain barrier opening and local drug delivery using drug–carrying microbubbles and focused ultrasound for brain glioma treatment. Biomaterials. 2012;33(2):704–712.

[203] Fan CH, Ting CY, Liu HL, et al. Antiangiogenic–targeting drug–loaded microbubbles combined with focused ultrasound for glioma treatment. Biomaterials. 2013;34(8):2142–2155.

[204] Kinoshita M, McDannold N, Jolesz FA, Hynynen K. Noninvasive localized delivery of Herceptin to the mouse brain by MRI–guided focused ultrasound–induced blood–brain barrier disruption. Proc Natl Acad Sci USA. 2006;103(31):11719–11723.

[205] Park EJ, Zhang YZ, Vykhodtseva N, McDannold N. Ultrasound–mediated blood–brain/blood–tumor barrier disruption improves outcomes with trastuzumab in a breast cancer brain metastasis model. J Control Release. 2012;163(3):277–284.

[206] Yang FY, Chen YW, Chou FI, Yen SH, Lin YL, Wong TT. Boron neutron capture therapy for glioblastoma multiforme: enhanced drug delivery and antitumor effect following blood–brain barrier disruption induced by focused ultrasound. Future Oncol. 2012;8(10):1361–1369.

[207] Alkins RD, Brodersen PM, Sodhi RN, Hynynen K. Enhancing drug delivery for boron neutron capture therapy of brain tumors with focused ultrasound. Neuro Oncol. 2013;15(9):1225–1235.

[208] Alkins R, Burgess A, Ganguly M, et al. Focused ultrasound delivers targeted immune cells to metastatic brain tumors. Cancer Res. 2013;73(6):1892–1899.

[209] Treat LH, McDannold N, Zhang Y, Vykhodtseva N, Hynynen K. Improved anti–tumor effect of liposomal doxorubicin after targeted blood–brain barrier disruption by MRI–guided focused ultrasound in rat glioma. Ultrasound Med Biol. 2012;38(10):1716–1725.

[210] Sassaroli E, Hynynen K. Resonance frequency of microbubbles in small blood vessels: a numerical study. Phys Med Biol. 2005;50(22):5293–5305.

[211] Pichardo S, Sin VW, Hynynen K. Multi–frequency characterization of the speed of sound and attenuation coefficient for longitudinal transmission of freshly excised human skulls. Phys Med Biol. 2011;56(1):219–250.

[212] White PJ, Clement GT, Hynynen K. Longitudinal and shear mode ultrasound propagation in human skull bone. Ultrasound Med Biol. 2006;32(7):1085–1096.

[213] McDannold N, Maier SE. Magnetic resonance acoustic radiation force imaging. Med Phys. 2008;35 (8):3748–3758.

[214] Radicke M, Engelbertz A, Habenstein B, et al. New image contrast method in magnetic resonance imaging via ultrasound. Hyperfine Interact. 2008;181:21–26.

[215] Vyas U, Kaye E, Pauly KB. Transcranial phase aberration correction using beam simulations and MR–ARFI. Med Phys. 2014;41(3):032901.

[216] Peters RD, Hinks RS, Henkelman RM. Ex vivo tissue–type independence in proton–resonance frequency shift MR thermometry. Magn Reson Med. 1998;40(3):454–459.

[217] Mougenot C, Salomir R, Palussiere J, Grenier N, Moonen CT. Automatic spatial and temporal temperature control for MR–guided focused ultrasound using fast 3D MR thermometry and multispiral trajectory of the focal point. Magn Reson Med. 2004;52:1005–1015.

[218] Hindman JC. Proton resonance shift of water in the gas and liquid states. J Chem Phys. 1966;44: 4582–4592.

[219] Tung YS, Vlachos F, Choi JJ, Deffieux T, Selert K, Konofagou EE. In vivo transcranial cavitation threshold detection during ultrasound–induced blood–brain barrier opening in mice. Phys Med Biol. 2010;55(20):6141–6155.

[220] Tung YS, Marquet F, Teichert T, Ferrera V, Konofagou EE. Feasibility of noninvasive cavitationguided blood–brain barrier opening using focused ultrasound and

microbubbles in nonhuman primates. Appl Phys Lett. 2011;98(16):163704.

[221] Arvanitis CD, Livingstone MS, Vykhodtseva N, McDannold N. Controlled ultrasound–induced blood–brain barrier disruption using passive acoustic emissions monitoring. PLoS One. 2012;7(9): e45783.

[222] O'Reilly MA, Hynynen K. A super–resolution ultrasound method for brain vascular mapping. Med Phys. 2013;40(11):110701.

[223] O'Reilly MA, Hynynen K. Blood–brain barrier: real–time feedback–controlled focused ultrasound disruption by using an acoustic emissions–based controller. Radiology. 2012;263(1):96–106.

[224] Salgaonkar VA, Datta S, Holland CK, Mast TD. Passive cavitation imaging with ultrasound arrays. J Acoust Soc Am. 2009;126(6):3071–3083.

[225] Gyongy M, Coussios CC. Passive cavitation mapping for localization and tracking of bubble dynamics. J Acoust Soc Am. 2010;128(4):EL175–EL180.

[226] Gateau J, Aubry JF, Chauvet D, Boch AL, Fink M, Tanter M. In vivo bubble nucleation probability in sheep brain tissue. Phys Med Biol. 2011;56(22):7001–7015.

[227] Arvanitis CD, Livingstone MS, McDannold N. Combined ultrasound and MR imaging to guide focused ultrasound therapies in the brain. Phys Med Biol. 2013;58(14):4749–4761.

[228] Arvanitis CD, McDannold N. Integrated ultrasound and magnetic resonance imaging for simultaneous temperature and cavitation monitoring during focused ultrasound therapies. Med Phys. 2013; 40(11):112901.

[229] Jones RM, O'Reilly MA, Hynynen K. Transcranial passive acoustic mapping with hemispherical sparse arrays using CT–based skull–specific aberration corrections: a simulation study. Phys Med Biol. 2013;58(14):4981–5005.

[230] O'Reilly MA, Jones RM, Hynynen K. Three–dimensional transcranial ultrasound imaging of microbubble clouds using a sparse hemispherical array. IEEE Trans Biomed Eng. 2014;61(4): 1285–1294.

[231] Yang FY, Horng SC, Lin YS, Kao YH. Association between contrast–enhanced MR images and blood–brain barrier disruption following transcranial focused ultrasound. J Magn Reson Imaging. 2010;32(3):593–599.

[232] Vlachos F, Tung YS, Konofagou EE. Permeability assessment of the focused ultrasound–induced blood–brain barrier opening using dynamic contrast–enhanced MRI. Phys Med Biol. 2010;55(18): 5451–5466.

[233] Chu PC, Chai WY, Hsieh HY, et al. Pharmacodynamic analysis of magnetic resonance imagingmonitored focused ultrasound–induced blood–brain barrier opening for drug delivery to brain tumors. Biomed Res Int. 2013;2013:627496.

[234] Tofts PS, Kermode AG. Measurement of the blood–brain barrier permeability and leakage space using dynamic MR imaging. 1. Fundamental concepts. Magn Reson Med.

1991;17(2): 357–367.

[235] Jordao JF, Thevenot E, Markham–Coultes K, et al. Amyloid–beta plaque reduction, endogenous antibody delivery and glial activation by brain–targeted, transcranial focused ultrasound. Exp Neurol. 2013.

[236] Scarcelli T, Jordao JF, O'Reilly MA, Ellens N, Hynynen K, Aubert I. Stimulation of hippocampal neurogenesis by transcranial focused ultrasound and microbubbles in adult mice. Brain Stimul. 2014; 7(2):304–307.

[237] Burgess A, Ayala–Grosso C, Ganguly M, Jordao J, Aubert I, Hynynen K. Targeted delivery of neural stem cells using MRI–guided focused ultrasound. Ultrasonics Proceedings 2011.

[238] Francis CW. Ultrasound–enhanced thrombolysis. Echocardiography. 2001;18(3):239–246.

[239] Harpaz D, Chen X, Francis CW, Meltzer RS. Ultrasound accelerates urokinase–induced thrombolysis and reperfusion. Am Heart J. 1994;127(5):1211–1219.

[240] Frenkel V, Oberoi J, Stone MJ, et al. Pulsed high–intensity focused ultrasound enhances thrombolysis in an in vitro model. Radiology. 2006;239(1):86–93.

[241] Everbach EC, Francis CW. Cavitational mechanisms in ultrasound–accelerated thrombolysis at 1 MHz. Ultrasound Med Biol. 2000;26(7):1153–1160.

[242] Riggs PN, Francis CW, Bartos SR, Penney DP. Ultrasound enhancement of rabbit femoral artery thrombolysis. Cardiovasc Surg. 1997;5(2):201–207.

[243] Unger EC, Matsunaga TO, McCreery T, Schumann P, Sweitzer R, Quigley R. Therapeutic applications of microbubbles. Eur J Radiol. 2002;42(2):160–168.

[244] Stone MJ, Frenkel V, Dromi S, et al. Pulsed–high intensity focused ultrasound enhanced tPA mediated thrombolysis in a novel in vivo clot model, a pilot study. Thromb Res. 2007.

[245] Tachibana K, Tachibana S. Prototype therapeutic ultrasound emitting catheter for accelerating thrombolysis. J Ultrasound Med. 1997;16(8):529–535.

[246] Atar S, Luo H, Birnbaum Y, Hansmann D, Siegel RJ. The use of transducer–tipped ultrasound catheter for recanalization of thrombotic arterial occlusions. Echocardiography. 2001;18(3): 233–237.

[247] Tiukinhoy–Laing SD, Huang S, Klegerman M, Holland CK, McPherson DD. Ultrasoundfacilitated thrombolysis using tissue–plasminogen activator–loaded echogenic liposomes. Thromb Res. 2007;119(6):777–784.

[248] Reinhard M, Hetzel A, Kruger S, Kretzer S, Talazko J, Ziyeh S, et al. Blood–brain barrier disruption by low–frequency ultrasound. Stroke. 2006;37(6):1546–1548.

[249] Culp WC, Porter TR, Lowery J, Xie F, Roberson PK, Marky L. Intracranial clot lysis with intravenous microbubbles and transcranial ultrasound in swine. Stroke. 2004;35(10):2407–2411.

[250] Porter TR, Kricsfeld D, Lof J, Everbach EC, Xie F. Effectiveness of transcranial and transthoracic ultrasound and microbubbles in dissolving intravascular thrombi. J

Ultrasound Med. 2001;20(12):1313–1325.

[251] Molina CA, Ribo M, Rubiera M, et al. Microbubble administration accelerates clot lysis during continuous 2–MHz ultrasound monitoring in stroke patients treated with intravenous tissue plasminogen activator. Stroke. 2006;37(2):425–429.

[252] Xie F, Tsutsui JM, Lof J, et al. Effectiveness of lipid microbubbles and ultrasound in declotting thrombosis. Ultrasound Med Biol. 2005;31(7):979–985.

[253] Daffertshofer M, Gass A, Ringleb P, et al. Transcranial low–frequency ultrasound–mediated thrombolysis in brain ischemia: increased risk of hemorrhage with combined ultrasound and tissue plasminogen activator: results of a phase II clinical trial. Stroke. 2005;36(7):1441–1446.

[254] McDannold NJ, Vykhodtseva NI, Hynynen K. Microbubble contrast agent with focused ultrasound to create brain lesions at low power levels: MR imaging and histologic study in rabbits. Radiology. 2006;241(1): 95–106.

[255] Vykhodtseva N, McDannold N, Hynynen K. Induction of apoptosis in vivo in the rabbit brain with focused ultrasound and Optison. Ultrasound Med Biol. 2006;32(12):1923–1929.

[256] McDannold N, Zhang YZ, Power C, Jolesz F, Vykhodtseva N. Nonthermal ablation with microbubble–enhanced focused ultrasound close to the optic tract without affecting nerve function. J Neurosurg. 2013;119(5):1208–1220.

[257] Al Mahrouki AA, Karshafian R, Giles A, Czarnota GJ. Bioeffects of ultrasound–stimulated microbubbles on endothelial cells: gene expression changes associated with radiation enhancement in vitro. Ultrasound Med Biol. 2012;38(11):1958–1969.

[258] Czarnota GJ, Karshafian R, Burns PN, et al. Tumor radiation response enhancement by acoustical stimulation of the vasculature. Proc Natl Acad Sci USA. 2012;109(30):E2033–E2041.

[259] Nofiele JT, Karshafian R, Furukawa M, et al. Ultrasound–activated microbubble cancer therapy: ceramide production leading to enhanced radiation effect in vitro. Technol Cancer Res Treat. 2013;12 (1):5360:Epub 2012 Aug 10.

[260] Tran WT, Iradji S, Sofroni E, Giles A, Eddy D, Czarnota GJ. Microbubble and ultrasound radioenhancement of bladder cancer. Br J Cancer. 2012;107(3):469–476.

[261] El Kaffas A, Nofiele J, Giles A, Cho S, Liu SK, Czarnota GJ. Dll4–notch signalling blockade synergizes combined ultrasound–stimulated microbubble and radiation therapy in human colon cancer xenografts. PLoS ONE. 2014;9(4):e93888.

[262] Kwok SJ, El Kaffas A, Lai P, et al. Ultrasound–mediated microbubble enhancement of radiation therapy studied using three–dimensional high–frequency power Doppler ultrasound. Ultrasound Med Biol. 2013;39(11):1983–1990.

[263] Fry FJ, Ades HW, Fry WJ. Production of reversible changes in the central nervous system by ultrasound. Science. 1958;127:83–84.

[264] Adrianov OS, Vykhodtseva NI, Fokin VF, Uranova NA, Avirom VM. [Reversible functional shutdown of the optic tract on exposure to focused ultrasound]. Biull Eksp Biol Med. 1984;97(6): 760–762.

[265] Bachtold MR, Rinaldi PC, Jones JP, Reines F, Price LR. Focused ultrasound modifications of neural circuit activity in a mammalian brain. Ultrasound Med Biol. 1998;24(4): 557–565.

[266] Min BK, Bystritsky A, Jung KI, Fischer K, Zhang Y, Maeng LS, et al. Focused ultrasound–mediated suppression of chemically–induced acute epileptic EEG activity. BMC Neurosci. 2011;12:23.

[267] Tyler WJ. Noninvasive neuromodulation with ultrasound? A continuum mechanics hypothesis. Neuroscientist. 2011;17(1):25–36.

[268] Kim H, Taghados SJ, Fischer K, Maeng LS, Park S, Yoo SS. Noninvasive transcranial stimulation of rat abducens nerve by focused ultrasound. Ultrasound Med Biol. 2012;38(9):1568–1575.

[269] Yoo SS, Bystritsky A, Lee JH, Zhang Y, Fischer K, Min BK, et al. Focused ultrasound modulates region–specific brain activity. Neuroimage. 2011;56(3):1267–1275.

[270] King RL, Brown JR, Pauly KB. Localization of ultrasound–induced in vivo neurostimulation in the mouse model. Ultrasound Med Biol. 2014;40(7):1512–1522.

[271] Menz MD, Oralkan O, Khuri–Yakub PT, Baccus SA. Precise neural stimulation in the retina using focused ultrasound. J Neurosci. 2013;33(10):4550–4560.

[272] Mehic E, Xu JM, Caler CJ, Coulson NK, Moritz CT, Mourad PD. Increased anatomical specificity of neuromodulation via modulated focused ultrasound. PLoS One. 2014;9(2):e86939.

[273] Deffieux T, Younan Y, Wattiez N, Tanter M, Pouget P, Aubry JF. Low–intensity focused ultrasound modulates monkey visuomotor behavior. Curr Biol. 2013;23(23):2430–2433.

[274] Legon W, Sato TF, Opitz A, Mueller J, Barbour A, Williams A, et al. Transcranial focused ultrasound modulates the activity of primary somatosensory cortex in humans. Nat Neurosci. 2014;17(2): 322–329.

第19章 影像引导神经外科手术机器人
Robotics for Image-Guided Neurosurgery

Sanju Lama　Garnette R. Sutherland　著

张华强　译　　樊晓彤　校

由于现代神经外科日渐倚重新的成像技术和图像模态的发展，图像引导技术已成为神经外科发展的关键部分。早在 1895 年，Wilhelm Roentgen 发现了 X 线[1-2]，神经外科随即借助 X 线来进行病灶定位和显影[3-6]。自此以后，随着影像技术的发展和（外科）技术的革新，以及这两者在手术室内的融合，神经外科取得了显著进步。在手术室已经引入的各种外科辅助技术中，机器技术的融合使用（如影像引导手术机器人）有可能大大改变神经外科的手术标准、操作原则和手术方式（图 19–1 ）。

医学成像领域的发展切实源自临床工作中对于疾病的诊断准确性、定位和动态监测的需求。X 线成像技术和快速迭代中的微处理器同期出现所催生的计算机断层扫描技术和无辐射的磁共振成像平台，共同使得医学成像领域进入新时代[8]。1971 年发明的脑部 CT[9, 10] 和 20 世纪 80 年代早期出现的 MR 脑成像技术[11-13]，为神经系统疾病的诊疗带来了革命性的进展。随着对人体内解剖结构和生化过程的成像技术的稳步发展，同时代的多种技术，例如超声波检查（ultrasonography，USG ）[14]、正电子发射断层扫描[15]、MR 波谱[16, 17]、拉曼光谱技术[18] 成像共同促进了术中的图像导航和合理切除方面的进步。

神经外科手术室已经引入多种影像技术用于疾病的治疗。先进的脑影像技术在手术室内催生了基于笛卡尔坐标系的术前三维影像所引导的配准和定位[19]，从而发展出将影像融合、显示与术中实时导航集成化的神经导航技术，提高了手术的精准度（图 19–2 ）[20, 21]。这些技术手段使外科手术逐步迈向实时影像引导操作这一终极目标成为可能，例如构建一个可显示术中脑组织漂移及其他操作结果的手术显像平台。新理念下的影像引导机器人平台兼具显微手术及立体定向手术的能力，可同时对进行 MRI 扫描的患者进行远距离手术操作。基于主从式操作模式，手术时患者被置于磁体内部，磁体内可包含一对进行手术操作

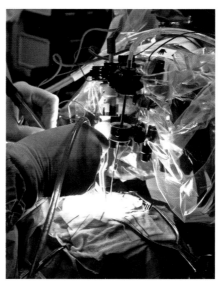

▲ 图 19–1　影像引导手术机器人（**neuroArm**）应用于显微手术

引自 Journal of Neurosurgery，Sutherland et al.[7]

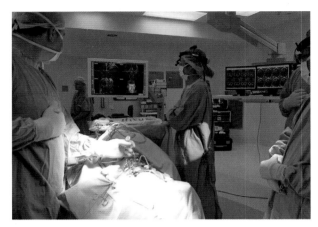

▲ 图 19-2　经口斜坡脊索瘤切除术中的连续电磁导航

的机械臂，沉浸式虚拟工作站模拟了视、听、触觉，外科医生在此空间内操作手术机器人。基于计算机软件和硬件技术的飞速发展，才得以使手术室内高级术中影像技术和手术机器人技术无缝衔接成为可能。

一、神经外科技术与影像学的融合

1926 年，Harvey Cushing 和 William Bovie 合作，将外科学与工程学相结合，发明了止血电刀[22]。自此以后，随着手术室诸多技术的发明与融合，现代神经外科不断发展。

20 世纪初始，神经外科出现的多种技术发明和治疗措施，开启了神经外科不断前进的步伐。医学成像模态的发展与机器技术的革新和改良重新塑造了神经外科手术室的格局[23-25]。外科医生相当倚重辅助性地术前诊断影像（包括近年来发展起来的脑部断层影像），以提高手术切除率并改善疾病的预后。在手术的实施过程中，他们同样非常重视仪器及手术辅助设备的创新及研发[26-29]。20 世纪中叶起，工程及工业化的世界向机械化与自动化发展，神经外科医生不仅见证，并且参与了这样一场足以改变全世界手术室常规工作方式的技术革命。目前，最新的技术突破和手术辅助设备体现在神经外科手术机器人方面，

其工作站帮助外科医生置身于沉浸式的虚拟环境下进行手术[7, 24, 30-32]。工作站为外科医生提供了反馈式人机交互系统，该系统整合了影像资料、手术区域 3D 界面、可显示机器人手术操作空间位置的 MR 界面和触觉反馈控制器，人手可通过该控制器实现多个自由度的机械操作（图 19-3）。此外，结合神经导航系统，立体地定位病灶，进行精准的手术规划和切除，强调了微创的手术范式。总而言之，通过这样的手段，可以帮助外科医生超越人类在精确度、准确性方面的生理限制，能够在日益困难和狭窄的手术视野中进行手术操作[13]。鉴于在手术切除最佳化的实践上，神经外科通过技术手段促成了先进的术中影像导航与高精度机器人技术的理想组合，从而实现手术的微创化。

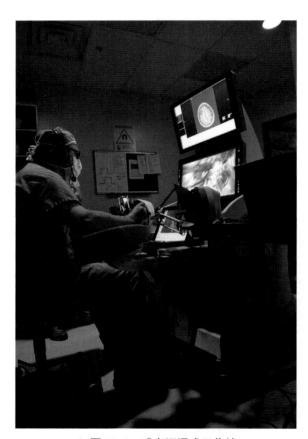

▲ 图 19-3　感官沉浸式工作站
neuroArm 系统同时呈现手术的视觉、听觉和触觉及 3D MRI 影像

二、影像导航神经外科和手术机器人

20世纪90年代初，术中成像技术以术中CT[34, 35]和术中MRI[36-38]的方式进入手术室，与已有的术中X线荧光透视和血管造影并存至今。iMRI设计的灵感来源于术中识别残余的肿瘤，以达到肿瘤最大化切除的目标（图19-4）。手术可以在必要的时候进行MRI检查，之后在原区域补充性地进行手术，从而避免数周或数月以后的二次手术。当根据术前影像注册的导航数据不再准确时，iMRI可以通过扫描获得手术患者新的影像数据，为神经导航提供术中脑组织漂移信息。此外，fMRI和弥散张量成像纤维束追踪（DTI-DTT）等高级序列能够提供脑皮质功能区、纤维束成分及其分布与病灶的关系，使手术治疗更加精准安全（图19-5）[40-43]。另外，对位于功能区的病灶，谨慎选择手术入路、根据术前全面的影像序列信息、采用包括术中神经电生理脑功能定位等辅助手术是极为重要的，如果手术室的条件允许，必要时可以采用机器人辅助手术[44]。

神经外科手术机器人的作用体现在，当在狭小的手术空间内，手术操作要求超过了人手操作

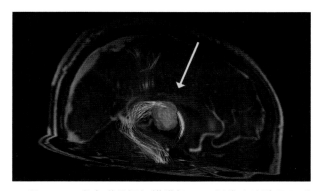

▲ 图 19-5 术中磁共振扫描进行 DTI 纤维束追踪显示手术入路与锥体束及穹隆关系

能力的极限时，机器人可以高精度、高准确性且灵巧地完成复杂的手术操作。当人力不可能完成任务时，唯一明智的选择便是寻求手术机器人的辅助，以最高的质量完成手术操作。在这样的手术系统中，基于患者安全至上的原则，当某些操作更适合手术机器人完成时，使用手术机器人进行手术是理所应当的。因此，熟练掌握手术工具及相应的技术，将其内化为术中灵活选择合理的手术策略的能力，再辅以高级的医学影像、神经导航，使用最先进的人机交互装置，将是复杂手术问题的终极解决方案。

（一）神经外科中应用机器人

在计算机智能日新月异的社会，时代快速更替，机器人是极为重要的时代产物之一。人类引入机器人协助完成各种任务，例如在工业生产中精确完成各种生产活动或空间探索任务等[45-47]。可预设的精确度、机器技术的优势使外科医生能够排除疲劳、时间限制等影响手术的多种不利因素。但是，为神经外科配置这样的机器人方案虽然听起来很有趣，却不禁令人心生敬畏，同时还要考虑到为原本已经极其复杂的手术室环境带来显著风险的可能性。然而，运用半自动化的、高准确度的机器来完成复杂的操作任务，尤其是这种机器能够辅助手术时，显然会很符合外科医生的意愿。配置这样的机器人，需要考虑的基本问

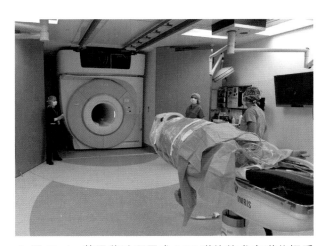

▲ 图 19-4 基于移动顶置式 3.0T 磁体的术中磁共振系统来进行术中规划

题主要包括患者的安全、无菌原则、部门监管批准、伦理问题、经济支出、专用工程的灵活程度、手术工具与外科医生训练的无缝衔接、现有的手术操作流程或传统神经外科手术是否更有优势[33]。最初，应用机器人进行手术操作旨在将人脑的智能和预先设置的精度、准确度有效融合形成一个机器人系统，例如高超的术者在一个操作循环内汇集了人与机械的优势，从病理机制出发来进行治疗。

影像导航是这项技术的核心部分，故而在设计、制造机器人时可选择 MR 兼容的材料，设置合理的承载能力，使机器具备快速移动的能力，硬件与软件兼容良好，术中与病灶定位的神经导航数据相结合，将有助于手术以最微创、最精准的方式顺利完成。

（二）神经外科手术机器人设计要点

根据人机交互的基本原则，手术机器人大致可以分为 3 种主要设计模式[48, 49]（图 19-6）。第一种，监督控制系统：外科医生预先设定机器人需要完成的特定的手术计划，根据这些计划数据，机器人自动完成操作[52]。外科医生在手术过程中充当监督者的角色，以确保手术过程不发生错误。然而，由于机器人操控器到计算机和计算机到手术操作末端的延时性，这种系统需要一个极其重要的操控机制，以便及时停止操控末端的意外运动，如现在的机器人所配备的紧急停止按键。意外运动是所有机器人系统的主要风险。第二种，远程手术系统：这种手术机器人的工作模式在于，外科医生通过一个远程的控制界面，实时操控机器人进行手术操作，通过传感器技术实时将感官反馈机制合到机器人中[53, 54]。第三种，共同控制系统：外科医生手动控制机器人的操作终端，以确保人手操作的稳定性。这种系统通过机械原理，减少人手操作不可避免的颤抖，增强了灵活性，使得手术操作更加精准[55]。

（三）神经外科手术机器人

1988 年，世界上诞生了首款神经外科手术机器人，即组装式可编程通用机器人 PUMA（Advanced Search and Robotics, Oxford, Connecticut）。PUMA 机器人为一台工业机器人改装而成的神经外科手术机器人，与 CT 连接，使用于影像导航，其操作终端配备安装了能指示空间位置的探针适配器[56, 57]。PUMA 机器人初期的用途之一是在 CT 引导下进行脑内肿瘤的活检，避免了术前安装立体定向框架的烦琐过程。紧接着首款被 FDA 认证的神经外科手术机器人系统 NeuroMate 出现（Integrated Surgical Systems, Inc., Davis, CA, USA），该机器人是一款影像引导的、完全由电脑控制的神经外科专用手术机器人[58, 59]。该手术机器人系统使得基于影像的手术计划更为精确，多路径的可视化，同时配备一个由计算机运动定位软件控制，涵盖 5 个操作自由度的机械臂。该机械臂是一种按照神经导航系统预规划路径移动，用于进行立体定向活检或功能神经外科操作的主动式机械臂。虽然上述这些机器人系统实现了手术室机器人技术的肇始，然而，影像导航数据不具备实时性、无法纠正术中脑组织漂移、准确度和机械臂自由度不足等缺点仍然存在。此外，手术机器人系统亟须为术者提供感觉反馈，皆提示着相关技术改良的需求技术仍需改进。

随着时代发展，神经外科领域已经出现了多款手术机器人系统，部分手术机器人已获得了商业化生产销售的许可，其余的手术机器人则处于实验阶段（图 19-7）。目前最成功的手术机器人系统——达·芬奇手术机器人（Intuitive Surgical, Sunnyvale, CA），最初是用于心脏外科的内镜手术平台，现今已经广泛应用于普通外科、泌尿外科、妇产科。达·芬奇手术机器人在神经外科仅应用于某些特定的颅底手术操作[60]。Minerva 机器人（University of Lausanne, Lausanne, Switzerland）

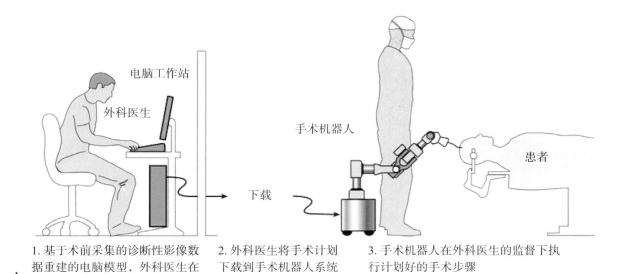

1. 基于术前采集的诊断性影像数据重建的电脑模型，外科医生在电脑工作站上制订手术计划
2. 外科医生将手术计划下载到手术机器人系统
3. 手术机器人在外科医生的监督下执行计划好的手术步骤

A

外科医生通过触觉交互系统实时控制手术机器人，手术机器人通过人机交互如实复制外科医生的手术操作。在这种主 – 从系统中，外科医生通过摄像头和力学反馈，实时观测术区图像，感受手术器械的操作

B

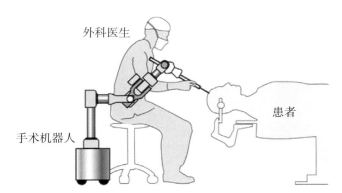

手术机器人和外科医生共同控制手术过程。外科医生控制手术操作，手术机器人为手术器械在术区操作的稳定性提供保障

C

▲ 图 19-6 **Nathoo 教授于 2005 年提出的 3 种机器人系统** [50, 51]
A. 监督控制系统；B. 远程手术系统；C. 共同控制系统

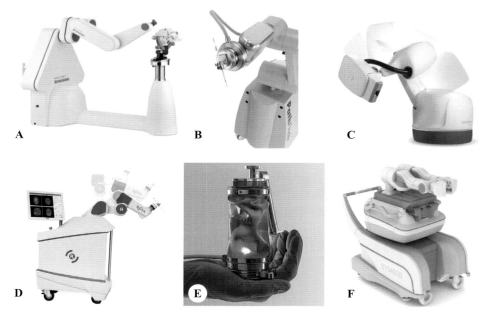

▲ 图 19-7　神经外科领域已量产的商用手术机器人
A. NeuroMate：美国 Integrate Surgical Systems 公司；B. PathFinder：美国 Prosurgics 公司；
C. 射波刀：美国 Accuray 公司；D. Rosa 机器人：法国 Medtech 公司；E. SpineAssist：美国
Mazor Robotics 公司；F. SYMBIS：美国 IMRIS 公司

机器人被设计成能够在直接、实时 CT 引导下，指导持物机械臂操作，然而存在操作维度单一、需要实时 CT 等不足[61]。新一代手术机器人 NeuroMate（Integrate Surgical Systems, Inc. Davis, California）对立体定向手术系统进行了升级，除了进行立体定向活检、电极植入来记录深部脑电或给予电刺激外，还可以结合其他技术用于立体定向脑（功能）显影、经颅磁刺激、放射外科或神经内镜[50]。另外一款 FDA 批准的手术机器人 PathFinder（Prosurgics, Inc., Cupertino, CA, USA）具备亚毫米级的精确度，外科医生基于术前影像选择靶点设计手术路径，机器人在影像导航的基础上可用于穿刺活检、表面识别和开颅钻孔[51]。脊柱手术机器人 Renaissance（Mazor Robotics, Amelia Island, FL, USA）的前身为脊柱手术机器人 SpineAssist，能进行脊柱的精准定位，为脊柱手术提供导航[62]。Renaissance 提供了强大的多用途软件系统，包括术中使用 C 臂透视以确定植入物空间位置的 3D 成像等功能。法国 Medtech 公司生产的 Rosa 机器人已量产进入市场，在神经外科的用途包括脑组织病变活检、电极植入、辅助神经内镜及激光治疗等微创手术过程[63]。总而言之，在神经外科手术室内整合使用这些颠覆性的技术，有助于在精确度、准确度上取得突破性进展，使手术更加安全、微创。当然，要证实手术机器人的优越性并将其普及，需要建立在技术广泛应用及与之而来的随机对照试验等循证医学的证据之上。

　　当前，外科医生越来越多地使用实时影像导航来指导手术，以寻求更好的手术治疗效果，医疗上对于影像导航手术机器人的需求与日俱增，已有数款实时影像手术机器人诞生。Minerva CT 引导手术机器人应用于 CT 扫描仪内部进行手术，而其他数款则设计为 MR 兼容的手术机器人[64]。例如，哈佛大学医学院附属 Brigham 妇女医院及日本筑波工业科技会社手术辅助技术组团队发明的 MR 兼容的、连接在磁体外部进行手术的机器人[65]。此外，日本东京大学机电一体实验室对这项技术还进行了发展，研发了一款能够在磁体内行立体定向操作的机械臂[66]。

随着机器人技术的发展和神经外科医生对手术机器人技术的逐渐熟悉，机器人显微外科已开始成型。再加上机器人操作终端微动器具及相关手术器械的改进成熟，这样的发展趋势变得越来越现实。手术设备需要具备多个方向上的活动度，并且能够模仿传统的神经外科操作。共同控制系统（如 SteadyHand 机器人）或远程手术机器人平台能够改善机器人的灵活性及触觉反馈。由于外科医生可以主 – 从的控制方式按预先制订的手术计划进行手术，并且术中可根据已经掌握的手术经验控制手术机器人进行手术，因此这两种系统可以应用于显微神经外科。此类系统需要很多特定的、重要的微操作设计，包括多个自由度的操作器、运动传感器、力学传感器、颤动过滤、力学及触觉反馈等。一个重要的例子就是由加拿大卡尔加里大学与麦克唐纳·迪特维利联合有限公司合作制造的手术机器人 neuroArm。neuroArm 手术机器人具有前述所有适配的装置，能够兼容 MR 进行立体定向手术或显微手术。当进行显微神经外科手术时，由数控机械臂将 neuroArm 操作装置安装在 MR 的射频线圈内，从而可以在术中获得影像。进行立体定向手术时，手术装置被安装在磁体内部的一个平台上。neuroArm 研发时从航天机器人的制造中借鉴了材料选择、运动自由度、负载能力等经验。基于远程机器人平台，该系统体现了机器人研发、设计中的运动灵活性、自由度、强大的沉浸式感觉模拟人机交互界面工作站的重要性[30]。neuroArm 将航天机器人的苛刻标准和严格的健康安全准则紧密结合，囊括了微传感器技术、触觉反馈（ATI，Apex NC, USA）（图 19-8）、防止意外运动和危险防护的稳健机制。灵活应用高科技机器人技能，外科医生位于模拟视觉（高分辨率显示

器模拟的术区 3D 空间立体图像）、听觉（无线耳机和麦克风负责听和说）、触觉（操作末端传感器传送的触觉反馈）的沉浸式感觉环境中，是手术工具的完全操控者，即时判断手术情况，避免碰撞。此外，neuroArm 借鉴了航空机器人的设计及培训经验，配置了可供虚拟现实下手术操作的仿真程序，同时可以设置电子化手术入路及安全区，术前注册后保证术中安全地向目标位置行进（图 19-9）。结合 neuroArm 机器人的注册、导航及病变定位模块，该机器人手术平台可明显提高手术安全性，保证患者安全。另外，配

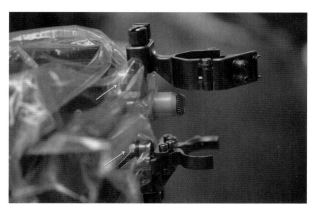

▲ 图 19-8　**neuroArm 操控末端配备了 ATI Nano 17 力学传感器，无菌罩覆盖下与手术器械持握装置连接**
手术器械与组织的相互作用由传感器传送至工作站上的触觉手控装置

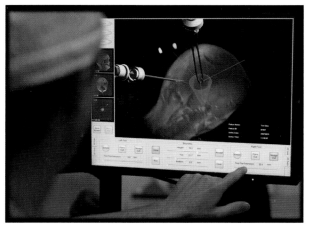

▲ 图 19-9　**示例病例：neuroArm MR-ID 显示屏展示可容器械通过的虚拟路径，设置禁区**

备脚踏开关（Live Man's Switch），可越过计算机直接对机械臂下达停止运动的指令，这一点为终止机器人的意外活动提供了额外的保障。嵌入 neuroArm 系统内的这一功能，在外科医生从远程控制工作站发出指令后，针对机械臂的非预期运动进行严格的安全审查[7]。随着临床应用经验的积累和商业化系统的版本升级（SYMBIS Surgical System, IMRIS, Inc., Minnetonka, Minnesota），机器人神经外科逐步发展成熟，有望紧跟未来不断变化的技术。本部分展示了结合影像引导手术机器人的神经外科手术平台切除右侧额叶少突星形细胞瘤（WHO II 级）的示例病例，以便于读者理解和比较手术机器人平台与传统神经外科手术的不同及复杂性。值得注意的是，示例病例中采用了术中 MR 扫描发现残余的肿瘤，随后决定进一步进行了切除残余肿瘤。

由此观之，世界上顶尖的神经外科中心对设计机器人或将机器人技术应用到手术中均保持了极高的积极性。相当多的设计、发展完善的机器人已成功进入了医疗器械名录。然而，仅有少部分机器人获得全球化的商业推广许可，究其原因可能与设计、制造能够模拟甚至超过人类在颅脑手术操作方面的能力的机器人的复杂性有关，从而限制了手术机器人的开发、应用，使得临床转化历经艰难。表 19-1 总结了市面上几款商业化的神经外科手术机器人，重点关注了它们的差异和具体应用范畴。

（四）neuroArm 机器人手术示例病例

男性患者，30 岁，右利手，以全面性强直阵挛发作就急诊。颅脑 CT 和 MR 扫描提示右侧额叶病灶，病灶无强化，考虑为低级别胶质瘤。抗癫痫治疗后，患者转入院，综合运用 iMRI、神经导航、neuroArm 手术机器人进行显微手术治疗。

全身麻醉后，患者置仰卧位，3 点头架固定患者头部并使头偏向健侧。术中磁共振（IMRIS, Inc., Minnetonka, MN, USA）移动至术区进行扫描（图 19-10A），扫描完成后 iMRI 磁体归

表 19-1　商业化生产的神经外科手术机器人

年份	名称（生产商）	自由度	终端操作器数量	导航	影像	使用目的	用途	市场准入	局限性
2003	NeuroMate（Renishaw）	5	1	基于框架或无框架	CT	立体定向手术	立体定向功能神经外科、颅底手术钻孔	FDA 批准的第一个神经外科手术机器人	无显微手术功能，无器械触发驱动
2006	PathFinder（Prosurgics）	6	1	无框架	CT	立体定向手术	癫痫外科	精准导航	依赖 CT 的手术工学设计
2006	SpineAssist（Mazor Robotics）	6	1	基于框架或无框架	CT	脊柱手术器械	脊柱手术装置定位和放置	FDA 批准	仅限于脊柱外科
2011	Rosa（Medtech）	6	1	无框架	CT/MRI	立体定向手术	立体定向活检、功能神经外科	FDA 批准内镜/激光手术触觉反馈	无显微手术功能
2014	SYMBIS（IMRIS）	7	2	无框架	CT/MRI	立体定向/显微手术	颅内病变	审批中	费用

CT. 计算机断层扫描；FDA. 美国食品药品管理局；MRI. 磁共振成像

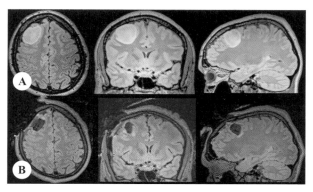

▲ 图 19-10　示例病例：少突星形细胞瘤（WHO Ⅱ 级）手术前计划影像及术中断层 FLARI MR 扫描：轴位、冠状位及矢状位

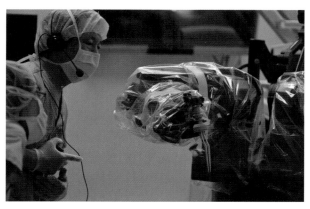

▲ 图 19-11　无菌罩防护并安装手术器械后测试机械臂操作

位，MR 影像数据导入神经导航系统（Medtronic, Minneapolis, MN, USA），导航注册病灶定位描记体表投影，常规额颞手术切口。开颅过程中，输注甘露醇（1g/kg）溶液，过度机械通气，头高足低位降低颅压。以病灶为中心，"十"字形切开硬脑膜，术中再次导航引导定位于右侧额回。双极电凝蛛网膜及软脑膜，沿导航指示方向进入病灶，术中病理证实为低级别胶质瘤。随后，neuroArm 机器人进入手术室，以适当距离固定在磁共振手术台旁，工程师、技术员通过工作站的无线通信设备双重确认，确认显微单元及 neuroArm 操作终端呈运行状态，刷手护士为机器人套上无菌罩，将双极固定在右侧机械臂上，将吸引器固定在左侧机械臂上（图 19-11）。

　　肿瘤减压后，neuroArm 机器人移动至术区，置于主刀医生位置，助手位于主刀医生对侧，显微镜（Zeiss, OPMI Pentero）置于助手角度供助手调节使用（图 19-12）。整个团队包括如下人员：主刀及助手医生、刷手护士、巡回护士、机器人工程师、机器人技术员。所有人员佩戴耳麦，主刀医生位于工作站，通过耳麦与其他团队人员沟通。

　　机器人位于术区进行显微手术，辨认肿瘤与周围脑组织的边界并切除肿瘤。手术围绕肿瘤边界进行，前、后、内、外侧均按照肿瘤与正常脑

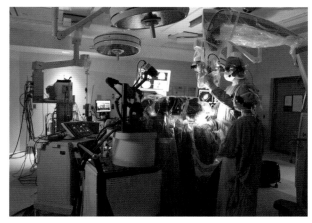

▲ 图 19-12　机器人辅助显微外科

neuroArm 手术机器人在手术台上位于术者位置，术者位于相邻房间内的感官沉浸式工作站。术者在工作站内控制机器人的机械臂，并通过无线通信设备与手术台上的其他团队人员进行交流

组织的边界进行切除，直至脑白质。在这种主-从控制模式下，人机交互协调顺利，机器人按照工作站中的外科医生指令进行操作，助手通过即时通信与工作站中的主刀医生沟通，协助进行手术。手术过程中，当机械臂或线缆可能会碰击到患者、手术台或术区其他装置时，团队成员可随时通知工作站的手术医生及时停止操作。肿瘤切除完成后，仔细环视术腔进行电凝止血，术毕移开手术机器人，无菌罩保护术区，进行 iMRI 检查。

　　iMRI 显示术腔内侧残留部分肿瘤（图 19-10B），

移开磁体后去除无菌罩，进一步切除残余肿瘤。切除完成后，移开显微镜，进行常规关颅操作。术毕患者转运至麻醉恢复室。麻醉清醒后，患者病情平稳，无神经功能缺损。

术后 MRI 提示肿瘤切除程度＞95%，FLAIR 成像存在轻微异常信号。病理结果证实为少突星形细胞瘤 WHO Ⅱ 级。目前患者仍在定期 MR 扫描随访中。

三、神经外科手术机器人发展方向

时间是推动科技发展的唯一因素。随着机械技术向小型化、模拟人类能力的方向发展，人工智能的现实转化具有极大可能性[70]。要实现这个目标，可能需要设计、制造 MR 兼容的、具备显微手术和立体定向手术能力的手术机器人，在实时扫描 MR 的同时进行手术操作。当前的技术发展与改进，已为手术机器人奠定了系统原型的基础。然而，理想的、半自动化的手术机器人平台，需要能够持续快速处理实时影像信息，而能够满足这样要求的微处理器仍未开发出来。下面我们列出未来手术机器人能够超越当代机器人，具备以既往记忆和经验为基础、模仿人类思考和操作能力的几个设计要点。

1. 操作终端的机械设计改进，配备连接操作手术器械的腕关节：目前手术机器人操作末端较为笨重，因而限制了机械臂驱动和操作的流畅性及平稳性，例如机械臂的运动可能幅度过大或动作生硬。增加连接关节、齿轮及腕关节内活动可增加自由度，肘关节和肩关节活动可使活动更加灵活、轻柔。

2. 更高级的传感技术：neuroArm 手术机器人系统强调了内置应变式传感器的重要性。传感器感受操作力矩和手术器械与脑组织间的作用力，将信息传送至外科医生手里的机器人操控器，帮助外科医生感知操作信息。而通过使用更加先进的、日益小型化的微处理器、传感器和编码器，可以编码、合成感觉信息，将传感信息持续传送到工作站，改善触觉效果，从而使外科医生和机器人协调合作，避免信息处理的延误，更好地掌握、调节手术进程，以便于术中更及时、准确地做出手术决策。

硅基微处理器传感器在 20 世纪 60 年代自 Art Zias 发明压阻加速器和压力传感器并应用于航空、工业及微动开关领域后进入工程力学领域[70]。虽然在第一次世界大战期间，基于雷达系统的航空摄影和监察已经开启了遥感的概念，但该技术的日趋完善是伴随着防空、太空探索、汽车和电子通信技术的迅速发展。随之而来的当代传感研究包括化学、机械和生物学的纳米级传感技术[72, 73]。未来这些技术对于神经外科手术机器人将具有无可估量的益处，将化学、生物学纳米传感器应用于体内环境，辅助机器人识别目标位置，基于细胞分子生物学标记进行术中甄别，这将显著改善甚至颠覆手术治疗的预后。这种方法在一定程度上将应用纳米粒子对比剂进行基于细胞的靶标识别的分子成像和分子治疗的理念，扩展性地应用到术中病理组织的可视化之中，使手术操作从现在的器官水平转变为细胞水平。

3. 高级触觉反馈的人机交互操作系统：目前的远程手术操作系统始终依赖商业化的手部控制器作为人机交互的基石。理想化的人机交互系统可以操控机器人无缝协调地进行手术操作，要实现这个理想必须要具备相互兼容的动态软件及硬件平台，不仅需要有设计完善的人机工作站和人体工学设计的手控模块，还要有能够遵循指令操控机器人且不会出错或中断的软件平台。此外，理想的手部控制器是一个非常复杂的模块，需要接收机器人操作终端传感器和编码器传来的信息，重新识别并合成触觉信息，再反馈给外科医生的手以获得手术器械与组织之间相互作用的真实感觉。

4. 仿真平台：对任何机器人平台来说，环境仿真模拟是根本性的相关组成部分之一。影像引导的显微神经外科和立体定向神经外科手术机器人 neuroArm 内置了可供回顾复习的仿真模拟器。高级的仿真模拟平台通过人工模拟环境，提供病例回顾、快进、后退进行学习，使培训外科医生的学习曲线更短、更平缓。此外，借鉴航空工业中仿真模拟能够广泛应用于训练宇航员的经验，手术仿真平台可推动当今外科手术教学的标准化、流程化发展。同时，这种标准化、流程化的原则，可拓展为模拟相关病例的手术计划制订及手术回顾学习。

5. 视觉、光学的改进及无线神经导航：随着技术发展，摄像和显示技术在高分辨率 3D 成像方面取得了飞速进步。然而现在的手术机器人确实仍依赖于手术显微镜，在术中与助手共用一台显微镜。当手术在 MR 磁体内部进行时，不论需要或不需要助手，机器人上需要配置高清摄像头以便于将术区内的高清 3D 立体图像传送到工作站，显示手术操作信息。与此同时，需要开发高分辨率显示器来如实显示术区传输的图像。此外，机械臂上安装无线神经导航，对手术将具有极其重要的意义。当患者空间位置固定后，以强大的机器人导航系统为基础，进行术前注册和制订手术计划，将为手术的顺利进行和标准化多提供一个保障的维度。

6. 交互式机器人平台：在机器人领域，研发制造交互式机器人一直是热点问题，也是机器人研发的重要目标。人工智能数十年来引发人们极大的兴趣，我们可以想象，使用一台具有与人交流和预测能力的机器人，将会弥补人类智能的不足。交互式机器人虽然极具挑战性，但却是目前所有致力于机器人研发的人都追求并密切关注的焦点，这意味着需要研发能够复制人脑神经网络连接的高级软件平台，也许这在现阶段是一个远未实现的假想，但未来缔造这样的交互式机器人平台并非是不可想象的。

7. 数字资料模型：机器人平台必将使世界进入信息化手术的时代。在这样一个世界里，信息过载可能导致系统故障和数据加密崩溃。因此，简化及合并包括手术分离产生的机械、生物学传感信息、听觉及视觉渲染等数字化信息，就成为了一项艰巨的任务。解决这个困难，需要配合全容量连续数据存储驱动器，设计灵活、高效、强大的软件和硬件平台。此外，结合生物及分子学环境微传感器技术，再加上机器人交互传感器技术，也许会在全新维度下为我们提供颅内病变追踪和定位信息。可以设想使用微小的装置，采用分子信号标记病理组织，获得疾病的生物学信息，用于术中的组织识别。这将以数字信号记录为载体，为疾病诊断和治疗提供额外的生物学信息。

8. 信息并行处理技术：随着计算机逐步融入人们的日常生活，人们日常的思考、行为等处事方式已明显被计算机技术改变。然而，在目前的计算机技术条件下，可应用于外科手术的机器人和虚拟现实平台所需要的具备理想性能的计算机离当下的我们仍很遥远。目前，不论是时间延迟，或是机器人的机械方面因素，或是软件代码及数据处理等方面，外科手术机器人的无缝衔接使用均面临很大挑战。究其原因就在于，计算机不能像人脑一样工作和思考，例如计算机采用基于纵向处理的工作机制，而人脑却具备并行处理的能力，能够同时处理多重任务并根据已有经验进行预测。这一人工智能和与生俱来的人类智能之间的根本差距如果能被消除，将创造一个机器人和人类齐声并存的时代。从对计算机的依赖来看，当今社会仍然处于由 Alan Turing 的早期贡献所缔造的时代之中。Alan Turing 是很久以前的一位计算机科学家，他对于世界不可磨灭的贡献在于其首次设计了详尽存储程序的计算机，以及在第二次世界大战中对德国密码系统的破解。

在现代神经外科机器人的设计中采用上述先进技术，将最大限度地突破现有机器人的局限性，使未来神经外科手术机器人变得更顺畅、更协调、更强大、更稳定。通过应用微小传感器、高级触觉反馈、全面清晰的听觉和视觉传输，以及最重要的更加高性能的计算机技术，制造性能卓越的神经外科手术机器人的愿景将逐步成为现实。内置可根据原先已有的指令操作和记忆信息来运行运算任务的操作系统，具有推理能力的手术机器人是可以实现的。

综上所述，图像引导神经外科及手术机器人是一个不断变化且迅速扩展的领域。对于多种技术的高度依赖，为这个领域设置故障安全系统提出了艰巨的挑战。然而，由于机器人辅助手术能够解决某些原本不可能完成的手术任务，手术机器人又引起神经外科领域极大的兴趣。对于机器人基本组成和辅助工具的初步认识，正如吸引孩子的电子游戏场景，用手柄控制着机器人平台。随着工程学、工业化和医学等学科的交叉发展，实现手术室中机器人作为操作助手和辅助设备的想法，并不是天马行空。全世界技术迅速革新，多学科交融发展，神经外科手术室终有一天会迎来理想的手术机器人。正如达·芬奇流传千古的真理所言——"没有什么是永恒的，一切都在变化"（Everything change⋯nothing is certain）。时代向前，未来无限可能！

声明

Garnette R. Sutherland 持有 IMRIS 公司股份，IMRIS 公司是生产销售术中 MRI 和 neuroArm 手术机器人的公司。IMRIS 公司的许多专利包含 Garnette R. Sutherland 名字。

这项工作得到了加拿大创新基金会、加拿大西部经济多样化和阿伯特高等教育和技术部资助。

参考文献

[1] On a new kind of rays. By W.C. Rontgen. Translated by Arthur Stanton from the Sitzungsberichte der Wurzburger Physic-medic. Gesellschaft, 1895. Nature, January 23, 1896. Radiography 1970 Aug;36(428):185–188.

[2] Tubiana M. Wilhelm Conrad Rontgen and the discovery of X-rays. Bull Acad Natl Med. 1996;180 (1):97–108.

[3] Seibert JA. One hundred years of medical diagnostic imaging technology. Health Phys. 1995;69 (5):695–720.

[4] Young BR, Funch RB, MacMoran JW, Parker JA, Bernhard RA. Radiology of the skull and central nervous system. Prog Neurol Psychiatry. 1966;21:374–390.

[5] Kanal E, Maravilla K, Rowley HA. Gadolinium contrast agents for CNS imaging: current concepts and clinical evidence. Am J Neuroradiol. 2014;35(12):2215–2226.

[6] McLaren JR. A method for localizing the pineal gland on anteroposterior projections. Am J Roentgenol Radium Ther Nucl Med. 1959;81(6):945–952.

[7] Sutherland GR, Lama S, Gan LS, Wolfsberger S, Zareinia K. Merging machines with microsurgery: clinical experience with neuroArm. J Neurosurg. 2013;118(3):521–529.

[8] O'Connor JP, Tofts PS, Miles KA, Parkes LM, Thompson G, Jackson A. Dynamic contrastenhanced imaging techniques: CT and MRI. Br J Radiol. 2011;84(Spec No 2):S112–S120.

[9] Ambrose J, Hounsfield G. Computerized transverse axial tomography. Br J Radiol. 1972;46:148–149.

[10] Ambrose J, Hounsfield G. Computerized transverse axial scanning (tomography). Part 2: clinical applications. Br J Radiol. 1972;46:1923–1947.

[11] Lauterbur PC. Image formation by induced local interactions. Examples employing nuclear magnetic resonance. 1973. Nature. 1973;242:190–191.

[12] Mansfield P, Maudsley AA. Line scan proton spin imaging in biological structures by NMR. Phys Med Biol. 1976;21(5):847–852.

[13] Mansfield P. Multi-planar image formation using NMR spin echoes. J Phys C: Solid State Phys. 1977;10:L55–L58.

[14] Ruggiero M, Magherini S, Fiore MG, et al. Transcranial sonography: a technique for the study of the temporal lobes of the human and non-human primate brain. Ital J Anat Embryol. 2013;118 (3):241–255.

[15] Nasrallah I, Dubroff J. An overview of PET neuroimaging. Semin Nucl Med. 2013;43(6):449–461.

[16] Kaibara T, Tyson RL, Sutherland GR. Human cerebral neoplasms studied using MR spectroscopy: a review. Biochem Cell Biol. 1998;76(23):477–486.

[17] Peeling J, Sutherland G. High-resolution 1 H NMR

spectroscopy studies of extracts of human cerebral neoplasms. Magn Reson Med. 1992;24(1):123–136.

[18] Krafft C, Steiner G, Beleites C, Salzer R. Disease recognition by infrared and Raman spectroscopy. J Biophotonics. 2009;2(12):13–28.

[19] Schulz C, Waldeck S, Mauer UM. Intraoperative image guidance in neurosurgery: development, current indications, and future trends. Radiol Res Pract. 2012;2012:197364.

[20] Mert A, Gan LS, Knosp E, Sutherland GR, Wolfsberger S. Advanced cranial navigation. Neurosurgery. 2013;72(Suppl 1):43–53.

[21] Nimsky C, von Keller B, Schlaffer S, et al. Updating navigation with intraoperative image data. Top Magn Reson Imaging. 2009;19(4):197–204.

[22] Cushing H, Bovie T. Electrosurgery as an aid to the removal of intracranial tumors, with a preliminary note on a new surgical-current generator by W.T. Bovie. Surg Gynecol Obstet. 1928;27:751–785.

[23] Sutherland GR, Kaibara T, Louw D, Hoult DI, Tomanek B, Saunders J. A mobile highfield magnetic resonance system for neurosurgery. J Neurosurg. 1999;91(5):804–813.

[24] Sutherland GR, Latour I, Greer AD. Integrating an image-guided robot with intraoperative MRI: a review of the design and construction of neuroArm. IEEE Eng Med Biol Mag. 2008;27(3):59–65.

[25] Jolesz FA. Intraoperative imaging in neurosurgery: where will the future take us? Acta Neurochir Suppl. 2011;109: 21–25.

[26] Rhoton Jr. AL. Operative techniques and instrumentation for neurosurgery. Neurosurgery. 2003;53 (4):907–934:discussion 934.

[27] Yasargil MG. From the microsurgical laboratory to the operating theatre. Acta Neurochir (Wien). 2005;147(5):465–468.

[28] Blackie RA, Gordon A. Histological appearances of intracranial biopsies obtained using the Cavitron ultrasonic surgical aspirator. J Clin Pathol. 1984;37(10):1101–1104.

[29] Kirkup J. The history and evolution of surgical instruments. VI. The surgical blade: from finger nail to ultrasound. Ann R Coll Surg Engl. 1995;77(5):380–388.

[30] Greer AD, Newhook P, Sutherland GR. Humanmachine interface for robotic surgery and stereotaxy. IEEE/ASME Trans MRI Compat Mechatronic Syst. 2008;13:355–361.

[31] Sutherland GR, Latour I, Greer AD, Fielding T, Feil G, Newhook P. An image-guided magnetic resonance-compatible surgical robot. Neurosurgery. 2008;62(2):286–292.

[32] Pandya S, Motkoski JW, Serrano-Almeida C, Greer AD, Latour I, Sutherland GR. Advancing neurosurgery with image-guided robotics. J Neurosurg. 2009;111(6):1141–1149.

[33] Motkoski JW, Sutherland GR. Progress in neurosurgical robotics. In: Jolesz FA, ed. Intraoperative Imaging and Image-Guided Therapy. New York, NY: Springer; 2014:601–612.

[34] Lunsford LD, Martinez AJ, Latchaw RE. Stereotaxic surgery with a magnetic resonance- and computerized tomography-compatible system. J Neurosurg. 1986;64(6):872–878.

[35] Lunsford LD, Kondziolka D, Bissonette DJ. Intraoperative imaging of the brain. Stereotact Funct Neurosurg. 1996;66(13): 58–64.

[36] Black PM, Moriarty T, Alexander 3rd E, et al. Development and implementation of intraoperative magnetic resonance imaging and its neurosurgical applications. Neurosurgery. 1997;41(4):831–842.

[37] Kaibara T, Saunders JK, Sutherland GR. Advances in mobile intraoperative magnetic resonance imaging. Neurosurgery. 2000;47(1):131–137:discussion 137–138.

[38] Hadani M, Spiegelman R, Feldman Z, Berkenstadt H, Ram Z. Novel, compact, intraoperative magnetic resonance imaging-guided system for conventional neurosurgical operating rooms. Neurosurgery. 2001;48(4):799–807.

[39] Smith RW. Intraoperative intracranial angiography. Neurosurgery. 1977;1(2):107–110.

[40] Nimsky C. Fiber tracking—a reliable tool for neurosurgery? World Neurosurg. 2010;74(1):105–106.

[41] Mamata H, Mamata Y, Westin CF, et al. High-resolution line scan diffusion tensor MR imaging of white matter fiber tract anatomy. Am J Neuroradiol. 2002;23(1):67–75.

[42] Golby AJ, Kindlmann G, Norton I, Yarmarkovich A, Pieper S, Kikinis R. Interactive diffusion tensor tractography visualization for neurosurgical planning. Neurosurgery. 2011;68(2):496–505.

[43] Lurito JT, Lowe MJ, Sartorius C, Mathews VP. Comparison of fMRI and intraoperative direct cortical stimulation in localization of receptive language areas. J Comput Assist Tomogr. 2000;24 (1):99–105.

[44] Lama S, Wolfsberger S, Sutherland GR. Optimal resection of insular glioma with image-guided technologies. Controversies in Neurosurgery II Ed. Ossama Al-Mefty 2013:182–188.

[45] An Automatic Block-Setting Crane. Meccano Magazine Liverpool UK: Meccano; 1938;23:172.

[46] History of Industrial Robots. Frankfurt, Germany: International Federation of Robotics; 2012.

[47] Cole T. Solar system exploration, technology development, and neurosurgery. Neurosurgery. 1997;41 (6):1440–1441.

[48] Nathoo N, Cavusoglu MC, Vogelbaum MA, Barnett GH. In touch with robotics: neurosurgery for the future. Neurosurgery. 2005;56(3):421–433.

[49] Cossetto TL, Zareinia K, Sutherland GR. Robotics for neurosurgery. In: Gomes P, ed. Medical Robotics Minimally Invasive Surgery. Cambridge Woodhead Publishing Ltd; 2012:59–77.

[50] Beasley RA. Medical robots: current systems and research directions. J Rob. 2012:14:401613.

[51] Morgan P, Carter TJ, Davis S, et al. The application accuracy of the PathFinder neurosurgical robot. In: Proceedings of CARS 2003;1256:561–567.

[52] Jiang B, Veeravagu A, Feroze AH, et al. CyberKnife radiosurgery for the management of skull base and spinal chondrosarcomas. J Neurooncol. 2013;114(2):209–218.

[53] Kappert U, Cichon R, Schneider J, et al. Robotic coronary artery surgery—the evolution of a new minimally invasive approach in coronary artery surgery. Thorac Cardiovasc Surg. 2000;48(4):193–197.

[54] Abbou CC, Hoznek A, Salomon L, et al. Laparoscopic radical prostatectomy with a remote controlled robot. J Urol. 2001;165(6 Pt 1):1964–1966.

[55] Taylor RH, Jensen P, Whitcomb L, et al. A steady-hand robotic system for microsurgical augmentation. Johns Hopkins University. 1999;18(12):1201–1210. Available at: <http://urobotics.urology. jhu.edu/pub/1999–taylor-ijrr.pdf>.

[56] Kwoh YS, Hou J, Jonckheere EA, Hayati S. A robot with improved absolute positioning accuracy for CT guided stereotactic brain surgery. IEEE Trans Biomed Imaging. 1988;35:153–160.

[57] Drake JM, Joy M, Goldenberg A, Kreindler D. Computer- and robot-assisted resection of thalamic astrocytomas in children. Neurosurgery. 1991;29(1):27–33.

[58] Li QH, Zamorano L, Pandya A, Perez R, Gong J, Diaz F. The application accuracy of the NeuroMate robot— a quantitative comparison with frameless and frame-based surgical localization systems. Comput Aided Surg. 2002;7(2):90–98.

[59] Varma TR, Eldridge PR, Forster A, et al. Use of the NeuroMate stereotactic robot in a frameless mode for movement disorder surgery. Stereotact Funct Neurosurg. 2003;80(14):132–135.

[60] Lee JY, Lega B, Bhowmick D, et al. Da Vinci robot-assisted transoral odontoidectomy for basilar invagination. J Otorhinolaryngol Relat Spec. 2010;72(2):91–95.

[61] Glauser D, Fankhauser H, Epitaux M, Hefti JL, Jaccottet A. Neurosurgical robot Minerva: first results and current developments. J Image Guid Surg. 1995;1(5):266–272.

[62] Sukovich W, Brink-Danan S, Hardenbrook M. Miniature robotic guidance for pedicle screw placement in posterior spinal fusion: early clinical experience with the SpineAssist.

Int J Med Rob. 2006;2 (2):114–122.

[63] Gonzalez-Martinez J, Vadera S, Mullin J, et al. Robot-assisted stereotactic laser ablation in medically intractable epilepsy: operative technique. Neurosurgery. 2014;10:167–173.

[64] Fankhauser H, Glauser D, Flury P, et al. Robot for CT-guided stereotactic neurosurgery. Stereotact Funct Neurosurg. 1994;63(14):93–98.

[65] Chinzei K, Miller K. Towards MRI guided surgical manipulator. Med Sci Monit. 2001;7:153–163.

[66] Masamune K, Kobayashi E, Masutani Y, et al. Development of an MRI-compatible needle insertion manipulator for stereotactic neurosurgery. J Image Guid Surg. 1995;1(4):242–248.

[67] Hongo K, Kobayashi S, Kakizawa Y, et al. NeuRobot: telecontrolled micromanipulator system for minimally invasive microneurosurgery—preliminary results. Neurosurgery. 2002;51:985–988.

[68] Le Roux PD, Das H, Esquenazi S, Kelly PJ. Robot-assisted microsurgery: a feasibility study in the rat. Neurosurgery. 2001;48(3):584–589.

[69] Das H, Zak H, Johnson J, Crouch J, Frambach D. Evaluation of a telerobotic system to assist surgeons in microsurgery. Comput Aided Surg. 1999;4(1):15–25.

[70] Attenello FJ, Lee B, Yu C, Liu CY, Apuzzo ML. Supplementing the neurosurgical virtuoso: evolution of automation from mythology to operating room adjunct. World Neurosurg. 2014;81 (56):719–729.

[71] Sutherland GR. Neurorobotics: driving the paradigm shift. World Neurosurg. 2014;81(56):668.

[72] Giouroudi I, Keplinger F. Microfluidic biosensing systems using magnetic nanoparticles. Int J Mol Sci. 2013;14(9):185351–8556.

[73] Batra AK, Chilvery AK, Guggilla P, Aggarwal M, Currie Jr. JR. Micro- and nano-structured metal oxides based chemical sensors: an overview. J Nanosci Nanotechnol. 2014;14(2):2065–2085.

[74] Dyson G. Turing centenary: the dawn of computing. Nature. 2012;482(7386):459–460.